小肠疾病内镜诊治

主　审　毛高平

主　编　宁守斌　左秀丽

副主编　李白容　马　田　孙　涛

人民卫生出版社

·北　京·

版权所有，侵权必究！

图书在版编目（CIP）数据

小肠疾病内镜诊治/宁守斌，左秀丽主编. —北京：人民卫生出版社，2021.6

ISBN 978-7-117-31658-3

Ⅰ.①小… Ⅱ.①宁…②左… Ⅲ.①小肠-肠疾病-内窥镜检 Ⅳ.①R574.504

中国版本图书馆 CIP 数据核字(2021)第 096959 号

人卫智网	www.ipmph.com	医学教育、学术、考试、健康，购书智慧智能综合服务平台
人卫官网	www.pmph.com	人卫官方资讯发布平台

小肠疾病内镜诊治

Xiaochang Jibing Neijing Zhenzhi

主　　编：宁守斌　左秀丽
出版发行：人民卫生出版社（中继线 010-59780011）
地　　址：北京市朝阳区潘家园南里 19 号
邮　　编：100021
E - mail：pmph @ pmph.com
购书热线：010-59787592　010-59787584　010-65264830
印　　刷：廊坊一二〇六印刷厂
经　　销：新华书店
开　　本：787×1092　1/16　　印张：19
字　　数：474 千字
版　　次：2021 年 6 月第 1 版
印　　次：2021 年 6 月第 1 次印刷
标准书号：ISBN 978-7-117-31658-3
定　　价：188.00 元
打击盗版举报电话：010-59787491　E-mail：WQ @ pmph.com
质量问题联系电话：010-59787234　E-mail：zhiliang @ pmph.com

编　　者（按姓氏笔画排序）

于　妍　中国人民解放军空军特色医学中心
马　田　山东大学齐鲁医院
马　强　中国人民解放军联勤保障部队第九四〇医院
王　晓　山东大学齐鲁医院
左秀丽　山东大学齐鲁医院
田芝雷　中国人民解放军空军特色医学中心
宁守斌　中国人民解放军空军特色医学中心
朱　鸣　中国人民解放军空军特色医学中心
任　斌　中国人民解放军空军特色医学中心
刘　超　山东大学齐鲁医院
孙　涛　中国人民解放军空军特色医学中心
孙明振　中国人民解放军空军特色医学中心
李　静　中国人民解放军空军特色医学中心
李白容　中国人民解放军空军特色医学中心
杨永林　中国人民解放军联勤保障部队第九四〇医院
杨晓明　中国人民解放军空军特色医学中心
肖年军　中国人民解放军空军特色医学中心
吴云林　上海交通大学医学院附属瑞金医院
张　静　中国人民解放军空军特色医学中心
张小朋　中国人民解放军空军特色医学中心
张以洋　南京大学医学院附属鼓楼医院
张亚飞　武汉大学中南医院
张燕双　中国人民解放军空军特色医学中心
陈飞雪　山东大学齐鲁医院
陈虹羽　中国人民解放军空军特色医学中心
金　鑫　中国人民解放军空军特色医学中心
金晓维　中国人民解放军空军特色医学中心
胡　静　安徽医科大学第一附属医院
夏志波　中国人民解放军空军特色医学中心
徐梦楠　中国人民解放军空军特色医学中心
郭　锐　中国人民解放军空军特色医学中心
银　新　中国人民解放军空军特色医学中心
寇冠军　山东大学齐鲁医院
窦晓坛　南京大学医学院附属鼓楼医院

病理审校　李　腾　任　力（中国人民解放军空军特色医学中心）

序

小肠占消化道总长度的70%以上，是营养物质消化吸收的主要场所。小肠疾病并不少见，但由于传统的小肠检查方法（如小肠钡剂造影、CT小肠造影、推进式小肠镜等）均有一定局限性，使得深部小肠成为消化道的盲区，导致许多小肠疾病被漏诊或误诊，引起严重临床后果。21世纪初，双气囊小肠镜技术首次应用于临床，让我们在不开腹的状态下实现了全小肠内镜检查，真正扫除了消化道最后的盲区，是小肠疾病诊断及治疗史上里程碑式的进步。随着气囊辅助式小肠镜技术日臻成熟，国内外越来越多的医院开展了这项技术，很多小肠疾病患者因此而获益。

然而，作为一项新技术，国内的相关培训体系尚待完善，师资力量缺乏，参考书籍太少，由于缺乏规范化培训，目前国内能开展气囊辅助式小肠镜技术的医师稀缺，无法满足临床需求。中国人民解放军空军特色医学中心（原空军总医院）是国内最早开展气囊辅助内镜的单位之一，是全军小肠疾病内镜诊疗中心，是中国医药教育协会消化内镜专业委员会的主委单位，也是中国医师协会内镜医师分会认证的首批3家小肠镜医师培训中心之一，近些年一直致力于气囊辅助式小肠镜诊治技术的推广应用及规范化培训。山东大学齐鲁医院消化内科是国内最早开展单人气囊辅助式小肠镜的单位，左秀丽教授带领的团队长期从事单人气囊辅助式小肠镜诊治技术的临床应用研究，积累了丰富的临床经验及规范化培训经验。基于目前培训资料稀缺，两家单位总结了各自的临床实践经验和心得体会，携手撰写了《小肠疾病内镜诊治》，为小肠疾病内镜诊治感兴趣的同道提供了可参考及借鉴的宝贵临床经验。

本书详细阐述了气囊辅助式小肠镜的规范化操作以及各种实用治疗技术，提供了丰富的小肠疾病诊断图谱及鉴别诊断要点，较系统地总结了各种常见及罕见小肠疾病的临床特点及不同的内镜下表现。希望能帮助广大小肠镜操作医师切实掌握该技术，让每一例小肠镜检查都达到应有的插入深度和较高的检查质量。

宁守斌教授和左秀丽教授两家团队经过十余年的艰苦探索，在小肠镜诊治技术及规范化培训方面积累了丰富的经验。本书凝聚了他们多年的临床实践经验，为小肠疾病诊治及气囊辅助式小肠镜规范化培训提供了一本高质量的培训教程，相信能够促进我国小肠疾病诊治水平的进一步提升。我前期有幸先阅读了全书，印象非常深刻，故愿意推荐给大家。

李兆申 教授

中国工程院院士

中国人民解放军海军军医大学第一附属医院（长海医院）消化内科主任

2021年6月

前　言

自 2003 年双气囊小肠镜在全球同步上市以来，小肠疾病诊治进入了一个新时代。气囊辅助式小肠镜检查技术扫除了消化道最后的盲区，因而得到同仁们的热捧并被迅速推广，随后国内外不少单位尝试开展了一些小肠镜下治疗项目。

我们于 2003 年购入双气囊小肠镜、2008 年购入单气囊小肠镜，在毛高平教授的带领下，在国内较早开展了气囊辅助式小肠镜诊治技术。最初开展小肠镜技术时，我们曾遇到了技术上的重重困难。经过 10 余年的临床探索及技术创新，我们的气囊辅助式小肠镜插入技术逐步成熟，双气囊小肠镜检查对接成功率超过了 70%，并先后开展了十余项小肠镜下治疗新技术。

山东大学齐鲁医院左秀丽教授早年师从日本大家和郎教授学习单人小肠镜技术，学成回国后将单人小肠镜技术继续发扬，近年来一直致力于单人小肠镜技术的培训和推广应用。在左秀丽教授的带领下，山东大学齐鲁医院成为国内年均小肠镜诊治数量最多的医院之一，积累了丰富的小肠疑难疾病内镜诊治经验。

在小肠镜诊治技术方面，我和左秀丽教授经常进行交流，无论是单人还是双人气囊辅助式小肠镜，尽管具体技术细节不同，但最基本的操作原理几乎完全一致。鉴于国内外有关小肠镜诊治技术方面的参考书籍太少，经过反复沟通，我们两个团队联合撰写了这本书籍，把我们两家医院多年来积累的气囊辅助式小肠镜诊治经验整理成册。全书包括小肠镜操作技巧、小肠镜下疾病诊断及小肠镜治疗技术三个方面，尤其对内镜诊治实用技术及种类繁多的小肠疾病诊治要点进行了详细讲解，并提供了大量典型病例及内镜图片。希望该书能为小肠疾病诊治提供有益的帮助和参考，书中错误之处欢迎各位同仁批评斧正。

宁守斌

2021 年 6 月

目 录

第一篇 总 论

第二篇 操 作 篇

第三篇 诊 断 篇

第四篇　内镜治疗篇

第一篇

总　　论

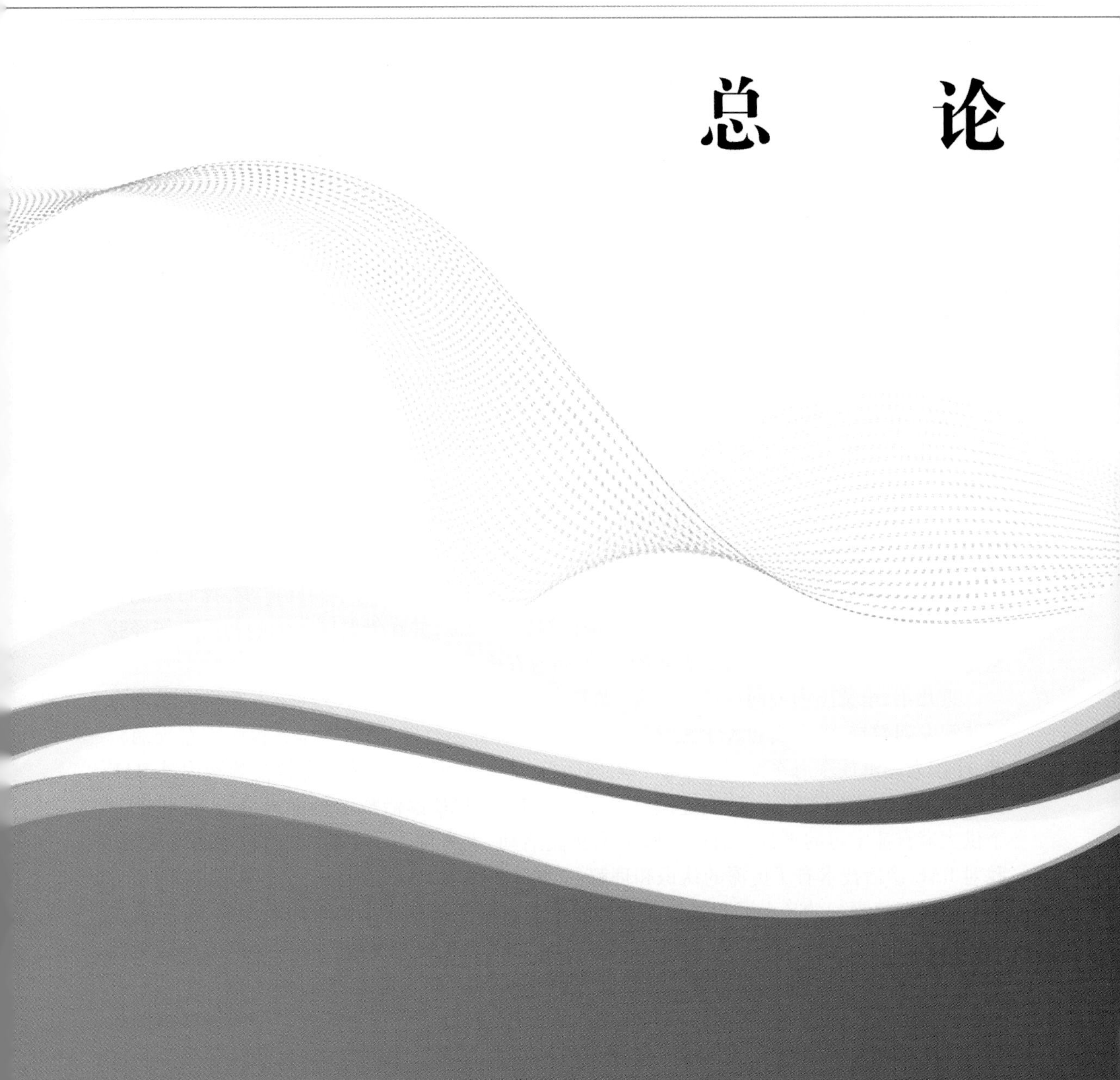

双气囊小肠镜(double-balloon enteroscopy,DBE)的问世,扫除了消化道最后的盲区,这是一个里程碑式的技术进步。2003 年双气囊小肠镜在全球同步上市,在全球范围内受到了热捧。2007 年单气囊小肠镜(single-balloon enteroscopy,SBE)推出,之后将 DBE 及 SBE 统称为气囊辅助式小肠镜(balloon-assisted enteroscopy,BAE)。

由于 BAE 操作耗时费力,加上国内大部分地区收费不甚合理,几年过后,这项技术在国内受到的关注度大大消减,部分医院甚至停止了 BAE 检查。直到最近几年,随着小肠镜治疗技术的逐步开展,BAE 诊治技术才再次逐渐受到临床重视,但目前国内能开展 BAE 检查的单位仍然较少,能开展小肠镜下治疗的单位更是凤毛麟角。与之形成鲜明对比的是,胶囊内镜虽是与气囊辅助内镜在同时期应用于临床的新检查设备,但已经在国内得到了广泛推广与应用。这与胶囊内镜技术容易掌握及实施相对简单有很大关系。气囊辅助式小肠镜技术作为一项特殊的新技术,不同于结肠镜及传统的推进式小肠镜插入技术,需要经过正规培训才能真正掌握并熟练应用。然而国内对于气囊辅助式小肠镜技术的培训相对薄弱,培训教材非常缺乏,真正掌握该技术并能进行规范化培训的教员更为稀缺。

与内镜逆行胰胆管造影(endoscopic retrograde cholangiopancreatography,ERCP)、内镜下黏膜剥离术(endoscopic submucosal dissection,ESD)及内镜超声检查(endoscopic ultrasonography,EUS)等技术相比,BAE 技术似乎门槛更低。好像只要熟悉了 BAE 的基本操作原理、掌握了单人结肠镜插入技术,基本就可以独立开展 BAE 检查了。然而事实并非如此,真正做到熟练掌握 BAE 插入技术,让每一例 BAE 检查都达到应有的插入深度,其实困难重重。如果要进一步掌握 BAE 镜下治疗技术,所需要的学习曲线更长。做过 BAE 的同仁们可能会有共同的感受:刚刚学习操作 BAE 时,尤其经口进镜往往能长驱直入,新鲜感叠加成功的喜悦,会形成 BAE 操作如此简单的幻觉。之后随着操作例数增加,感觉操作越来越难,尤其碰到一些经肛检查且体型过于消瘦或者有腹部手术史的病例,几乎每一例都是对技术和体力的双重考验。有时在一个病例很长时间甚至无法进入回盲瓣,使自信心和积极性大大受挫,产生畏难情绪。我本人在学习操作 BAE 过程中,至少花费了 5 年以上时间、累计操作超过 500 余例才真正掌握了 BAE 插入技术。这么长的学习曲线,一是因为 BAE 技术掌握起来确实存在一定困难,但最主要的原因是当时 BAE 作为一项新技术刚刚在全球范围内同步开展,国内外各家医院都没有太多的实际操作经验,大家都是在摸索中共同进步,我们只能在反复的操作实践中逐步对 BAE 插入技术进行纠错和验证,并在借鉴同行们的相关操作经验基础之上,逐渐摸索出一套行之有效的 BAE 插入方法。

近几年,承蒙国内外同行们的厚爱,尤其在日本学者大家和郎教授、南方医科大学南方医院智发朝教授、上海交通大学医学院附属瑞金医院钟捷教授、山东大学齐鲁医院左秀丽教授、中国人民解放军海军军医大学第一附属医院(上海长海医院)杜奕奇教授等国内外 BAE 操作顶级专家们的支持下,我们连续举办了 5 届有关 BAE 诊治技术的学术会议,搭建了一个供大家交流学习的平台。通过这些学术交流活动,大大促进了 BAE 诊治技术的发展,让我对 BAE 诊治技术有了更深的认识和理解。

让我记忆深刻的是大家和郎教授在体外给大家演示的单人小肠镜插入动作,小肠镜在他的指尖上像蛇一样灵活游走,让人叹为观止。当首次看到左秀丽教授演示单人小肠镜经肛插入技术时,非常震撼,左教授的操作极为娴熟和轻柔,插入速度很快,给了我很多的启迪和收获。山东大学齐鲁医院消化内科在左秀丽教授的带领下,每年开展的小肠镜诊治例数都居于全国前列,积累了丰富的单人小肠镜诊治经验,收集了各种疑难、复杂及罕见小肠疾病病例。和双人小肠镜操作不同,单人小肠镜操作从安全性上更有保障,不需要助手的配合,节省人力资源,但更需要专门的规范化培训。左秀丽主任在本书中将单人小肠镜的操作技巧进行了详细介绍,希望能帮助大家充分了解和掌握该项实用技术。

随着小肠镜检查越来越多,我们较早就尝试开展了小肠镜下治疗技术。2004 年年底至 2005 年年初,我们做了首例小肠镜下治疗,那是一个 Peutz-Jeghers 综合征(PJS)患者。初次接触到这种罕见病,当看到小肠内多发的、大小不等的小肠息肉时,我们萌生了小肠镜下治疗小肠息肉的想法,当时只有诊断用的双气囊小肠镜(EN-450P5),活检孔道仅有 2.2mm,而且也没有小肠镜可用的圈套器和注射针,我们克服重重困难,联系厂家给我们专门制作了工作长度达到 230cm 的纤细圈套器及注射针,首次尝试了小肠镜下息肉切除术。之后随着 2.8mm 孔道治疗型双气囊小肠镜、单气囊小肠镜以及更大孔道(3.2mm)双气囊小肠镜的先后问世,大大促进了小肠镜治疗技术的发展。随着经验积累,我们从最初只敢镜下切除 2cm 以下的小肠息肉,到现在可以轻松切除大于 5cm 的巨大小肠息肉。之后,又逐渐开展了小肠异物取出术、小肠血管畸形内镜下治疗术、小肠恶性梗阻金属支架置入术、蓝色橡皮疱痣综合征小肠多发血管瘤内镜下治疗术、小肠良性狭窄切开术及扩张术、小肠良性肿瘤内镜下黏膜剥离术(endoscopic submucosal dissection,ESD)、小肠脉管瘤内镜下硬化治疗术等多种小肠镜下治疗新技术。到目前为止,我们治疗的 PJS 患者已经超过 500 余例,使 90%以上的患者避免了再次手术的风险。由于我们每天开展的小肠镜检查及治疗数量有限,这些 PJS 患者需要平均待床 3~4 个月才能入院接受小肠镜下治疗。所以,迫切需要将这些小肠镜下的治疗技术推广、应用,让更多的患者受益。

气囊辅助式小肠镜诊治技术需要规范化培训,接受规范化培训是迅速掌握该项技术的捷径,避免在成长的道路上走太多弯路。以我们单位年轻医师培养为例:前些年,由于没有重视规范化培训,年轻医师基本都是散养式学习小肠镜技术。几个年轻医师似乎都已经掌握了该项技术,但普遍存在操作时间过长、插入深度不够、诊断阳性率偏低等问题,尤其小肠镜下治疗技术难以开展。后来通过统一的规范化培训,根据每个医师的实际情况,进行了有针对性的培训,才帮助大家逐个掌握了小肠镜诊治技术。

近几年来,我参加全国各地有关小肠疾病诊治方面的会议越来越多,也在许多家医院进行了手把手的小肠镜培训。部分医院开展气囊辅助式小肠镜的时间已经很长,有的甚至超过 10 余年,小肠镜操作的基本功都很扎实。但经过仔细观察,或多或少都存在我们最初几年开展 BAE 时的很多低效甚至错误的操作手法。经过短期规范化的理论培训及实战化训练,都能很快掌握该项技术,使小肠镜插入效率及深度突飞猛进。

为了推广小肠镜下治疗技术,我们单位尝试举办了两届短期精英培训班,受到国内许多医院的热烈响应,同仁们报名踊跃。培训班专门针对已经熟练掌握小肠镜插入技术,但尚未开展小肠镜治疗的中青年专家。通过 1 周高强度实战化规范化培训,使学员们不仅初步掌握了多种小肠镜下的治疗技巧,而且小肠镜插入效率也得到了快速提高。这两届学员返回原单位后有多人已经成功开展了小肠镜下治疗,并取得良好效果,这鼓舞并坚定了我们推广小肠镜诊治技术的信心和决心。同时,也有很多同仁询问我们能否另外招收小肠镜检查初级培训班,由于手把手培训招收的学员数量非常有限,为了让更多的同仁们了解和掌握这些技术,我们萌生了编写一本有关小肠镜诊治技术手册的想法。

然而,10 余年的小肠镜诊治经验告诉我们,小肠镜诊治技术中最困难的并不是插入技术和治疗技术,而是小肠镜下对微小、疑难及复杂病变的发现、诊断识别以及小肠镜诊治时机的选择。由于小肠病变大多数属于疑难复杂疾病，小肠镜下表现各式各样，比如同样是小肠溃疡性病变，有可能是克罗恩病、白塞病、淋巴瘤、小肠腺癌、小肠结核病、放射性或药物性黏膜损伤、隐源性多灶性溃疡性狭窄性小肠炎（cryptogenic multifocal ulcerous stenosing enteritis，CMUSE）、缺血性小肠炎、非特异性小肠溃疡［包括 CEAS（chronic enteropathy associated with SLCO2A1 gene）］、小肠胃黏膜异位引起的溃疡以及其他各种罕见小肠疾病引起的溃疡，鉴别诊断有时非常困难。尤其是一些小肠血管畸形引起的出血，出血时非常凶险，而一旦出血停止，通过小肠镜查找出血病灶又变得非常困难，所以选择合适的时机、及时进行小肠镜检查变得非常重要。因此，我们也想通过对经典病例的介绍，将一些特殊小肠疾病以图文并茂的形式呈现给大家，期望能对大家正确诊断小肠疾病提供一些帮助。

结合自己艰难的小肠镜学习成长经历和近年来参加的一些卓有成效的培训经历，让我深刻认识到规范化培训的重要意义和价值。因此，把中国人民解放军空军特色医学中心（原空军总医院）和山东大学齐鲁医院两家单位 10 余年摸索出来的小肠镜诊治经验和各种丰富的临床病例编纂成书，将一些已经成熟的小肠镜诊治技术进行推广，帮助更多的同仁们掌握这些技术，让更多的患者受益，是我们编辑本书的目的和动力。虽然文字永远不能准确表达相关技术的奥妙之处，正所谓“只可意会，不可言传”，但我们还是努力将一些操作原理及技术细节用最朴素的语言描述出来，希望能为同仁们提供一些帮助。由于经验所限，错漏之处在所难免，有不妥的地方也请各位同仁不吝赐教，以便再版时及时修正。

（宁守斌）

第二篇

操　作　篇

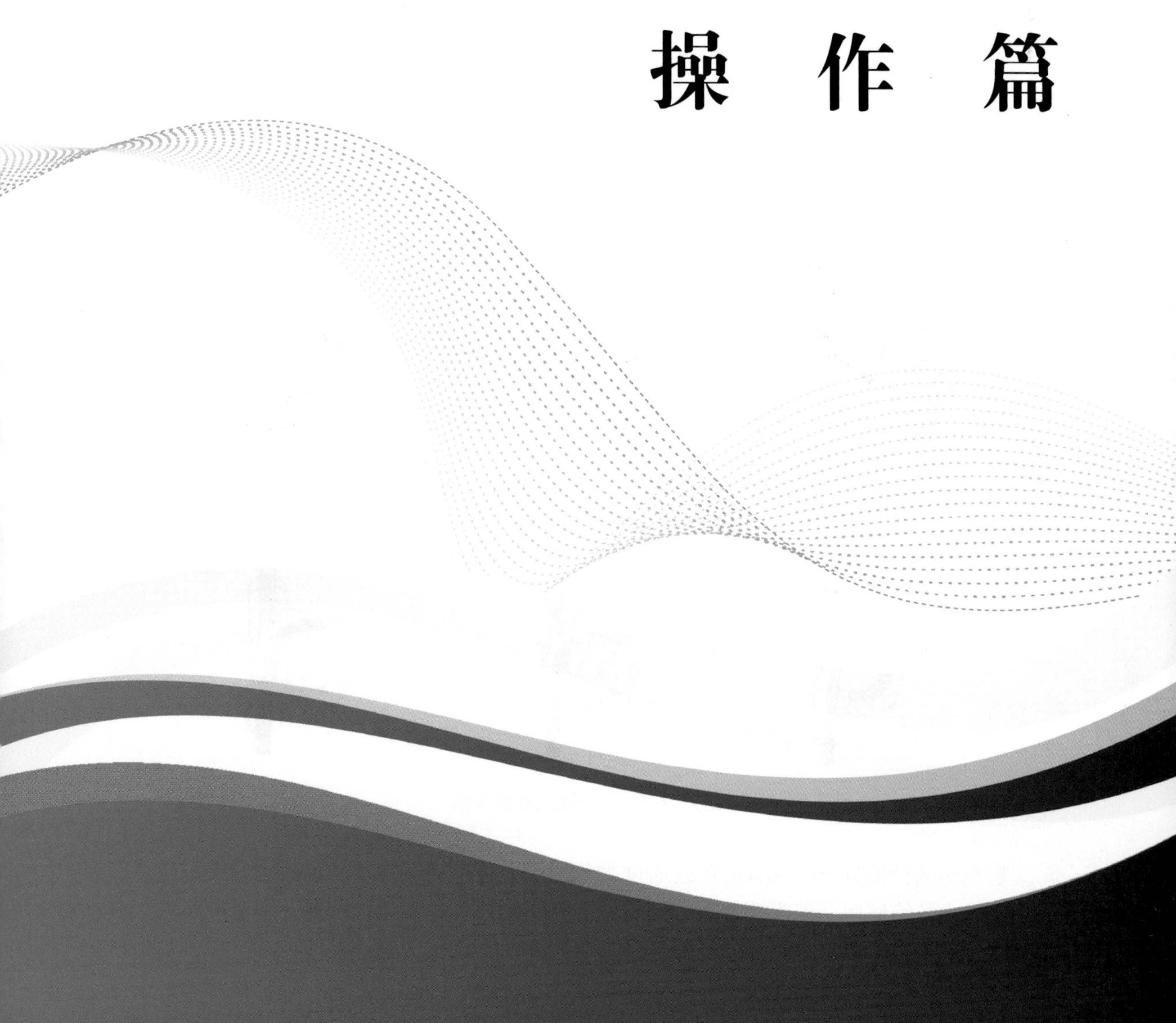

第 1 章　小肠镜检查原理与方法

小肠镜插入的关键在于,将插镜时施加在镜身上的力量有效地传导至小肠镜的头端。如若小肠镜镜身扭曲或成袢,插镜时施加在小肠镜上的力量将使镜身形成更大的扭曲或袢,扭曲或成袢处的小肠肠管受到了拉伸,插镜力量无法有效传递到小肠镜头端,因此不能推进小肠镜头端(图 2-1-1)。如果镜身扭曲成袢的问题无法得到解决,那么小肠镜就无法到达小肠深部。

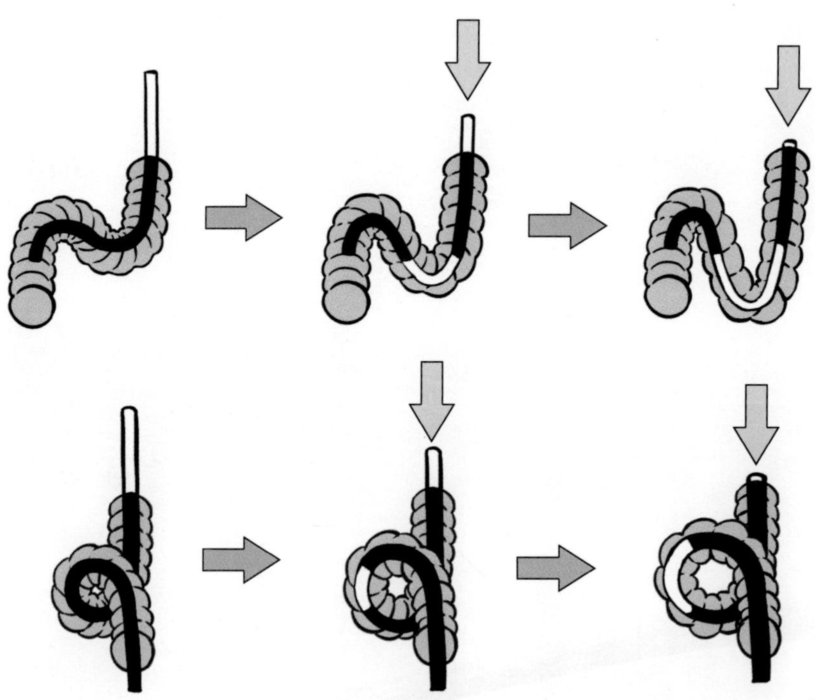

图 2-1-1　小肠镜成袢原理图

避免小肠镜镜身扭曲、结袢,可以通过避免拉伸小肠和短缩已经通过的肠管来解决。气囊辅助式小肠镜使用一种头端带有气囊的可弯曲外套管来防止肠管拉伸。外套管头端的气囊充气可以从内部锚定所在部位肠管,防止外套管头端滑脱。外套管可以弯曲,但不可以被拉伸。即使在扭曲和成袢的情况下,外套管依然不会被拉伸,被其头端气囊所锚定的肠管也不会被拉伸。因此,从外套管内通过的小肠镜镜身不会拉伸肠管,插镜力量可以有效传递至小肠镜的头端。因此,在外套管头端气囊的固定支持下,小肠镜可以进入深部小肠(图 2-1-2)。

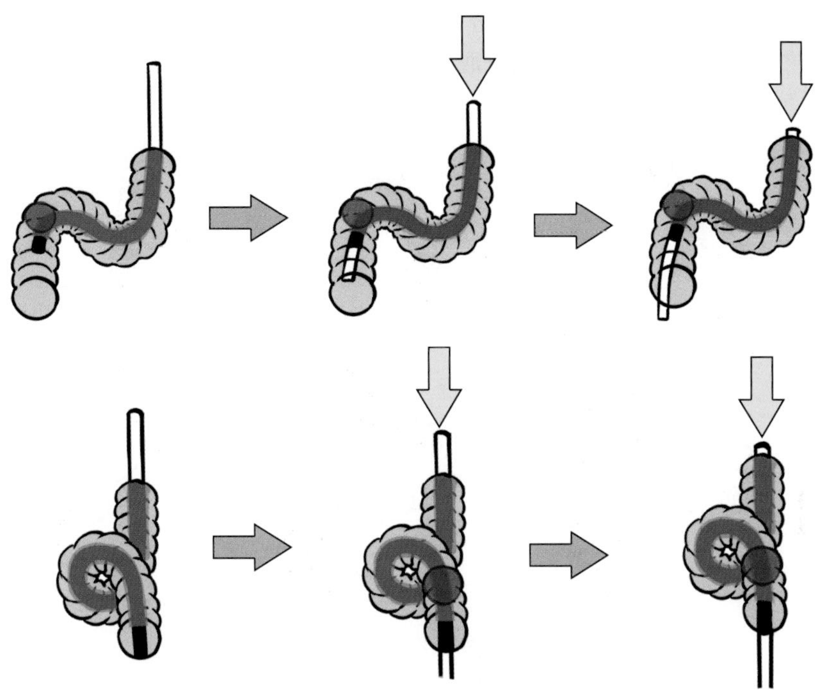

图 2-1-2　小肠镜外套管作用原理图

双气囊小肠镜插入方法：首先在小肠镜头端气囊放气的状态下，将小肠镜尽可能深地向前推进，并将小肠镜头端的气囊充气以从内部固定肠管，防止小肠镜头端滑脱；然后将外套管头端的气囊放气，并将外套管向远端滑至小肠镜头端；最后将外套管头端的气囊再次充气，在小肠镜和外套管两个气囊都充气的状态下一并回拉外套管和镜身（图 2-1-3）。

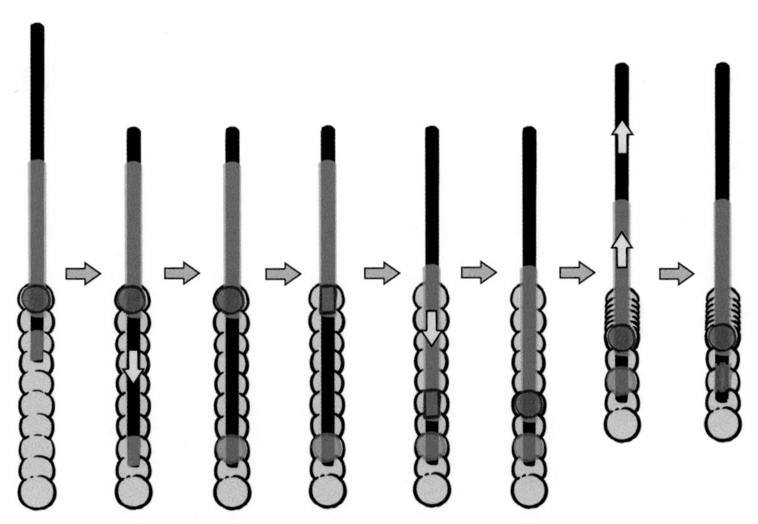

图 2-1-3　双气囊小肠镜插入原理图

单气囊小肠镜的插入方法类似：首先尽可能向深处插入镜身，然后在外套管头端放气状态下将外套管远端滑至小肠镜头端，最后将外套管气囊充气后回拉外套管和镜身。在气囊辅助式小肠镜检查中，通过不断重复上述过程，使已经插入的肠管套叠在外套管上、短缩肠管,使工作长度 200cm 的小肠镜可以充分观察总长度 6~7m 的小肠。另外,通过短缩已经过的肠管可以将远端肠管的弯曲走行部分取直,从而使插入过程更加简单(图 2-1-4)。

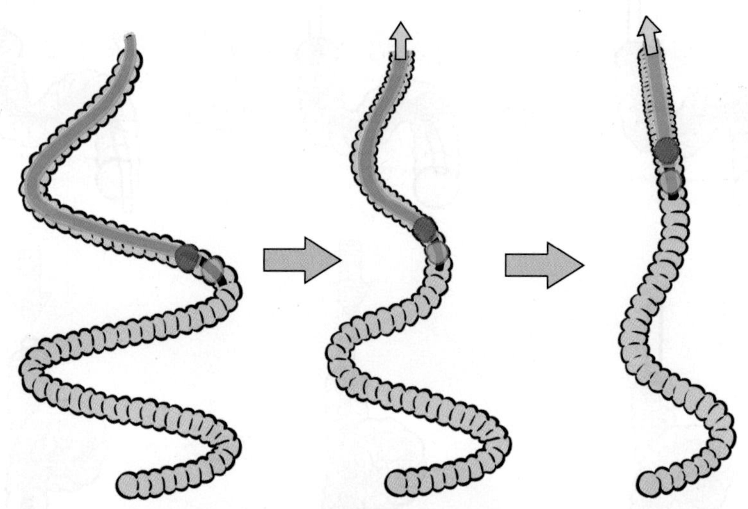

图 2-1-4　气囊及外套管对远端肠管的取直作用

总之,气囊辅助式小肠镜利用了小肠的自由活动能力(不是固定在腹腔内的),缩短小肠,简化远端小肠的形状。随着外套管头端固定支持的一步步前移,小肠镜得以更深地插入小肠。

(孙　涛)

参考文献

[1] LENZ P, DOMAGK D. Single-Balloon Enteroscopy[J]. Gastrointest Endosc Clin N Am, 2017, 27(1): 123-131.

[2] MAY A. Double-Balloon Enteroscopy[J]. Gastrointest Endosc Clin N Am, 2017, 27(1): 113-122.

第 2 章　小肠镜诊治的镇静与麻醉

小肠镜的临床应用造福了很多患消化道疾病的患者，使他们微创即可完成曾经开腹才能完成的检查、手术及治疗。小肠镜在临床的广泛应用与麻醉学科的配合息息相关，关于小肠镜麻醉的参考资料相对不足。本章节将对无痛小肠镜的麻醉做一概述。

与其他内镜检查不同，小肠镜的检查时间较长，通常为 0.5~2.0 小时。除非患者有麻醉禁忌证，无论采用经口或经肛途径的小肠镜，都应该在深度镇静/麻醉下实施。以上特征使无痛小肠镜的麻醉与平时的日间门诊手术的麻醉（比如腔镜手术的麻醉）类似，需要做好麻醉前的访视与评估、麻醉前准备，根据不同患者及操作途径（经口/肛）采用不同的麻醉方案。

一、适应证

1. 所有因诊疗需要，并愿意接受小肠镜镇静/麻醉的患者。
2. 对小肠镜诊疗心存恐惧，高度敏感的患者。
3. 预计操作时间长。
4. 一般状况良好，ASA Ⅰ级或Ⅱ级。
5. 处于稳定状态的 ASA Ⅲ级或Ⅳ级的患者，可酌情在严密的监测下实施。

二、禁忌证

（一）绝对禁忌证

1. 有常规内镜操作禁忌证或者拒绝镇静/麻醉的患者。
2. ASA Ⅴ级的患者。
3. 未得到适当控制的可能威胁生命的循环及呼吸系统疾病，比如严重高血压、严重心律失常、不稳定型心绞痛、急性呼吸道感染、哮喘发作期等。
4. 肝功能障碍（Child-Pugh C 级以上）、急性上消化道出血伴休克、严重贫血、胃肠道梗阻伴胃潴留。
5. 无陪同或监护人员。
6. 有镇静/麻醉药物过敏及严重麻醉风险者。

（二）相对禁忌证

以下情况须在麻醉医师管理下实施镇静/麻醉，禁忌证在非麻醉医师管理下实施镇静：

1. 明确困难气道的患者，如张口困难、颈颏颌活动受限、类风湿脊柱炎、颞颌关节炎等。
2. 严重神经系统疾病，如脑卒中、偏瘫、惊厥、癫痫等。
3. 有药物滥用史、年龄过高或低、病态肥胖、排尿困难等患者。

三、麻醉前访视与告知

1. **麻醉前访视** 与日间手术相同，访视主要包括病史、体格检查与实验室检查。访视的重点：①气道情况，是否有睡眠呼吸暂停综合征（sleep apnea syndrome，SAS）、哮喘、肥胖、喉痉挛病史、急性上呼吸道感染、慢性阻塞性肺疾病（chronic obstructive pulmonary disease，COPD）、肥胖、龅牙、小下颌、颈短及牙齿缺失；②心血管状况，是否有6个月内发生的心力衰竭、未良好控制的高血压以及恶性心律失常（心搏骤停、频发室性期前收缩、心室颤动、阿-斯综合征）；③神经系统病史，是否有脑卒中以及癫痫病史；④是否有麻醉史及并发症，以及是否曾经被抢救及其发生原因；⑤是否有过敏物质及超敏反应的表现；⑥是否严格禁食、灌肠，是否有胃潴留、活动性出血、反流或梗阻等可能导致反流与误吸的情况。

2. **患者知情告知** 应告知患者和/或指定委托人麻醉方案，并向其解释麻醉的目的及风险，取得患者和/或指定委托人同意，且签署知情同意书。

四、麻醉前准备

1. 麻醉前准备与普通消化内镜术前基本相同。

2. 一般患者应在术前禁食至少6小时，禁水2小时；可按需服用小于50ml的黏膜清洁剂；如患者存在胃排空功能障碍或胃潴留，应适当延长禁食、水的时间。

3. **口咽部麻醉** 若经口小肠镜检查/治疗时间长，为便于患者的呼吸管理，会行气管插管。因此，可以在麻醉前行口咽部表面麻醉，以减少插管反应及机体对小肠镜在口咽部的反应。

4. 主管麻醉医师需要对患者进行术前评估、记录并确认，需要再次核实患者身份和将要进行的操作。

5. 患者入室后，开放静脉通道，摆放体位，询问病史及体重，正确配戴牙垫，连接监护设备，充分、大流量吸氧去氮（3分钟），记录生命体征及麻醉事件。

五、麻醉方式与药物的选择

1. **气道管理** 小肠镜的麻醉用药与普通手术室内日间手术相同，因为它的检查与治疗时间较长，一个Peutz-Jeghers综合征的患者平均需要2小时左右才可以完成治疗。当小肠镜检查治疗时间超过0.5小时，气管插管是气道管理的最佳选择。经口小肠镜在操作过程与麻醉医师共用口咽这个通道，小肠镜操作过程中也仍然有反流与误吸的风险，选择气管插管对患者及医师都是最好的保护措施。而经肛小肠镜不同于经口小肠镜，它操作时经肛门进镜，刺激小，并且对麻醉医师的气道管理没有影响。经肛小肠镜的麻醉方式可依据结肠镜的麻醉方式，如丙泊酚或依托咪酯静脉注射，也可以给予小剂量芬太尼或舒芬太尼。但是，如果经肛小肠镜的患者有肠梗阻或存在胃内大量液体潴留，也应采用气管内插管全身麻醉，以防出现反流与误吸。

2. **药物的使用与剂量** 经口小肠镜因为需要气管插管，所以其药物的使用与手术室内的日间手术相同，咪达唑仑2~3mg、芬太尼30~50μg/kg或舒芬太尼3~5μg/kg，根据患者情况缓慢注射初始负荷剂量丙泊酚1~2mg/kg或依托咪酯0.2~0.3mg/kg；如果选用依托咪酯，宜在应用咪达唑仑和/或芬太尼1.5~2.0分钟后给予，以预防肌颤。

经口小肠镜维持剂量一般为持续泵注丙泊酚6~10mg/（kg·h）或依托咪酯10μg/（kg·

min)，泵注过程中应维持良好麻醉深度，以确保患者无知觉及体动，直至检查结束。

经肛小肠镜的用药比经口小肠镜用药简单，主要为丙泊酚和/或依托咪酯，剂量同经口小肠镜。

1~5 岁的小儿消化内镜诊疗可以选用氯胺酮，肌内注射 3~4mg/kg 后开放静脉，待患儿入睡后进行检查；必要时可持续泵入 2~3mg/(kg·h)维持。如果患儿配合且有条件的情况下，可以七氟醚吸入诱导后开放静脉，再以丙泊酚维持。

对于诊疗时间长、内镜操作或体位不影响呼吸与循环的患者，右美托咪定也是一个较好的选择，可使患者安静处于睡眠状态，呼之能应，循环稳定且无明显呼吸抑制。一般建议静脉泵注右美托咪定 0.2~1μg/kg(10~15 分钟)后，以 0.2~0.8μg/(kg·h)维持；可复合瑞芬太尼 0.1~0.2μg/(kg·min)，以加强镇痛作用。联合用药时，要适当减小药物剂量，并严密观察患者的呼吸与循环。

六、麻醉监护

麻醉中及恢复期的生命体征的监护对于麻醉医师和手术医师至关重要。常规监测包括心电图、呼吸、血压、脉搏及血氧饱和度，有条件者可监测呼气末二氧化碳分压。

1. 麻醉中监测

(1) 心电图：约 90%的心搏骤停前会发生心动过缓，若无连续的心电监护，则很难及时发现。

(2) 呼吸：在消化内镜的检查与治疗中，呼吸是监护的重中之重，其内容主要包括呼吸频率与深度。有条件的手术室可以行呼吸末二氧化碳监测，以更好地管理患者的呼吸情况。

(3) 血压：一般患者通过袖带监测血压(3~5min/次)，但特殊患者(严重心、肺疾病)可能需要监测有创动脉压。但是这种患者风险较高，不建议在手术室外行小肠镜检查与治疗，更适合在监测设备全面及人员充分的手术室内进行。

(4) 脉搏氧饱和度：关于氧饱和度的监测，要贯穿手术开始前至患者完全清醒后。该指标主要代表肺的换气功能，其反映低通气早期并不敏感。该指标下降时，提示通气功能已明显下降，有一定的滞后性；恢复通气时也同样有滞后。

(5) BIS 麻醉深度监测：一般麻醉时尚不必需，但在有条件或者实验的情况下可按需监测。

2. 麻醉后监护　小肠镜的麻醉往往是在手术室外，内镜室中，其麻醉机、气体管路、耗材、药物及抢救设备远远不如手术室，而且患者多、操作时间短，如果没有专人负责患者生命体征的监测，很容易出现麻醉意外。尤其是术后，检查结束不代表麻醉结束，此时的患者处于一种嗜睡状态，容易呼吸遗忘，更需要专业人士或者相关亲属密切观察及提醒患者注意呼吸。有条件的地方可以给每名术后的患者配戴便携式指氧饱和度，专人负责在术后恢复区密切观察每位患者的恢复情况。每个恢复床位最好有氧气管道，如果没有，可以配备与床位相符的氧气瓶及氧气袋。

有心血管疾病的患者术后仍然需要监护其血压、心率，以防心血管事件的发生。

七、特殊人群的麻醉

1. 老年患者　因其可能伴有多种疾病，生理代偿功能下降，对麻醉的耐受降低。因此，为了保证血流动力学稳定，对于高龄患者建议选择依托咪酯，但应预先给予适量的镇痛药，以防肌颤。

2. **儿童** 氯胺酮是患儿消化内镜常用的麻醉药物,但可引起分泌物增加、喉痉挛甚至呼吸暂停,用药时要加强监测。临床研究表明,芬太尼与丙泊酚也可以安全地应用于小儿麻醉。

3. **妊娠及哺乳期妇女** 苯二氮䓬类药物为FDA分级的D类(避免使用)药物,在早期妊娠(妊娠前3个月)持续使用会导致胎儿腭裂,而早孕后期可能导致神经行为学障碍。丙泊酚属于FDA分级的B类(有明确指征时慎用)药物;芬太尼为FDA分级的C/D类(在有应用指征时,充分权衡决定,比如抢救)药物。

4. **肝功能异常患者** 用药量要酌减。如有腹水,要密切关注患者体位及呼吸情况。

5. **心血管疾病患者** 高血压患者应该将血压控制在180/100mmHg以下,降压药物应持续服用至术晨,少量清水(20ml以下)送服。麻醉期间血压波动不超过基础值的20%。

八、不良反应及并发症

1. **呼吸抑制** 呼吸抑制是全身麻醉用药后最常见的并发症,尤其对于未气管插管的患者,更容易发生呼吸暂停、呼吸浅慢和气道梗阻、呛咳及喉痉挛。如出现反常呼吸,最常见的原因为舌后坠,其次是喉痉挛。托下颌往往可以解除因舌后坠引起的气道梗阻,必要时可放置口咽或者鼻咽通气道,紧急情况可以要求内镜医师暂停操作,待通气改善后告知内镜医师继续操作。如果患者脉氧饱和度低于85%,应立即处理。

2. **反流与误吸** 麻醉/镇静后使胃肠道蠕动减弱,检查过程中有大量的注水与注气,胃肠道张力下降,如果患者伴有胃食管交界处解剖缺陷,口咽或者胃内大量出血或幽门梗阻等均可增加反流与误吸风险。误吸后均可造成呼吸道梗阻、气道痉挛、吸入性肺炎、肺不张等严重后果。临床上可通过减少胃内容物或口服抑酸剂提高消化液的pH、降低胃内压等方法来保护气道。

一旦发生误吸,则应立即退出内镜并沿途吸引,尤其口咽部,并立即使患者处于头高脚低的右侧卧位,因受累的多为右侧肺叶。必要时行气管插管后在纤维支气管镜明视下吸尽气管内误吸液体及异物,并通过机械通气纠正低氧血症。

3. **血压波动** 血压波动分为血压升高及血压降低。建议一般患者血压水平变化不超过基础水平±30%,高危患者血压变化不超过基础水平±20%。

血压升高一般见于麻醉程度比较浅的情况,需要加深麻醉并且内镜医师也禁忌暴力操作。可以根据患者体重、年龄、病史,或者是否有吸毒史,即是否对阿片及其他麻醉药已产生耐受及成瘾等情况酌情加药。加药的原则是以维持循环的稳定为前提。

血压降低一般为血容量不足、心率减慢及其他麻醉/镇痛药物对心血管的抑制等原因。根据其原因可以适量加快输液,必要时可给予去氧肾上腺素25~100μg/去甲肾上腺素4~8μg,可反复使用。明显窦性心动过缓合并低血压患者,可酌情静脉注射麻黄碱5~15mg,对于操作时间长、深度镇静及麻醉的患者应常规预防性补液。

4. **心律失常** 内镜操作本身对自主神经的刺激以及麻醉/镇痛药物的作用,可导致心律失常。一过性窦性心动过速一般无需处理,如心率小于50次/min,可酌情静脉注射阿托品0.2~0.5mg,可重复给药。必要时可静脉给予肾上腺素20~100μg。关键在于及时发现,及时处理。

5. **心肌缺血** 消化内镜操作不论采取麻醉与否,均可能诱发或加重心肌缺血。在内镜操作过程中,吸氧可以明显减少 ST 段压低。因此,加强监测,维持良好心肌氧供与氧耗可以预防及减少心肌缺血的发生率。

6. **其他并发症**　内镜诊疗过程中。术者操作粗暴或麻醉效果不完全导致患者挣扎,轻者引起消化道黏膜损伤,重者可引起消化道穿孔甚至死亡,更有甚者发生坠床等事故。

因此,在内镜操作过程中,需要内镜医师与麻醉医师积极、有效地配合,共同完成诊疗操作。比如经口小肠镜进镜时,麻醉医师可以辅助内镜医师托起下颌,打开气道的同时方便内镜医师进镜;或者经肛小肠镜在退镜开始时,告知麻醉医师以减少麻醉药物的给予或者不必给药,使患者能够在无痛苦中减少麻醉药的应用及尽快苏醒,可以减少家属等待时间及提高换台效率。

总之,在麻醉前要认真访视患者,尽量排除安全隐患,保障患者安全。同时做好心理护理,消除患者紧张情绪。麻醉过程中要保障静脉通畅,严密监护,并发症要及时处理。术后依然要专人严密监护呼吸、循环,严格掌握离室指征,并以防坠床及其他意外发生。

(金　鑫　杨晓明)

参考文献

[1] 中华医学会消化内镜学分会麻醉协作组. 常见消化内镜手术麻醉管理专家共识[J]. 中华消化内镜杂志,2019,36(1):9-19.

[2] FAIGEL D O,BARON T H,GOLDSTEIN J L,et al. Guidelines for the use of deep sedation and anesthesia for GI endoscopy[J]. Gastrointest Endosc,2002,56(5):613-617.

[3] DAR A Q,SHAH Z A. Anesthesia and sedation in pediatric gastrointestinal endoscopic procedures:A review[J]. World J Gastrointest Endosc,2010,2(7):257-262.

[4] ASGE Standards of Practice Committee,EARLY D S,LIGHTDALE J R,et al. Guidelines for sedation and anesthesia in GI endoscopy[J]. Gastrointest Endosc,2018,87(2):327-337.

第 3 章　小肠镜检查的适应证与禁忌证

小肠镜可以在直视下对整个小肠进行检查，发现病变并进行活检，并且能够对部分病变进行内镜下治疗，实现“诊治一体”。但小肠镜技术难度大、花费高、操作时间长，属于侵入性检查项目，有一定并发症发生的风险。临床上需严格掌握其适应证与禁忌证。

一、适应证

1. 潜在小肠出血（及不明原因缺铁性贫血）。
2. 疑似克罗恩病。
3. 不明原因腹泻或蛋白丢失。
4. 疑似吸收不良综合征（如乳糜泻等）。
5. 疑似小肠肿瘤或增殖性病变。
6. 不明原因小肠梗阻。
7. 外科肠道手术后异常情况（如出血、梗阻等）。
8. 临床相关检查提示小肠存在器质性病变的可能。
9. 已确诊的小肠病变（如克罗恩病、息肉、血管畸形等）治疗后复查。
10. **小肠疾病的治疗**　如小肠息肉切除术、小肠异物（如胶囊内镜等）取出术、小肠血管病变治疗术、小肠狭窄扩张术等。
11. 困难结肠镜无法完成的全结肠检查。
12. 手术后消化道解剖结构改变导致十二指肠镜无法完成的 ERCP。

二、禁忌证

（一）绝对禁忌证

1. 严重心、肺等器官功能障碍者。
2. 无法耐受或配合内镜检查者。

（二）相对禁忌证

1. 小肠梗阻而无法完成肠道准备者。
2. 有多次腹部手术史者。
3. 妊娠妇女。
4. 其他高风险状态或病变者（如中度以上食管-胃底静脉曲张、大量腹水等）。

对小肠梗阻的患者而言，胶囊内镜成为禁忌，小肠镜不仅可以明确病因，甚至能够进行内镜下治疗，发挥了很大作用。经口小肠镜无需特殊肠道准备，一般禁饮食一段时间后便可操作,必要时也可进行胃肠减压,并非禁忌。需行经肛小肠镜的患者可采取缓泻、清洁灌肠的方法,并且经肛小肠镜对肠道准备的要求并不如结肠镜高,因此非绝对禁忌证。有多次腹部手术经历的患者可能会因为肠粘连、肠道走行及结构的改变导致进镜困难,增加并发症发生的风险,是小肠镜检查的相对禁忌证,操作者需特别注意避免暴力进镜。对于妊娠妇女及其他高风险状态或病变者,需结合临床,根据病情综合判断,亦非绝对禁忌证。值得注意的是,曾经 12 岁以下的低龄儿童被视为是小肠镜检查的相对禁忌证,但是目前临床上认为儿童小肠镜检查是较安全的。

（马　田　寇冠军）

参考文献

中华医学会消化内镜学分会小肠镜和胶囊内镜学组. 中国小肠镜临床应用指南[J]. 中华消化内镜杂志, 2018,10(35):693-702.

第 4 章　小肠镜检查的围术期管理

一、概述

小肠镜检查的围术期是指围绕小肠镜检查及治疗的全过程，从患者决定接受小肠镜检查开始，到检查及治疗结束直至基本康复，包含检查前、检查中及检查后 3 个阶段。

二、检查前准备

1. **病情评估**　充分了解病史，评估患者病情，严格掌握小肠镜检查的适应证和禁忌证；完善常规检查，包括血常规、出凝血时间、肝肾功能、传染病四项（手术感染八项）、心电图，必要时行心脏超声检查。

2. **知情同意**　向患者和家属详细介绍小肠镜检查及治疗的操作过程、注意事项，充分告知该项操作的获益和风险，虽然小肠镜是诊断和治疗小肠疾病的有效方法，但是可能存在不能发现病灶、出现并发症的可能，以及针对并发症的后续处理措施；结合病情，告知可以替代小肠镜的其他检查方法的优劣势，如小肠造影、胶囊内镜等；在对该项检查及治疗有充分正确认识的前提下，获得患者和家属的配合，并签署知情同意书。

3. **确定进镜途径**　通常对于怀疑小肠中上段病变者（以黑便为主要表现，胶囊内镜提示时间指数≤0.6，小肠 CT/MRI 三维重建提示病变位于 1~4 组小肠），建议小肠镜检查首选经口进镜途径；对于怀疑小肠远端病变者（以便血为主要表现，胶囊内镜提示时间指数>0.6，小肠 CT/MRI 三维重建提示病变位于 5~6 组小肠），建议小肠镜检查首选经肛进镜途径。特殊情况下，如空肠出血量较大，可表现为便血；回肠出血量少，可表现为大便发黑；空肠上段肿物，可表现为盆腔包块，应该根据临床表现，结合其他检查仔细甄别，从而决定进镜途径。此外，对于潜在小肠出血患者、不宜肠道准备而拟行急诊小肠镜者，首选经口进镜检查，也可根据疾病的好发部位来选择进镜途径，例如怀疑克罗恩病（好发于回肠）时首选经肛进镜，而 Peutz-Jeghers 综合征（息肉好发于空肠）检查时可选择经口进镜。

4. **术前备血及输血**　常规小肠镜检查不需备血，有活动性消化道出血患者需要备血，慢性消化道出血合并重度贫血患者，检查前需要输血，将血红蛋白提升至 6~7g/L 以上，提高检查及治疗安全性。小肠镜下治疗常规备血。

5. **肠道准备**　检查前 1 天开始低纤维饮食，并于晚餐后禁食。经口检查者禁食 8~12 小时，同时禁水 4~6 小时即可；经肛检查者肠道准备方案同结肠镜检查，检查前 4~6 小时开始服用肠道清洁剂，2 小时内服用完毕，对于无法耐受一次性大剂量清洁剂的患者，可考虑分次服用法，即一半剂量在检查前 1 天晚上服用，另一半剂量在检查当天提前 4~6 小时服用，肠道清洁剂可选用复方聚乙二醇等；需要经肛途径检查的消化道出血患者，进行肠道准备时可能诱发及加重出血，在备血充分、生命体征平稳的前提下，肠道准备方案可采用分次服用法，肠道清洁剂可选用乳果糖口服液，即前 1 天晚口服 200ml 乳果糖+1 000ml 水，检查前 4～6 小时再次口服 200ml 乳果糖+1 000ml 水，根据肠道准备情况酌情增减饮水量；对于不完全性肠梗阻患者，应尽可能在肠道梗阻解除并完成相应肠道准备后行小肠镜检查。

6. **麻醉或镇静**　小肠镜检查建议在麻醉或镇静状态下进行。麻醉师术前充分评估患者病情，无麻醉禁忌者，通常采用静脉麻醉方式，予以静脉缓慢推注/泵入丙泊酚等药物，镇静可采用咪达唑仑等药物，均需心电及血氧监护。经口途径检查时，建议气管插管麻醉以避免误吸，减少检查后吸入性肺炎的发生率；经肛途径检查时，通常只需静脉麻醉即可，但当患者存在胃潴留或肠梗阻时，也需气管插管。患者存在麻醉禁忌，在特殊情况下，有强烈小肠镜检查指征（如持续消化道出血，胶囊内镜或常规影像学检查明确提示小肠病变等），且预估检查时间较短而有可能发现病变，检查前与患者及家属充分沟通，可以采用镇静方式（如哌替啶、地西泮）实施小肠镜检查。

7. **设备准备**　术前将小肠镜及相关设备彻底清洗、消毒，操作者术前必须仔细检查机器设备、外套管、气囊、气泵等器材设备的完好性，尤其需要注意外套管或内镜前端的气囊是否有漏气或无法完成注气、放气的现象，气囊工作状态的异常通常源于内镜或外套管的注气管道堵塞或安装方法不当，需要重新检查更换。小肠镜检查过程中，常采用 CO_2 注气代替空气，有利于减少操作过程中小肠气体滞留，提高全小肠检查的成功率，并减少患者术后腹痛、腹胀症状的发生。同时，常规准备活检钳、注射针、圈套器、电切开刀、氩气、钛夹等器械装置。

三、术中观察

小肠镜检查及治疗是比较特殊的技术，其操作过程复杂，持续时间较长，同时需要在麻醉状态下完成操作，发生不良事件的风险会相应增加，因此在检查及治疗过程中，相关人员应密切观察患者的生命体征、耐受性和操作相关的并发症等表现，及时作出相应的处理。

四、术后处理

1. **麻醉苏醒**　检查结束后，必须有专人看护，密切观察患者的生命体征，常规安置头侧位，及时清除口腔、咽喉部呕吐物，避免反流引起吸入性肺炎，对烦躁的患者适当制动，避免坠床意外的发生。患者恢复自主呼吸及意识后，继续观察 30 分钟，送回病房。

2. **饮食管理**　常规小肠镜检查患者，术后 2 小时可以进食，以温软流食为主，不宜过多，避免进食粗糙、胀气的食物。进行小肠镜下治疗的患者，根据病情，通常禁食 24～72 小时，同时静脉补液，逐步恢复饮食。

3. **术后治疗**　进行小肠镜下治疗的术后患者不常规应用抗生素，但对于宽基底息肉术后创面较大者（创面>1cm）、ESD、狭窄切开术、出血病变硬化剂注射等治疗，应选择三代头孢+抗厌氧菌类抗生素（头孢过敏患者可选择喹诺酮类抗生素），应用 48～72 小时，待病情稳定、复查血常规及炎性指标正常后停用抗生素。消化道出血患者酌情应用止血药物。

4. **术后并发症的观察及处理**　小肠镜检查是一项安全的内镜检查技术，诊断性操作的并发症发生率低于 1%，治疗性操作的并发症发生率为 1%～3%。常见的并发症为消化道出血、穿孔、胰腺炎，其他包括咽喉部疼痛、腹痛、腹胀、吸入性肺炎等。

（1）咽喉部疼痛：小肠镜检查后，由于外套管在咽喉部反复摩擦可引起咽喉部疼痛，向患者做好必要的解释工作,可含服润喉片、漱口液等缓解症状。

（2）腹痛、腹胀:由于检查过程中需要注气撑开肠道,患者检查后易产生腹痛、腹胀感,通常为一过性,做好解释工作,通过变换体位等方法,症状可自行缓解。

（3）吸入性肺炎:经口小肠镜检查需要使用镇静剂,特别是高龄患者,易发生吸入性肺炎,因此经口检查常规气管插管,控制检查时间,注意术中及术后吸痰操作,减少吸入性肺炎的发生。合并肺部感染时,抗感染治疗。

（4）消化道出血:多为轻度黏膜损伤,可见于黏膜活检,镜下治疗后出血概率增加,例如息肉切除术后、狭窄扩张术后及小肠出血性疾病治疗后,表现为少量的黑便或血便,予以观察、禁食,静脉应用止血药物等治疗,必要时输血。对出血量小、出血部位在小肠两端者,可以再次小肠镜检查寻找出血部位和原因,并实施内镜下止血。对于深部小肠的出血或出血量较大者,应及时外科手术治疗。

（5）消化道穿孔:诊断性小肠镜检查并发穿孔非常罕见,可见于年幼患者及小肠粘连、憩室、溃疡、狭窄等情况。小肠镜下治疗并发症的发生率相对高,包括术中穿孔及术后迟发性穿孔。较小的术中穿孔可用金属夹封闭,无法闭合者应急诊外科手术治疗,术后予禁食、胃肠减压等保守治疗观察;迟发性穿孔表现为剧烈腹痛、腹膜刺激征,腹部 X 线片或 CT 可见膈下游离气体,常规应早期寻求外科手术治疗,不宜再次行小肠镜检查,以免扩大穿孔范围。

（6）轻症急性胰腺炎:多因外套管反复摩擦或气囊挤压十二指肠乳头、牵拉肠系膜引起胰腺微循环障碍所致,可表现为腹痛、血淀粉酶升高,严重者 CT 可显示胰腺渗出,应予以禁食、抑酸、生长抑素治疗,一般 3~5 天可缓解。

（7）肠系膜根部组织撕裂:多见于腹腔粘连情况,表现为腹痛,可予以禁食、补液等保守治疗,严重者必要时应手术治疗。

（李 静）

参考文献

[1] 中华医学会消化内镜学分会小肠镜和胶囊内镜学组.中国小肠镜临床应用指南[J].中华消化内镜杂志,2018,35(10):693-702.

[2] 柏愚,陈卫刚,陈幼祥,等.中国消化内镜诊疗相关肠道准备指南[J].中华内科杂志,2019,58(7):485-495.

第 5 章　双人小肠镜操作技巧

一、经口途径进镜技巧

1. 如何将小肠镜顺利插入胃内　小肠镜由口腔插入胃内一般由单人完成。由于小肠镜的镜身较长，如果不在体外预先调整好内镜方向，内镜插入口腔后容易迷失方向。内镜插入口腔前，镜身要伸出外套管 40cm 以上，左手控制操作部，右手轻柔夹持镜身，入口前通过右手左右旋转调整内镜方向，确保旋钮 UP 时内镜头端平行于咽部中轴方向弯曲（图 2-5-1），内镜插入下咽部，一般沿左侧梨状隐窝轻轻右旋，看到食管入口时轻柔滑入食管（气管插管的少部分患者也可经右侧插入）。内镜进入食管后，继续轻柔进镜越过贲门抵达胃内。

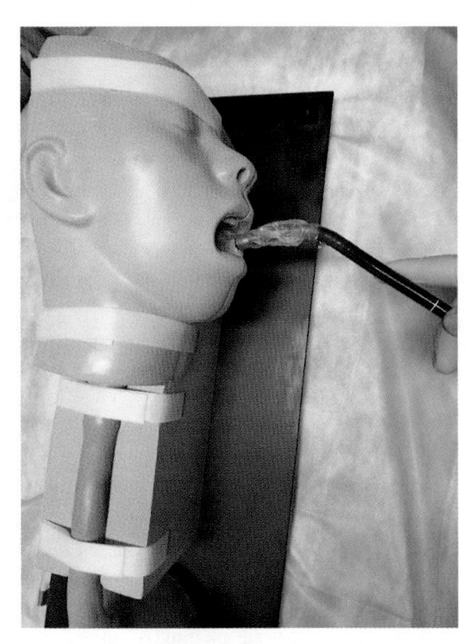

图 2-5-1　进镜前调整小肠镜方向（UP 时内镜头端方向）

2. 如何将外套管送入胃内　术者将内镜插入胃体中下部或胃窦，再由助手将外套管送入胃内，外套管送入口腔之前，必须充分涂抹润滑剂，以免来回通过咽喉部造成机械性擦伤。需要提醒的是，别将润滑剂涂抹在外套管的球囊上，避免降低球囊表面与肠壁之间的摩擦力，容易造成钩拉时球囊滑脱。外套管送入口腔时尽量让患者头部后仰，非常轻柔地沿内镜送入外套管至标定位置（外套管末端位于镜身 155cm 处）。

3. 小肠镜如何通过十二指肠　小肠镜如何顺利通过十二指肠是经口小肠镜关键技术之一。外套管送入标定位置后，由术者操控操作部、助手握持外套管及镜身一起送入，抵达幽门前区，此时助手固定外套管两端。由术者开始插入内镜，内镜进入球腔后略后退，看清肠腔走行后轻微右旋内镜，调节 UP 旋钮，轻柔插入十二指肠降段，这时可继续插入内镜，一部分患者可插入十二指肠水平部甚至越过十二指肠悬韧带[又称屈氏韧带（ligament of Treitz）]。但大部分病例内镜进入十二指肠降段后很难继续进镜，让助手再次送入外套管至标定位置，尽量不回拉，术者继续进镜，让内镜头端尽量越过十二指肠悬韧带 20cm 以上。如果是双气囊小肠镜，镜身头端的气囊此时可以首次充气，送入外套管后让外套管气囊同时充气，两个气囊均充分充气后将外套管及镜身一并轻轻外拉（略有回弹感觉时停止钩拉），镜身头端气囊放气后继续插入内镜，如果外套管已经越过十二指肠悬韧带，一般都会有长驱直入的感觉。同理,单气囊小肠镜先将内镜越过十二指肠悬韧带20cm以上,将内镜头端固定后送入外套管即可,外套管球囊充分充气后随同内镜一并回拉,镜身取直后再次进镜。

注:①小肠镜顺利通过十二指肠的关键是将外套管的头端球囊越过十二指肠悬韧带之后再回拉,一旦越过十二指肠悬韧带,外套管钩拉取直后,插入内镜会非常容易,往往有长驱直入的效果;②坚决避免在十二指肠降段将外套管气囊充气并反复钩拉,因为在这个部位钩拉往往无助于内镜越过十二指肠,最关键的是充气球囊压迫十二指肠乳头,容易诱发术后胰腺炎的发生。

4. 如何提高经口小肠镜的插入深度 一般经口小肠镜,满意的插入深度至少应该越过幽门300cm以上,我们内镜中心平均经口小肠镜插入深度为400~500cm,少数患者甚至可以到达回盲瓣完成整个小肠的贯通检查。

提高插入深度的关键技巧:尽量少注气+充分钩拉+外套管的“越袢”技巧

关于注气:有条件的单位强烈推荐使用CO_2,即便应用了CO_2,也要注意不可持续注气,只要能辨认肠腔走行即可,如果注入的气体过多,应及时抽吸。注入过多的气体不仅使肠管伸长,而且也会将肠管成角处的角度变锐,使内镜通过变得更为困难,同时也会使外套管越过的小肠不能充分折叠、缩短,不利于小肠镜深插。

关于钩拉:许多同行,包括我们自己,在最初开展小肠镜检查的前几年,普遍存在钩拉不充分的问题——往往因钩拉时内镜有少许的滑脱而不舍得钩拉。由于外套管没有充分拉直,使得外套管越过的肠段没有得到充分的“折叠、短缩”并形成理想的同心圆,影响进一步的插入。我们在带教时发现,一旦纠正了钩拉不充分的问题,学员的插入深度可以得到突飞猛进的进步,个别学员甚至短期内实现了整个小肠的贯通检查。

关于外套管的“越袢”技巧:由于注气及钩拉技巧较容易理解及掌握,但仅仅掌握这些还远远不够,要真正提高插入深度,一定要掌握外套管的“越袢”技巧,因涉及内容较多,是关切到小肠镜能否完成深插的核心技术,故另立一个主题详细阐述。

5. 外套管的“越袢”技巧 做小肠镜的前提是一定先掌握结肠镜插入技术,因为小肠镜的部分插入技术与结肠镜插入技术类似,但完全按照结肠镜技术来做小肠镜,一定会遇到很多困难。

结肠镜最常用的一个技巧是“解袢”,但小肠镜插入时为什么要“越袢”呢?实际上,此“袢”非彼“袢”,概念不同。结肠镜是因为进镜时内镜在结肠内结袢了,所以才会通过旋镜、钩拉等技巧“解袢”,将镜身取直。但气囊辅助式小肠镜只要是外套管越过的肠段,充分拉直就行,几乎不存在利用镜身“解袢”的问题。

小肠镜外套管什么时候需要“越袢”?当然是小肠镜插入过程中遇到了“袢”。

注:一般情况下,只要我们充分拉直外套管,由于外套管很好地固定了已经越过的小肠段,所以内镜很容易继续插入。但我们经常会碰到这种情况:外套管已经回拉得很充分,但插入内镜时却是无效进镜。这种情况往往是因为系膜牵拉等原因在外套管的前方肠段形成了固定的袢,使内镜无法顺利通过,在条件允许的单位,这时可以应用X射线透视动态观察

内镜的结袢情况。这种“袢”往往是小肠镜插入过程中最大的拦路虎，如果不能成功越袢，小肠镜只能到此一游了。而一旦外套管越过了这种袢，就能体会到“更喜岷山千里雪，三军过后尽开颜”的喜悦了。

这里一定要明白为什么内镜插入时会无效进镜？答案是外套管前方往往出现了比较固定且角度较大的 U 形袢，X 线透视下往往看到内镜头端已经 U 形反转，形成了“拐杖征”。这样的肠袢无论是内镜还是外套管都难以越过。

小肠镜外套管如何“越袢”？常规技巧是带袢越袢（类似于 ERCP 技术中的长镜身状态下插管技术）。技术细节：当外套管充分钩拉后插入内镜无效进镜时，将内镜前端球囊充气固定，将外套管沿着内镜再次滑入，随着外套管抵达内镜前端，多数情况下改变了外套管前方 U 形肠袢的角度，让 U 形变成比较平缓的半圆形，这时插入内镜就容易越过前方的肠袢，内镜越过肠袢后用镜身头端球囊充气固定（单气囊小肠镜可利用内镜头端的角度和/或安装透明帽吸引辅助固定），再沿着内镜轻柔送入外套管，让外套管头端球囊越过肠袢。有时需要重复上述操作（连续带袢送入外套管及进镜），确保让外套管头端越过肠袢。对于有条件的单位，也可以在 X 射线透视下手法辅助按压，帮助内镜及外套管越过肠袢。外套管越过肠袢的标志是，在外套管钩拉取直后，内镜又可以自由地有效插入了。

二、经肛途径进镜技巧

1. 小肠镜如何通过结肠　小肠镜通过结肠一般比较容易，但仍要注意提高插入效率，尽量少注气，并充分拉直。小肠镜进入直肠及越过乙状结肠时类似单人结肠镜操作，内镜到达降结肠后由助手辅助送入外套管。我们中心的经验是“3 次钩拉法”完成结肠插入：外套管越过乙状结肠到达降结肠时钩拉 1 次，越过脾曲到达横结肠时钩拉 1 次，越过肝区到达升结肠时钩拉 1 次。小肠镜通过结肠时内镜头端的气囊可以不用充气，但钩拉时外套管气囊需要充分充气。

2. 小肠镜如何通过回盲部　小肠镜如何顺利通过回盲部是经肛小肠镜检查最关键的技巧，也是很多初学者所头疼的事。由于解剖的原因，大部分人回肠末端肠管轴向与升结肠轴向之间形成较锐的角度，正常情况下内镜头端往往需要较大的弯曲（有时甚至需要在回盲部 180°U 形反转）才能正对回盲瓣开口，这种情况下内镜头端自然而然形成了“拐杖征”，随着镜身插入，内镜头端不进反退，从回肠末端退回到结肠。

如何才能高效地将小肠镜及外套管越过回盲部？以下是我们的经验：左侧卧位，内镜头端尽可能接近阑尾开口处，沿内镜将外套管头端球囊送至升结肠近回盲瓣处，让外套管球囊充分注气，使其固定于升结肠近回盲瓣处，充分钩拉外套管直至感受到明显的回弹力，此时小肠镜在体内的长度为 60~65cm。经过外套管充分牵拉后，回肠末端轴向与结肠轴向之间的角度由锐角变为钝角，此时将回盲瓣调整到镜头正上方（11 点至 1 点方向），根据回盲瓣开口方向轻打 UP 旋钮，轻柔地顺势将内镜滑入回肠末端，进入回肠末端后需仔细辨认肠腔走行，沿肠腔走行方向“蛇行样穿插滑入”，此时避免插入速度过快及角度钮打得过猛，如果肠腔显示不清可少许注气或注水，内镜尽可能深插，越过回盲瓣越深越好。直到内镜不能继续插入时，将内镜头端气囊充气（单气囊只能利用内镜头端的角度以及借助于透明帽辅助固定），外套管气囊充分放气后沿着内镜轻柔滑过回盲瓣，直至接近内镜头端。此时如果内镜头端越过回盲瓣不超过 20cm，不建议回拉外套管，而是继续进镜，必要时重复上述操作，直至内镜头端越过回盲瓣至少 20cm 以上，此时再送入外套管，将两个气囊均充分充气后轻轻回拉（此时不要求充分回拉，只要将结肠部分基本取直就行），释放内镜头端球囊后继续深插。只要严格按照上述方法操作，80%以上经肛小肠镜均可以一次性顺利通过回盲部。

然而，即使严格按照上述方法操作，仍然会有 20%以内的患者上述方法无效，我们称为“回盲瓣插入困难小肠镜”。这部分患者大部分有腹部外科手术史或其他原因导致回肠末端角度较为固定，尽管外套管已经充分钩拉，依然不能改变回肠末端肠管轴向与升结肠肠管轴向之间的角度，导致内镜通过困难。还有一种少见情况是升结肠过短或其他原因，使得外套管气囊无法固定在升结肠，回拉时气囊自动滑脱至横结肠，无法有效牵拉升结肠使其与回肠末端形成钝角。针对上述情况，我们的经验是：首先依然取左侧卧位，在外套管充分拉直的前提下，将回盲瓣调整至正上方（11 点至 1 点方向），根据回盲瓣开口方向 UP 内镜头端并尽可能进入回盲瓣或靠近回盲瓣，此时让助手手法辅助。具体方法：助手右手四指沿麦氏点内侧深按并略向外侧用力，给内镜提供合适的支点（必要时可用双手配合按压）。回盲部固定后，术者再轻柔进镜，只要按压位置正确，有了支撑的内镜还是比较容易能进入回肠末端。对于少数患者，若经反复右下腹按压固定后仍不能进入回盲瓣，可以尝试改变体位并联合手法辅助配合下进镜，如改平卧位或右侧卧位进镜。在条件允许的单位，也可以在 X 线透视指引下实施更有针对性的精准按压后进镜。

3. **如何提高经肛小肠镜的插入深度** 如何提高经肛小肠镜的插入深度，与经口小肠镜相比有许多类似的操作技巧，我们的经验是：通过结肠时就应充分拉直，尤其升结肠的钩拉要充分重视；外套管越过回盲瓣 30cm 以上时，就要充分钩拉外套管；和经口小肠镜一样，尽量少注气，推荐术中应用 CO_2；经肛小肠镜也经常用到外套管的“越袢”技术，其操作技巧和经口小肠镜完全一致，不再赘述。

三、与小肠镜操作相关的其他关键问题

1. **小肠镜进镜途径如何选择** 经肛或经口进镜？这是非常关键的问题，正确的进镜途径会大大提高小肠疾病的检出率。对于进镜途径的选择，完全取决于术前对小肠病变部位的预判。原则上来说，1～3 组小肠选择经口途径，5～6 组小肠选择经肛途径，而第 4 组小肠既可以选择经口，也可以选择经肛，但我们的经验是经口进镜比经肛进镜更容易到达第 4 组小肠。

对于疑似小肠出血患者，如果为黑便，甚至有过呕血，优先选择经口进镜；如果为暗红色或鲜红色血便，优先选择经肛进镜。但必须强调，我们应该亲眼查看患者的粪便颜色，尤其对那些暗红色或黑红色粪便的患者，需要认真鉴别粪便的颜色。粪便颜色对于出血部位的判断具有重要临床价值，但也有特殊情况，如小肠近段动脉畸形出血，由于出血速度过快，患者有可能出现较鲜红的血便。另外，要重视测定血尿素氮水平，如果出血后尿素氮明显升高，一般都是近段小肠出血；反之，如果尿素氮不升高或升高不明显，则提示远端小肠出血可能性较大。另外，也可以借助其他辅助检查方法大致判断病变位置，如胶囊内镜时间指数。胶囊内镜时间指数＝胶囊内镜进入幽门后至发现病变所耗费的时间÷胶囊内镜从幽门至回盲瓣所耗费的总时间，如果时间指数<0.6，建议经口途径检查；>0.6，则建议经肛途径检查。

其他影像学检查结果，如 CT 小肠造影（CTE）、数字减影血管造影术（DSA）、小肠气钡双重对比造影检查等发现的阳性结果，也能为进镜途径的选择提供参考。

2. 小肠镜进镜深度如何判断　只要涉及小肠镜诊治技术的相关学术会议，总会提及"小肠镜进镜深度如何判断"这一热点问题，说明目前还没有一个获得大家公认的有效方法。有日本专家将每次进镜的深度做详细记录，并用结晶紫标记，操作过程过于繁琐。

上海交通大学医学院附属仁济医院报道了一种比较简单的小肠镜插入深度粗略估算法：他们通过人体预实验和术中测量发现，外套管每伸入小肠 5cm，约相当于 40cm 小肠距离。当内镜经过十二指肠悬韧带（经口）或回盲瓣时（经肛），先充气镜身前端气囊，推送外套管前端气囊到达镜身气囊处时给外套管气囊充气，同时回拉内镜和外套管至阻力增大而难以后退时，记录此时外套管在门齿或肛缘的刻度 A（图 2-5-2A）。数次推拉内镜至发现明确的病灶或由于肠袢形成等而难以继续进镜时，同时打开内镜和外套管前端气囊并回拉直至阻力增大而难以后退时，再次记录外套管在门齿或肛缘的刻度 B（图 2-5-2B）。进镜深度（距十二指肠悬韧带或回盲瓣）=（末次回拉时外套管在门齿或肛缘的刻度 B×首次回拉时外套管在门齿或肛缘的刻度 A）×8。

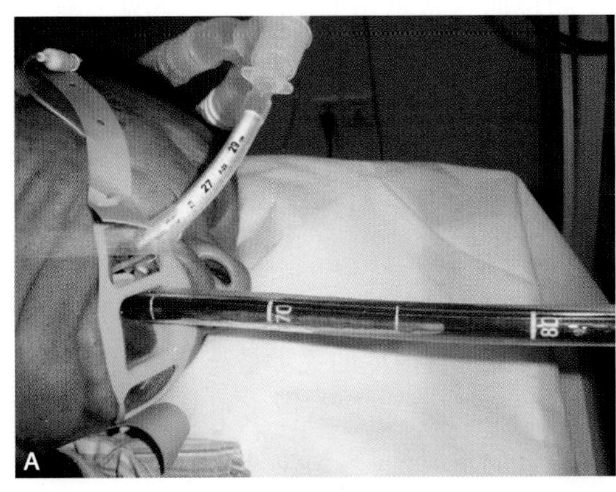

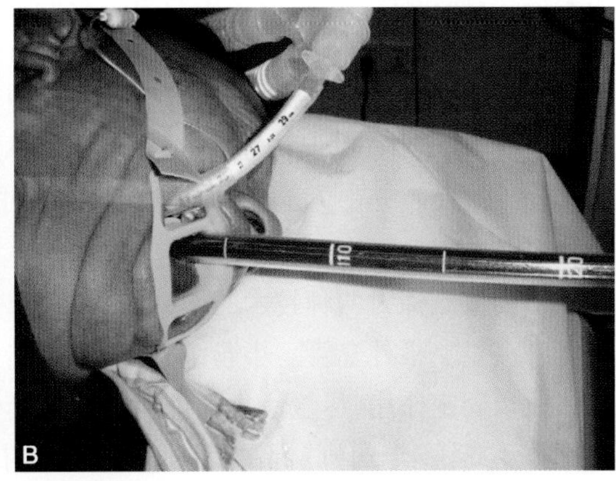

图 2-5-2　小肠镜插入深度粗略估算法

A. 内镜经过十二指肠悬韧带（经口）或回盲瓣时（经肛），充分拉直内镜与外套管时外套管在门齿或肛缘的刻度；B. 难以继续进镜或到达目标病变部位，内镜和外套管充分拉直时再次记录外套管在门齿或肛缘的刻度。

下面重点介绍我们 10 余年来摸索出来的一种比较精确的估算方法：当内镜插入极限而无法继续进镜时，根据外套管拉直状时剩余在体外的长度粗略预估插入深度（参考上述上海交通大学医学院附属仁济医院方法），如果有小肠对接检查需要的患者首先进行内镜下标记（钛夹或黏膜下注射灭菌墨汁），这时开始缓慢退镜，全程录像，边退镜边估算长度，一般一个清晰的视野范围约 5cm，两个视野为 10cm，也可以每两个视野照一张照片作为计数依据。这种估算方法经过短期培训就能很快掌握，估算的深度相对精确，经过与外科开腹后估算的长度对比，误差较小。具体培训方法：小肠镜检查发现需要外科手术的病变时，缓慢退镜并全程录像，保留好影像资料，让外科医师开腹时术中精准测量病变距离十二指肠悬韧带（经口）或回盲瓣（经肛）的距离，参照术中测量的长度反复观看录像，对内镜下观察的肠腔长度进行估算，经过反复训练，很快就能掌握小肠镜退镜时精准估算插入深度的方法。

四、浅谈结肠镜与小肠镜插入技术的异同

为什么要探讨这个问题？因为这两者之间有一定的相似性，熟练的结肠镜插入技术是完成高质量小肠镜插入的基础，这让部分操作者容易形成错误观点：误认为熟练掌握了结肠镜插入技术就基本掌握了小肠镜插入技术，故在操作小肠镜时将各种娴熟的结肠镜插入技术完全照搬运用，这反而会大大降低小肠镜的插入效率。只有把两者之间的异同彻底梳理清楚，才能更好地理解小肠镜技术，帮助术者迅速提高小肠镜插入技术。

提到单人结肠镜，不得不提到工藤进一的《结肠镜插入法》，书中阐述的单人结肠镜的精髓在于保持镜身“自由度”，并提出了著名的“轴保持短缩法”，进镜过程中通过随时解袢保持肠道短缩状态，避免了在肠道内结袢从而保持了镜身自由度。为了保持自由度，进镜时需要熟练运用一些结肠镜操作技巧，比如旋镜、钩拉、抖镜（Jiggling 手技），同时配合气体量控制，必要时变换体位或体外手法辅助。

比起冗长小肠的九曲十八弯，结肠的几个弯曲简直就是小巫见大巫了。然而，单人结肠镜操作的精髓也体现在小肠镜操作当中：小肠镜操作也非常需要“自由度”，小肠镜需要避免粗暴操作，保持小肠镜自由度尤为重要，理想的小肠镜插入状态几乎没有阻力，像蛇一样自由滑动；另外，小肠镜要想提高插入深度，更需要“轴保持短缩法”，即将外套管头端越过的肠段通过气囊固定后充分钩拉，像撸袖套一样使套在外套管上的肠段充分短缩，使小肠镜镜身形成大的“同心圆”以保持轴向，为更深地插入内镜提供条件。有关保持结肠镜自由度的几种操作手法及技巧，也可以在小肠镜操作中自由应用。这就是两种操作技术高度相似的地方。

下面重点探讨两种技术的不同点。首先，气囊辅助式小肠镜与结肠镜最大的区别在于镜身外多了一根外套管。小肠镜实现“轴保持短缩”及镜身自由度的关键是充分利用外套管的钩拉及固定作用，尽量让小肠镜镜身及外套管形成大的“同心圆”。许多小肠镜初学者甚至部分小肠镜“老司机”都没有认识到充分钩拉外套管的重要性，当钩拉外套管时内镜稍有后退，即停止钩拉，产生“惜拉”情绪，只是一味试图通过内镜的旋转钩拉及反复送入外套管继续进镜，这样的操作往往徒劳无功。产生这样的操作误区，主要是因为对结肠镜的“轴保持短缩法”根深蒂固，没有能够真正理解气囊辅助式小肠镜操作的精髓，其精髓在于利于“外套管”实现小肠“轴保持短缩”状态。我曾经带教过几位小肠镜操作已经很熟练的医师，基本都存在“惜拉”问题，经过指导改正后，他们的插入速度和深度都有了大幅度提高，个别优秀学员甚至短时间内就实现了气囊辅助式小肠镜的单侧贯通检查。总之，气囊辅助式小肠镜插入过程中要充分认识到外套管的重要作用，在内镜引导下将外套管送入深部小肠才是实现深插的硬道理。

其次，两种操作技术最大的不同在于碰到容易起袢的肠段时如何顺利通过。众所周知，结肠镜插入遇到肠袢时，主要通过镜身的旋转、钩拉及控制气体等技术边解袢边越过，从而达到“轴保持短缩”状态。然而，小肠镜在小肠内遇到肠袢时（外套管已经钩拉充分，但进镜无效），单纯依靠类似结肠镜的“轴保持短缩法”操作是完全无效的，此时，需要进行外套管的“越袢”技术（详见外套管的“越袢”技巧）。

总之，结肠镜和气囊辅助式小肠镜操作技术在“战略”层面是相同的，即通过充分钩拉，

取直内镜已经越过的肠段，实现“轴保持短缩”状态，并尽量保持镜身的自由度；但两者在“战术”层面略有不同，结肠镜通过各种手法利用镜身“解袢”，而小肠镜主要依赖外套管“越袢”后充分钩拉实现“轴保持短缩”状态。

（宁守斌）

参考文献

LI X B, DAI J, CHEN H M, et al. A novel modality for the estimation of the enteroscope insertion depth during double-balloon enteroscopy[J]. Gastrointest Endosc, 2010, 72(5): 999-1005.

第 6 章　单人小肠镜操作

一、概述

小肠镜主要包括推进式小肠镜、气囊辅助式小肠镜（balloon-assisted enterosocpy，BAE）和螺旋式小肠镜。BAE 是目前临床应用最广泛的小肠镜，包括单气囊小肠镜（single-balloon enterosocpy，SBE）和双气囊小肠镜（double-balloon enterosocpy，DBE）。2001 年日本内镜医师山本博德首次报道了使用 DBE 进行全小肠检查，2007 年 SBE 正式进入临床应用。BAE 通常为双人操作，由内镜医师和助手协助完成，但是双人操作 BAE 同双人结肠镜一样，在操作简便易行性和安全性方面均存在一定的问题，而单人操作可以充分反映操作者的意图，操作者能获得直接的内镜操作感，可有效减少危险，并且能够节省医疗资源。小肠镜技术开展至今，解决了大量临床疑难问题，已成为不可或缺的疾病诊治工具。

二、操作设备与器械

操作设备：主机、内镜工作站、BAE、外套管、注水设备、注气设备、CO_2 气泵、气囊控制装置、X 线设备、图像采集及编辑系统等。

三、内镜操作

（一）操作前准备

患者需完善相关的辅助检查，明确适应证，排除禁忌证，并进行麻醉评估。术前向患者告知病情、操作目的、可能的结果及相关风险，并签署知情同意书。根据患者的临床表现、影像学等辅助检查结果，选择首先经口或经肛进镜。肠道准备方面，经口进镜者操作前准备同胃镜检查；经肛进镜者肠道准备同结肠镜。术前可酌情应用解痉药。患者取侧卧位，建立静脉通路，一般给予气管插管全身麻醉，吸入氧气，连接心电监护仪监测患者的呼吸、心率及血氧饱和度等指标。

（二）操作方法

BAE 单人操作法与单人操作结肠镜有异曲同工之处，单人小肠镜需要有较好的单人结肠镜操作基础。BAE 操作的理念可以概括为：回拉取直短缩肠管，以退为进。单人操作成功的关键依然是“轴保持短缩法”。

1. BAE 单人操作手法　与双人操作不同的是，BAE 单人操作的所有步骤均由操作者单独完成，因此操作手法是关键。操作者可利用示指和中指钩住外套管末端固定，利用手掌大、小鱼际及周围骨性结构的力量推进镜身，余三指辅助（图 2-6-1A）；或利用拇指及示指握住外套管末端，利用另外三指和小鱼际之间的握力推进镜身（图 2-6-1B）。通过临床实践，我

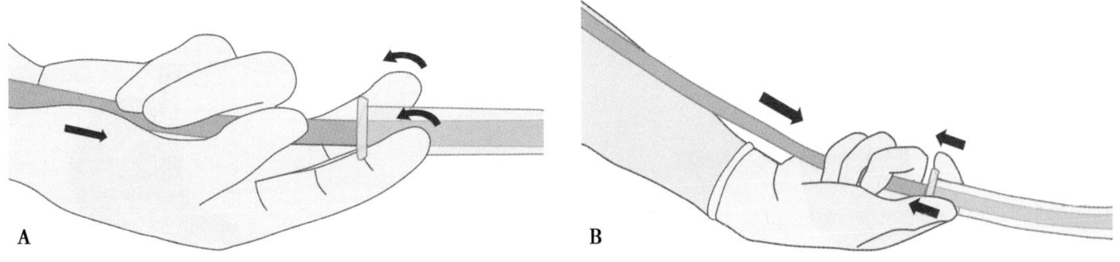

图 2-6-1　BAE 单人操作手法

们认为第一种手法的操作体验更佳。单人操作 SBE 和 DBE 的手法是相同的。

2. **SBE 单人操作法**　SBE 基本操作原则为循环以下 6 个步骤(图 2-6-2)：①在气囊充气固定外套管的状态下插镜；②内镜前端打角度固定肠管，气囊放气；③推进外套管；④气囊充气、固定肠腔；⑤松开内镜前端角度锁；⑥同时回拉内镜和外套管以短缩肠管。

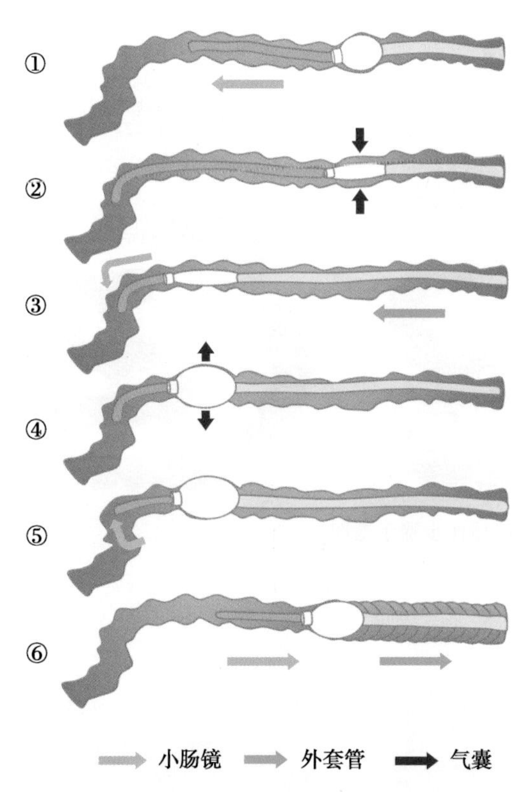

图 2-6-2　SBE 的 6 个基本操作步骤示意图

(1) 经口 SBE 单人操作法：

1) 操作者手持镜身，循腔进镜至胃窦，尽量在裸镜的情况下，到达幽门附近(图 2-6-3A)。

2) 推进外套管约 50cm 至接近内镜前端的位置(图 2-6-3B)。

3) 在气囊不充气的情况下再进镜身，能使内镜越过十二指肠(图 2-6-3C)。

4) 内镜前端打角度锁后，继续推进外套管，使外套管也到达相应位置(图 2-6-3D)。

5) 将气囊充气、固定肠管(图 2-6-3E)，此时一定确保外套管前端气囊已越过十二指肠乳头，避免气囊压迫乳头，以降低急性胰腺炎的发生率。

6) 松开内镜前端角度锁，同时回拉内镜和外套管，短缩肠管、取直镜身，使镜身与外套管尽量靠近胃小弯侧(图 2-6-3F)。

7) 接下来的操作，基本就是循环 6 个基本步骤(图 2-6-2)。

(2) 经肛 SBE 单人操作法：与经口操作相同，经肛 SBE 单人操作法也同样遵循 6 个基本步骤的循环。值得注意的是，在结肠就开始采取 SBE 的基本操作步骤。

1) 在固定外套管的情况下，操作者手持裸镜进镜(图 2-6-4A)，应用和遵守"轴保持短缩法"的理念，50cm 的裸镜要尽量到达降结肠(图 2-6-4B)。如果裸镜不能通过乙状结肠，那么接下来进外套管也随之容易成袢，只有在裸镜的情况下通过降乙交界处到达降结肠的情况下，再推进外套管，才不容易在乙状结肠成袢，尽量减少外套管与镜身对乙状结肠的牵拉和扩张。这个是经肛小肠镜的一个关键，需要较丰富的单人结肠镜的操作经验与体会。因

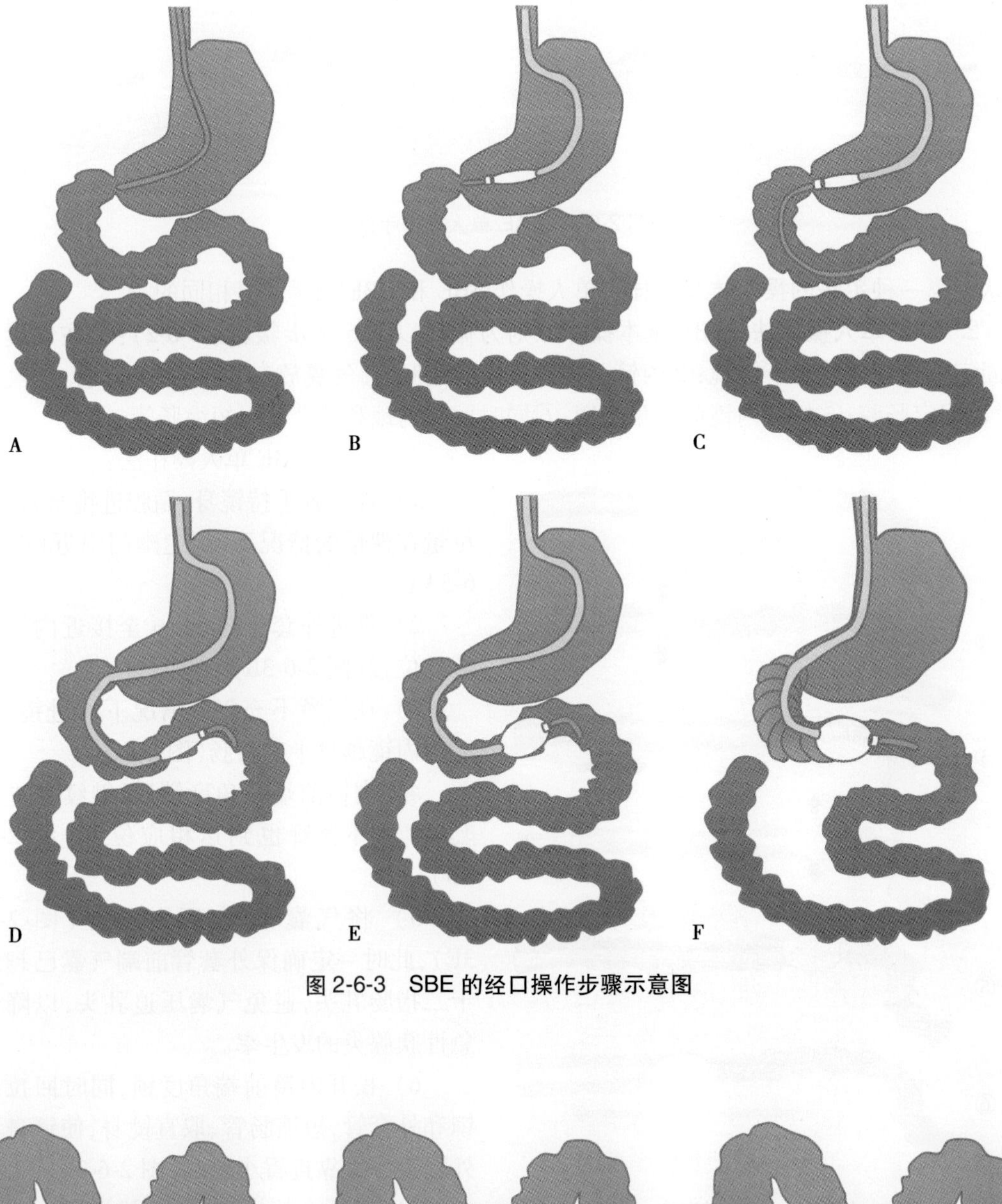

A B C

D E F

图 2-6-3 SBE 的经口操作步骤示意图

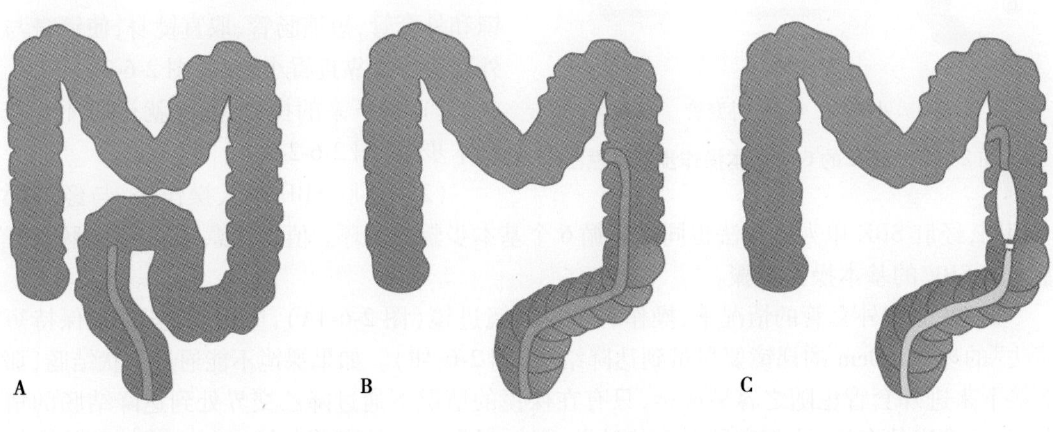

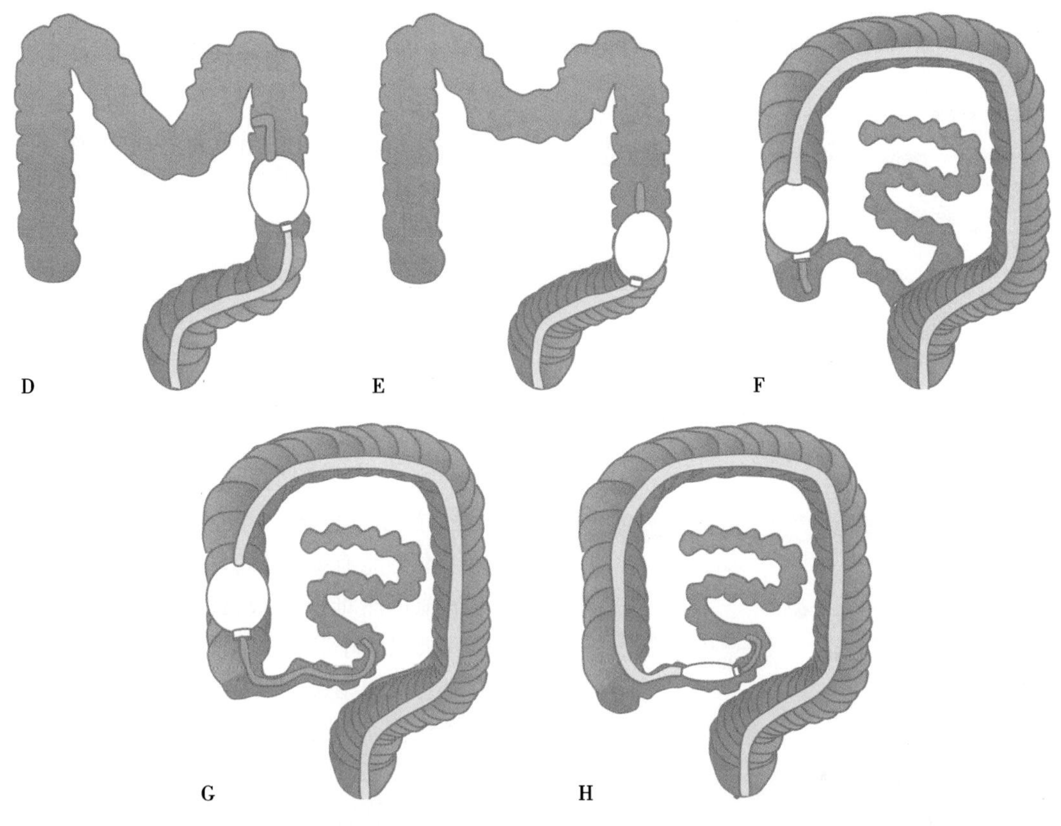

图 2-6-4　SBE 的经肛操作步骤示意图

为小肠镜远比结肠镜要细和柔软，所以对于乙状结肠冗长的患者，裸镜越过乙状结肠并非易事。

2）裸镜到达降结肠以后，内镜前端打角度锁，然后推进外套管（图 2-6-4C）。

3）推进外套管以后，气囊充气（图 2-6-4D）。

4）松开角度锁，同时回拉内镜和外套管，短缩肠管、取直镜身（图 2-6-4E）。

5）接下来循环操作 6 个基本步骤，继续进镜至回盲部（图 2-6-4F）。SBE 在结肠中的操作要注意取直镜身。

6）回盲部的进镜是经肛 SBE 单人操作的难点之一。SBE 在镜身取直状态下到达回盲部，此时通常回盲瓣位于视野的 10 点至 11 点方向，操作者可将外套管送至升结肠近回盲部，将气囊充气、固定升结肠肠腔，回拉外套管使得升结肠与回盲瓣之间的角度增大，再插镜，此时一般可将较顺利地将 SBE 插入回肠末端，当 SBE 通过回盲瓣仍较为困难时，可让助手用手压迫患者右下腹或者协助患者变换体位，必要时在 X 线辅助下进行。

7）进入回肠末端后，不要急于进外套管，否则内镜很容易脱出回盲瓣；而是要继续插镜，前进一段距离（图 2-6-4G），再推进外套管（图 2-6-4H）。

8）接下来同样是循环 6 个基本操作步骤。

3. DBE 单人操作法　DBE 除外套管前端有一个球囊之外，其镜身前端也带有一个球囊，其基本操作为以下 7 个步骤（图 2-6-5）：①内镜气囊放气；②插镜；③内镜气囊充气、固定；④外套管气囊放气；⑤推进外套管；⑥外套管气囊充气；⑦同时回拉内镜和外套管以短缩肠管。DBE 可以实现单人操作，DBE 的单人操作法在操作理念上基本等同于 SBE 单人

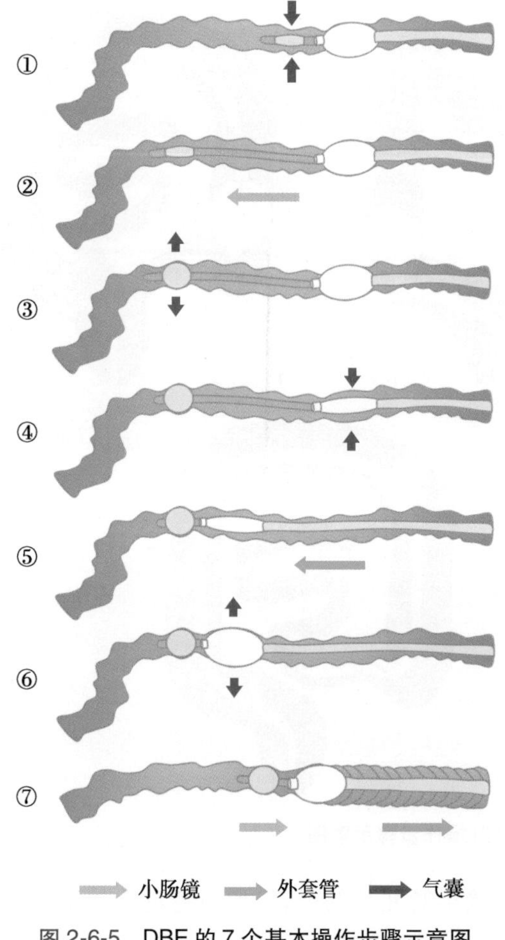

图 2-6-5　DBE 的 7 个基本操作步骤示意图

操作。

4. BAE 单人操作技巧

（1）取直镜身，保持良好的自由度：当镜身充分取直、自由度良好时，X 线下一般可见小肠镜呈大的同心圆走行（图 2-6-6），此时操作者操作的力量可充分传导至内镜前端，使之有效进镜。但当进镜足够深（如贯通）时，小肠肠管几乎被有限的镜身短缩至极限，X 线下小肠镜走行并非呈同心圆样。

（2）标记肠管：

1）插镜极限的标记：当进镜至一定深度后，操作者会感觉再进镜变得困难，重复操作不再能有效进镜，即使采取变换体位等措施仍然难以奏效，此时提示可能到达插镜极限。小肠镜的操作要“适可而止”，否则会增加相关并发症的发生风险。到达插镜极限后，操作者可标记肠管后退镜。若是需要当天继续对侧进镜，可喷洒结晶紫标记肠管（图 2-6-7A）；若短期内择期再进行对侧进镜，则可应用钛夹标记（图 2-6-7B）或黏膜下注射印度墨汁、纳米碳混悬液（图 2-6-7C）。

2）病变的标记：检查过程中发现的一些微小病变，如血管畸形等，在完成检查退镜或再进镜时很难再找到，可喷洒结晶紫对病变进行标记。对于需择期处理或需要外科手术治疗的病变，可黏膜下注射印度墨汁、纳米碳混悬液或应用钛夹标记。

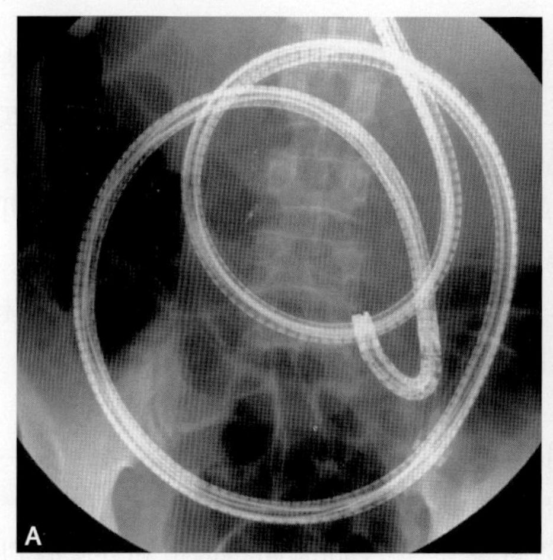

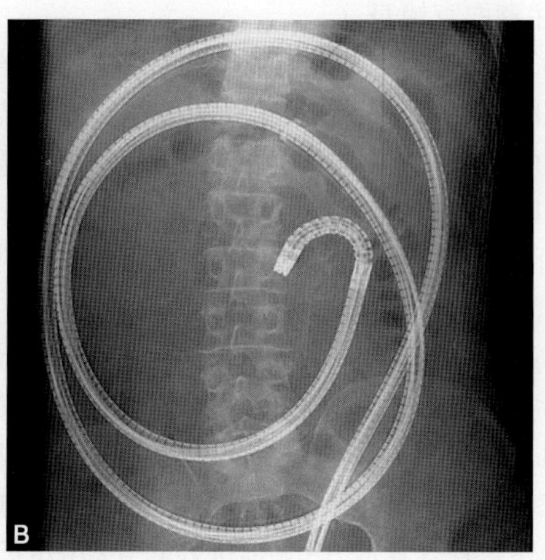

图 2-6-6　X 线下充分取直的小肠镜走行

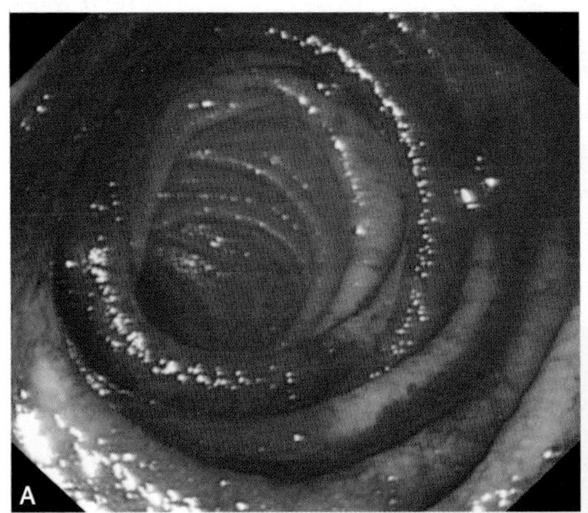

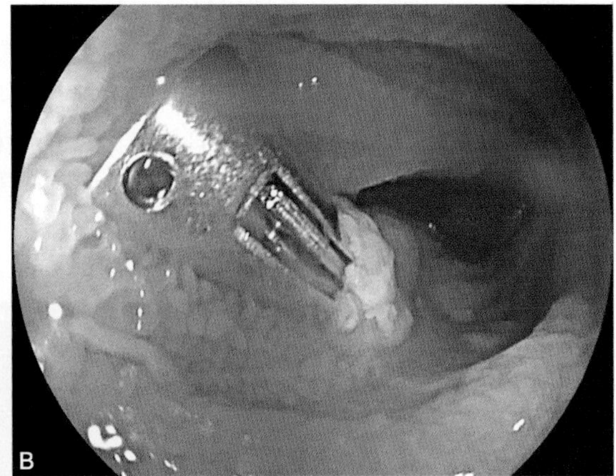

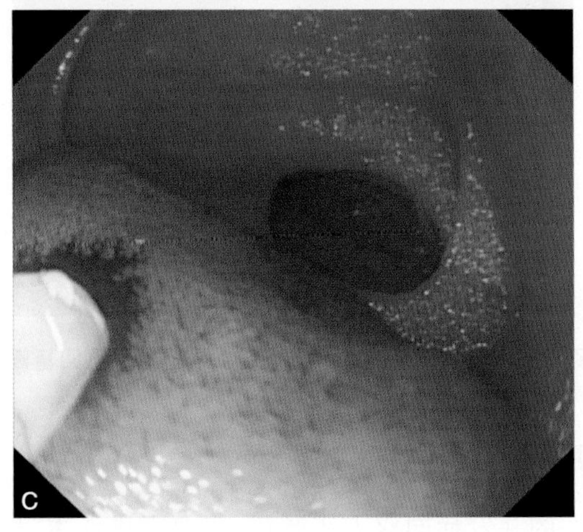

图 2-6-7　小肠镜下标记肠管

（3）BAE 的操作过程常需要 X 线透视配合，常见于：①在推进外套管时可以确认其前端到达的具体位置；当推进外套管遇到阻力时，可 X 线下确定气囊状态，并且可以用于排除小肠壁卡在外套管和内镜之间的情况。②当短缩肠管时，如果操作者突然感觉阻力增加，提示可能到达短缩标线，必要时可利用 X 线确认。③当需要确认内镜位置、走向或判断是否结袢时。④BAE 操作中需要造影或进行一些治疗，如内镜下气囊扩张术。

（4）吸气与注气：操作过程中采用 CO_2 注气，少注气，多吸气。CO_2 相比于空气，可迅速被人体吸收。肠管中积存大量的气体会导致肠管短缩受阻，内镜插镜困难，并且会增加肠穿孔等并发症的发生风险。

（5）水交换法：当采用注气法操作时，小肠肠腔容易被过度充盈、膨胀，产生锐利的角度，导致气体及内镜均难以通过。有学者提出了水交换法，即吸出肠腔内残留的气体后，由活检通道向肠腔内注入水来充盈肠腔以获取视野，进行内镜操作。水的流动性较好，不易局部积攒造成肠腔过度充盈及成角，并且内镜在水流的带动下也更容易前进。当操作过程中水与肠液混合变浑浊时，可吸引出浑浊的液体并重新注水，在获取清晰视野的同时提高肠道清洁度。临床经验及有限的数据表明，水交换法可增加进镜深度、提高对接率，并降低术后腹胀等不良事件的发生率。退镜时肠腔充盈能更好地进行观察、检出病变，因此退镜过程中一般采用注气而非注水的方法。

（6）全小肠镜检查：BAE 的目的是完成全小肠检查，全小肠检查分为双侧对接及单侧贯通。BAE 一侧到达插镜极限后，操作者对黏膜进行标记，再由对侧进镜到达标记处，则实现对接。单侧贯通包括经口到达回盲部（图 2-6-8）及经肛到达胃。目前有限的数据提示，单人操作法可增加对接及贯通率，但是尚无确切大样本统计数据。值得说明的是，经单侧完成全小肠检查，实现贯通的机会很少，而且末段回肠弯曲、锐利，无需为实现贯通而盲目增加小肠镜检查风险，切记贯通是可遇而不可求的。

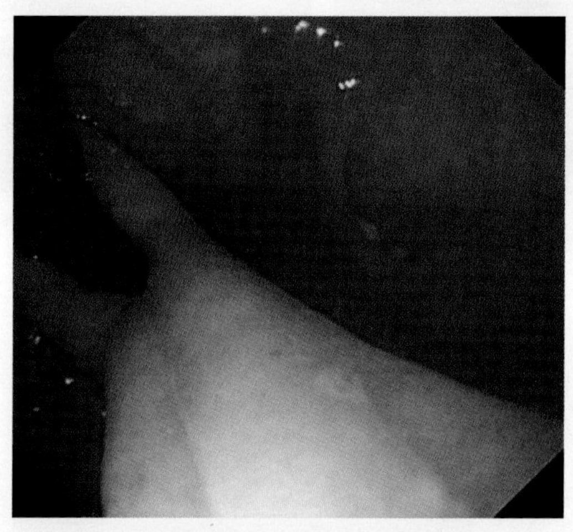

图 2-6-8 经口小肠镜到达回盲部实现贯通，翻转镜身见回盲瓣及阑尾开口

四、并发症及术后管理

单人小肠镜操作相关的并发症同双人小肠镜，主要由操作本身及麻醉引起，包括穿孔、出血、黏膜损伤、感染、吸入性肺炎、急性胰腺炎等。由于单人操作过程中内镜医师能获得直接的内镜操作感，可降低并发症的发生率，但是关于单人操作与双人操作在并发症方面的比较，尚缺乏大样本临床研究的数据资料。并发症处理及术后管理同双人小肠镜操作，在此不再赘述。

（左秀丽　刘　超　马　田）

参考文献

LIANG S, PAN Y, WANG B, et al. Complete small-bowel examination by oral single-balloon enteroscopy using the water-exchange method[J]. Endoscopy, 2013, 45 Suppl 2: E415-E417.

第7章　小肠镜检查的内镜护理准备

一、患者准备

1. 了解有关病史，包括重要脏器的功能状况，既往镇静麻醉史、药物过敏史，以及目前用药、吸烟、饮酒等情况。

2. **心理准备**　接受双气囊小肠镜检查的患者多数为病程较长、病情复杂、始终未明确病因或起病急的不明原因消化道出血；而且此项检查过程长，许多患者在行内镜检查前表现出紧张、恐惧的情绪，所以要充分解释小肠镜的操作流程及其在小肠疾病诊断中的优势，令患者对该项检查有正确的认识，使其保持平稳的心态。

3. 检查前须禁食12小时以上，经口检查者，检查前口服消泡剂，咽部行局部麻醉；经肛进镜者，肠道清洁十分重要，直接影响术者视野，按照结肠镜检查前的方法进行肠道准备，当患者排泄物为清水样时，方可进行检查。

4. 告知患者术前注意预防呼吸道感染，经口进镜者，术前应取下义齿(假牙)，女士不要化妆，不能涂指甲油。

5. 患者右臂建立静脉通路，以备术中使用。

6. 患者保持左侧卧位，上腿屈曲90°，下腿稍稍弯曲，保持舒适卧位。

二、用物准备

内镜系统、气泵、双气囊小肠镜、小肠镜外套管、小球囊、橡皮圈、一次性注射器(20ml)、润滑剂(橄榄油)。

三、安装

1. **安装外套管**　纯水润滑外套管管腔，将外套管套在小肠镜上(图2-7-1)，前端干燥。安装好后充气充起球囊，放在水中轻轻挤压，观察是否漏气。

2. **安装小球囊**　将小球囊套在小肠镜前端，球囊两端平整地套在内镜上(图2-7-2，图2-7-3)，用橡皮圈固定小球囊的两端(图2-7-4)，充气充起小球囊，放在水中轻轻挤压，观察是否漏气。

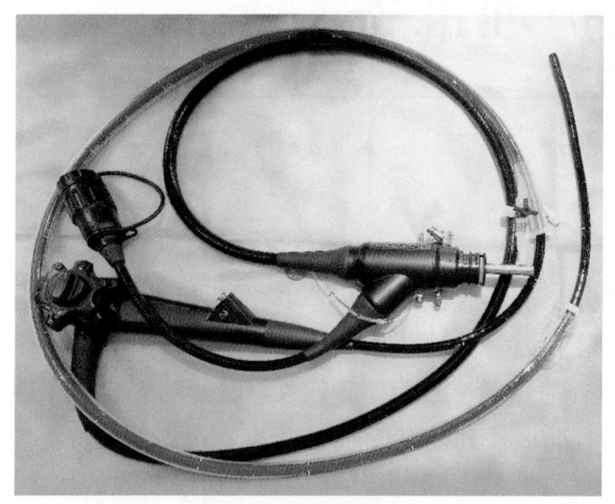

图 2-7-1 安装外套管

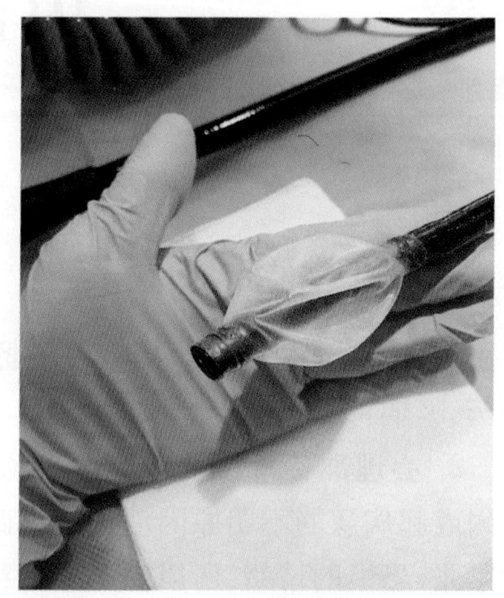

图 2-7-2 安装小球囊

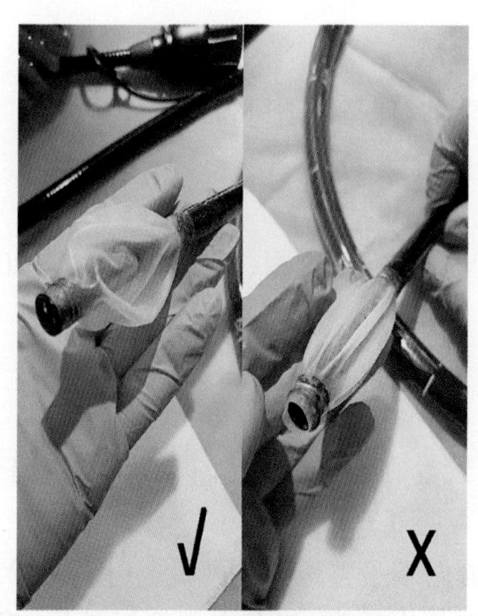

图 2-7-3 安装小球囊方式

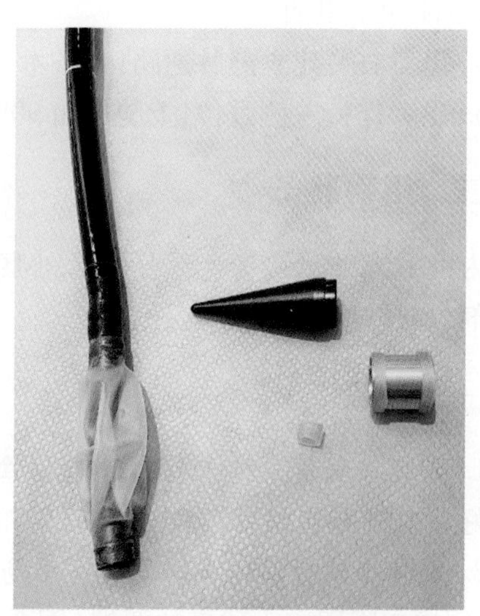

图 2-7-4 橡皮圈固定小球囊的两端

病例 2　患者男性，38 岁，诊断为小肠克罗恩病伴出血。内科保守治疗无效，遂行外科手术治疗。手术经过：术前小肠镜示全小肠内见陈旧积血，回肠表面见瘢痕改变，溃疡瘢痕近穿透全层，可见活动性出血。内科医师行术中肠镜探查，见空肠多发溃疡伴出血（图 2-9-2）。外科医师在内镜指引下缝合 10 处空肠出血溃疡灶。手术共切除 3 处回肠病灶。

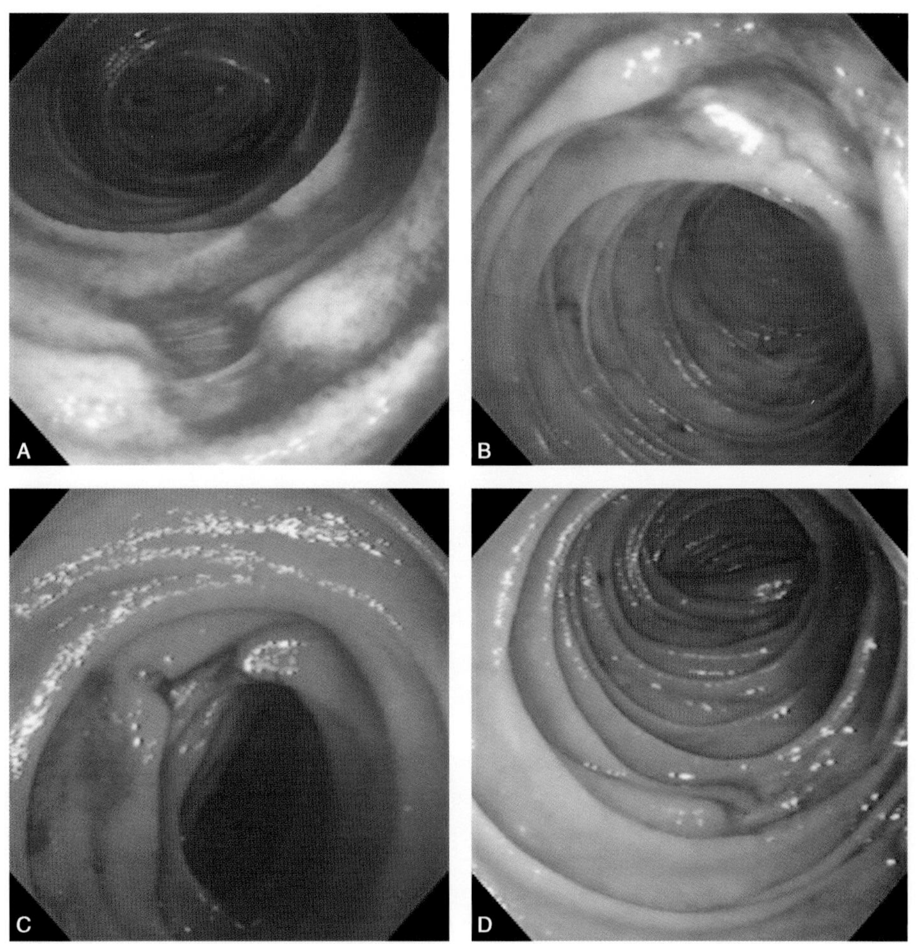

图 2-9-2　术中内镜帮助定位克罗恩病小肠溃疡伴出血

（朱　鸣　夏志波）

参考文献

[1] 王雷，田小溪，樊超强，等. OMOM 胶囊内镜、双气囊小肠镜、术中小肠镜检查对小肠出血的临床对比研究[J]. 中国消化内镜，2009，3(1)：5557.

[2] HEIL U，JUNG M. The patient with recidivent obscure gastrointestinal bleeding[J]. Best Pract Res Clin Gastroenterol，2007，21(3)：393-407.

[3] 王崇文. 小肠出血[J]. 中华消化杂志，1997，17(2)：63.

[4] DOUARD R，WIND P，PANIS Y，et al. Intraoperative enteroscopy for diagnosis and management of unexplained gastrointestinal bleeding[J]. Am J Surg，2000，180(3)：181-184.

[5] 张树荣，范宗江，郑冬青，等. 不明原因消化道出血剖腹探查术中内镜检查的临床应用[J]. 临床荟萃，

2011,26(5):420-422.
[6] 曹红亮,刘爱华,黄华俊,等. 急诊术中内镜在消化道大出血中的应用[J]. 海南医学,2010,21(19):76-77.
[7] 张智明. 剖腹探查术中内镜诊断消化道大出血 21 例的价值[J]. 现代预防医学,2011,38(11):2170-2171.

第三篇

诊　断　篇

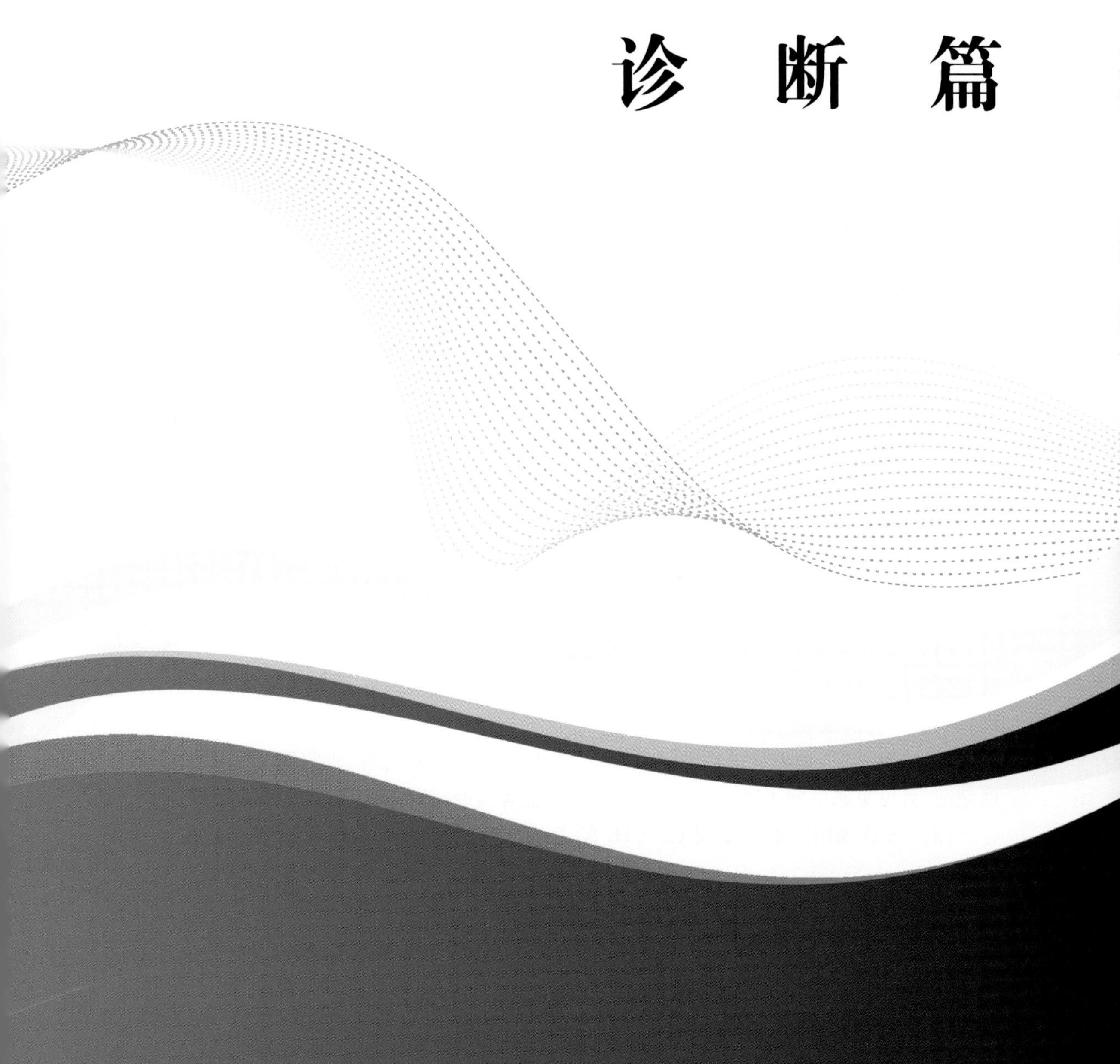

第 1 章　炎症性疾病

第1节　克 罗 恩 病

一、概述

克罗恩病是一种非特异性的肉芽肿性炎症性疾病，主要累及胃肠道，亦可伴有肠外表现。该病呈慢性复发性病程。克罗恩病的发病率在我国逐年升高，其病因尚不清楚，可能与基因、环境有关，通过影响免疫及肠道微生物而发病。患者主要表现为腹痛、腹泻、发热，常伴有肛瘘等肠外表现，亦可出现肠梗阻、消化道出血等并发症表现。克罗恩病的病变可发生于整个消化道，其中小肠最常受累。

二、诊治要点

1. **病因**　克罗恩病的病因目前尚不完全清楚，家族聚集现象及对双胞胎的观察研究证实其发病可能与基因有关。荟萃分析表明，目前已发现了不同染色体上的多个可疑位点。另外，环境及生活方式也被认为与克罗恩病的发病有关。这些因素可能通过调节免疫、影响肠道微生物等方式导致疾病发生。

2. **症状**　一般起病缓慢，主要表现为腹痛、腹泻等胃肠道症状，可伴发热、贫血、消瘦等全身症状，亦可有肛瘘、肛周脓肿、虹膜炎、关节疼痛等肠外表现，部分患者出现肠梗阻、消化道出血和/或肠穿孔等并发症表现。

3. **辅助检查**

（1）实验室检查：多无特异性，可发现血沉增快、C 反应蛋白升高等炎性指标升高，粪便钙卫蛋白的升高与克罗恩病的疾病活动度有较好的一致性。另外，患者可有贫血、低蛋白血症等疾病继发的改变。

（2）CT/CTE：可见节段性的肠壁增厚、强化，一般呈不对称性，系膜侧更重，强化分层呈现靶征，另可见肠壁间水肿、肠系膜血管呈梳状征等改变，部分患者可见狭窄及脓肿。

（3）MRI/MRE：亦可发现 CT/CTE 的上述改变，并对瘘管、肛周病变有较好的诊断价值。

（4）内镜下克罗恩病的特征性表现为节段性（一般≥4 个节段）、非对称性的黏膜病变，可见阿弗他溃疡、纵行溃疡及铺路石样改变，亦可见狭窄及瘘（详见本节经典病例部分）。

4. **组织活检**　克罗恩病的内镜活检组织在显微镜下查见非干酪样肉芽肿，为克罗恩病的特征性表现；另外，亦可见裂隙样溃疡、固有膜及黏膜下层淋巴细胞聚集、伴有中性粒细胞浸润的隐窝与结果正常的隐窝交替分布、幽门腺化生等。克罗恩病为全层炎症，但由于内镜下活检样本较浅，常常难以查见典型改变。

5. **诊断**　克罗恩病的诊断通常是临床结合性的诊断。目前克罗恩病的诊断标准应用世界卫生组织推荐的诊断标准（表 3-1-1）。

表 3-1-1　世界卫生组织推荐的克罗恩病诊断标准

项目	临床	放射影像	内镜	活检	手术标本
①非连续性或节段性改变		+	+		+
②卵石样外观或纵行溃疡		+	+		+
③全壁性炎性反应改变	+（腹块）	+（狭窄）[a]	+（狭窄）		+
④非干酪样肉芽肿				+	+
⑤裂沟、瘘管	+	+			+
⑥肛周病变	+			+	+

注：具有①②③者为疑诊，再加上④⑤⑥三者之一可确诊；具备第④项者，只要加上①②③三者之二亦可确诊。[a] 应用现代技术 CTE 或 MRE 检查多可清楚显示全壁炎，而不必仅局限于发现狭窄。

6. **鉴别诊断（表 3-1-2）**

表 3-1-2　克罗恩病与其他相关疾病的内镜下鉴别要点

疾病	克罗恩病	溃疡性结肠炎	肠结核	肠白塞病	原发性肠道淋巴瘤	隐源性多灶性溃疡性狭窄性小肠炎
好发部位	回肠	结直肠	回肠、回盲部	回肠末端、回盲部	全肠道	空回肠
溃疡分布	节段性（≥4）	弥漫性	节段性（<4）	局灶分布	单发者居多，也可多发	跳跃性，部分位于狭窄环上
溃疡形态	阿弗他溃疡、纵行溃疡	红斑、糜烂基础上形成的浅溃疡，一般不规则	环形溃疡，边缘呈鼠咬状	类圆形深大溃疡，边界清楚	形态不一	形态不一的浅溃疡
其他镜下特征	铺路石样改变、狭窄、瘘管	黏膜红斑、易脆、黏膜下血管纹理消失、自发出血、炎性息肉	环形狭窄，回盲瓣固定、开放	瘘管、狭窄	狭窄	多发的短节段环形狭窄

7. **克罗恩病的分型**　克罗恩病患者确诊后，需要通过蒙特利尔分型（表 3-1-3）对疾病进行评估。

表 3-1-3 克罗恩病的蒙特利尔分型

项目	标注	备注
确诊年龄(A)		
A1	≤16 岁	—
A2	17~40 岁	—
A3	>40 岁	—
病变部位(L)		
L1	回肠末段	L1+L4[b]
L2	结肠	L2+L4[b]
L3	回结肠	L3+L4[b]
L4	上消化道	—
疾病行为(B)		
B1[a]	非狭窄非穿透	B1p[c]
B2	狭窄	B2p[c]
B3	穿透	B3p[c]

[a] 随着时间推移,B1 可发展为 B2 或 B3;[b] L1 可以与 L2、L3、L4 同时存在;[c] p 为肛周病变,可与 B1、B2、B3 同时存在。

8. **评估** 简化克罗恩病活动指数(CDAI)计算法(表 3-1-4)是临床上较为简便的对克罗恩病疾病严重程度进行评估的方法,Best 的 CDAI 计算法(表 3-1-5)在临床和科研也被广泛应用。

表 3-1-4 简化 CDAI 计算法

项目	0 分	1 分	2 分	3 分	4 分
一般情况	良好	稍差	差	不良	极差
腹痛	无	轻	中	重	—
腹块	无	可疑	确定	伴触痛	—
腹泻	稀便每日 1 次记 1 分				
伴随疾病	每种症状记 1 分				

注:≤4 分为缓解期;5~8 分为中度活动期;≥9 分为重度活动性。CDAI:克罗恩病活动指数。[a] 伴随疾病包括:关节痛、虹膜炎、结节性红斑、坏疽性脓皮病、阿弗他溃疡、裂沟、新瘘管及脓肿等。

表 3-1-5 Best CDAI 计算法

变量	权重
稀便次数(1 周)	2
腹痛程度(1 周总评,0~3 分)	5
一般情况(1 周总评,0~4 分)	7
肠外表现与并发症(1 项 1 分)	20
阿片类止泻药(0 分、1 分)	30
腹部包块(可疑为 2 分,肯定为 5 分)	10
红细胞比容降低值(正常[a]:男性为 0.40,女性为 0.37)	6
100×(1-体重/标准体重)	1

[a] 红细胞比容正常值按国人标准。总分为各项分值之和,克罗恩病活动指数<150 分,为缓解期;≥150 分,为活动期,其中 150~220 分为轻度,221~450 分为中度,>450 分为重度。

9. **治疗**

（1）一般治疗：包括戒烟及营养支持治疗等。

（2）药物治疗：根据疾病的严重程度及对治疗的反应选择治疗方案。主要可选择的药物包括 5-氨基水杨酸制剂、糖皮质激素、免疫抑制剂和生物制剂。

（3）内镜治疗：内镜下可以对部分肠道狭窄（主要是纤维性狭窄）行内镜下扩张及切开治疗，对于克罗恩病导致的出血也可进行内镜下处理。

（4）手术治疗：对于存在严重的并发症如内镜下难以处理的纤维性肠梗阻、腹腔脓肿、瘘管、急症穿孔、保守或内镜下治疗无效的大出血及癌变的患者和/或经内科治疗无效的患者，可行外科手术治疗。

三、经典病例及内镜下表现

病例 1　患者男性，43 岁，因“腹痛 4 个月余”就诊。小肠镜见回肠散在阿弗他溃疡（图 3-1-1A），以及节段性分布的纵行裂隙样溃疡，溃疡表面覆薄白苔，边缘充血、水肿隆起（图 3-1-1B、C）。经系统治疗 6 个月后复查小肠镜，发现溃疡明显愈合，可见溃疡瘢痕及散在表浅溃疡（图 3-1-1D～F）。

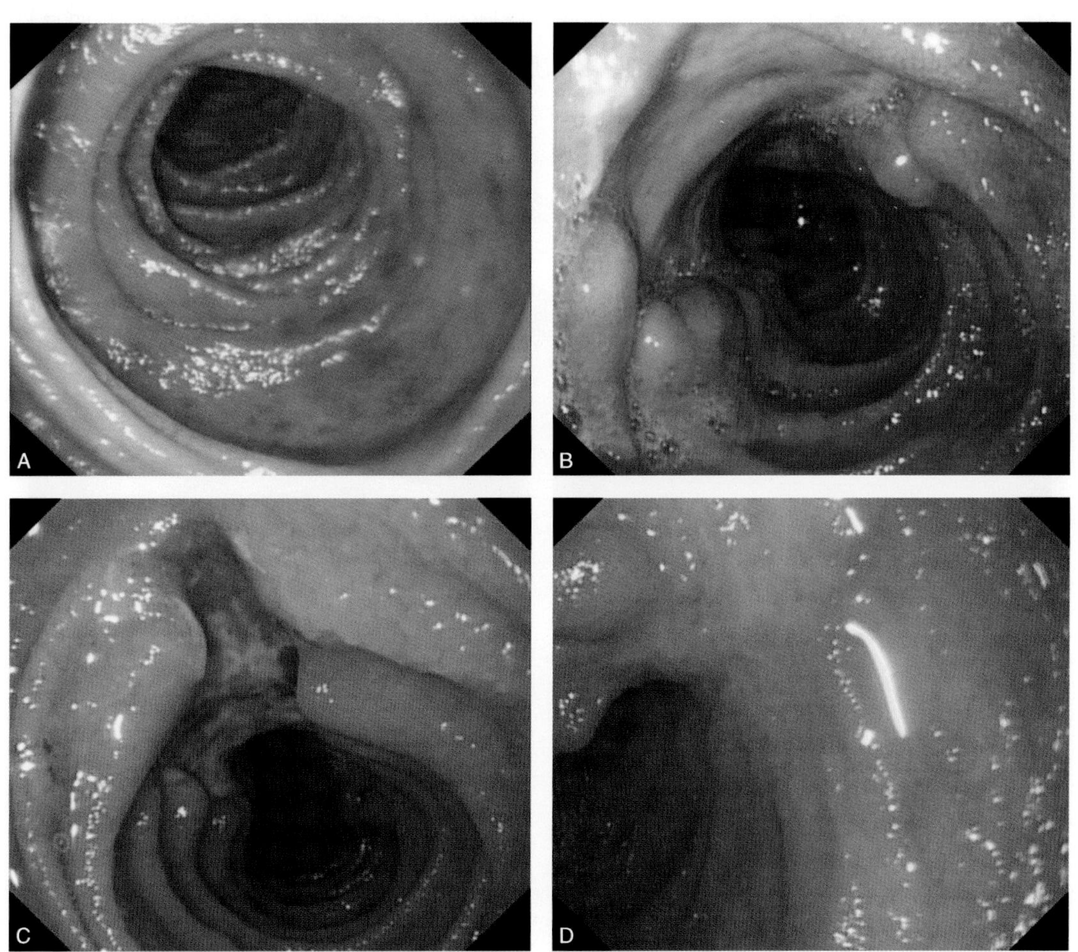

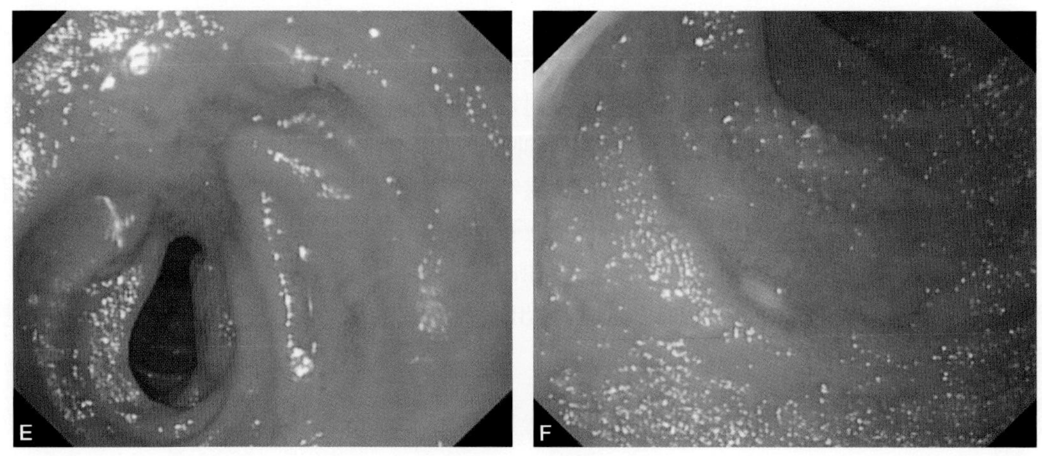

图 3-1-1 小肠克罗恩病

病例 2 患者男性，60 岁，因"腹痛、腹泻 6 个月余"就诊。小肠镜见回肠多节段纵行溃疡(图 3-1-2A、B)，部分肠腔狭窄(图 3-1-2B)，应用甲泼尼龙琥珀酸钠，病情无缓解，复查小肠镜见溃疡较前严重，病变致肠腔明显狭窄(图 3-1-2C)，可见假息肉形成(图 3-1-2D)，局部肠段呈铺路石样改变(图 3-1-2E)。泼尼松联合硫唑嘌呤治疗后再次复查，发现病变明显好转，溃疡基本愈合(图 3-1-2F)，炎性狭窄缓解，肠腔遗留轻度狭窄。

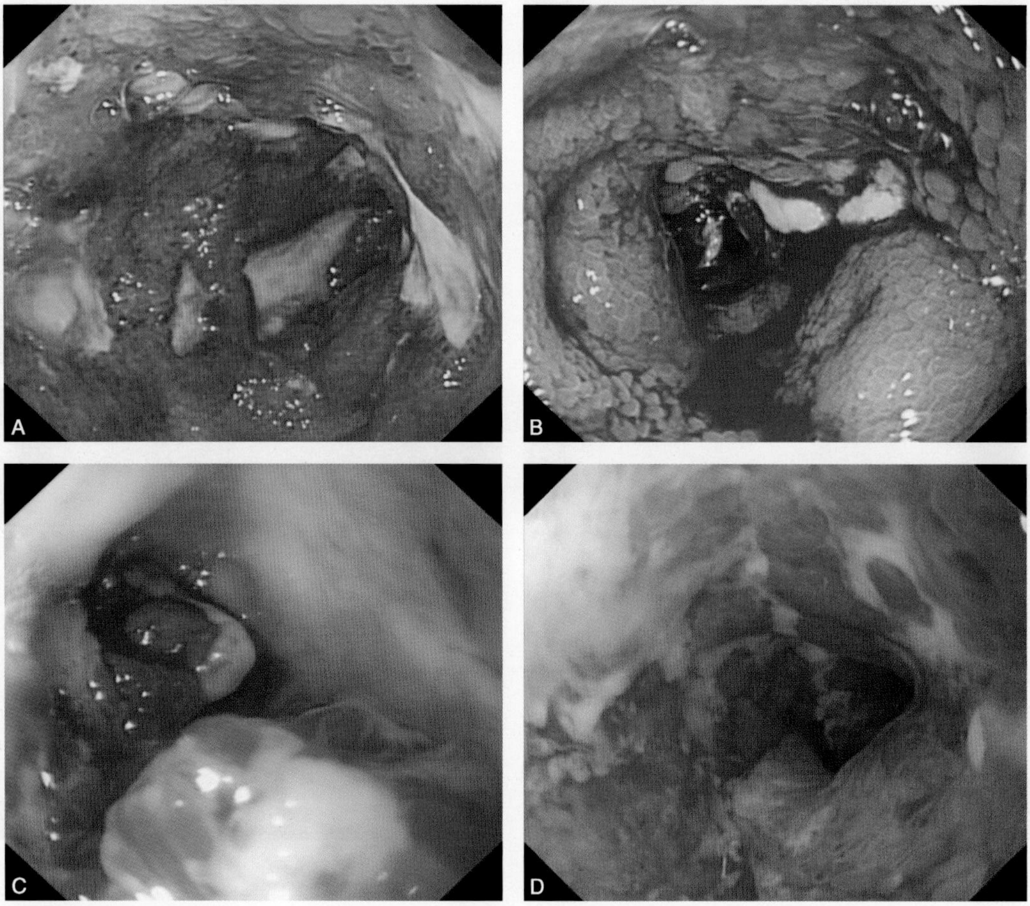

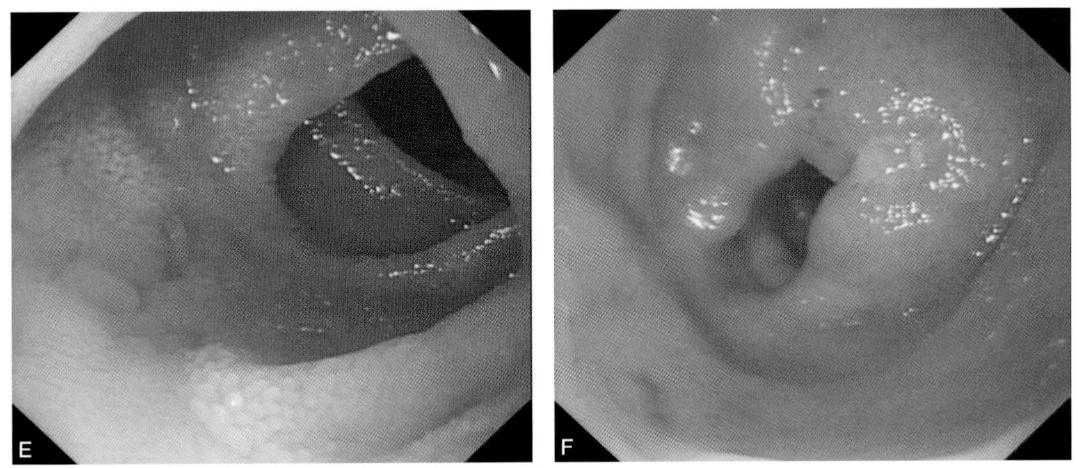

图 3-1-2　小肠克罗恩病伴狭窄

病例 3　患者男性，47 岁，因“腹痛、恶心、呕吐 3 个月”就诊。经肛小肠镜见回肠多发纵行裂隙样溃疡（图 3-1-3A、B），回肠末端瘘管形成（图 3-1-3C），周围黏膜充血、水肿，病变致部分肠腔狭窄（图 3-1-3D），狭窄明显处内镜难以通过（图 3-1-3E）。经口小肠镜见幽门管溃疡（图 3-1-3F）。

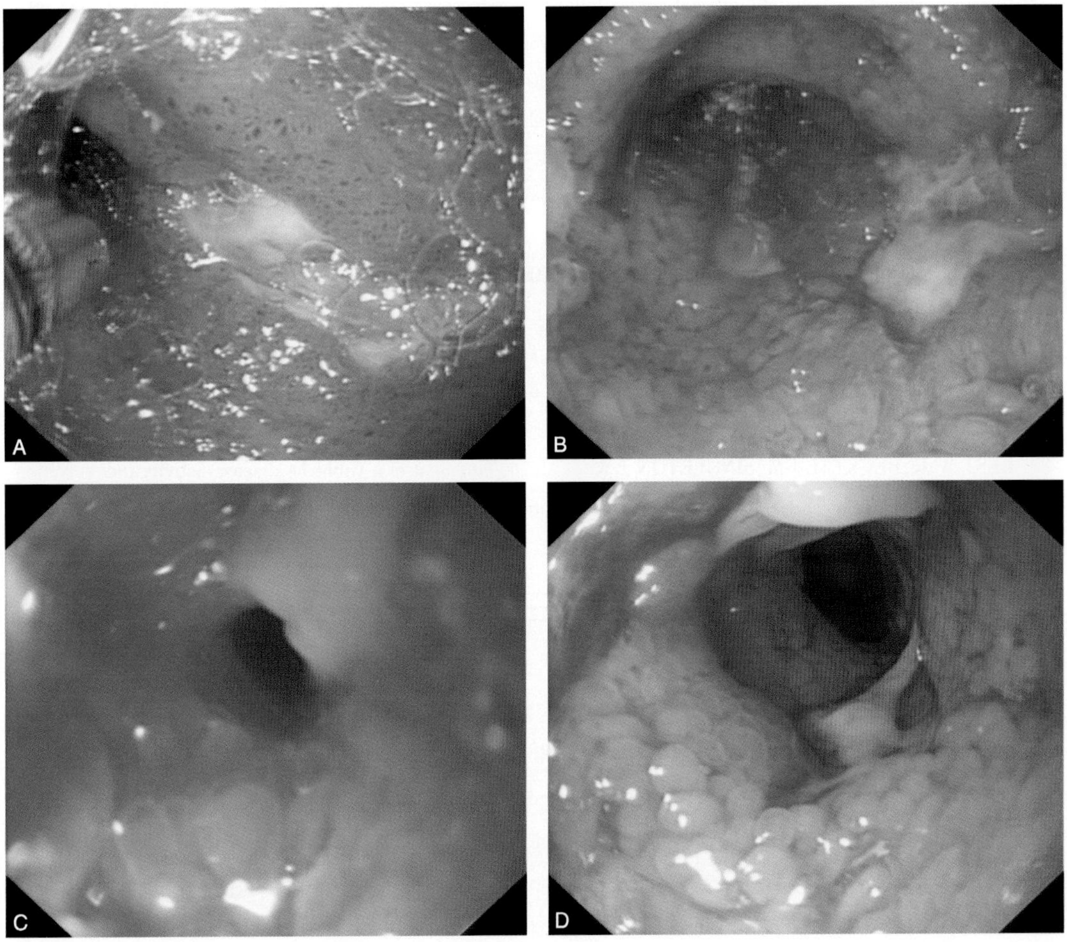

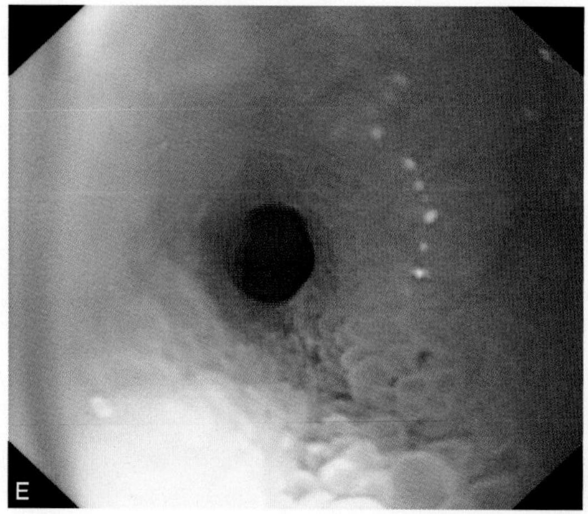

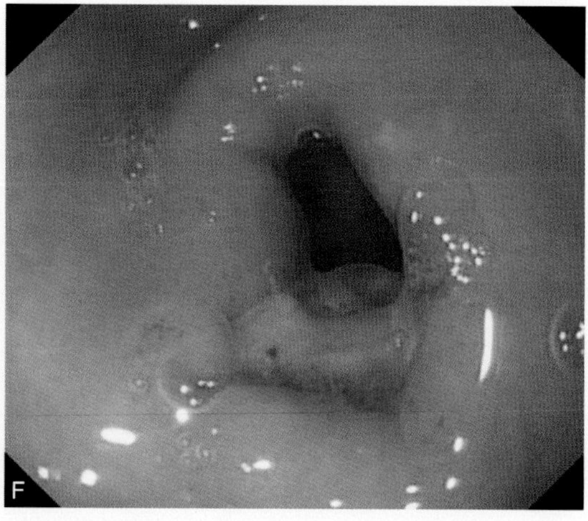

图 3-1-3 克罗病伴狭窄及瘘管

（马 田 寇冠军）

参考文献

[1] BENGTSON M B, SOLBERG C, AAMODT G, et al. Familial aggregation in Crohn's disease and ulcerative colitis in a Norwegian population-based cohort followed for ten years[J]. J Crohns Colitis, 2009, 3(2): 92-99.

[2] NG S C, WOODROW S, PATEL N, et al. Role of genetic and environmental factors in British twins with inflammatory bowel disease[J]. Inflamm Bowel Dis, 2012, 18(4): 725-736.

[3] FRANKE A, MCGOVERN D P, BARRETT J C, et al. Genome-wide meta-analysis increases to 71 the number of confirmed Crohn's disease susceptibility loci[J]. Nat Genet, 2010, 42(12): 1118-1125.

[4] BAUMGART D C, SANDBORN W J. Crohn's disease[J]. Lancet, 2012, 380(9853): 1590-1605.

[5] BERNSTEIN C N, FRIED M, KRABSHUIS J H, et al. World Gastroenterology Organization Practice Guidelines for the diagnosis and management of IBD in 2010[J]. Inflamm Bowel Dis, 2010, 16(1): 112-124.

[6] SATSANGI J, SILVERBERG M S, VERMEIRE S, et al. The Montreal classification of inflammatory bowel disease: controversies, consensus, and implications[J]. Gut, 2006, 55(6): 749-753.

[7] HARVEY R F, BRADSHAW J M. A simple index of Crohn's-disease activity[J]. Lancet, 1980, 1(8167): 514.

[8] BEST W R, BECKTEL J M, SINGLETON J W, et al. Development of a Crohn's disease activity index. National Cooperative Crohn's Disease Study[J]. Gastroenterology, 1976, 70(3): 439-444.

第2节 白 塞 病

一、概述

白塞病是一种累及全身多系统的慢性复发性疾病，3%~16%的患者表现有胃肠道受累，称为“肠白塞病”。该病好发于16~40岁青壮年，病因尚不明确，因该病在古代丝绸之路沿线国家发病率较高，也称为“丝绸之路病”，其本质为小血管炎。临床上可见反复发作的口腔和生殖器溃疡、皮肤病变、眼部、心血管系统、神经系统及胃肠道症状。肠白塞病内镜下的特征性表现为回肠末端或回盲部局灶分布的类圆形穿凿样溃疡。

二、诊治要点

1. **病因**　白塞病的病因尚不明确，研究表明可能与基因及染色体异常、免疫异常等有关。

2. **症状**　全身表现主要有反复发作的口腔和生殖器溃疡、皮肤病变、眼部、神经系统及胃肠道症状。其中 3%～16%的患者表现有胃肠道受累。肠白塞患者以腹痛最为常见，其次为腹部不适、腹泻及便血，可伴有发热及体重减轻。部分患者在病程中出现肠穿孔、肠梗阻、消化道大出血等肠道并发症的表现，严重时危及生命。

3. **辅助检查**　肠白塞病缺乏特异性实验室指标，疾病活动期可有血沉增快、C 反应蛋白升高等炎性指标异常。HLA-B51 阳性率为 57%～88%。皮肤针刺试验可为阳性。小肠镜下的特征性表现为回肠末端或回盲部的类圆形穿凿样溃疡，溃疡单发者多见，亦可为多发，但一般呈局灶分布，部分患者可见瘘管及狭窄（详见本节经典病例部分）。内镜发现其病变亦可累及食管等其他消化道部位。此外，对于伴有其他系统症状的患者需行颅脑 MRI、心脏及血管超声、眼底检查等进一步评估。

4. **组织活检**　肠白塞病的内镜组织活检多见非特异性急、慢性炎症，肉芽组织形成及淋巴组织增生，偶可见血管炎表现。其中血管病变以静脉为主，较少累及动脉。长期病变黏膜下的血管炎改变一般不明显，反而在一些小溃疡或糜烂处的黏膜下可见血管炎的相关改变。需要注意的是，相较于手术标本，内镜下组织活检由于取材表浅、局限，典型的血管炎表现甚为少见。

5. **诊断**　在符合系统性白塞病诊断的基础上，合并消化道溃疡时可诊断为肠白塞病。目前系统性白塞病应用较为广泛的是 2013 年国际白塞病诊断标准（表 3-1-6）。但是临床上肠白塞病的患者常常诊断较为困难，因缺乏典型的系统性白塞病的其他系统表现。韩国学者 2009 年单独提出了肠白塞诊断策略（图 3-1-4）。

表 3-1-6　2013 年国际白塞病诊断标准

表现/症状	得分/分	表现/症状	得分/分
眼葡萄膜炎	2	神经系统病变	1
生殖器阿弗他溃疡	2	血管表现	1
口腔阿弗他溃疡	2	皮肤针刺实验阳性	1*
皮肤损害	1		

* 针刺实验阳性是选择性的，原本的评分系统不包含皮肤针刺实验。但是如果进行了针刺实验且结果为阳性，可额外赋值 1 分。得分≥4 分，诊断为白塞病。

6. **鉴别诊断**　肠白塞病需要同克罗恩病、肠结核、溃疡性结肠炎、原发性肠道淋巴瘤、隐源性多灶性溃疡性狭窄性小肠炎等进行鉴别诊断，见本章第 1 节表 3-1-2。

7. **治疗**　肠白塞病的主要治疗包括药物和手术治疗，同时注意肠内、肠外营养治疗。治疗药物包括：5-氨基水杨酸制剂、全身性糖皮质激素、沙利度胺、秋水仙碱、免疫抑制剂及生物制剂等。诱导缓解治疗一般首选全身糖皮质激素。部分轻度活动期患者应用 5-氨基水杨酸制剂即有效。对于难治性病例，可应用沙利度胺或抗 TNF-α 单抗，如阿达木单抗。激素及抗 TNF-α 单抗抵抗时亦可选择硫唑嘌呤。成功诱导缓解后，需考虑维持治疗。手术治疗主要适用于出现肠穿孔、严重狭窄、内科治疗无效的消化道大出血等严重并发症

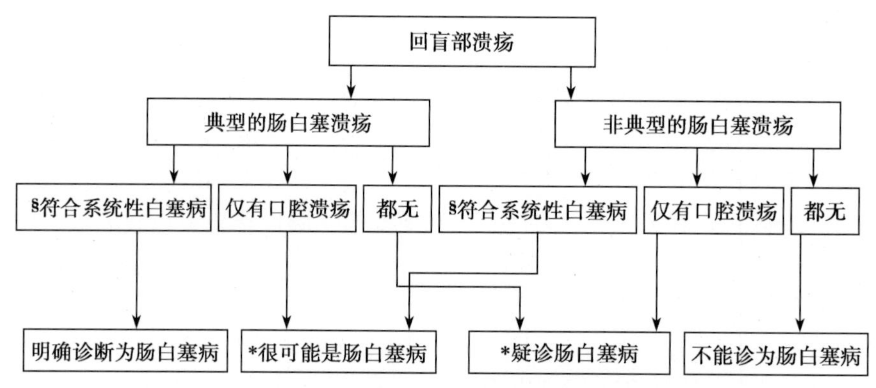

图 3-1-4 基于回盲部溃疡和临床表现的肠白塞病诊断策略

§ 该处系统性白塞病的诊断标准为日本研究协会的诊断标准。* 需密切随访。

的患者，术后可应用硫唑嘌呤维持治疗，但仍有 50%左右的复发率。肠白塞的患者治疗应个体化。

三、经典病例及内镜下表现

病例 1 患者男性，41 岁，因“反复腹痛 3 年余”就诊。实验室检查及腹部 CT 未见明显异常。小肠镜：回肠末端可见局灶多发的类圆形穿凿样溃疡，边界清晰（图 3-1-5）。活检病理提示回肠黏膜慢性炎，伴坏死溃疡形成，血管壁炎性细胞浸润及淋巴组织增生，符合肠白塞改变。

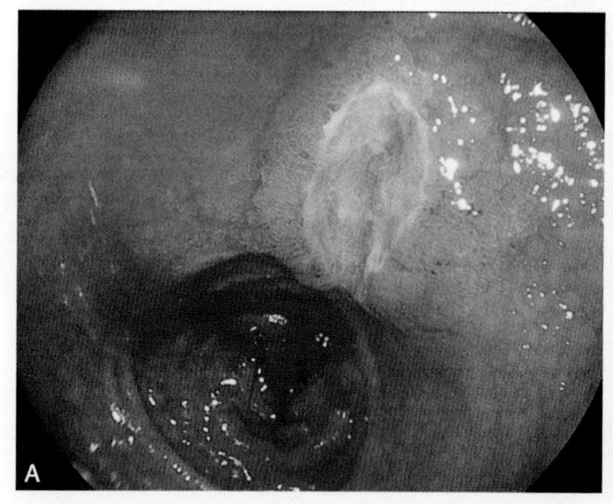

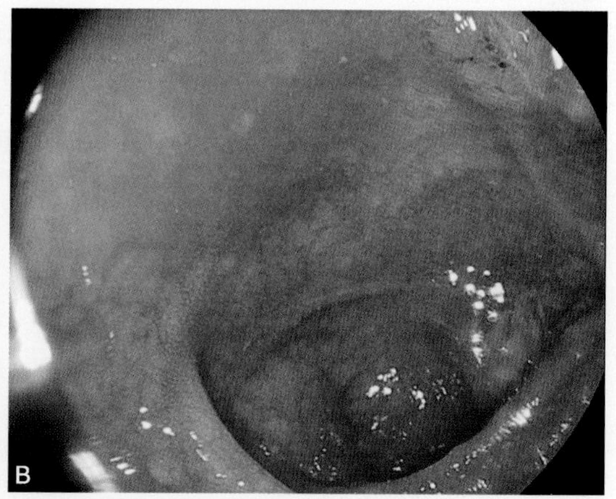

图 3-1-5 肠白塞病

病例 2 患者男性，35 岁，因“便血 3 个月，排暗红色血便 8 天”就诊。既往反复口腔溃疡病史。腹部 CT 示右下腹肠系膜及回盲部内侧少许小淋巴结。胃镜、结肠镜检查未见明显出血来源。急诊数字减影血管造影（DSA）示各血管及其分支走行自然，未见明显造影剂外溢。急诊小肠镜见结肠肠腔内大量新鲜血迹存留（图 3-1-6A），进镜至回肠末端见大小约 2.5cm×3.0cm 局灶单发溃疡，边界清晰，覆白苔（图 3-1-6B），其附近小肠肠腔可见新鲜血迹（图 3-1-6C），继续进镜 100cm 未及其他病变，病理示（回肠末端）黏膜慢性轻度炎症。激素治疗有效。

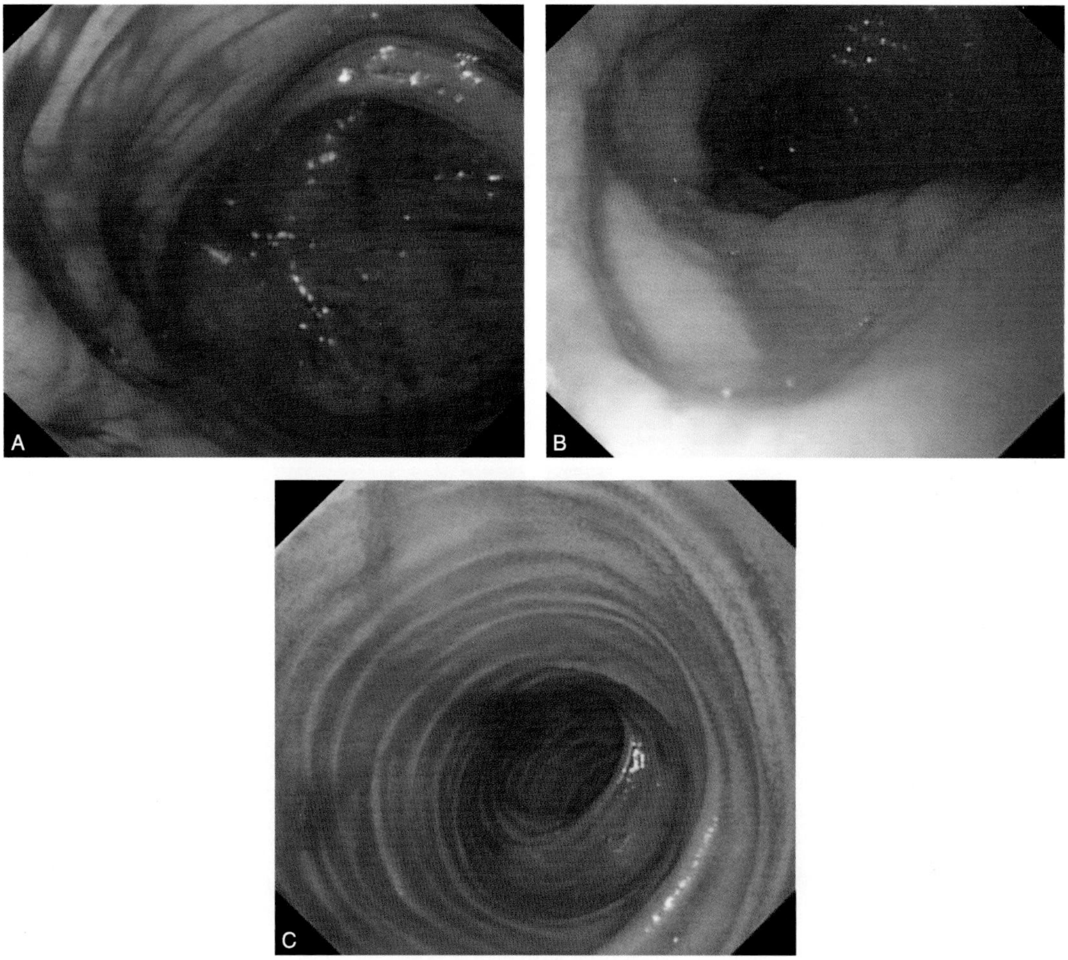

图 3-1-6　肠白塞病伴出血

病例 3　患者男性，23 岁，因“腹痛、腹胀半年”就诊。结肠镜示回盲部变形、狭窄（图 3-1-7A）。随后行小肠镜检查到达变形、狭窄的回盲部（图 3-1-7B）后，行内镜下球囊扩张治疗（图 3-1-7C），直至小肠镜通过，进镜至回肠末端，见多个局灶分布的类圆形溃疡，边界清晰，底覆白苔（图 3-1-7D～F）。

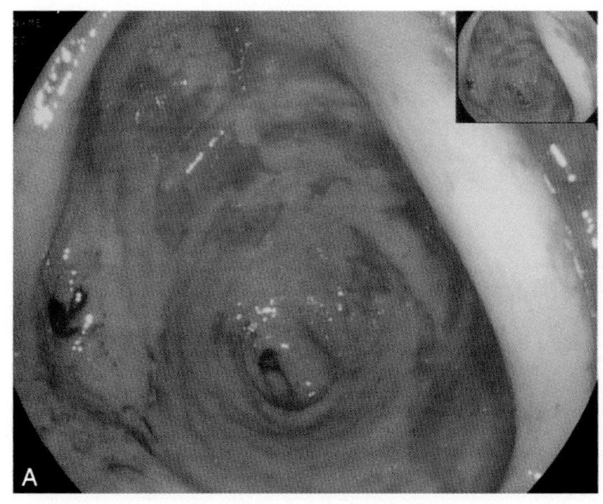

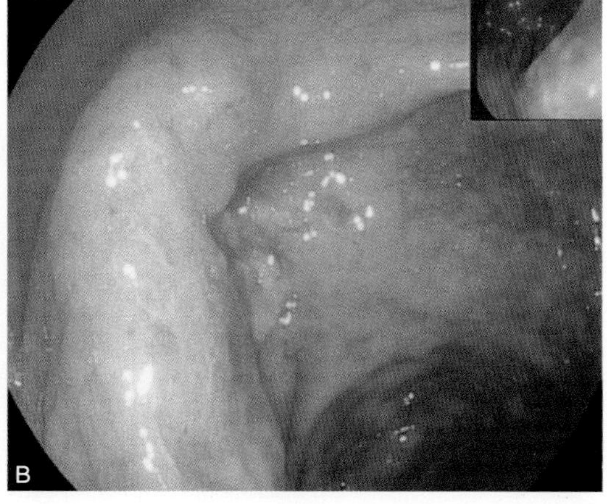

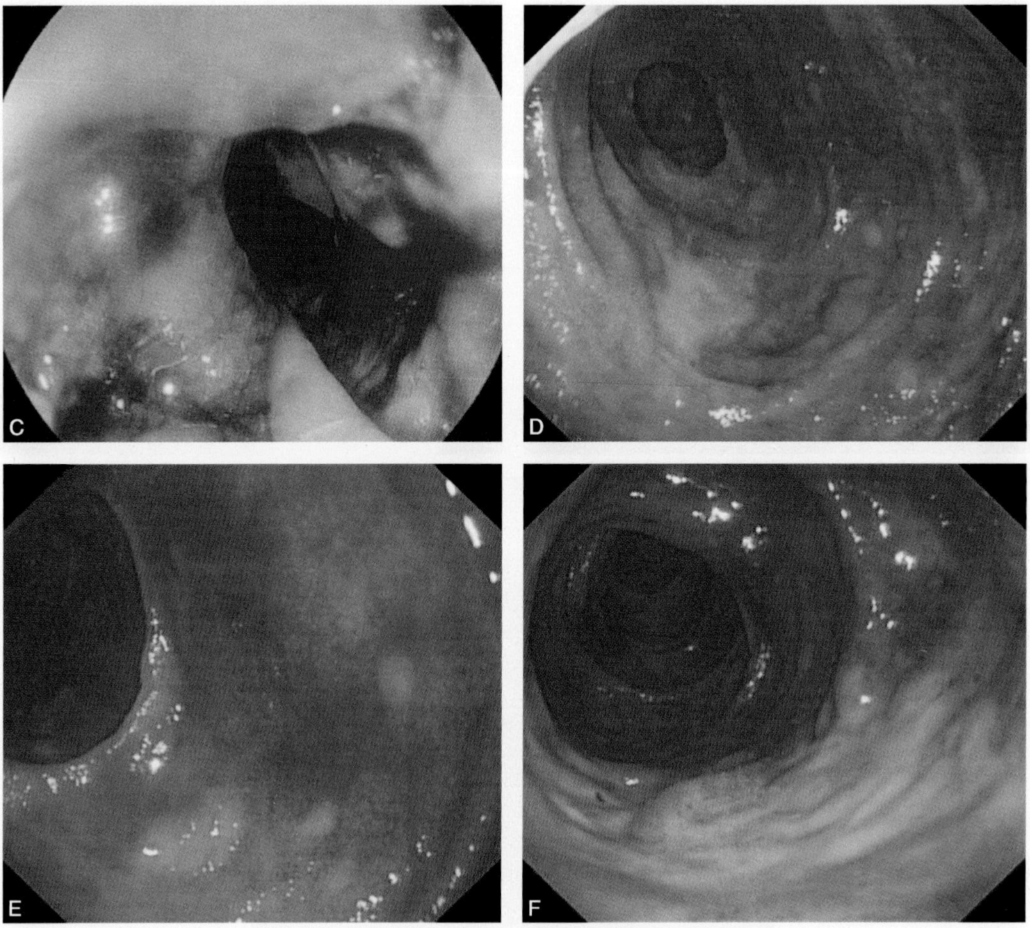

图 3-1-7 肠白塞病伴狭窄

病例 4 患者女性，54 岁，既往反复口腔溃疡、外阴溃疡病史。小肠镜见回肠末端多发深大穿凿样溃疡（图 3-1-8A、B），并可见多发瘘管（图 3-1-8C），周围黏膜充血、水肿，病变严重处致管腔狭窄（图 3-1-8D），内镜难以通过。病理见黏膜呈急、慢性炎及淋巴组织增生。患者行回肠+升结肠部分切除术，术后病理查见血管炎性改变（图 3-1-8E、F）。术后 6 个月复查，吻合口（图 3-1-8G）及吻合口近侧（图 3-1-8H）仍可见边界清楚的类圆形大溃疡。

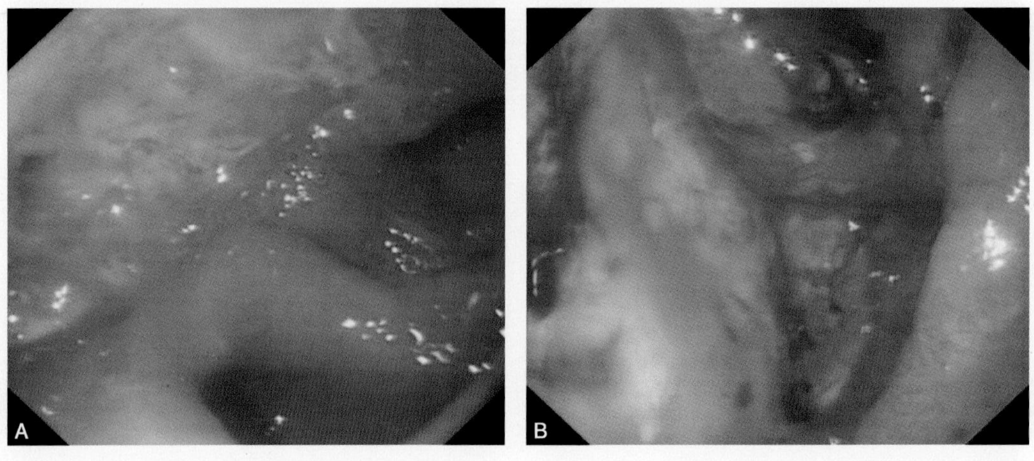

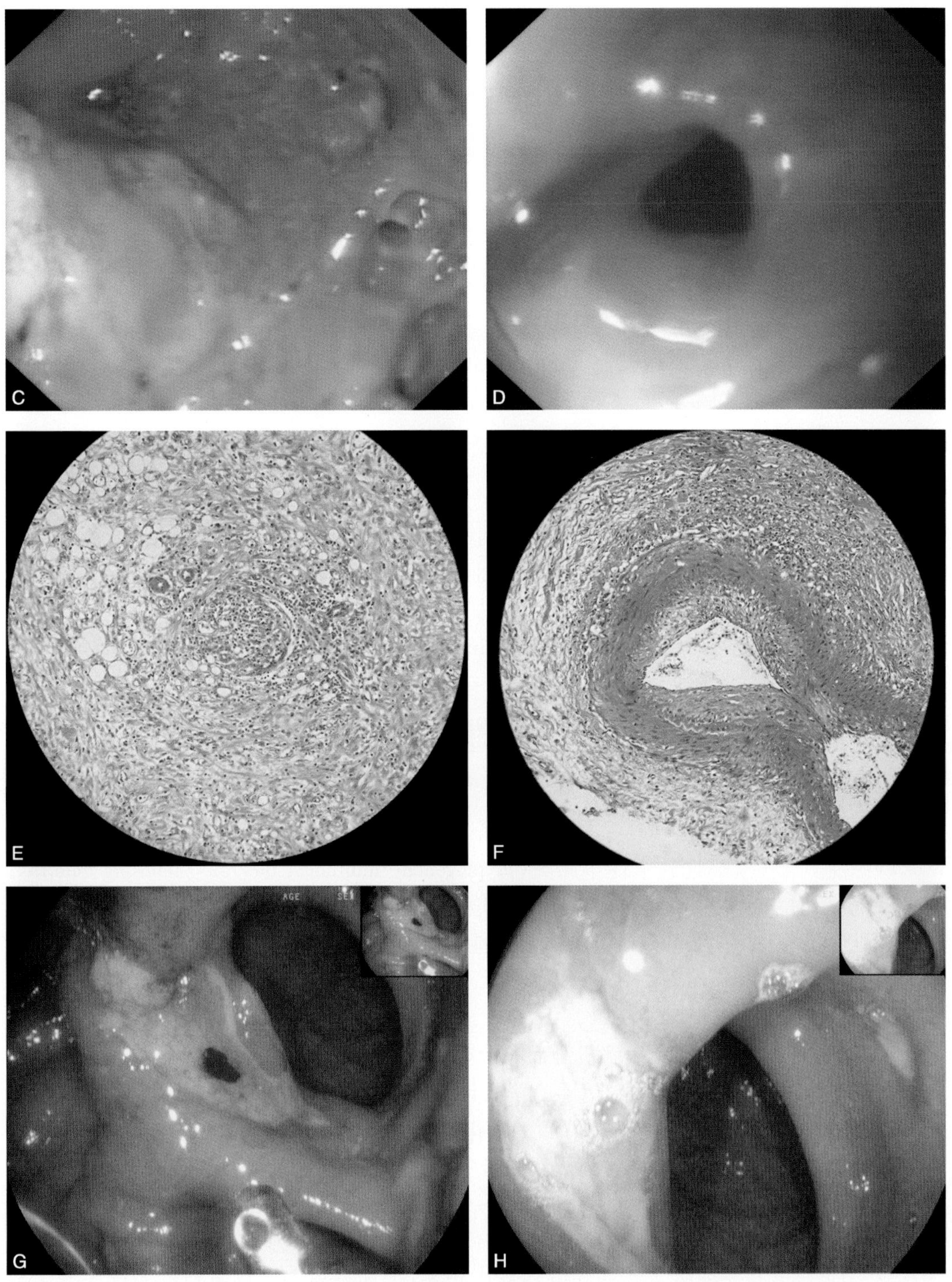

图 3-1-8　肠白塞病伴狭窄及瘘管

（左秀丽　王　晓）

参考文献

[1] SAKANE T, TAKENO M, SUZUKI N, et al. Behçet's disease[J]. N Engl J Med, 1999, 341(17): 1284-1291.

[2] KIM D H, CHEON J H. Intestinal Behçet's Disease: A True Inflammatory Bowel Disease or Merely an Intestinal Complication of Systemic Vasculitis? [J]. Yonsei Med J, 2016, 57(1): 22-32.

[3] SCHERRER M A R, ROCHA V B, GARCIA L C. Behçet's disease: review with emphasis on dermatological aspects[J]. An Bras Dermatol, 2017, 92(4): 452-464.

[4] 张淑坤,王建国,周世英,等. 肠型白塞氏病临床病理特征分析 3 例[J]. 世界华人消化杂志,2009,17(16):1689-1692.

[5] International Team for the Revision of the International Criteria for Behçet's Disease (ITR-ICBD). The International Criteria for Behçet's Disease (ICBD): a collaborative study of 27 countries on the sensitivity and specificity of the new criteria[J]. J Eur Acad Dermatol Venereol, 2014, 28(3): 338-347.

[6] CHEON J H, KIM E S, SHIN S J, et al. Development and validation of novel diagnostic criteria for intestinal Behçet's disease in Korean patients with ileocolonic ulcers[J]. Am J Gastroenterol, 2009, 104(10): 2492-2499.

[7] HISAMATSU T, UENO F, MATSUMOTO T, et al. The 2nd edition of consensus statements for the diagnosis and management of intestinal Behçet's disease: indication of anti-TNF α monoclonal antibodies[J]. J Gastroenterol, 2014, 49(1): 156-162.

[8] 中华医学会风湿病学分会. 白塞病诊断和治疗指南[J]. 中华风湿病学杂志,2011,15(5):345-347.

第3节 隐源性多灶性溃疡性狭窄性小肠炎

一、概述

隐源性多灶性溃疡性狭窄性小肠炎(cryptogenetic multifocal ulcerous stenosing enteritis, CMUSE)是一种病因机制不明的小肠炎症性疾病,此病的主要特点是小肠多发浅溃疡、溃疡部位纤维性狭窄及因狭窄导致的慢性或复发性小肠梗阻。

二、诊治要点

1. **病因** 本病的病因和发病机制尚未明确,目前主要认为该病与免疫系统紊乱、肠道纤维过度产生及胶原降解异常相关,也有学者认为该病是一种不典型血管炎病变。

2. **症状体征** 小肠多发性溃疡导致的消化道出血,多发短节段的纤维狭窄导致的慢性或复发性小肠梗阻,以及上述两方面导致的蛋白丢失性肠病及营养不良表现。

3. **辅助检查**

(1)实验室检查:通常炎症指标包括 ESR、C 反应蛋白或超敏 C 反应蛋白正常或仅轻度增高,少数增高者与肠梗阻急性期的炎症反应相关;少部分患者可伴有免疫指标阳性。另外,小细胞低色素性贫血、便潜血阳性及白细胞尤其是中性粒细胞计数减低比较常见。

(2)小肠 X 线造影及 CTE:因该病溃疡表浅、纤维性狭窄为多发短节段,临床通常表现为慢性肠梗阻,常规 CT 甚至 CTE 通常不能发现小肠壁增厚、狭窄,而小肠低张造影通过动态观察能更好地反应小肠肠管的形态及评估狭窄;但为了与其他小肠梗阻相关疾病鉴别,CT 检查不能省略。

（3）内镜：胶囊内镜与小肠镜检查可见相应部位与克罗恩病不同的多发浅溃疡及多发短节段狭窄；糜烂或溃疡为横行，可呈线样、环状或不规则；随着疾病的进展，溃疡处可形成隔膜样纤维性狭窄（详见本节经典病例部分）。该病行胶囊内镜滞留的风险明显增加，考虑CUMSE 者行胶囊内镜检查需谨慎。

4. 组织病理　仅局限于黏膜及黏膜下层的浅表溃疡，伴有轻、中度非特异性炎症，在浅表溃疡基础上病情进展出现的纤维化和炎性浸润并非局限于黏膜下，可达到深层组织。

5. 诊断与鉴别　2001 年 Perlemuter 等提出 CMUSE 诊断要点：①不明原因的小肠狭窄和梗阻；②病理显示黏膜层和黏膜下层浅表溃疡；③慢性病程，反复发作，尤其术后易复发；④ESR 和 C 反应蛋白等炎症指标正常；⑤激素治疗有效；⑥除外其他小肠溃疡性疾病。

主要与其他小肠溃疡性疾病相鉴别：①小肠克罗恩病：透壁炎症和溃疡，炎性指标明显升高，CT 显示明显肠壁增厚、狭窄，可有肠外表现如关节炎等；②非甾体抗炎药（NSAIDs）相关性小肠溃疡：NSAIDs 用药史，停药后可好转或愈合；③血管炎累及小肠如白塞病、结节性多动脉炎、系统性红斑狼疮；④狭窄型缺血性小肠炎。

6. 治疗　CMUSE 患者予以糖皮质激素治疗有效，但多数患者成为激素依赖状态；激素依赖或抵抗者可考虑联合使用免疫抑制剂，如甲氨蝶呤、沙利度胺等。多发性小肠纤维狭窄以前需外科手术切除，目前已可使用气囊辅助式小肠镜进行扩张或狭窄切开治疗。

三、经典病例及内镜下表现

病例 1　患者女性，58 岁，因“肠梗阻术后 10 年，间断腹痛半年”于 2018 年 3 月于我中心就诊。既往经肠梗阻手术诊断为小肠克罗恩病，并短期美沙拉秦治疗，因白细胞低停药；2 型糖尿病病史 18 年；化验白细胞（中性粒细胞）计数明显减低、ESR 及 CRP 均正常，小肠 CT 三维重建肠管未见明显异常。经肛小肠镜检查提示：进镜至回肠距回盲瓣约 80cm 处，于回肠末端距回盲瓣 50cm 处见一个环形略狭窄，内镜通过顺利；回肠距回盲瓣 70cm 见一个环周重度狭窄，管腔直径为 0.3～0.4cm，狭窄处可见环周浅溃疡。镜下行狭窄处放射状切开治疗，内镜可顺利通过（图 3-1-9）。治疗后服用沙利度胺治疗，因 100mg、1 次/d 剂量导致明显面部水肿，减量至 25mg、2 次/d 维持治疗；半年后随访，无腹胀不适及肠梗阻发作。

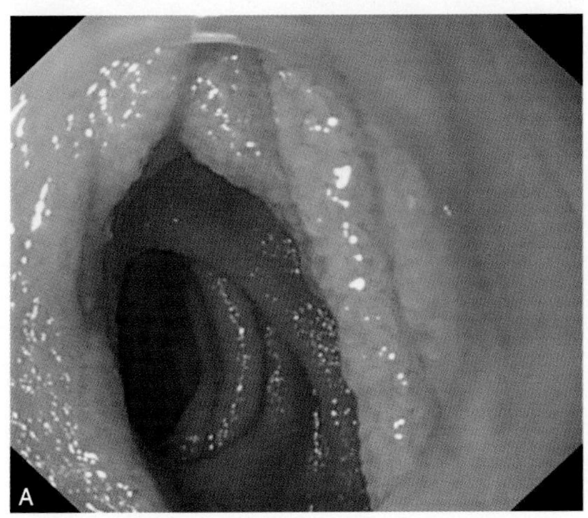

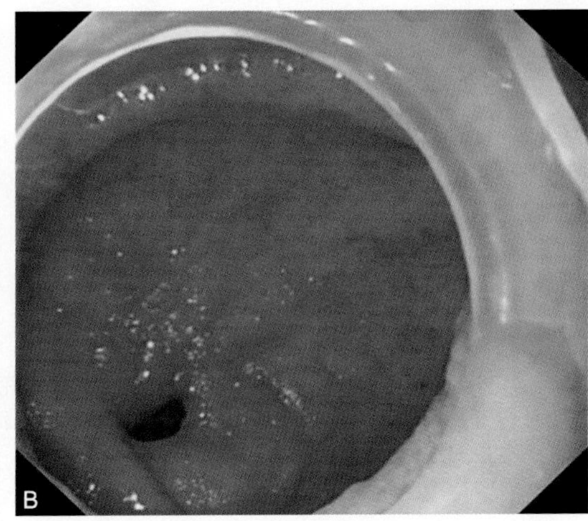

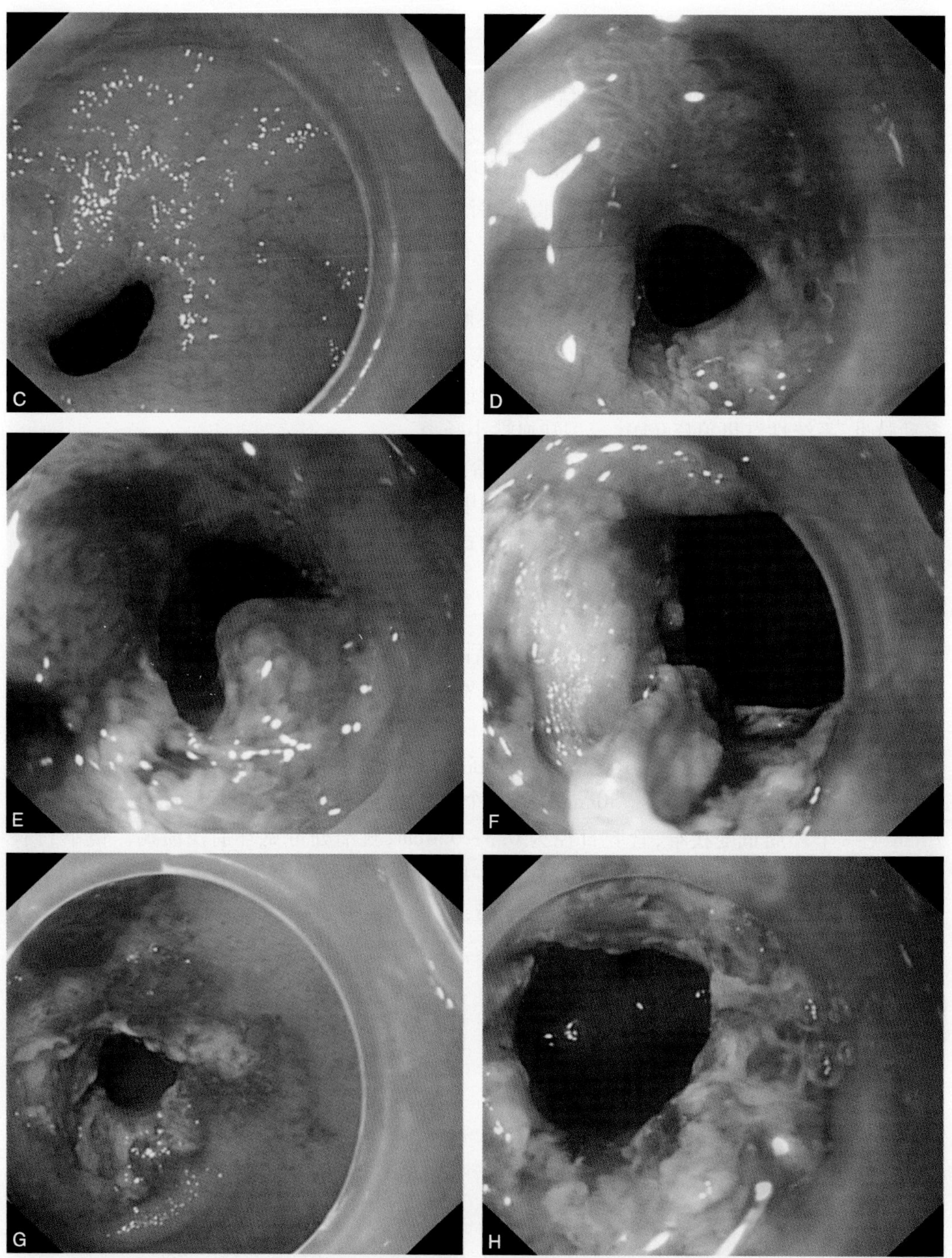

图 3-1-9　误诊为克罗恩病的 CMUSE

A. 距回盲瓣 50cm 处见一个环形略狭窄；B、C. 距回盲瓣 70cm 环周重度狭窄；D~H. 小肠镜下放射状切开狭窄处。

病例 2　患者男性，55 岁，因“间断便血 3 个月余”就诊。20 年前因肠梗阻经外科剖腹探查后考虑为肠粘连，行粘连松解术。化验 ESR、CRP、ANA 谱、ANCA、免疫六项均正常。小肠 CT 三维重建未见异常。经肛小肠镜：距回盲瓣 50cm 见 2 处相邻环形狭窄，狭窄处横向线形溃疡形成，溃疡表面少量黄白苔形成，溃疡边缘活检易出血；因肠腔固定成角，内镜无法继续前进（图 3-1-10）。内镜活检组织学回报黏膜慢性炎，结合病史、内镜下表现考虑为 CMUSE。

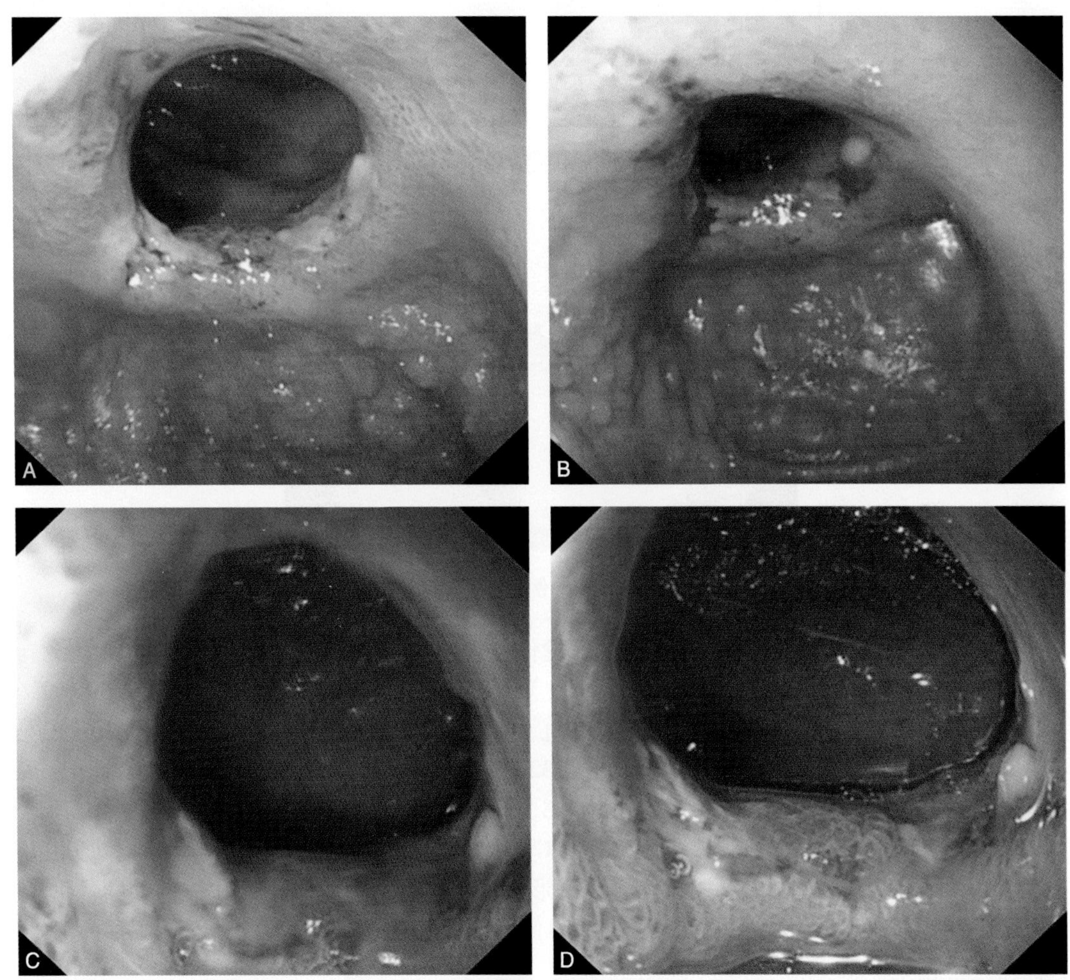

图 3-1-10　误诊为肠粘连梗阻的 CMUSE

病例 3　患者男性，25 岁，因“间断腹部胀痛伴恶心、呕吐 2 年余”就诊。发作时症状持续半天后可自行好转，偶有少量黑便。血常规、尿常规、便常规+潜血、生化、凝血四项、D-二聚体、肿瘤标记物、CRP、ESR、γ-干扰素试验均未见异常。行胶囊内镜示小肠节段性肠黏膜水肿伴溃疡形成，胶囊通过缓慢，考虑为小肠克罗恩病，口服美沙拉秦治疗后症状一度消失。CTE 未见异常。因腹痛再发行小肠镜检查，经口进镜 350cm 未见异常，经肛进镜距回盲瓣 200cm 见环形狭窄，狭窄处见横行溃疡且覆厚白苔，狭窄处外套管无法通过（图 3-1-11）。溃疡狭窄处活检组织学检查提示慢性非特异性炎症。结合病史及内镜下所见，考虑 CMUSE 可能。

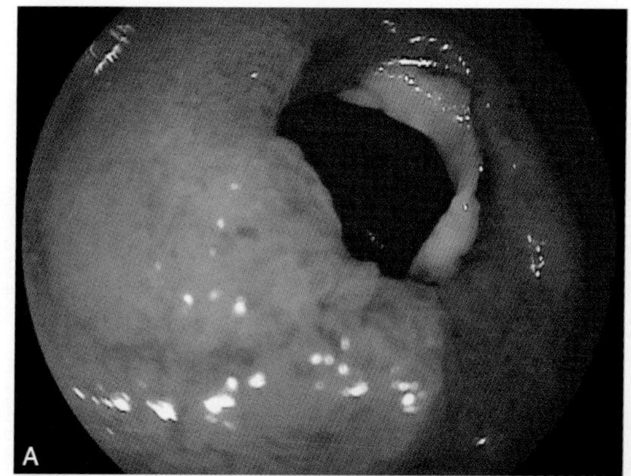

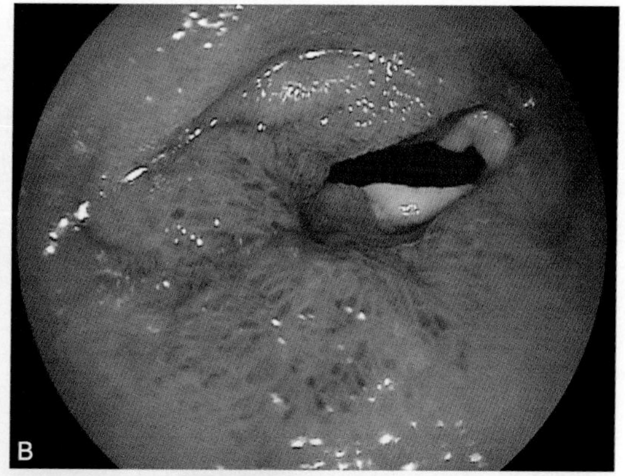

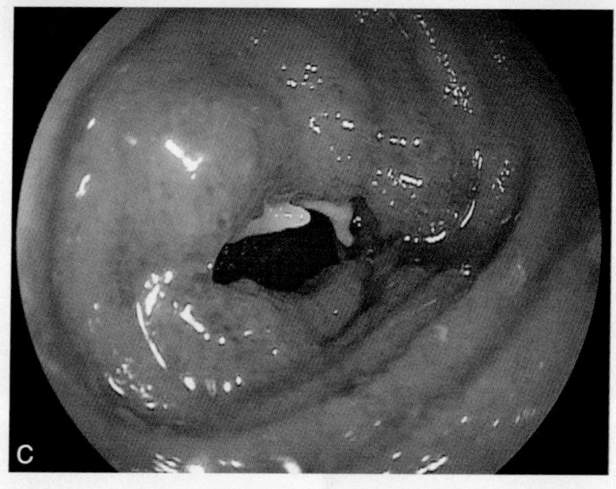

图 3-1-11 一例青年 CMUSE

病例 4 患者女性，65 岁，因“间断下腹发作性绞痛半年，偶有便血”就诊。类风湿关节炎病史 40 余年，双手关节疼痛，间断应用吲哚美辛栓治疗。血常规示白细胞计数 2.39×10^9/L↓，血红蛋白 104g/L↓，中性粒细胞绝对值 0.90×10^9/L↓，单核细胞绝对值 0.16×10^9/L↓；尿常规、便常规+潜血阴性；生化白蛋白 32.8g/L↓；凝血四项、D-二聚体、肿瘤标记物、CRP、ESR 阴性；补体 C_3 0.630g/L↓，补体 C_4 0.423g/L↑，ANCA 过筛试验阳性（pANCA 1∶10）；IgG、IgM、IgA 在正常范围。腹部增强 CT 示回肠多段肠壁轻度不均匀增厚。经肛小肠镜：距回盲瓣约 30cm 处环形狭窄伴浅溃疡形成，经狭窄管腔可见口侧另一个重度环形狭窄；内镜勉强通过第一处狭窄，第二处狭窄（口侧）处内镜无法通过（图 3-1-12）。

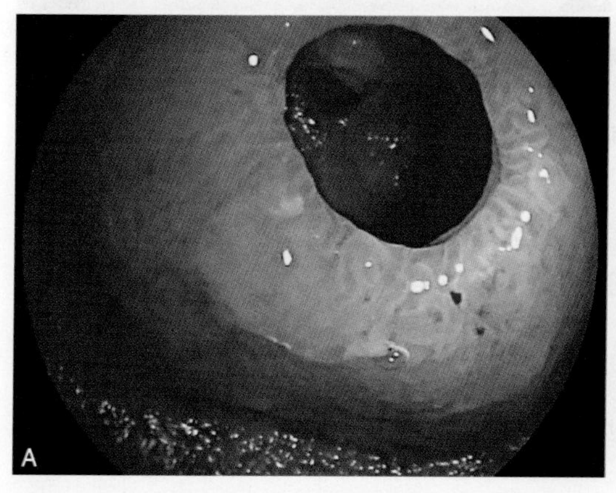

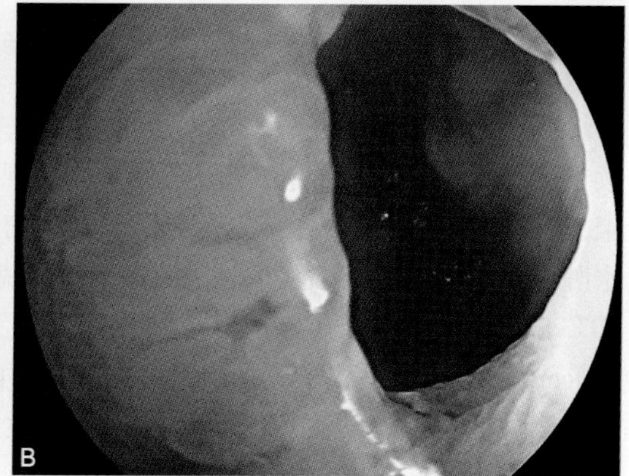

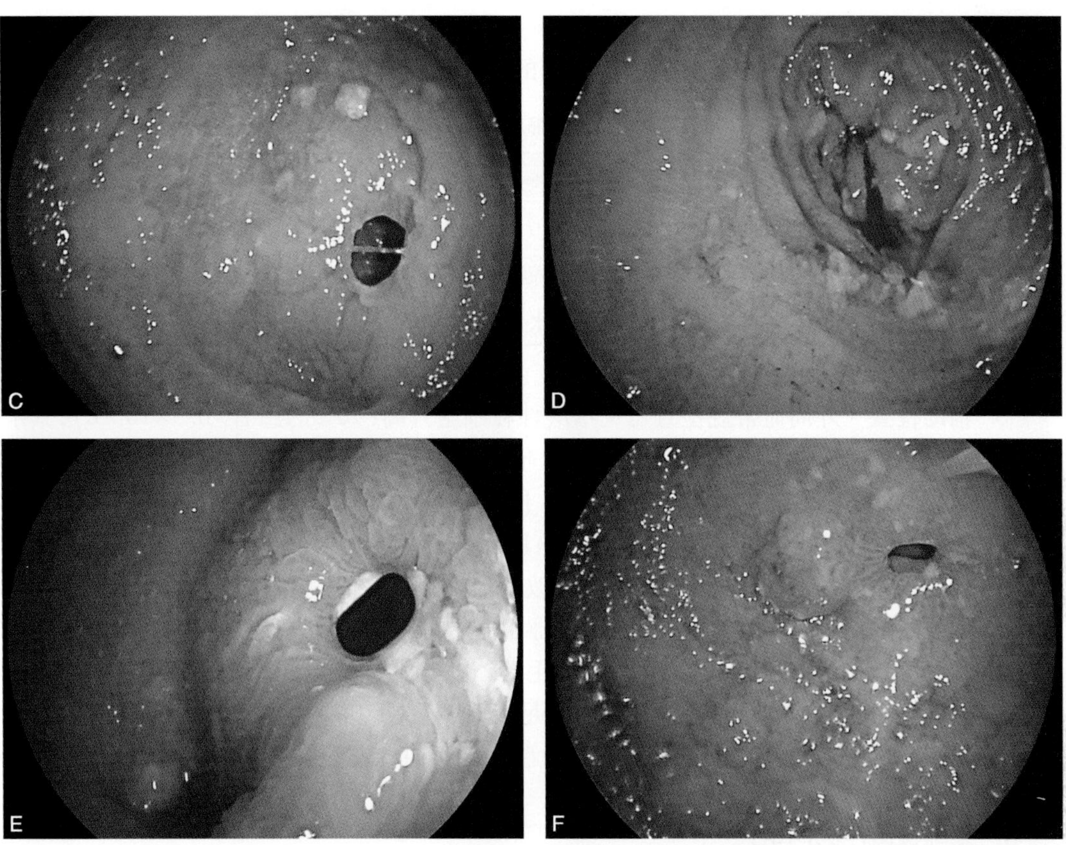

图 3-1-12　一例反复肠梗阻伴出血的 CMUSE

（李白容　徐梦楠）

参考文献

［1］陈丹，钱家鸣，吴东. 隐源性多灶性溃疡性狭窄性小肠炎［J］. 中华内科杂志，2017，56（8）：621-623.

［2］PERLEMUTER G，GUILLEVIN L，LEGMAN P，et al. Cryptogenetic multifocal ulcerous stenosing enteritis：an atypical type of vasculitis or a disease mimicking vasculitis［J］. Gut，2001，48（3）：333-338.

第 4 节　嗜酸细胞性小肠炎

一、概述

嗜酸细胞性小肠炎是一种较为少见的、可能与过敏反应有关的原发性嗜酸性粒细胞性胃肠道疾病。患者可表现为腹痛、腹泻、恶心、呕吐及腹胀，甚至腹水。小肠镜下可见小肠黏膜发红、充血、水肿、糜烂、绒毛萎缩及颗粒样改变。组织病理学可查见大量的嗜酸性粒细胞浸润。

二、诊治要点

1. **病因**　病因尚不明确，部分患者对某些食物过敏、皮肤点刺实验为阳性或者有过敏性疾病家族史，因此认为该病的发病可能与过敏反应有关。

2. **症状**　患者多数呈非特异性的消化道表现，以腹痛、腹泻、腹胀和恶心最为常见，其他少见的症状有呕吐、腹水，甚至肠梗阻、肠穿孔。临床表现与嗜酸性粒细胞浸润肠壁的深度有关。Klein 等根据嗜酸性粒细胞浸润肠壁的深度不同，将其分为 3 种类型(表 3-1-7)。

表 3-1-7　嗜酸细胞性小肠炎分型

类型	比例	症状
黏膜型	44%	腹泻、腹痛、吸收不良或经肠道蛋白丢失
肌层型	12%	肠腔狭窄导致的腹痛、恶心/呕吐等肠梗阻症状
浆膜下层型	49%	腹水、腹胀、腹痛

3. **辅助检查**　外周血常规检查可见嗜酸性粒细胞升高(70%的患者>0.5×10^9/L)，其水平随疾病的病程而波动；约 1/3 患者无外周血嗜酸性粒细胞升高。有腹水的患者，其腹水中可见大量嗜酸性粒细胞。约一半的患者血清 IgE 升高。CT/CTE 和 MRI/MRE 检查可见肠壁水肿，有助于判断肠壁受累的深度及是否有腹水。胶囊内镜及小肠镜下可见小肠黏膜发红、充血、水肿、糜烂、绒毛萎缩及颗粒结节样改变(详见本节经典病例部分)。

4. **组织活检**　组织病理学活检可见肠黏膜固有层有大量嗜酸性粒细胞浸润(每个高倍镜视野下见>20 个嗜酸性粒细胞)，另可见绒毛萎缩、隐窝增生、上皮退行性/再生性改变。

5. **诊断**　嗜酸细胞性小肠炎的诊断需满足以下 4 条：①相应的胃肠道症状；②组织病理学见较多的嗜酸性粒细胞浸润；③排除寄生虫感染等其他继发的嗜酸性粒细胞增高；④无其他系统受累。

6. **鉴别诊断**(表 3-1-8)

表 3-1-8　嗜酸细胞性小肠炎与其他相关疾病的鉴别要点

疾病	嗜酸细胞性小肠炎	小肠寄生虫感染	NSAIDs 相关小肠炎	过敏性紫癜	乳糜泻
症状	以腹痛、腹泻、腹胀和恶心常见，部分患者有腹水	腹痛、腹泻等	腹痛、不同程度的消化道出血	腹痛、腹泻、消化道出血等，还可有皮肤紫癜、关节痛及肾脏受累	慢性腹泻、体重减轻
检查	可见外周血嗜酸性粒细胞、IgE 升高	外周血嗜酸性粒细胞升高	缺乏特异性，影像学有时可见肠腔狭窄	ESR 等非特性炎性指标升高	可有 TTG-IgA、EMA、DGP 阳性
小肠镜	小肠黏膜发红、充血、水肿、糜烂、绒毛萎缩及颗粒结节样改变	肠腔内见虫体，肠黏膜可有充血、水肿、发红、糜烂及浅溃疡形成	轻者可见绒毛萎缩、黏膜发红、充血、糜烂、浅溃疡，重者可见肠腔隔膜样狭窄	小肠黏膜发红、充血、水肿、紫斑、血肿	小肠绒毛萎缩、倒伏，呈弥漫分布的颗粒样、贝柱样、马赛克样改变，皱襞消失、低平
病理	肠黏膜固有层大量嗜酸性粒细胞浸润(>20 个/HPF)	可见相应寄生虫虫体或虫卵结节，陈旧性病变可出现钙化灶	非特异性炎性细胞浸润	小血管白细胞破碎性血管炎、IgA 阳性物质沉积	上皮内淋巴细胞增多、隐窝增生、绒毛萎缩

7. **治疗**　调整饮食，避免接触可能过敏的食物。糖皮质激素为主要的治疗用药；免疫抑制剂可用于治疗激素无效或依赖的患者；有病例报道证明，生物制剂治疗复杂的及难治性的嗜酸细胞性小肠炎是有效的。另外，抗组胺药、孟鲁司特钠、色甘酸钠也可用于该病的治疗。

8. **预后及病程**　44%的患者初次发作经治疗后不再复发，36%的患者呈复发-缓解交替的病程，21%的患者不缓解而呈慢性病程。

三、经典病例及内镜下表现

病例 1　患者老年男性，69 岁，因“腹泻 8 年余，加重 6 个月”就诊。外周血嗜酸性粒细胞计数为 $3.76\times10^9/L$。小肠镜示空肠各段见黏膜弥漫充血、水肿，表面略粗糙，部分区域可见薄白苔附着（图 3-1-13A、B）。组织活检示空肠黏膜呈慢性炎伴较多嗜酸性粒细胞浸润，黏膜固有层嗜酸性粒细胞>20 个/HPF（图 3-1-13C）。给予激素及抗组胺药物治疗 1 个月后，症状明显好转。

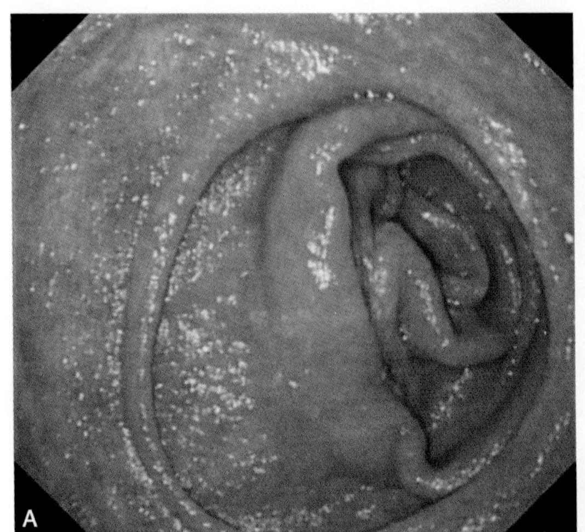

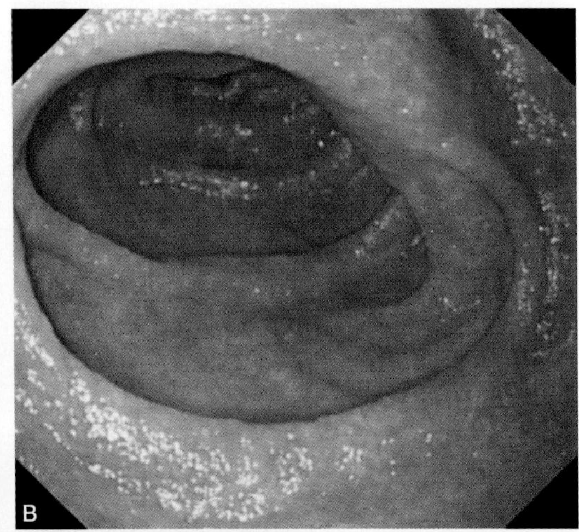

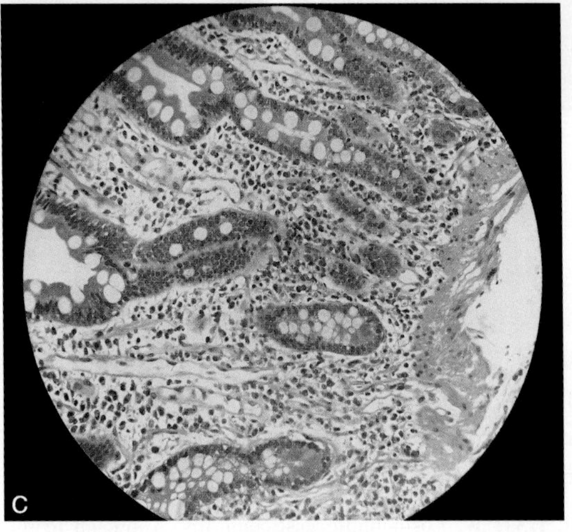

图 3-1-13　嗜酸细胞性小肠炎

病例2 患者女性,53岁,因"腹痛、腹泻、黑便1个月余"就诊。外周血嗜酸性粒细胞为 $6.77\times10^9/L$。小肠镜示空肠可见散在多处片状黏膜充血、糜烂,部分呈浅表溃疡,线形,覆薄白苔;回肠黏膜尚光滑,可见小片状充血(图3-1-14A~C)。病理:(空肠上、中,回肠)黏膜下层见大量嗜酸粒细胞浸润(图3-1-14D)。

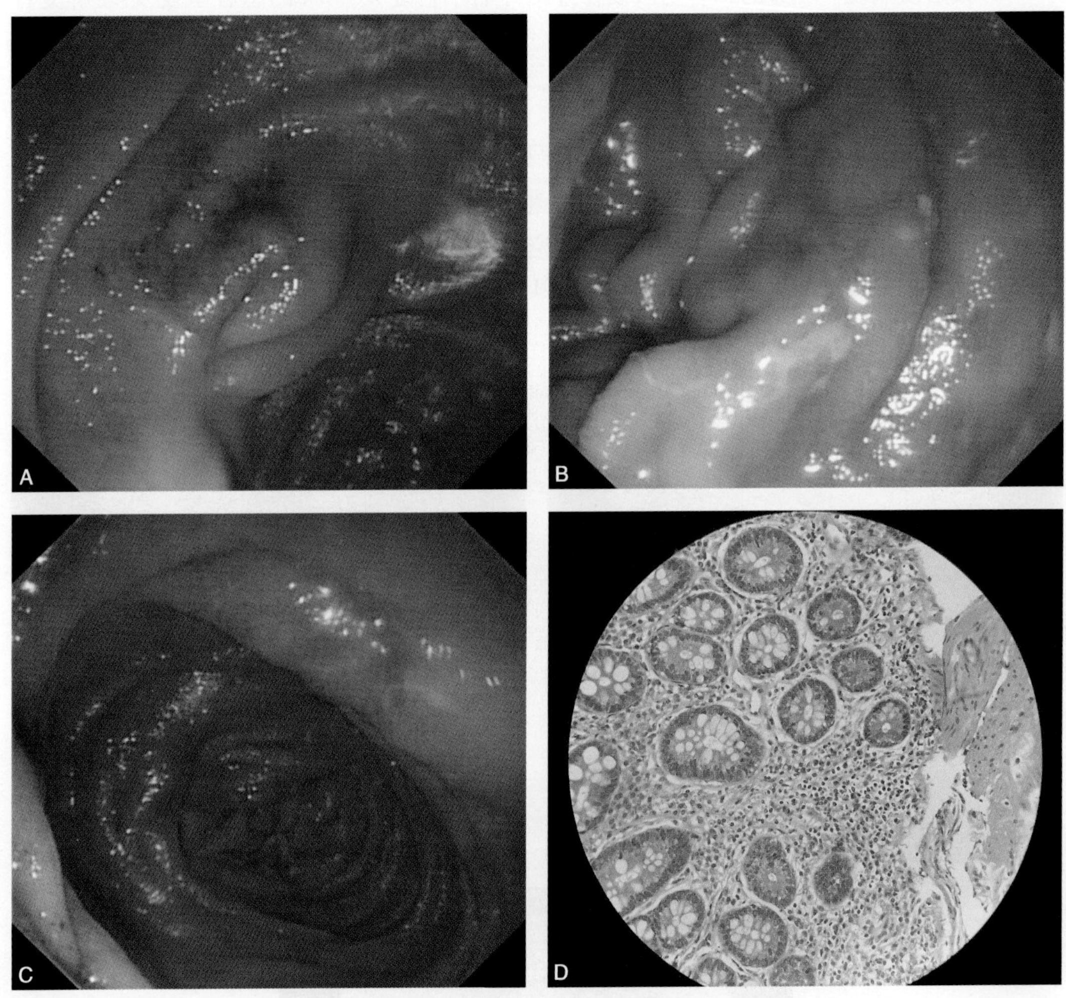

图3-1-14 嗜酸细胞性小肠炎

(马 田 王 晓)

参考文献

[1] PINETON DE CHAMBRUN G, DUFOUR G, TASSY B, et al. Diagnosis, Natural History and Treatment of Eosinophilic Enteritis: a Review[J]. Curr Gastroenterol Rep, 2018, 20(8): 37.

[2] KLEIN N C, HARGROVE R L, SLEISENGER M H, et al. Eosinophilic gastroenteritis[J]. Medicine (Baltimore), 1970, 49(4): 299-319.

[3] ABOU RACHED A, EL HAJJ W. Eosinophilic gastroenteritis: Approach to diagnosis and management[J]. World J Gastrointest Pharmacol Ther, 2016, 7(4): 513-523.

第5节　过敏性紫癜

一、概述

过敏性紫癜是一种急性系统性过敏性的小血管炎，多见于儿童及青少年。临床可表现为皮肤紫癜、胃肠道症状、关节痛和肾脏受累。其中过敏性紫癜可累及整个消化道，十二指肠最常见，其次是空回肠。有时少数小肠过敏性紫癜患者仅表现为腹痛等消化系统症状，易误诊为其他疾病。该病激素治疗有效，但有反复发作的倾向。

二、诊治要点

1. **病因**　过敏性紫癜的病因可能与环境中某些诱发因素有关，比如病毒、细菌、金属或药物，其发病机制可能是病原性免疫复合物形成，含 IgA 的免疫复合物沉积于血管壁，激活补体因子，导致中性粒细胞趋化，导致炎症、缺血性损害和血管壁改变。肠道症状一般认为是免疫复合物在肠道血管壁上沉积导致小肠绒毛充血水肿，也可导致肠系膜血管缺血，进而影响供应肠道的血管。

2. **症状**　可表现为皮肤紫癜、胃肠道症状、关节痛和肾脏受累。多数患者以皮肤紫癜起病，90%患者有皮肤受累，80%患者出现胃肠道症状。10%～20%的患者仅表现为胃肠道症状，而不出现或延迟出现皮肤紫癜。小肠过敏性紫癜的症状多表现为腹痛、恶心、呕吐及程度不等的消化道出血。少数患者可发生严重并发症，如肠穿孔、肠套叠或肠梗死，若得不到及时治疗，甚至可导致死亡。

3. **辅助检查**　实验室检查可有 ESR 等非特性炎性指标升高，缺乏特异性指标。X 线检查可见小肠大范围水肿，亦可见溃疡，部分可见指压痕。超声和 CT 检查有助于诊断小肠过敏性紫癜，可见肠管大范围增厚。胶囊内镜及小肠镜下可见到黏膜发红、充血、水肿、紫斑、血肿等改变，血管损害严重时则产生缺血性改变、糜烂及溃疡等，病变多呈环状分布于皱襞上，病变可累及整个消化道，十二指肠最常见，其次是空回肠（详见本节经典病例部分）。

4. **组织活检**　组织学上可见白细胞碎裂性血管炎，荧光抗体检查可见小血管内皮细胞 IgA 阳性物质沉着。内镜下活检一般取材较浅，难以观察到血管炎表现，但常见中性粒细胞浸润及出血。

5. **诊断**　患者有腹痛、恶心、呕吐、消化道出血等消化系统症状的情况下，结合患者典型的皮肤紫癜和/或关节、肾脏受累的特征可诊断本病。

6. **鉴别诊断（表 3-1-9）**

7. **治疗**　应适当限制患者活动，禁食有助于消化道受累患者疾病恢复，糖皮质激素及抗过敏药物治疗有效。当出现肾脏受累或消化道出血、肠穿孔等严重并发症时，需更积极处理。

8. **预后**　本病为自限性疾病，但有反复发作倾向。肾脏受累提示相对差的预后。

表 3-1-9 小肠过敏性紫癜与其他相关疾病的鉴别要点

疾病	小肠过敏性紫癜	溃疡性结肠炎	克罗恩病	缺血性肠病	嗜酸细胞性小肠炎
好发人群	儿童、青少年	青壮年	青年	老年人，多有糖尿病、冠心病等基础疾病	青中年
病程特点	急性起病，可反复发作	慢性病程	慢性病程	急/慢性病程	急/慢性病程
临床表现	皮肤紫癜伴消化系统症状，部分有关节痛和肾脏受累	黏液脓血便	腹痛、腹泻、肛瘘等，可有皮肤病变，但非紫癜表现	腹痛(餐后痛)、腹泻、消化道出血	腹痛、腹泻、恶心、腹胀常见，部分患者有腹水
累及部位	全消化道皆可受累，十二指肠最常见，其次是空回肠	一般仅累及结直肠	全消化道皆可受累，小肠最常见	小肠及结肠受累常见	最常累及胃和近端小肠，远端小肠和结肠少见
镜下表现	黏膜发红、充血、水肿、紫斑、血肿等	黏膜弥漫红斑、血管纹理模糊或消失、颗粒样改变、自发性出血，可有溃疡形成	阿弗他溃疡、纵行溃疡、铺路石样改变，可见瘘管、狭窄	黏膜明显充血、水肿、溃疡、出血；病变肠段与正常肠段边界较清晰	黏膜发红、充血、水肿、糜烂、绒毛萎缩及颗粒样改变
组织病理	小血管白细胞破碎性血管炎、IgA 阳性物质沉积	隐窝结构变形、扭曲及黏膜慢性炎性细胞增加，可见隐窝炎及隐窝脓肿	非干酪样肉芽肿为特征性表现，以及裂隙样溃疡、淋巴细胞聚集、幽门腺化生等	表层黏膜损伤，隐窝黏液减少、隐窝萎缩、固有层玻璃样变等	肠黏膜固有层大量嗜酸性粒细胞浸润(>20 个/HPF)

三、经典病例及内镜下表现

病例 1 患者男性，14 岁，因“阵发性上腹痛伴腹泻 9 天”就诊。1 年前曾患过敏性紫癜，发病时四肢可见紫癜皮疹。腹部 CT 示小肠壁厚、肠系膜淋巴结肿大。小肠镜示十二指肠球降段始至空肠可见黏膜糜烂、溃疡形成，局部呈紫红色，较多渗出物，病变呈节段性分布，部分肠腔狭窄(图 3-1-15)。回肠及结肠黏膜未见明显异常。病理示十二指肠黏膜固有层内见大量中性粒细胞浸润。应用奥美拉唑、泼尼松、氯雷他定等药物治疗后，症状明显好转。

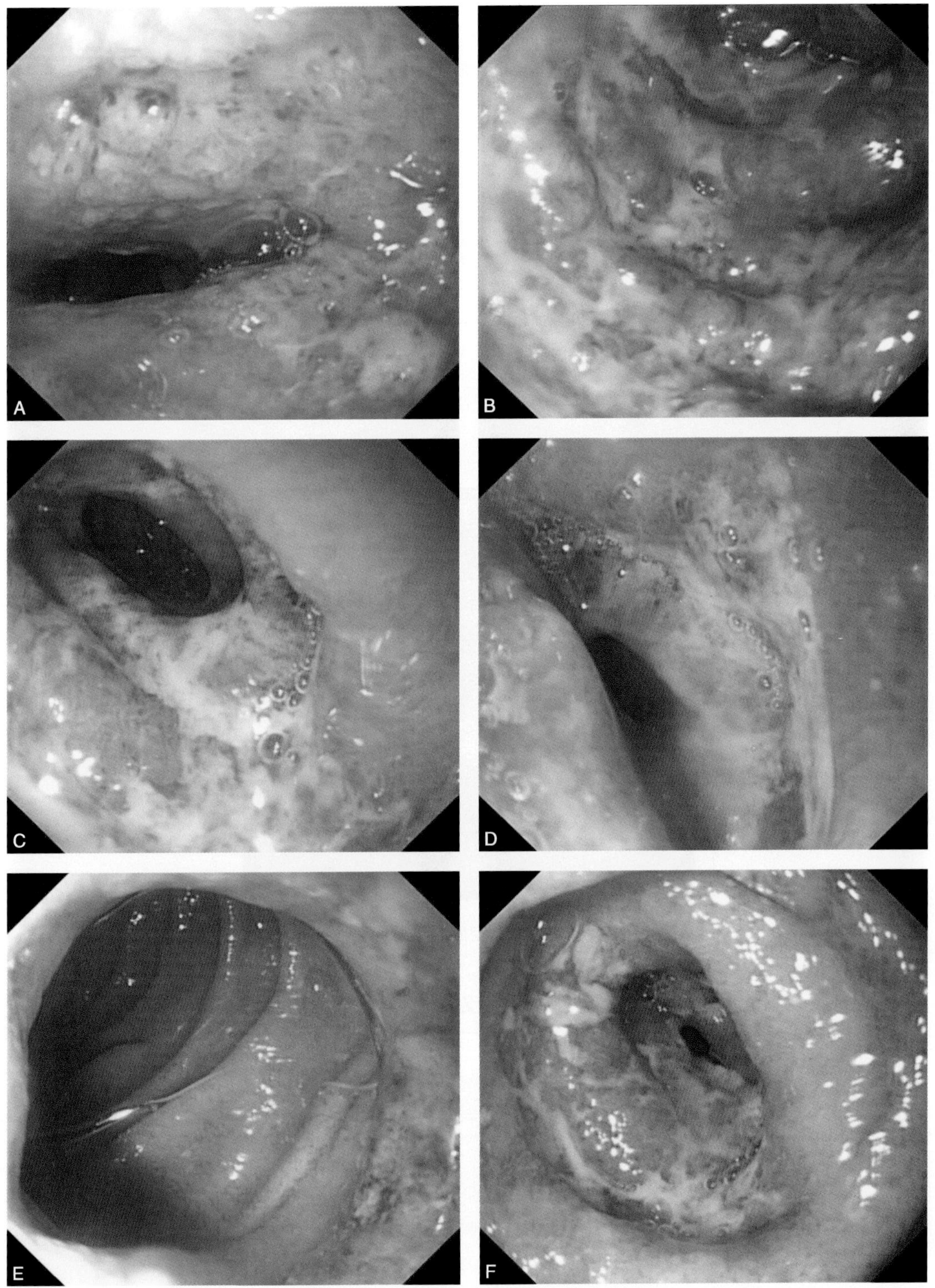

图 3-1-15　十二指肠及空肠过敏性紫癜

病例 2 患者男性,52 岁,因“腹痛伴四肢皮肤紫癜 5 天”就诊。该患者临床症状较轻,小肠镜示空肠黏膜散在充血、水肿,可见出血点(图 3-1-16)。

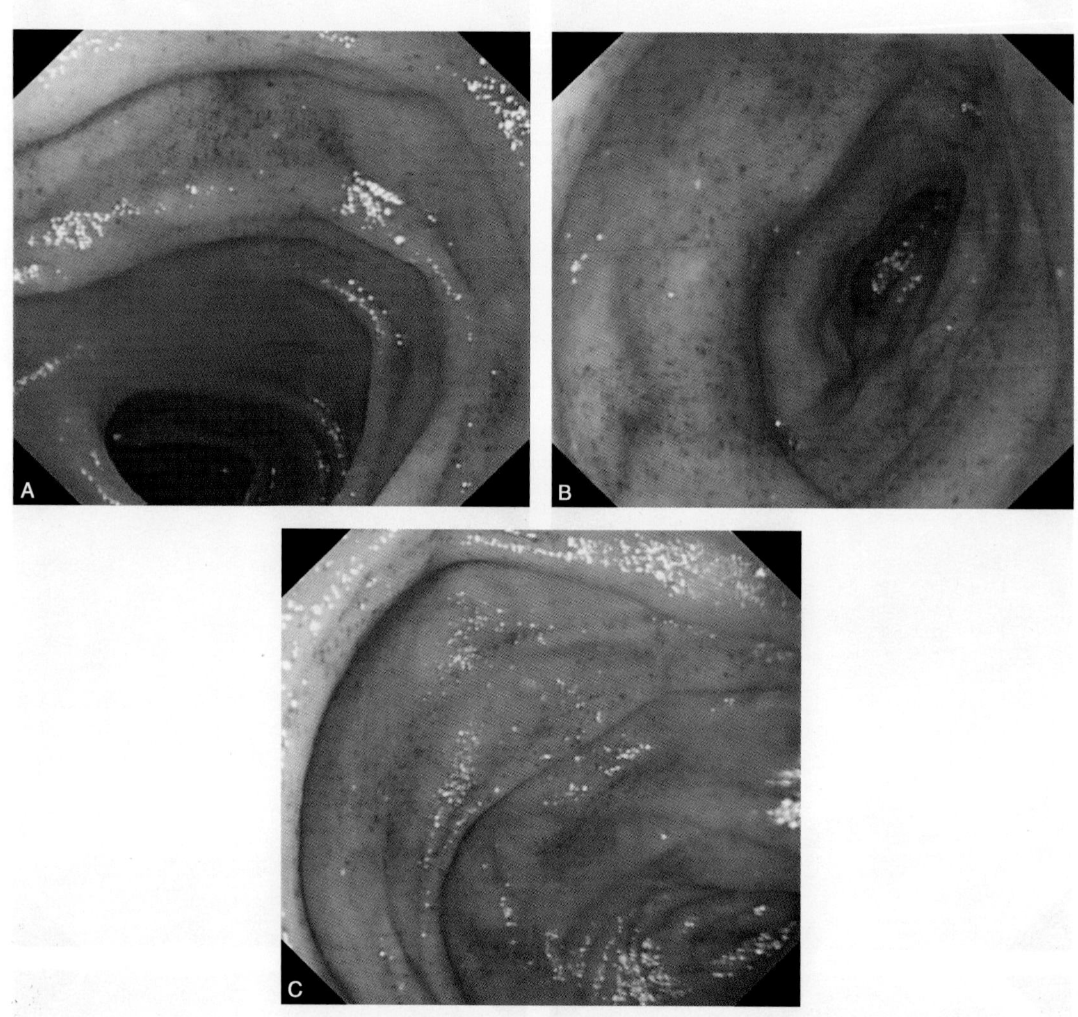

图 3-1-16 空肠过敏性紫癜

病例 3 患者男性,18 岁,既往 5 年反复皮肤紫癜病史,有时伴腹痛,本次因“腹痛、黑便 10 余天“就诊。内镜见胃窦(图 3-1-17A)、十二指肠(图 3-1-17B)明显充血、水肿,散在出血点(斑),部分黏膜糜烂、渗血(图 3-1-17C)。

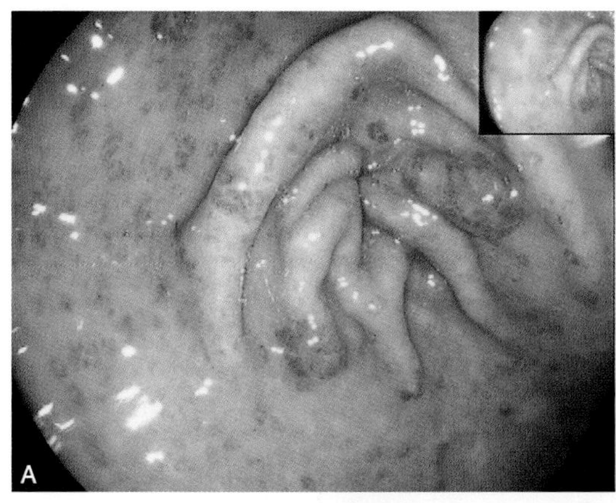

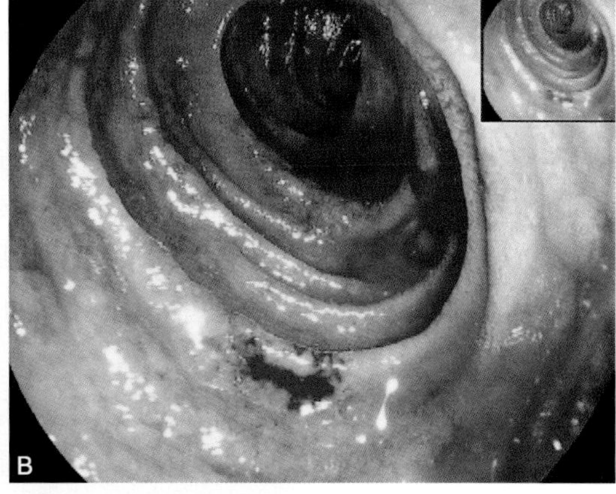

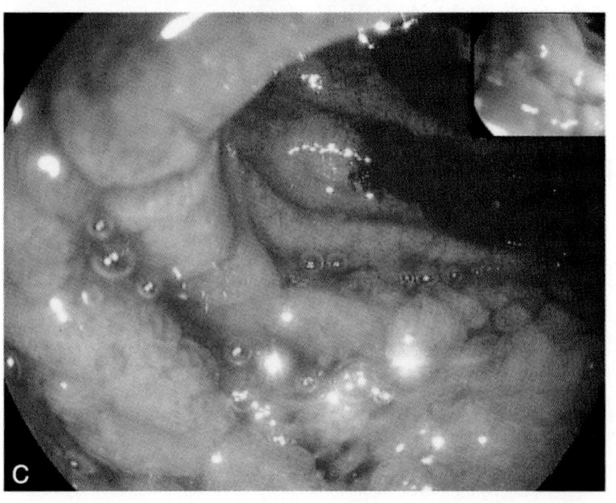

图 3-1-17　胃、十二指肠过敏性紫癜

（左秀丽　刘　超）

参考文献

MENON P，SINGH S，AHUJA N，et al. Gastrointestinal manifestations of Henoch-Schoenlein purpura［J］. Dig Dis Sci，2013，58（1）：42-45.

第 6 节　狼疮性小肠炎

一、概述

系统性红斑狼疮（systemic lupus erythematosus，SLE）是一种慢性复发性的全身多器官受累的疾病。SLE 患者中消化道症状常见，但消化道作为一个独立系统，受累者少见。SLE 相关小肠疾病是一个广谱的概念，包括狼疮肠系膜血管炎（又称狼疮性肠炎、肠系膜动脉炎等）、假性肠梗阻和蛋白丢失性肠病。该病好发于青年女性，在 SLE 患者中的发病率为 0.2%~5.8%。临床表现以腹痛最为常见，激素治疗有效。早期诊断和治疗对于疾病转归、防止严重并发症的发生至关重要。

二、诊治要点

1. **病因** 具体病因尚不十分清楚。狼疮肠系膜血管炎的发病可能是由于肠系膜血管病变,特别是血管炎免疫复合物沉积和补体活动,导致肠道缺血,肠道水肿、溃疡形成,进而发生肠坏死、出血,甚至穿孔和腹膜炎等一系列表现。假性肠梗阻病因是肠道动力异常,研究认为,该病可能是血管炎导致肠道平滑肌、肠神经、自主神经系统受损所导致。SLE 相关蛋白丢失性肠病的病因可能是,血管炎导致的免疫复合物沉积,以及补体活动导致的毛细血管通透性改变。

2. **症状** 临床上以腹痛最常见,其他消化道症状如恶心、呕吐、腹泻、腹胀、发热等,出血少见。假性肠梗阻患者有类似机械性肠梗阻的相应表现。蛋白丢失性肠病患者以腹泻和腹痛为主,患者多有低蛋白血症引起的水肿及消瘦。

3. **辅助检查** 实验室检查可发现 SLE 相关的实验室指标异常,如 dsDNA 阳性、抗 Sm 抗体阳性、抗磷脂抗体阳性、抗核抗体阳性、ANA 滴度升高、免疫球蛋白升高、补体降低等。研究发现,抗内皮细胞 IgG 在狼疮肠系膜血管炎患者中明显升高。

CT 是诊断狼疮肠系膜血管炎较好的工具。其典型 CT 表现为弥漫的肠壁水肿(>3mm)、异常的肠壁强化(靶征)、肠系膜血管肿胀(梳状征)、肠系膜脂肪衰减增加。胶囊内镜及小肠镜可见缺血性的溃疡改变或小的糜烂及浅溃疡,亦可有穿凿样溃疡(详见本节经典病例部分)。

假性肠梗阻患者 X 线检查可见多发气液平面,肠腔扩张。CT 见肠壁局限性增厚、水肿,近端肠腔扩张,无机械性肠梗阻的证据。内镜下可无异常发现或仅有轻度的黏膜充血、水肿(详见本节经典病例部分)。胶囊内镜及钡剂造影不推荐用于假性肠梗阻患者。

^{99m}Tc 白蛋白闪烁扫描法是蛋白丢失性肠病较好的检测方法。CT 可显示肠壁增厚、水肿,缺乏特异性表现。小肠镜下 SLE 相关蛋白丢失性肠病的表现为黏膜粗糙,皱襞肿大,有时可见淋巴管扩张及糜烂,有时伴有溃疡形成(详见本节经典病例部分)。

4. **组织活检** 在狼疮肠系膜血管炎患者中,组织病理学可见黏膜下小动脉及小静脉的炎症,可见淋巴细胞、浆细胞等急慢性炎性细胞浸润。免疫组化可见血管外膜及中层见免疫复合物、补体 C_3 和纤维蛋白原沉积,导致弥漫的向心性纤维化,进而导致纤维素样坏死及血管内血栓形成。假性肠梗阻患者的组织病理学特征尚不十分明确,据报道可能有血管炎表现,其他可能出现的组织病理学特征包括广泛的肌炎,固有肌层肌细胞坏死、萎缩和纤维化。显微镜下 SLE 相关蛋白丢失性肠病的表现为非特异性的炎性细胞浸润,有时可见淋巴管扩张。需要注意的是,小肠镜下组织较小且表浅,内镜组织活检具备以上典型特征者少见。

5. **诊断** 三种 SLE 相关小肠疾病的诊断均为综合性诊断。有学者提出,狼疮肠系膜血管炎的诊断需要患者在诊为 SLE 的基础上符合:①相应的胃肠道症状;②CT 或超声示弥漫小肠肠壁增厚(>3mm);③需糖皮质激素治疗。

假性肠梗阻的诊断需要患者在诊为 SLE 的基础上符合:①相应的胃肠道症状;②CT 示局限性小肠肠壁增厚(>3mm)及近端肠腔扩张(>3cm)。此外,推荐诊断 SLE 相关假性肠梗阻最好行小肠镜,排除溃疡等器质性病变导致的肠梗阻。

SLE 相关蛋白丢失性肠病的诊断需要患者在诊为 SLE 的基础上，存在相应的胃肠道症状及其他原因难以解释的低蛋白血症，小肠镜检查发现小肠黏膜粗糙，皱襞肿大、淋巴管扩张、糜烂及溃疡形成等内镜表现支持诊断，此外^{99m}Tc 白蛋白闪烁扫描法可用于协助诊断。

6. **鉴别诊断**　狼疮肠系膜血管炎需要与服用 SLE 治疗相关药物导致的小肠炎及其他风湿免疫病导致的小肠病变进行鉴别。假性肠梗阻患者注意与机械性肠梗阻、粘连性肠梗阻等鉴别。SLE 相关蛋白丢失性肠病需要与其他原因导致的蛋白丢失性肠病相鉴别。

7. **治疗**　大剂量糖皮质激素冲击治疗是主要的治疗措施，必要时使用免疫抑制剂。对于出现肠穿孔及大面积肠坏死等保守治疗无效时，需外科干预。

三、经典病例及内镜下表现

病例1　患者女性，27 岁，既往 SLE 病史 7 年余，因“反复腹痛、呕吐 5 年，再发伴停止排气、排便 1 个月余”就诊。实验室检查示抗核抗体 1∶640 阳性、血沉 80mm/h，提示 SLE 活动。腹部强化 CT 示小肠梗阻，部分小肠肠壁增厚，强化明显。经口小肠镜进镜至空肠远段，见大量粪汁（图 3-1-18A、B）及胶冻样物质（图 3-1-18C、D）附着于肠壁，肠壁蠕动消失，黏膜充血、水肿，质脆，触之出血（图 3-1-18E、F）。

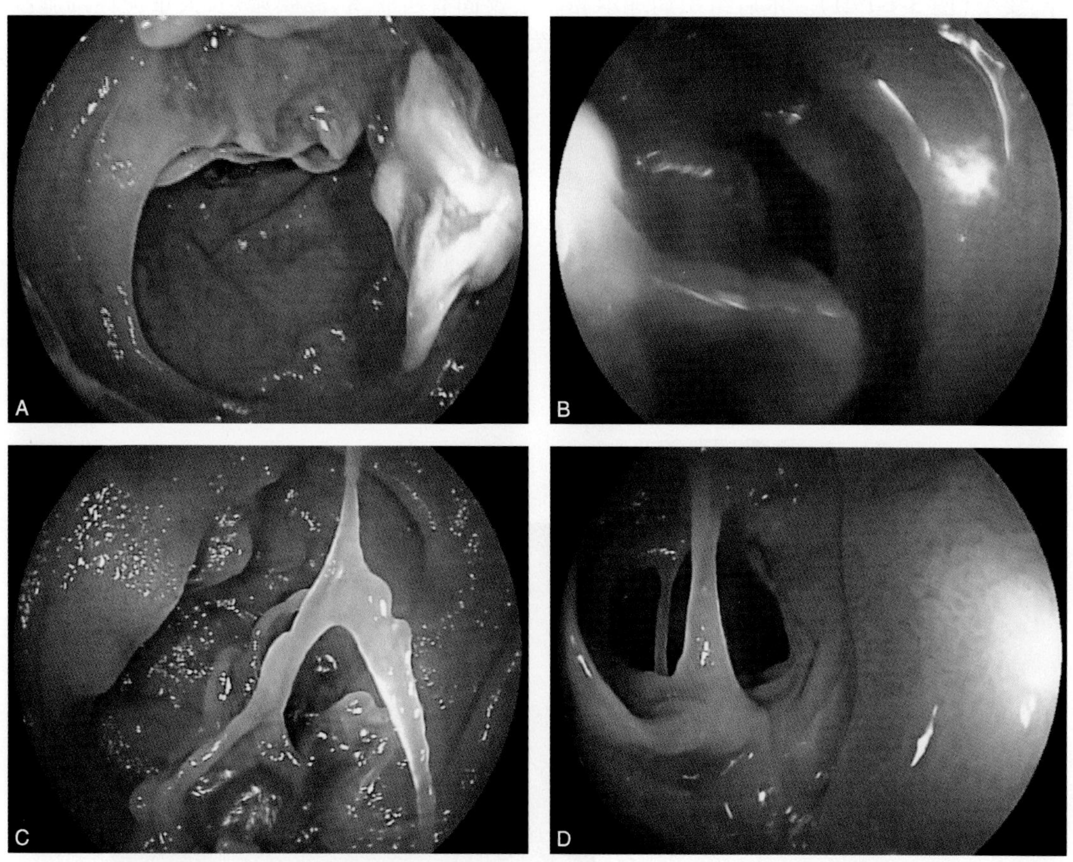

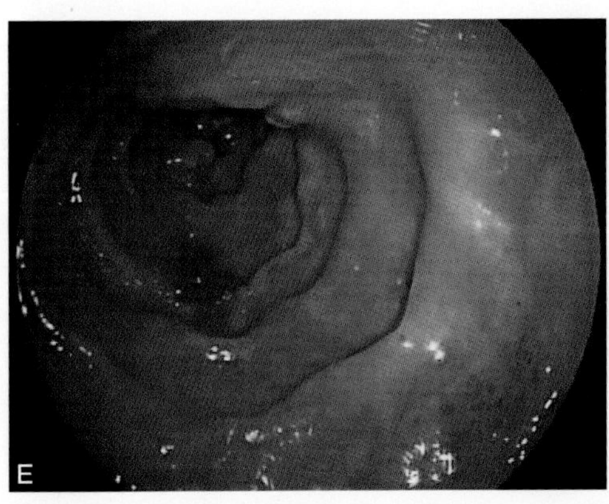
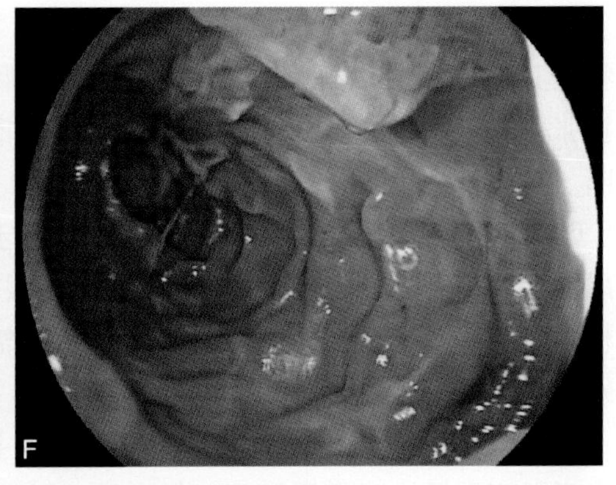

图 3-1-18 SLE 相关假性肠梗阻

病例 2 患者女性，16 岁，曾因关节疼、发热、面部红疹、盘状红斑，以及抗核抗体、抗 Sm 抗体、抗磷脂抗体阳性而被诊为 SLE。确诊后给予糖皮质激素治疗，治疗过程中患者出现腹痛及低蛋白血症。强化 CT 示小肠肠壁水肿，狭窄形成，肠壁扩张、强化（图 3-1-19A、B）。^{99m}Tc 白蛋白闪烁扫描检测示回肠末端示踪剂缺乏（图 3-1-19C）。经口小肠镜发现距幽门远端 200cm 处空肠见环周溃疡及肠腔狭窄（图 3-1-19D、E）。经肛小肠镜在距回盲瓣 10cm 处回肠末端见黏膜易脆的狭窄性病变，病变周围小肠绒毛缺失（图 3-1-19F、G）。经大剂量激素及免疫抑制剂治疗均无效，该患者行外科手术治疗，手术大体标本见多处肠壁增厚、狭窄（图 3-1-19H）。术后组织病理示黏膜层及固有层脱落，黏膜糜烂，大量炎性细胞浸润，血管迂曲、扩张、再通（图 3-1-19I、J），但未发现血管炎及纤维素样坏死（图 3-1-19K）。

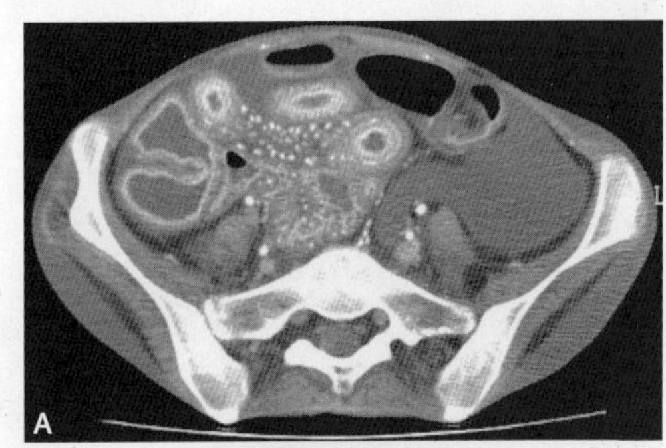
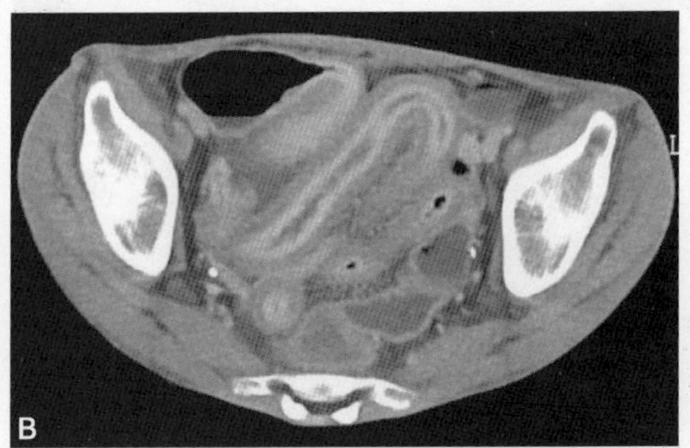
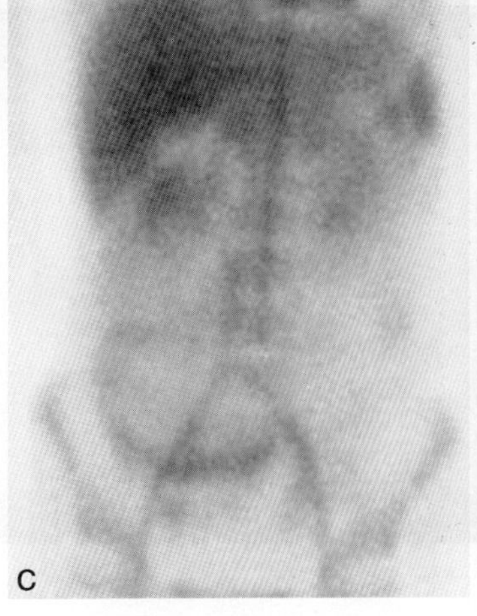
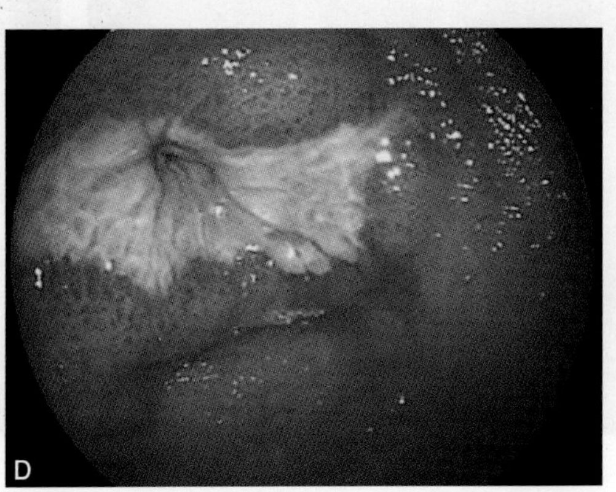

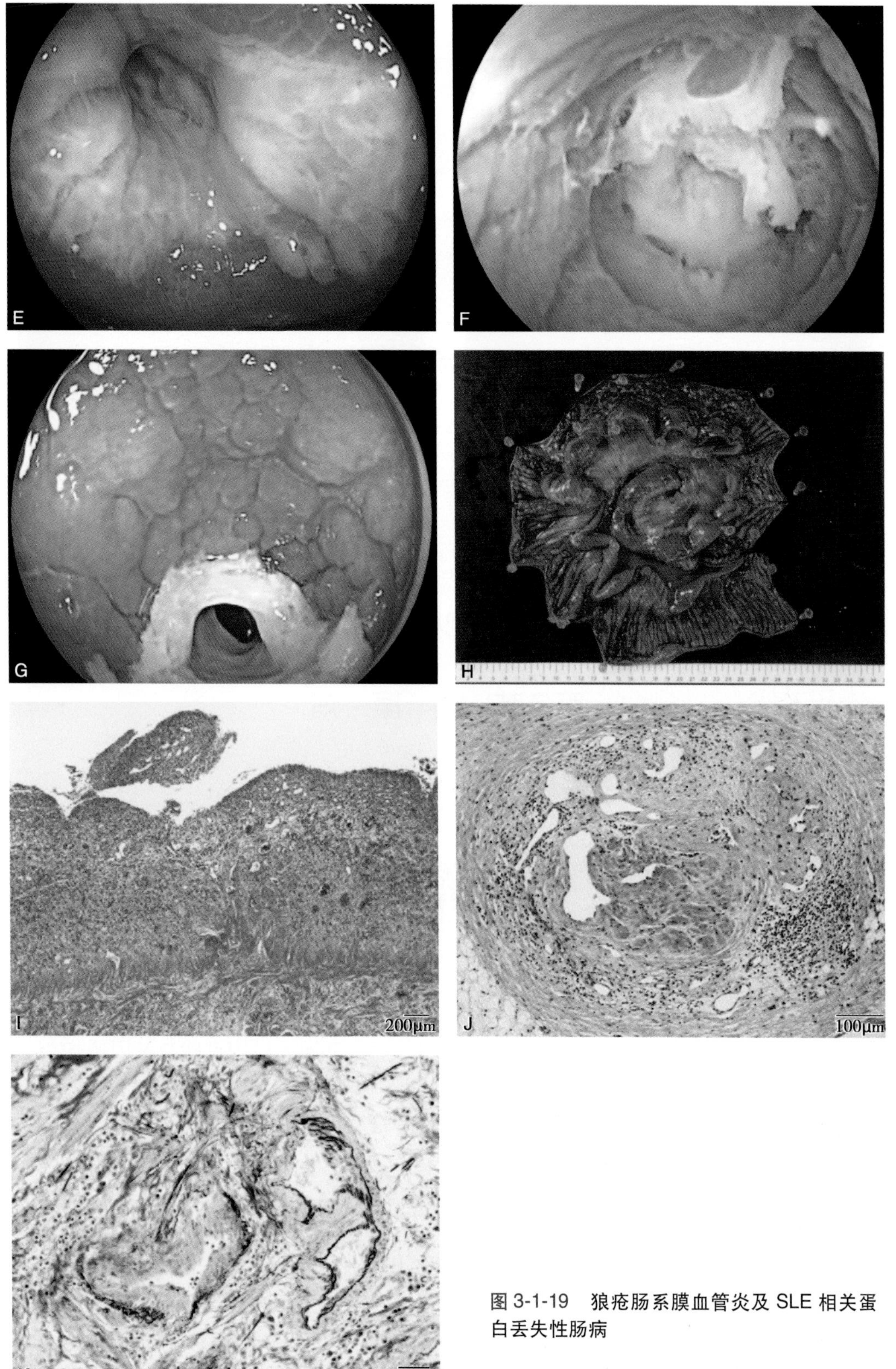

图 3-1-19　狼疮肠系膜血管炎及 SLE 相关蛋白丢失性肠病

（马　田　陈飞雪　王　晓）

参考文献

[1] KOO B S, HONG S, KIM Y J, et al. Lupus enteritis: clinical characteristics and predictive factors for recurrence[J]. Lupus, 2015, 24(6): 628-632.

[2] SMITH L W, PETRI M. Lupus enteritis: an uncommon manifestation of systemic lupus erythematosus[J]. J Clin Rheumatol, 2013, 19(2): 84-86.

[3] CHNG H H, TAN B E, TEH C L, et al. Major gastrointestinal manifestations in lupus patients in Asia: lupus enteritis, intestinal pseudo-obstruction, and protein-losing gastroenteropathy[J]. Lupus, 2010, 19(12): 1404-1413.

[4] KWOK S K, SEO S H, JU J H, et al. Lupus enteritis: clinical characteristics, risk factor for relapse and association with anti-endothelial cell antibody[J]. Lupus, 2007, 16(10): 803-809.

[5] JU J H, MIN J K, JUNG C K, et al. Lupus mesenteric vasculitis can cause acute abdominal pain in patients with SLE[J]. Nat Rev Rheumatol, 2009, 5(5): 273-281.

[6] MARUYAMA A, NAGASHIMA T, IWAMOTO M, et al. Clinical characteristics of lupus enteritis in Japanese patients: the large intestine-dominant type has features of intestinal pseudo-obstruction[J]. Lupus, 2018, 27(10): 1661-1669.

[7] IWASAKI K, MORIMOTO M, OTA G, et al. Partial small intestinal resection for successful surgical management of refractory protein-losing gastroenteropathy in systemic lupus erythematosus: A case report and literature review[J]. Medicine (Baltimore), 2018, 97(30): e11357.

第7节 乳 糜 泻

一、概述

乳糜泻是一种遗传易感人群摄入含麸质食物后机体不耐受，产生免疫反应的自身免疫性疾病。该病在人群中的发病率约为1%，西方国家多见，国内相对少见。症状多有腹泻及营养不良，患者亦可有肠外表现。内镜下表现为弥漫性小肠绒毛萎缩、倒伏。无麸质饮食是最主要的治疗方法。

二、诊治要点

1. **病因** 对麸质食物过敏是该病的主要发病原因，其深入原因可能与基因密切相关。几乎100%患者有HLA Ⅱ类基因HLA-DQA1和HLA-DQB1的特异性变异，它们共同编码在抗原呈递细胞表面表达的乳糜相关异二聚体蛋白DQ2和DQ8的α链和β链。研究表明，其他非HLA区的基因可能也与乳糜泻的发病有关。另外，婴儿时期添加麸质食物的时间、喂养方式、剖宫产及轮状病毒感染等也可能参与到了该病的发生中。

2. **症状** 典型的症状包括慢性腹泻、体重减轻、生长发育迟缓。另外，一些常见的非典型症状包括铁离子缺乏、腹胀、便秘、乏力、头疼、腹痛、骨质疏松等。

3. **辅助检查**

(1) 实验室检查：可有贫血、低蛋白血症、胆固醇降低、电解质紊乱及维生素缺乏。几乎100%患者HLA-DQA1或HLA-DQA2基因检测为阳性。血清学TTG-IgA特异性、敏感性好，为一线检测手段。多数患者肌内膜抗体(EMA)也呈阳性。目前推荐仅当TTG-IgA弱阳性时,再行 EMA 检测。当患者同时患 IgA 缺乏时,需另外检测脱酰胺基麦胶蛋白抗体(DGP)。为确保检测结果的准确性,建议患者检测前 6 周摄入含麸质饮食(10g/d,约 4 片面包)。

(2)影像学检查:X 线造影可见十二指肠、空肠环形皱襞消失。CT 可见小肠肠壁水肿、增厚。

(3)内镜检查:胶囊内镜及小肠镜下见小肠绒毛结构萎缩、倒伏,呈弥漫分布的颗粒样、贝柱样、马赛克样改变,Kerckring 皱襞消失、低平(详见本节经典病例部分);以十二指肠为病变最严重部位,空肠次之,回肠病变不明显,越靠近肛侧越轻微。

4. **组织活检**　通常推荐在十二指肠进行活检(至少摄入含麸质饮食 14 天后),因病变黏膜片状分布,因此推荐在十二指肠球部取 1 块活检,十二指肠降段至少取 4 块活检。显微镜下表现为:上皮内淋巴细胞增多、隐窝增生、绒毛萎缩。Marsh 等针对乳糜泻患者小肠绒毛的特征性表现制订了 Marsh 分类,Oberhuber 等对其进行了修订(表 3-1-10)。

表 3-1-10　Marsh-Oberhuber 分类标准

	0 级	1 级	2 级	3a 级	3b 级	3c 级
IEL 计数*	<30/100	>30/100	>30/100	>30/100	>30/100	>30/100
隐窝增生	-	-	+	+	+	+
绒毛萎缩	-	-	-	轻度	中度	重度
	浸润前	浸润	浸润-增生	扁平状破坏	扁平状破坏	扁平状破坏

注:IEL:上皮内淋巴细胞;* 每 100 个肠上皮细胞的上皮内淋巴细胞数。

5. **诊断**　乳糜泻的诊断需结合血清学相关抗体 TTG-IgA、EMA、DGP 和组织病理学。有典型乳糜泻相关临床症状的患者,如果 TTG-IgA 高于上限制的 10 倍、EMA 阳性、HLA-DQA1 或 HLA-DQA2 阳性,则无需进行小肠黏膜活检即可确诊。但仍强烈推荐有条件者进行组织病理学活检。麸质饮食下,TTG-IgA、EMA、DGP 阳性,组织病理学证实小肠绒毛萎缩可确诊为乳糜泻。

6. **鉴别诊断**　热带口炎性腹泻、贾第鞭毛虫病、HIV 相关肠病、放射性小肠炎、移植物抗宿主病、慢性缺血性小肠炎、嗜酸细胞性小肠炎、自体免疫性肠病、淀粉样变性、小肠淋巴管扩张、淋巴瘤等疾病也有类似于乳糜泻中小肠绒毛萎缩的内镜下表现,临床需结合病史及各项检查进行鉴别。

7. **治疗**　乳糜泻的治疗主要是无麸质饮食。数日或数周的无麸质饮食即可使患者症状减轻,也有助于血清学和小肠绒毛恢复正常。此外,可给予补充维生素、纠正电解质紊乱等对症支持治疗,必要时对危重病例可给予肾上腺皮质激素,以改善小肠吸收功能、缓解临床症状。

8. **预后**　大多数患者经严格无麸质饮食治疗后,症状可获得明显缓解,小肠黏膜可逐渐恢复。部分难治性乳糜泻可发展为Ⅰ型肠病相关性 T 细胞淋巴瘤。

三、经典病例及内镜下表现

病例 1　患者男性,52 岁,因“腹泻 6 年余”就诊。实验室检查示血清 TTg-IgA 40U/L,EMA、DGP 阳性,小肠镜下见十二指肠及空肠上段绒毛萎缩、粗大、倒伏,部分病变肠段 Kerckring 皱襞消失(图 3-1-20)。十二指肠活检病理见绒毛萎缩、上皮内淋巴细胞浸润(图 3-1-21)。

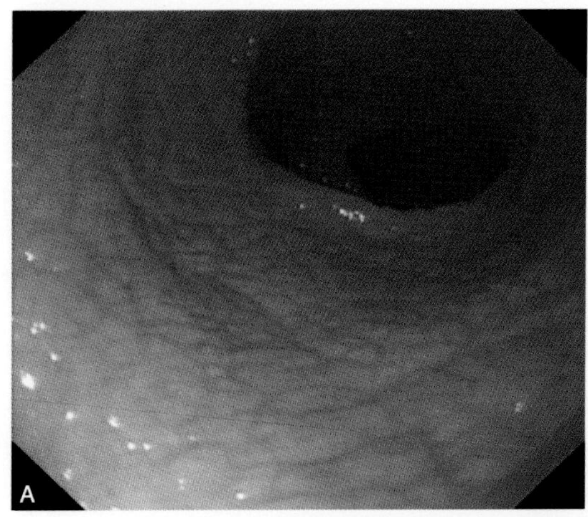

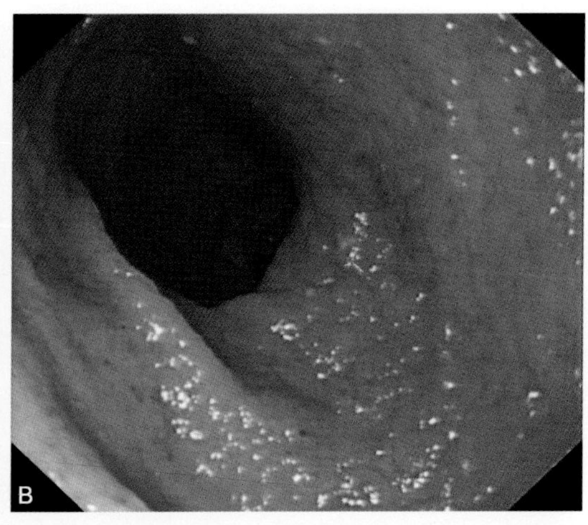

图 3-1-20 乳糜泻内镜表现

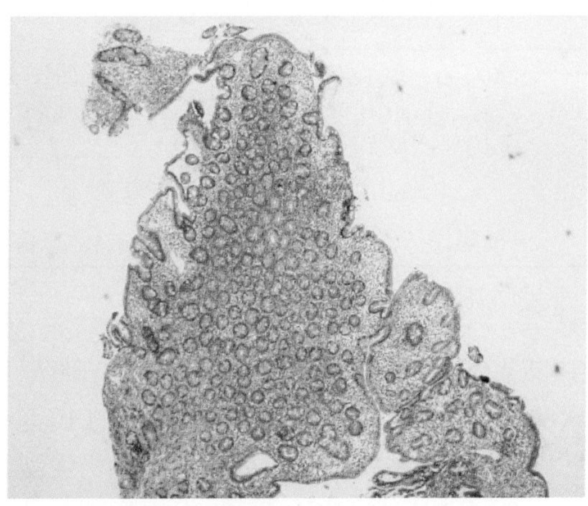

图 3-1-21 乳糜泻内镜活检组织学表现

病例 2 患者女性，44 岁。小肠镜见十二指肠、空肠黏膜绒毛粗大、萎缩、倒伏，Kerckring 皱襞低平（图 3-1-22A），部分区域呈马赛克样改变（图 3-1-22B），回肠黏膜绒毛改变较轻（图 3-1-22C）。

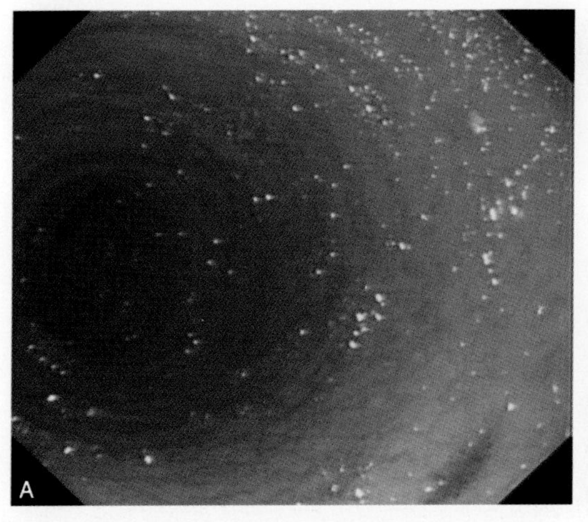

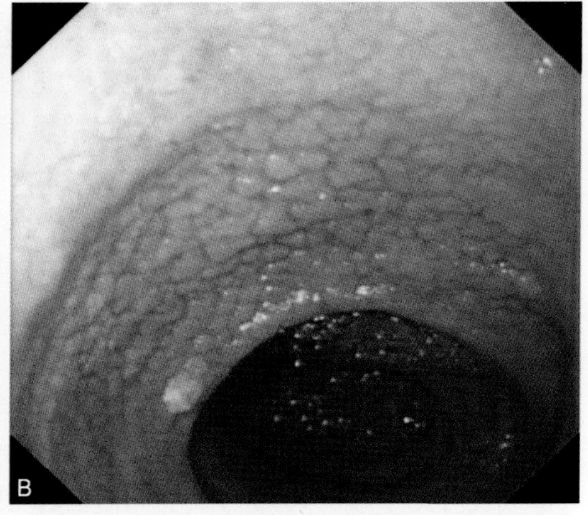

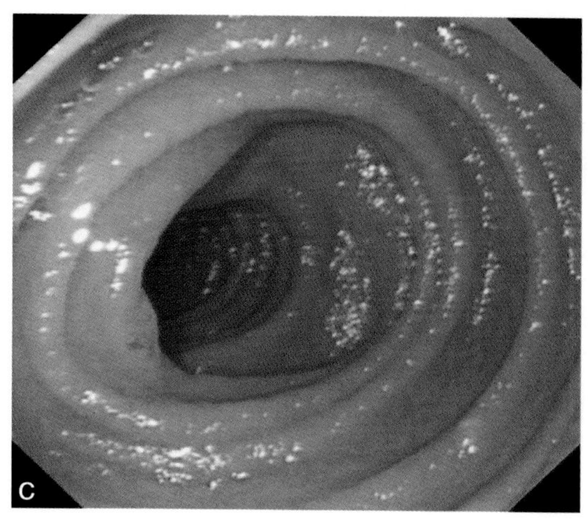

图 3-1-22　乳糜泻

（马　田　王　晓）

参考文献

[1] LEBWOHL B, SANDERS D S, GREEN P H R. Coeliac disease[J]. Lancet, 2018, 391(10115):70-81.

[2] GUTIERREZ-ACHURY J, ZHERNAKOVA A, PULIT S L, et al. Fine mapping in the MHC region accounts for 18% additional genetic risk for celiac disease[J]. Nat Genet, 2015, 47(6):577-578.

[3] LUDVIGSSON J F, BAI J C, BIAGI F, et al. Diagnosis and management of adult coeliac disease: guidelines from the British Society of Gastroenterology[J]. Gut, 2014, 63(8):1210-1228.

[4] OBERHUBER G, GRANDITSCH G, VOGELSANG H. The histopathology of coeliac disease: time for a standardized report scheme for pathologists[J]. Eur J Gastroenterol Hepatol, 1999, 11(10):1185-1194.

[5] MARSH M N, JOHNSON M W, ROSTAMI K. Mucosal histopathology in celiac disease: a rebuttal of Oberhuber's sub-division of Marsh Ⅲ[J]. Gastroenterol Hepatol Bed Bench, 2015, 8(2):99-109.

第 8 节　药物性小肠炎

一、概述

非甾体抗炎药（nonsteroidal anti-inflammatory drugs，NSAIDs）、降糖药 α-糖苷酶抑制剂、抗肿瘤药氟尿嘧啶、血管紧张素受体阻滞剂奥美沙坦、中成药如升血小板胶囊等药物均可导致小肠损伤，称为药物性小肠炎。其中，临床上以 NSAIDs 相关性小肠炎最为常见，因此本节重点介绍 NSAIDs 相关性小肠炎。短期应用 NSAIDs 者药物性小肠炎的发生率为 53%～80%，长期（>3 个月）应用者的发生率为 50%～71%。多数患者为亚临床状态，少数出现腹痛、消化道出血、肠梗阻等严重症状。临床上常需消化科医师与其他学科，如心血管、风湿科医师协同权衡并进行治疗。

二、诊治要点

1. 病因　NSAIDs 相关性小肠炎的发病主要由于 NSAIDs 发挥抗感染作用的过程中抑

制了前列腺素 H_2 这一前列腺素的前体物质,从而导致作为胃肠黏膜防御和修复的重要介质——前列腺素生成受阻,使得肠黏膜更容易受胃酸、胆汁损伤,更难以修复。另外,肠上皮细胞线粒体损伤、肠道菌群失调等也可能参与其发病。

2. **症状** 腹痛、不同程度的消化道出血、穿孔、梗阻、缺铁性贫血等,严重者可致死亡。但多数患者为亚临床状态,缺乏明显症状。

3. **辅助检查** 患者实验室检查可有血红蛋白降低、粪便潜血阳性。粪便钙卫蛋白是一个用于检测小肠炎症的非特异性指标,NSAIDs 相关性小肠炎患者可有粪便钙卫蛋白升高。CT/CTE、MRI/MRE 可在部分患者中发现小肠狭窄征象。胶囊内镜和小肠镜有助于发现小肠病变:小肠病变多位于十二指肠悬韧带远端,轻者可见绒毛萎缩、黏膜发红、充血、糜烂、浅溃疡,重者可见肠腔隔膜样狭窄(详见本节经典病例部分)。对于怀疑小肠狭窄者,不推荐进行胶囊内镜检查,否则有胶囊嵌顿的风险。

4. **组织活检** 小肠绒毛变钝、缩短,隐窝增高,伴少许炎症细胞浸润,轻度平滑肌纤维增生,上皮细胞也有反应性改变,例如核深染、黏膜固有层淤血等。

5. **诊断** NSAIDs 相关性小肠炎的诊断为临床诊断,需依据 NSAIDs 药物应用史及内镜下表现综合判断。实验室检查及组织病理学活检有助于鉴别诊断。

6. **鉴别诊断(表 3-1-11)**

表 3-1-11 NSAIDs 相关性小肠炎与其他相关疾病的鉴别诊断要点

疾病	NSAIDs 相关性小肠炎	克罗恩病	肠结核	肠白塞病	CMUSE
病史特征	有明确的 NSAIDs 应用史	好发于青年人群,可有肛周脓肿等肠外表现	可有肺结核等病史	可有反复口腔溃疡、生殖器溃疡等多器官受累	慢性肠梗阻症状
溃疡特点	多为类圆形或不规则的浅溃疡	阿弗他溃疡、纵行溃疡	环形溃疡,边缘呈鼠咬状	类圆形穿凿样溃疡,边界清晰	不规则浅溃疡
狭窄特征	隔膜样狭窄,单发多见	炎性狭窄多见,伴有炎症及溃疡	环形狭窄	形状不规则,炎性或纤维性狭窄	短间距、短节段的多发狭窄,呈环形、隔膜样

7. **治疗** 停用 NSAIDs 或换用其他非 NSAIDs 药物有助于小肠黏膜损伤的恢复。质子泵抑制剂(proton pump inhibitor,PPI)仅可用于胃及十二指肠的 NSAIDs 相关黏膜损伤。研究报道,瑞巴匹特、米索前列醇、替普瑞酮、5-氨基水杨酸类及益生菌有助于减轻 NSAIDs 带来的肠黏膜损伤。对于有隔膜样狭窄的患者,可通过小肠镜下内镜扩张或切开治疗。不适合内镜下治疗或内镜下治疗失败者,必要时可行外科手术。

三、经典病例及内镜下表现

病例 1 患者女性,71 岁,因“间断呕血、黑便 7 天”就诊。既往血小板增多症病史 15 年,口服阿司匹林等药物治疗。小肠镜示十二指肠水平段见环形狭窄(图 3-1-23A),黏膜充血、糜烂。空肠中上段散在溃疡,溃疡表面覆血痂,肠腔内见新鲜血迹(图 3-1-23B、C)。

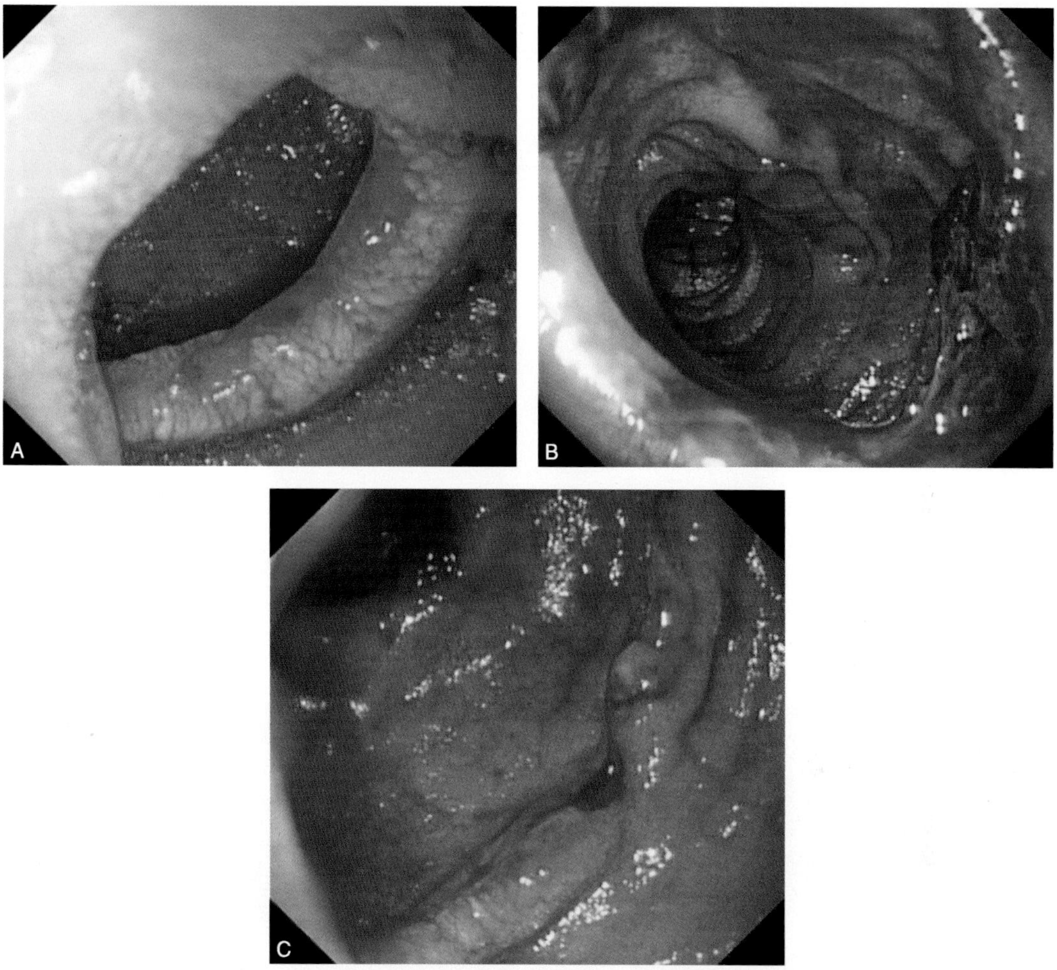

图 3-1-23　NSAIDs 相关小肠炎伴狭窄

病例 2　患者女性，70 岁，因“呕吐 1 个月余”就诊。既往脑梗死病史，口服阿司匹林、氯吡格雷等药物治疗。小肠镜经肛进镜，见升结肠（图 3-1-24A）及回肠（图 3-1-24B、C）多发环形狭窄，严重处呈隔膜样，小肠镜下成功对回肠隔膜样狭窄行狭窄切开术（图 3-1-24D）。

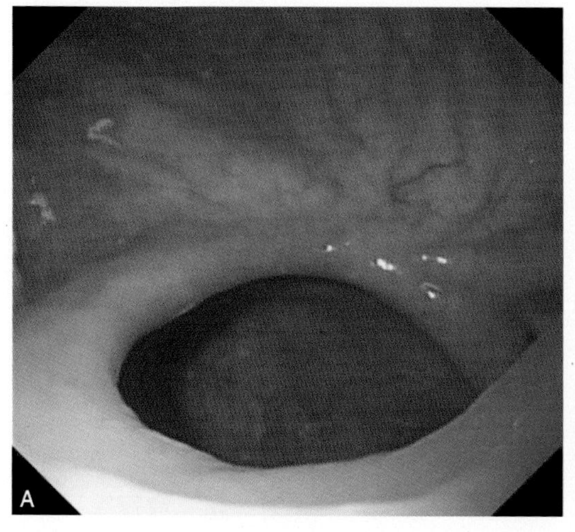

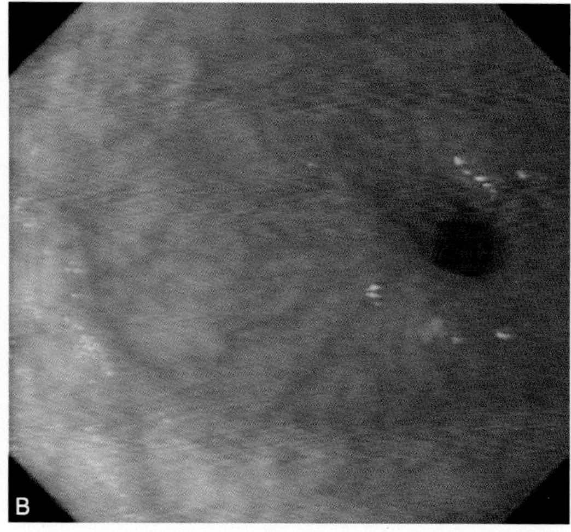

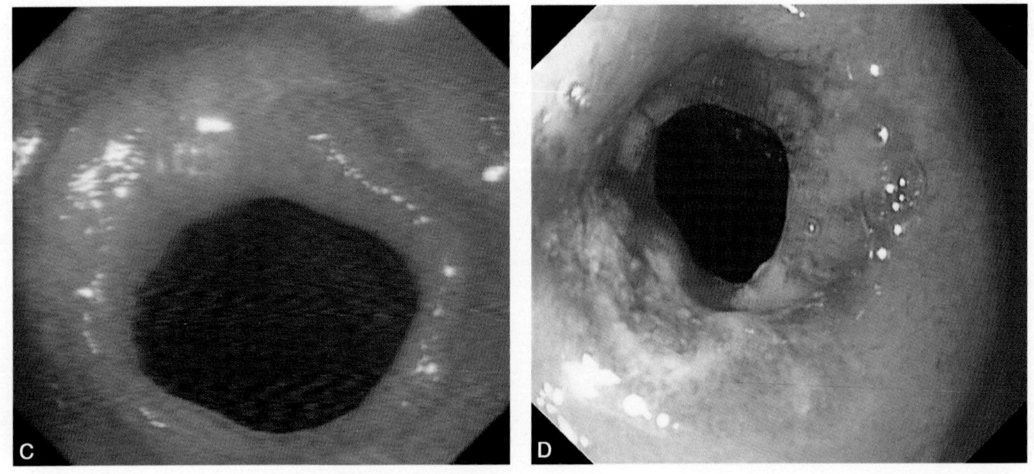

图 3-1-24 NSAIDs 相关小肠炎伴狭窄

病例 3 患者女性，77 岁，因“黑便 3 个月余”就诊。既往糖尿病病史 20 年，口服二甲双胍、阿卡波糖、格列吡嗪；脑梗死病史 2 个月余，口服阿司匹林等药物治疗。小肠镜见空回交界及回肠散在斑片状浅溃疡，部分溃疡表覆血痂（图 3-1-25）。

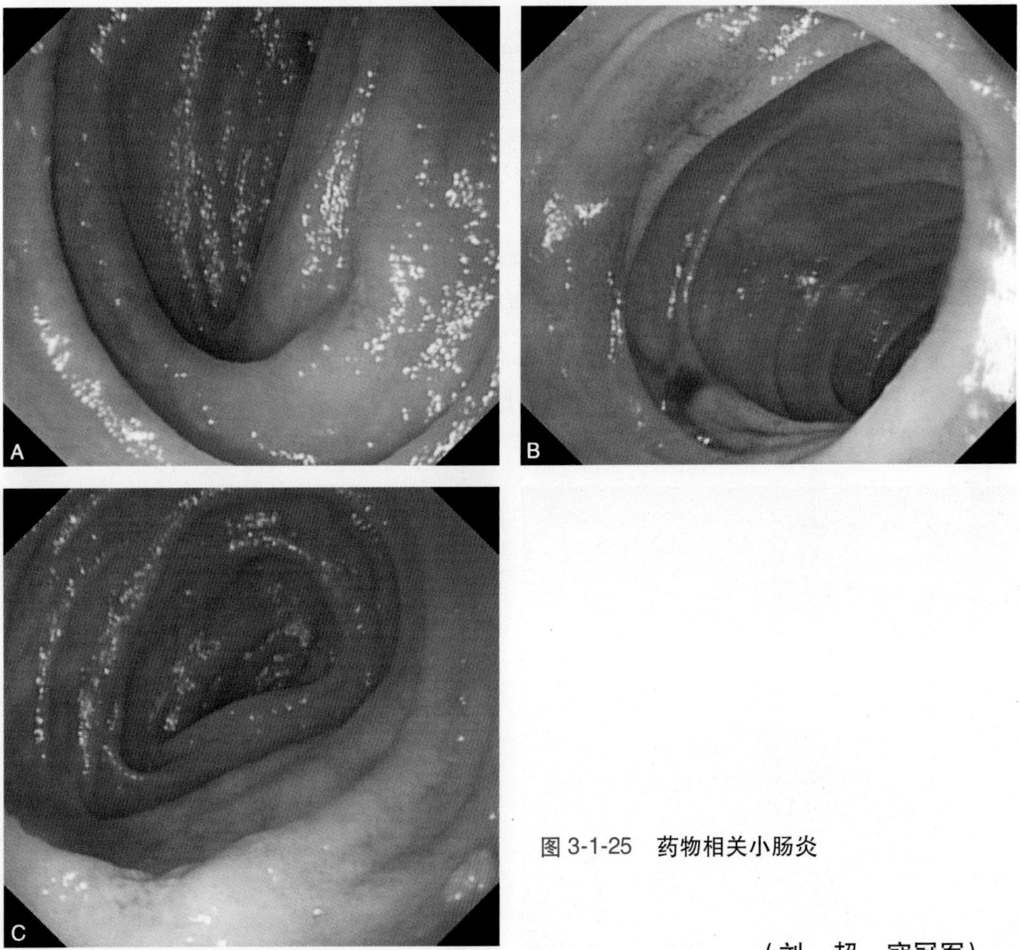

A
B
C

图 3-1-25 药物相关小肠炎

（刘 超 寇冠军）

参考文献

［1］ WALLACE J L. Mechanisms, prevention and clinical implications of nonsteroidal anti-inflammatory drug-enteropathy［J］. World J Gastroenterol, 2013, 19(12): 1861-1876.

［2］ KOBAYAKAWA M, UEMURA N. Prevention and treatment of nonsteroidal anti-inflammatory drugs induced ulcers［J］. Nihon Rinsho, 2007, 65(10): 1857-1861.

第 9 节　放射性小肠炎

一、概述

根据发病与放射治疗的时间关系，放射性小肠炎分为急性和慢性两种类型，两者的发生机制不同，前者发生于放疗期间或治疗后短期内，并于放疗结束后 2~6 周缓解；后者发生于放疗结束 3 个月后至数年间，具有持续性和不可逆性，预后较差。临床更关注慢性放射性小肠炎的诊治。

二、诊治要点

1. **病因**　该病主要是由于放疗对小肠的毒性作用，包括抑制肠上皮细胞增生、损伤肠黏膜下毛细血管、肠壁损伤后纤维结缔组织增生，在此基础上出现小肠传输异常、胆汁酸吸收障碍、肠壁通透性增加、细菌过度生长、乳糖吸收不良，以及肠道炎症、狭窄、肠粘连等。高放疗照射剂量、同时应用化疗药物、血管性疾病及炎症性肠病病史等，会增加放疗性小肠炎的发生风险。

2. **症状**　急性放射性小肠炎表现为腹泻、腹痛、恶心、呕吐及食欲缺乏，通常在停止放疗后 2~6 周症状可消失。慢性放射性小肠炎的症状可持续存在并进展，除腹泻、腹痛、恶心、呕吐、营养不良及消瘦外，严重时可发生小肠出血、梗阻和小肠瘘。

3. **辅助检查**　慢性放射性小肠炎常因小肠细菌过度生长而致腹胀、营养不良，实验室检查可发现维生素 B_{12} 缺乏、贫血等，呼气试验可帮助诊断细菌过度生长。CTE/MRE 作为初步检查，可发现肠段炎症改变（肠壁增厚、肠黏膜强化异常、索条状肠系膜及管腔狭窄）和小肠梗阻。胶囊内镜及气囊辅助式小肠镜检查不作为该病的常规诊断方法，但对于怀疑该病相关小肠出血时，可进行检查及镜下治疗。

4. **诊断**　根据症状与体征，结合影像学或内镜下放疗照射野内肠段的炎性改变等可以诊断，同时需对病变范围进行评估。

5. **鉴别诊断**　需与肠道感染、新发肿瘤或肿瘤复发、小肠细菌过度生长、胰腺外分泌功能不全及炎症性肠病等相鉴别。

6. **治疗与预后**　主要为对症治疗，如止泻、饮食调整（不全肠梗阻或腹胀明显者应少渣饮食）、营养支持及抗生素、止血等。严重的急性放射性小肠炎发生后，需中断放疗。若严重小肠出血，可通过内镜或外科手术治疗。对于保守治疗不能缓解的肠梗阻、肠瘘，可考虑外科手术治疗，约 1/3 的慢性放射性小肠炎患者最终接受了手术治疗。另外，高压氧治疗目前也可用于放射性小肠炎的辅助治疗。

三、经典病例及内镜下表现

放射性小肠炎者黏膜为多发大片爬行状，质地脆，常伴有毛细血管扩张。内镜下可见黏膜粗糙、绒毛萎缩、多发毛细血管扩张及扩张毛细血管的破裂与出血。组织学检查可见弥漫性胶原沉积并伴黏膜及浆膜显著增厚、炎症细胞浸润、血管硬化剂闭塞性血管炎。该病的内镜下诊断需结合病史、内镜下表现及组织病理。

病例 1 患者女性，61 岁，5 年前因子宫颈癌行放射治疗，后因“反复血便及严重贫血”就诊。结肠镜诊断为放射性结肠炎，并反复给予镜下电凝治疗，后仍反复便血，考虑存在放射性小肠炎。因严重肠粘连，经口及经肛小肠镜检查均未到达出血部位，后行 VCE 检查见回肠弥漫性炎症伴多发毛细血管扩张、糜烂、黏膜萎缩、溃疡瘢痕等(图 3-1-26)，诊断为放射性小肠炎(回肠)。经外科手术切除 120cm 回肠后，出血停止。

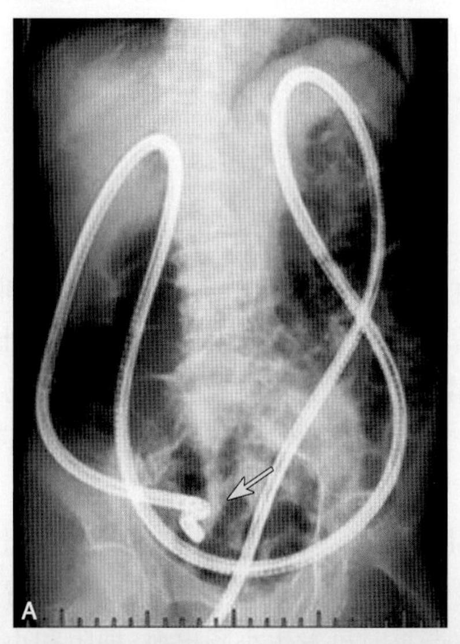

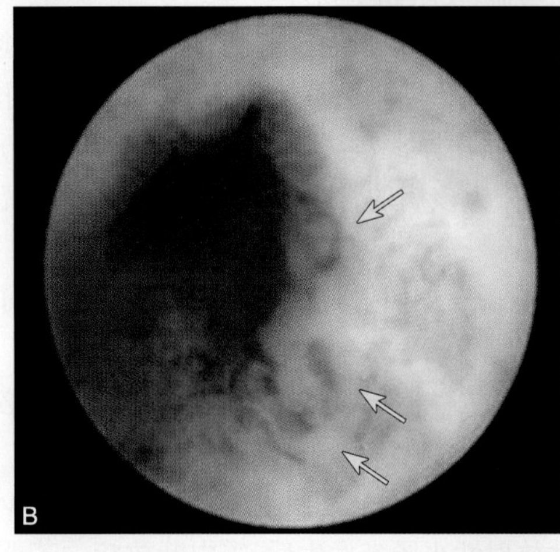

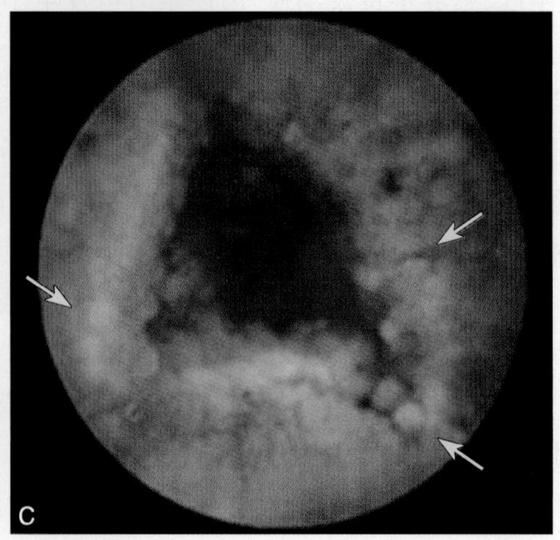

图 3-1-26 子宫颈癌放疗后放射性小肠炎伴出血

A. DBE 检查中腹部 X 线片：由于盆腔严重粘连，内镜扭曲不能继续进镜；B. VCE 见多发毛细血管扩张及新鲜血性物；C. VCE 可见黏膜粗糙：萎缩、不规则及散在的绒毛。

病例 2　患者女性，71 岁，因“宫颈癌放化疗后 1 年半，反复出现便血”就诊。结肠镜检查见回肠末端新鲜血性液体，VCE 发现回肠远端喷射样出血，经肛 DBE 检查证实为出血，进行内镜下治疗后出血停止（图 3-1-27）。

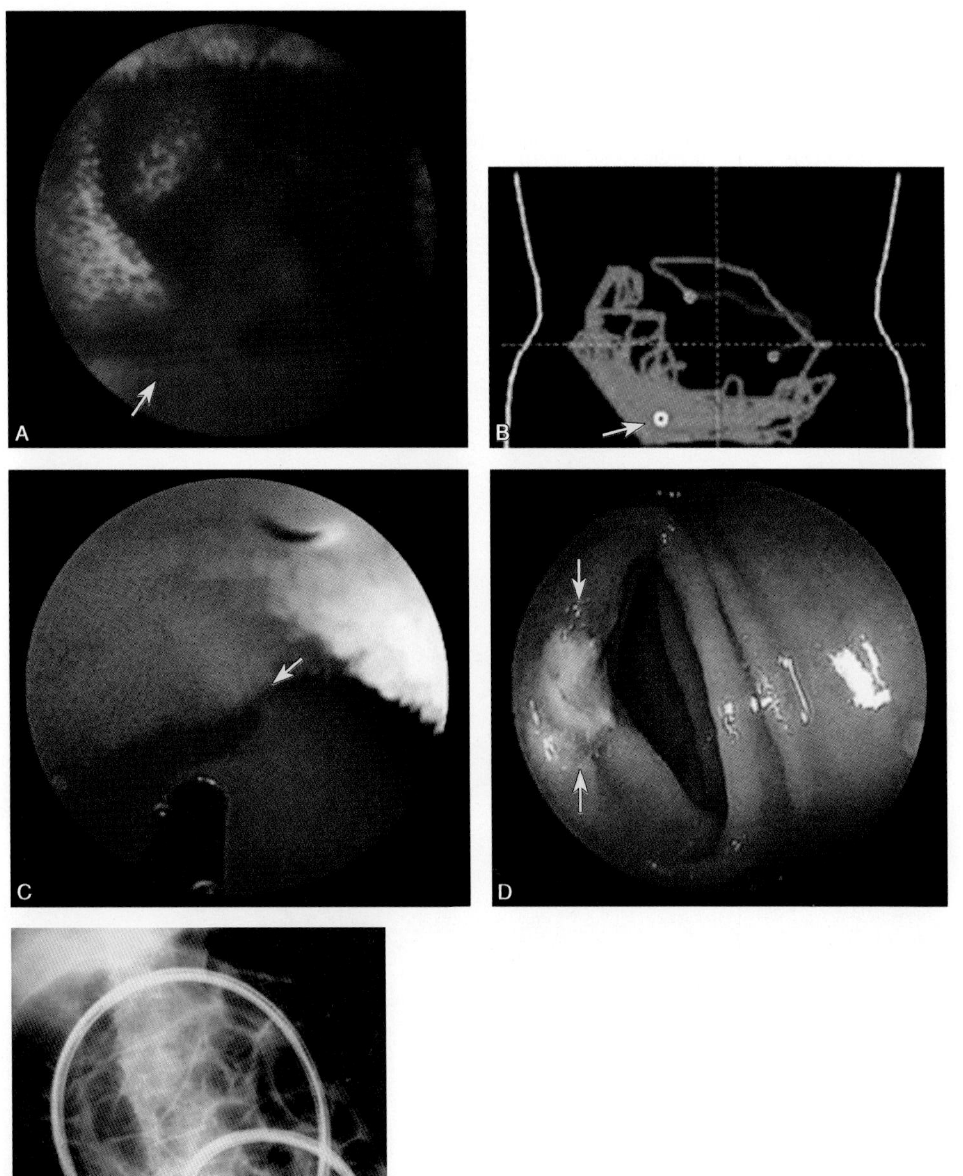

图 3-1-27　子宫颈癌放疗后小肠炎伴喷射样出血
A. VCE 发现回肠远端喷射样出血；B. VCE 阅片软件上出血部位的定位图；C. 经肛小肠镜下发现出血部位，并行热凝固止血；D. 小肠镜下热凝固治疗后，出血停止；E. DBE 术中 X 线定位示内镜插入至回肠深部。

（李白容）

参考文献

[1] REGIMBEAU J M, PANIS Y, GOUZI J L, et al. Operative and long term results after surgery for chronic radiation enteritis[J]. Am J Surg, 2001, 182(3): 237-242.

[2] HAUER-JENSEN M. Late radiation injury of the small intestine. Clinical, pathophysiologic and radiobiologic aspects. A review[J]. Acta Oncol, 1990, 29(4): 401-451.

[3] NAGOYA J, YOSHIKI H, OSAMU W, et al. Three cases with active bleeding from radiation enteritis that were diagnosed with video capsule endoscopy without retention[J]. Nagoya J Med Sci, 2014, 76(3-4): 369-374.

第2章 感染性疾病

第1节 肠 结 核

一、概述

肠结核是人结核分枝杆菌感染引起的肠道疾病,可分为有消化道外器官结核的继发性肠结核和仅肠道受累的原发性肠结核。该病在我国等发展中国家的发病率高于西方发达国家。患者可有低热、盗汗、消瘦等全身症状,以及腹痛、腹泻、便血等消化系统症状。该病可经规范抗结核治疗获得痊愈。

二、诊治要点

1. **病因** 肠结核的病因为人结核分枝杆菌感染,结核分枝杆菌侵入小肠,沿小肠环形淋巴管扩散,进入肠道形成粟粒样结核结节,结核结节破溃后形成环形肠道溃疡。

2. **症状** 全身症状包括低热、盗汗、消瘦等,消化系统症状可有腹痛、腹泻、便血等,少数患者可有肠梗阻等并发症表现。

3. **辅助检查** 实验室检查中,T-SPOT 等结核相关指标可为阳性。ESR、CRP 等非特异性炎性指标可升高。粪便培养可有结核分枝杆菌,但阳性率低。PPD 实验强阳性,高度可疑结核分枝杆菌感染。行胸部 CT 有助于发现肺结核的证据。CT/CTE、MRI/MRE 检查可见病变肠壁不均匀强化,对称性增厚;有时可见坏死性淋巴结。小肠镜下可见肠结核溃疡呈环形分布,边缘呈鼠咬状;另外,可见粟粒样结节,回盲瓣常呈固定开放状态,溃疡周围可见黏膜反复破损、修复形成的萎缩瘢痕带,严重者可见小肠环状狭窄(详见本节经典病例部分)。病变好发于回肠及回盲部。胶囊内镜也可发现小肠病变,但不能取活检进行组织病理学检查,并且对可疑小肠狭窄的患者有胶囊嵌顿风险。

4. **组织活检** 目前关于肠结核的活检部位,尚无统一标准。推荐于结核结节处及溃疡底部、边缘处分别取活检,对送检组织进行病理学检查,并行抗酸杆菌染色、组织 PCR 检测。组织病理学可见特异性的干酪样肉芽肿,抗酸染色及 PCR 阳性,但是三者的阳性率都不高。

5. **诊断** 诊断肠结核需满足以下条目中的一项或多项:①肠道组织病理学查见特异性的干酪样肉芽肿;②抗酸杆菌涂片或组织病理学染色阳性;③抗酸杆菌培养阳性;④肠外器官或部位在组织病理学或微生物学上有结核分枝杆菌感染的证据;⑤结核分枝杆菌 PCR 阳性。但是临床以上结果阳性率均较低,有典型的临床表现及内镜下特征,抗结核治疗有效者为高度疑诊病例。

6. **鉴别诊断** 肠结核需同克罗恩病、肠白塞病、溃疡性结肠炎、原发性肠道淋巴瘤、CMUSE 等进行鉴别诊断，见本章第一节表 3-1-2。

7. **治疗** 肠结核患者要进行规范抗结核治疗，对于临床其他疾病如克罗恩病等难以除外肠结核者，可先行抗结核治疗，并密切随访。对于内镜下存在纤维性狭窄的患者，可进行内镜下狭窄扩张、切开等治疗，必要时可行外科手术。

三、经典病例及内镜下表现

病例 1 患者男性，54 岁，因“腹痛 2 个月余，加重 7 天”就诊。既往有肺结核患者接触史，T-SPOT、PPD 试验均为阳性。小肠镜见空肠、回肠多发环形溃疡形成，覆污苔，周围黏膜充血、水肿（图 3-2-1）。经规范的抗结核药物治疗半年，症状好转且未再复发。

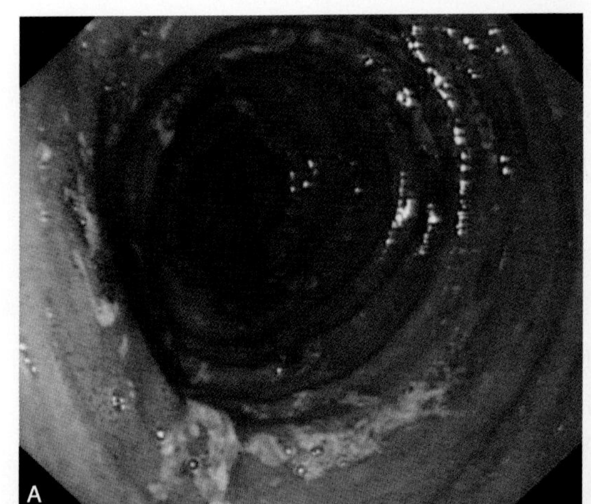

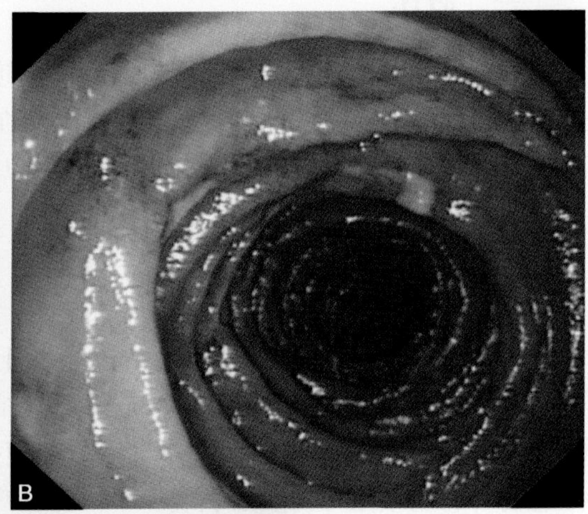

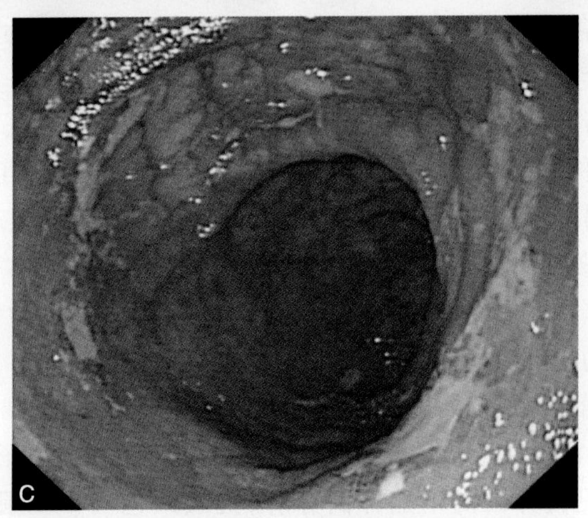

图 3-2-1 小肠结核

病例 2 患者女性，41 岁，因“反复右下腹痛 1 年”就诊。T-SPOT 阳性。小肠镜见回肠末端（图 3-2-2A）及升结肠（图 3-2-2B）环形溃疡，边缘呈鼠咬状。回盲部变形，回盲瓣固定开放（图 3-2-2C）。

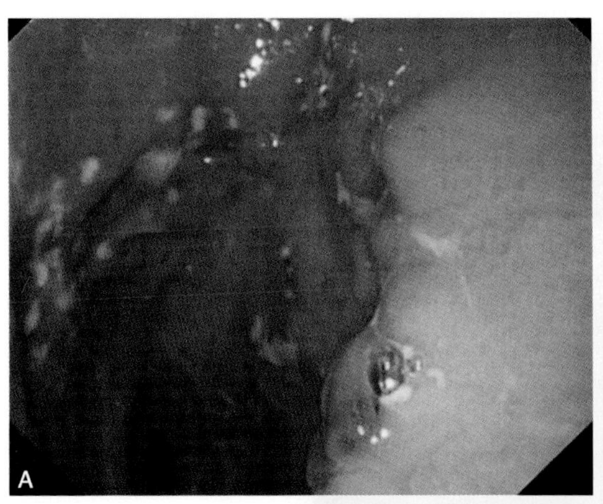
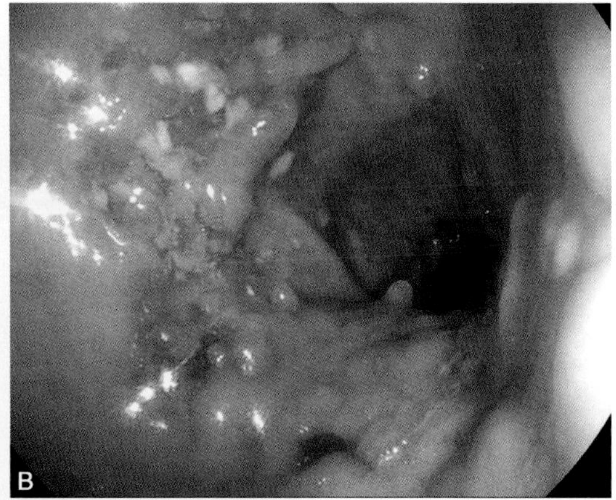
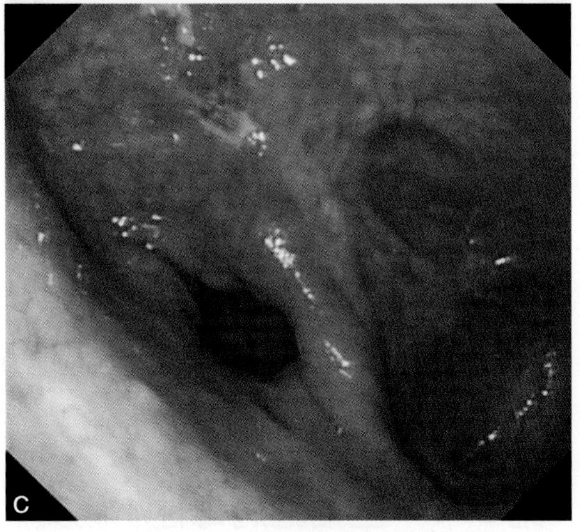

图 3-2-2　结肠及小肠结核

病例 3　患者女性，60 岁，因“间断腹痛、低热 2 年，加重 1 个月”就诊。行腹部 CT 示回肠中段肠壁增厚，部分小肠肠腔扩张、积气。小肠镜经肛进镜至回肠中段，见一个偏心性隔膜样狭窄环（图 3-2-3A），遂行小肠狭窄切开术（图 3-2-3B），成功对狭窄瘢痕行环形切开（图 3-2-3C）。术后腹痛症状缓解，未发生穿孔及出血等并发症，给予规范的抗结核治疗后未再复发。

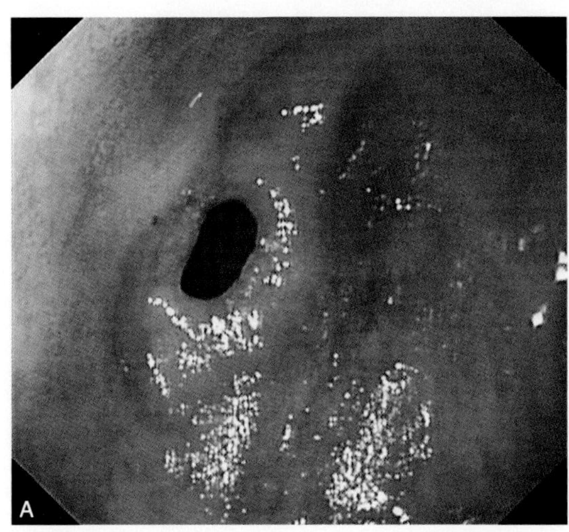
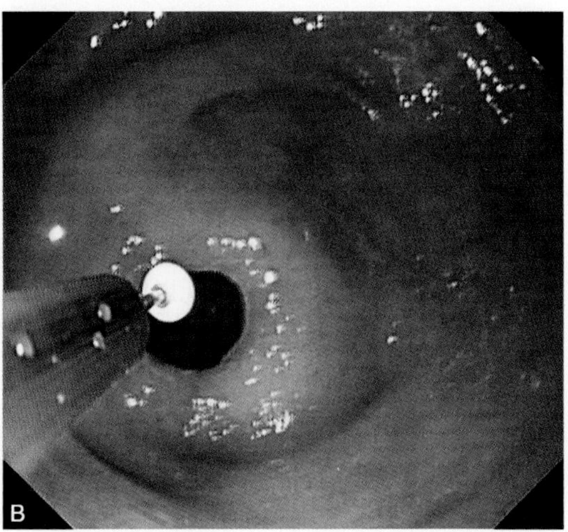

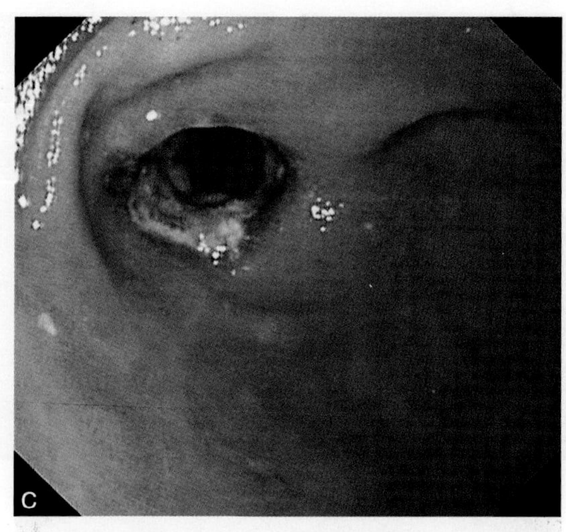

图 3-2-3 小肠结核伴狭窄

（左秀丽 马 田 刘 超）

参考文献

[1] TREUGUT H. Analysis of colonoscopic findings in the differential diagnosis between intestinal tuberculosis and Crohn's disease[J]. Endoscopy, 2006, 38(6): 592-597.

[2] LI X, LIU X, ZOU Y, et al. Predictors of clinical and endoscopic findings in differentiating Crohn's disease from intestinal tuberculosis[J]. Dig Dis Sci, 2011, 56(1): 188-196.

第2节 巨细胞病毒性小肠炎

一、概述

巨细胞病毒性小肠炎是一种由巨细胞病毒（cytomegalovirus，CMV）感染导致的小肠炎症。多见于移植后、化疗、获得性免疫缺陷综合征等免疫缺陷个体，偶见于炎症性肠病、糖尿病、风湿免疫病等人群。CMV 感染可累及整个消化道，以结肠最多见，小肠少见。临床表现以腹痛、腹泻、便血常见。本病有一定自愈倾向，更昔洛韦等抗病毒药物治疗有效。

二、诊治要点

1. **病因** CMV 是一种机会性感染的病原体，机体感染后累及小肠，可发生巨细胞病毒性小肠炎。因此，该病常见于移植后、化疗、获得性免疫缺陷综合征等免疫缺陷人群，糖尿病、自身免疫病、炎症性肠病等患者中也偶有发生。

2. **症状** 患者的临床表现以腹泻最常见，其次为腹痛、消化道出血及发热。

3. **辅助检查** 实验室检查发现血清学 CMV-IgM 抗体阳性，证实有现症感染；CMV-IgG 抗体阳性，证明存在既往感染，其滴度高于正常值 4 倍时，考虑存在 CMV 活动性感染，另有血清学 CMV-DNA 定量升高。CT 缺乏特异性表现，可有肠壁增厚，偶可见肠管扩张和狭窄。胶囊内镜及小肠镜可见小肠黏膜多发糜烂及溃疡形成，溃疡形态、深浅不一，可为穿凿样、地图状、类圆形或不规则，偶有肠腔狭窄（详见本节经典病例部分）。

4. **组织活检**　显微镜下可见以淋巴细胞为主的炎性细胞浸润，组织病理学需进行免疫组化染色，CMV 包涵体呈阳性。对小肠黏膜活检组织行 PCR 法检查，可发现 CMV-DNA 升高。

5. **诊断**　血清学检查仅可证实存在 CMV 感染，确诊需组织病理学查见 CMV 包涵体。

6. **鉴别诊断(表 3-2-1)**

表 3-2-1　CMV 小肠炎与其他相关疾病的鉴别诊断要点

疾病	CMV 小肠炎	药物性小肠炎	EB 病毒相关小肠炎	缺血性肠病	克罗恩病
好发人群	多见于免疫缺陷人群，偶见于免疫正常个体	任何人群，有明确的相关药物应用史	多见于免疫缺陷人群，偶见于免疫正常个体	老年人，多有糖尿病、冠心病等基础疾病	青年
实验室及影像学检查	CMV-IgM 及 CMV-IgG 抗体阳性，CMV-DNA 定量升高	均缺乏特异性表现，影像学有时可见小肠狭窄	EBV-DNA 定量升高	肠系膜血管造影可发现肠系膜血管狭窄、血栓形成	实验室检查缺乏特异性。影像学可见肠壁“靶征”、肠系膜血管“梳状征”、脓肿、瘘管等
小肠镜表现	小肠黏膜多发糜烂及溃疡形成。溃疡形态、深浅不一，可为穿凿样、地图状、类圆形或不规则	轻者可见小肠绒毛萎缩、黏膜发红、充血、糜烂、浅溃疡，重者可见肠腔隔膜样狭窄	多发的小肠及结肠溃疡、溃疡形态不一，可为深大溃疡，也可为散在的火山口样小溃疡	小肠黏膜明显充血、水肿、溃疡、出血；病变肠段与正常肠段边界清晰	阿弗他溃疡、纵行溃疡、铺路石样改变，可见瘘管、狭窄
组织病理学	CMV 包涵体呈阳性	非特异性炎性细胞浸润	EBER(+)	表层黏膜损伤，隐窝黏液减少、隐窝萎缩、固有层玻璃样变等	非干酪样肉芽肿为特征性表现，以及裂隙样溃疡、淋巴细胞聚集、幽门腺化生等

7. **治疗**　部分患者有自愈倾向，目前基本的治疗方法是更昔洛韦等抗病毒药物治疗。

三、经典病例及内镜下表现

病例 1　患者女性，74 岁，因“腹痛、腹泻 1 个月”就诊。既往体健。腹部 CT 示空肠肠壁节段性增厚(图 3-2-4A)。单气囊小肠镜示近端空肠多发的地图样溃疡，覆大量黄色渗出液(图 3-2-4B、C)。病变活检标本显示坏死的纤维蛋白脓性组织碎片和良性溃疡。空肠组织 CMV-DNA 巢式 PCR 检测阳性。给予更昔洛韦治疗，患者症状逐渐好转。

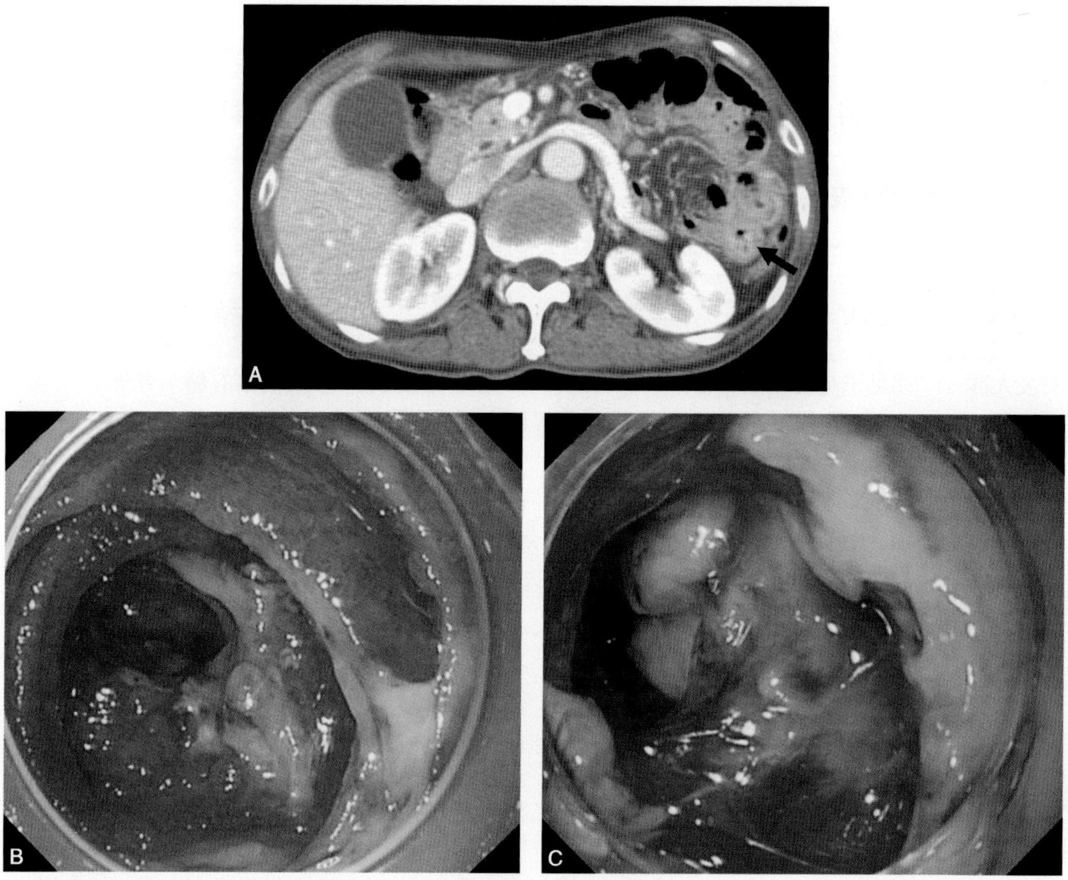

图 3-2-4 CMV 小肠炎

病例 2 患者男性，21 岁。内镜示回肠末端充血、水肿，多发结节样隆起（图 3-2-5A、B）。病理查见 CMV 包涵体（图 3-2-5C）。

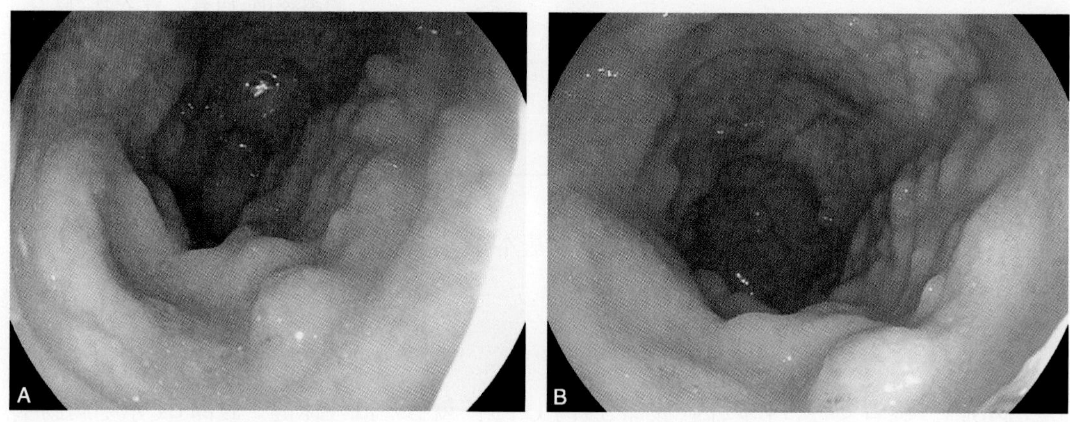

性(O 抗体凝集效价≥80,H 抗体凝集效价≥160)。

6. **鉴别诊断**　因该病患者回肠末端好发穿凿样溃疡,尤其需要与肠白塞病相鉴别。

7. **治疗**　肠伤寒和副伤寒的治疗重点是防治并发症和死亡,临床需及时对症支持治疗,清除病原菌。支持治疗为退热、维持水与电解质平衡及必要的营养支持治疗。左氧氟沙星及第三代头孢菌素可用于治疗肠伤寒及副伤寒。对于出血、肠伤寒穿孔等并发症的患者,必要时行外科手术治疗,肠伤寒穿孔的外科处理仅需穿孔修补,一般无需切除肠段。

(三) 经典病例及内镜下表现

病例　患者男性,20 岁,因"发热 3 周"就诊。患者发热为间歇性高热,伴寒战。肥达试验阳性(H 抗原 1∶310,O 抗原 1∶160)。血培养有伤寒沙门菌生长。患者住院期间出现消化道出血。行内镜检查见回肠末端穿凿样溃疡,基底清洁(图 3-2-11A),回盲部可见出血、溃疡(图 3-2-11B),表面覆新鲜血痂。升结肠也见穿凿样溃疡(图 3-2-11C)。

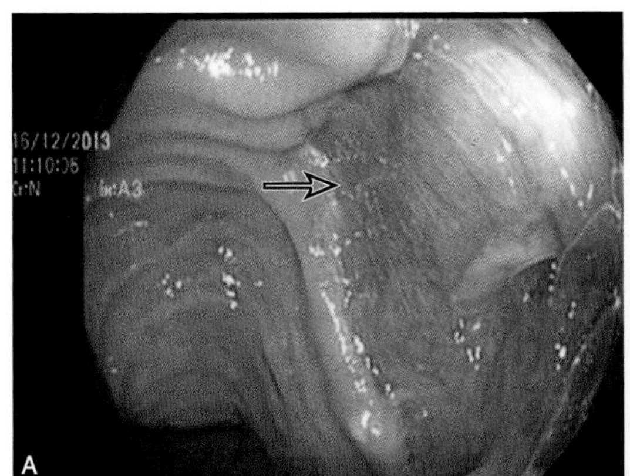

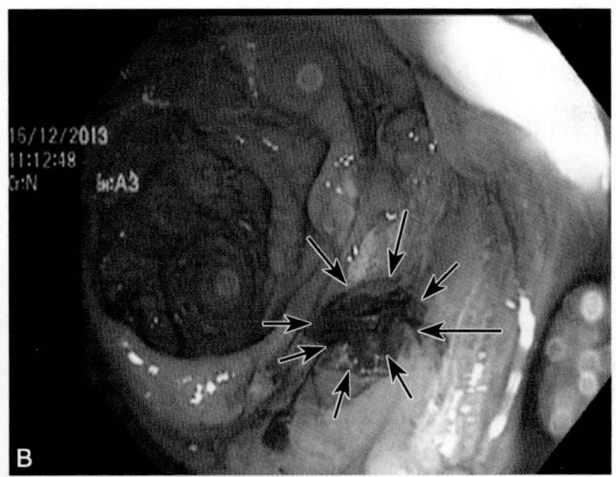

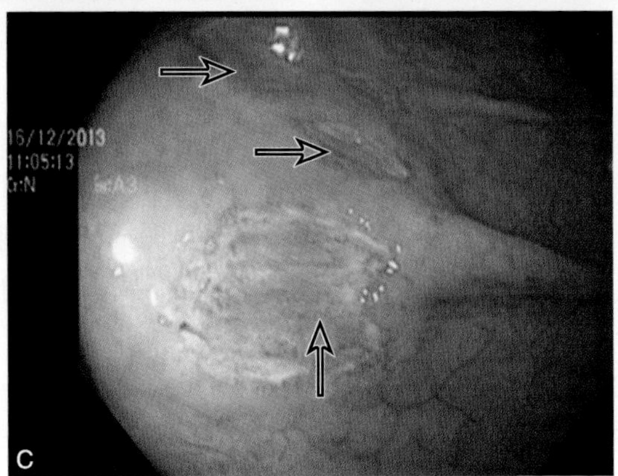

图 3-2-11　肠伤寒

(刘　超　寇冠军　陈飞雪)

参考文献

[1] 王树坤,姚颖波. 伤寒和副伤寒的流行、诊断、治疗和预防[J]. 中国微生态学杂志,2009,21(1):85-89.

[2] 黄晓烽,周建波,杨增上,等. 结肠镜对肠伤寒的诊断探讨[J]. 中华消化内镜杂志,2002,19(1):40.

[3] 中华人民共和国卫生部. WS 280—2008 伤寒和副伤寒诊断标准[M]. 北京:人民卫生出版社,2008.

[4] BOOPATHY V, PERIYASAMY S, ALEXANDER T, et al. Typhoid fever with caecal ulcer bleed: Managed conservatively[J]. BMJ Case Rep, 2014, 2014: bcr2014203756.

第 4 节 小肠寄生虫病

【蛔虫】

（一）概述

似蚓蛔线虫，简称蛔虫，是最常见的小肠寄生虫之一。小肠蛔虫病曾经是我国高发的消化道传染病，随着我国生活和卫生水平的提高，发病率已逐渐下降。患者摄入被感染期虫卵污染的水或食物造成感染。蛔虫的成虫寄生于小肠，掠夺营养，损伤肠黏膜，引发超敏反应，并因其钻孔习性引起相关并发症。患者可有腹痛、营养不良、慢性贫血等表现，严重者出现肠梗阻等并发症，还可累及胆道、肺等多器官。通过粪便中发现虫卵或虫体可确诊小肠蛔虫病，内镜下亦可直接发现虫体。阿苯达唑、甲苯咪唑、三苯双脒可用于小肠蛔虫病驱虫。

（二）诊治要点

1. **病因** 患者摄入被感染期虫卵污染的水或食物后，蛔虫虫卵在人体小肠内孵化成为幼虫，经黏膜和黏膜下层的淋巴管和血管进入肺，在肺泡内 2 次蜕皮后经支气管、气管到达咽部，随吞咽进入胃肠道，再在小肠经历 4 次蜕皮，发育数周成为成虫，成虫在小肠内掠夺营养、破坏肠黏膜、引发 I 型超敏反应及相关并发症。

2. **症状** 小肠蛔虫病常常是无症状的。消化道症状可有腹痛、腹部不适、腹泻、食欲减退、恶心、呕吐，严重者可有肠梗阻、肠穿孔等严重并发症，全身表现包括体重减轻及慢性失血性贫血等。儿童可有惊厥、异食癖、营养不良和生长发育迟缓等。可有皮肤荨麻疹、皮肤瘙痒等症状。此外，幼虫可引发蛔蚴性肺炎，成虫因其钻孔习性可导致胆道蛔虫症，少数情况下可累及脑、肝脏、肾脏、眼等器官。

3. **辅助检查** 实验室检查可有贫血、白蛋白低、粪便潜血试验阳性等发现。其中，部分患者外周血嗜酸性粒细胞、IgE 升高。粪便检查可发现虫卵或虫体。胶囊内镜及小肠镜下检查可在空肠或回肠发现 1 条或多条虫体，有时可见其头部钻入黏膜内，周围小肠黏膜可有充血、水肿、糜烂甚至浅溃疡形成。

4. **组织活检** 一般无需小肠镜下组织活检。

5. **诊断** 结合病史，粪便检查或小肠镜下发现虫体均可确诊。

6. **鉴别诊断** 小肠蛔虫病需与嗜酸细胞性胃肠炎、小肠过敏性紫癜及其他小肠寄生虫病相鉴别。

7. **治疗** 阿苯达唑、甲苯咪唑、三苯双脒用于驱虫治疗，有较好的效果。此外，合理处理粪便、养生良好卫生习惯是防治关键。

（三）经典病例及内镜下表现

病例 1 患者女性，46 岁，因“反复腹痛 1 年，加重 3 个月余”就诊。小肠镜在空回交界处可见一条虫体（图 3-2-12A），周围肠段黏膜充血、水肿、浅溃疡形成（图 3-2-12B），取出虫体送检，寄生虫研究所证实为似蚓蛔线虫。

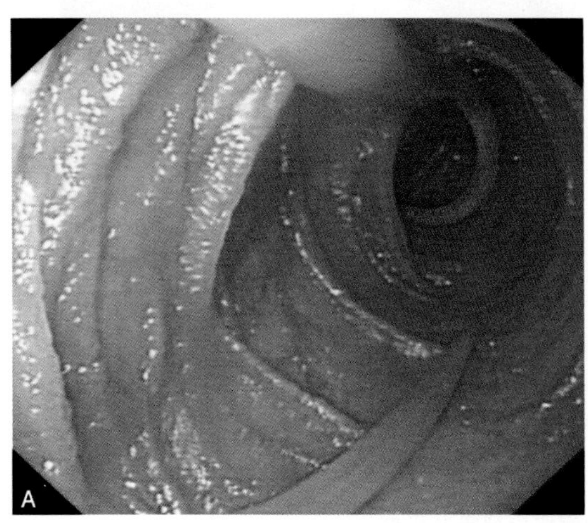
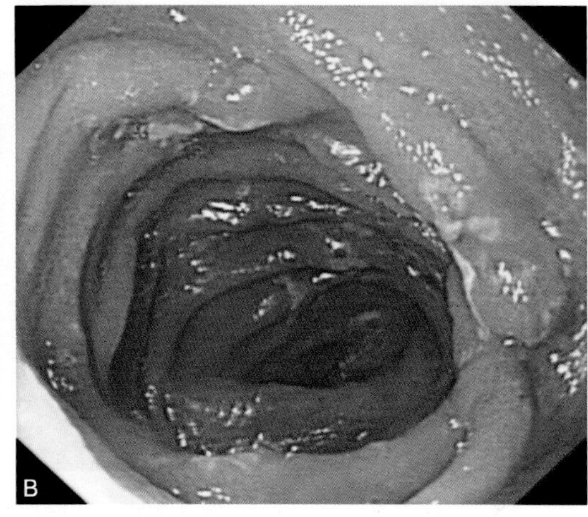

图 3-2-12　小肠蛔虫病

病例 2　患者男性，79 岁，因“小细胞低色素性贫血”就诊。临床症状仅自觉乏力。胃镜检查无明显异常，结肠镜进镜至回肠末端见大量血迹，胶囊内镜检查在空肠中段发现出血源，并见一个透明管状异物（图 3-2-13A）。小肠镜在距幽门约 140cm 处见长约 22cm 虫体（图 3-2-13B），并见虫体头部吸附于空肠黏膜并造成出血（图 3-2-13C），完整取出虫体后出血停止。虫体经鉴定为似蚓蛔线虫（图 3-2-13D）。

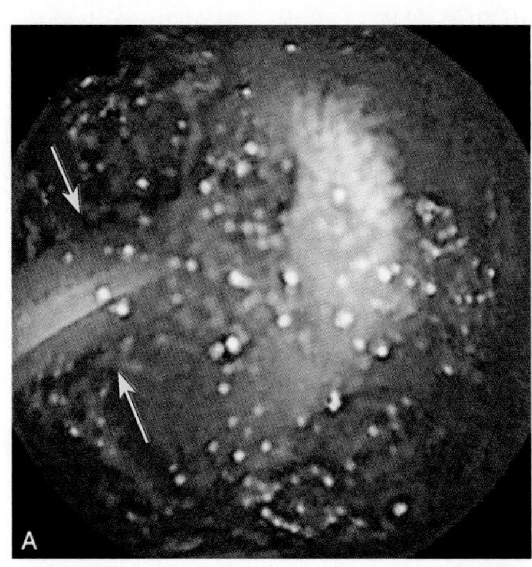
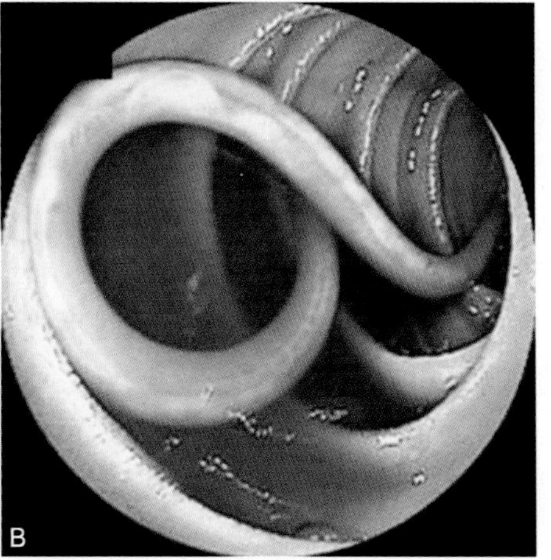

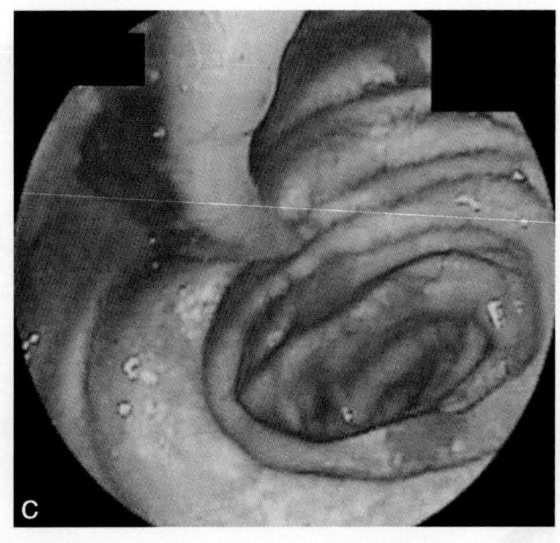

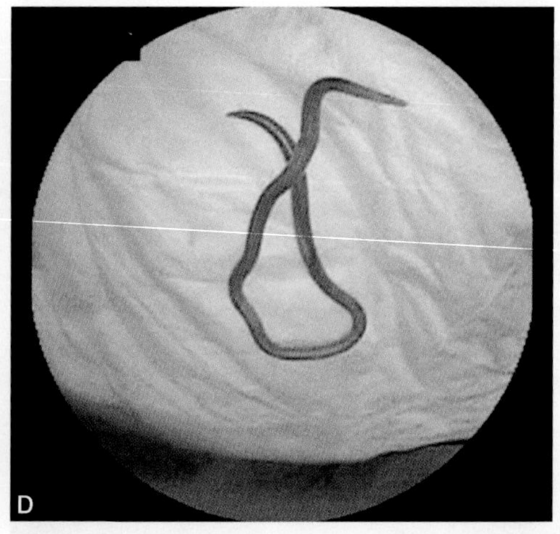

图 3-2-13 小肠似蛔蛔线虫感染并出血

（寇冠军 陈飞雪 王 晓）

参考文献

WALTER B M, BORN P, WINKER J. *Ascaris lumbricoides* causing obscure gastrointestinal bleeding detected by double-balloon enteroscopy[J]. Endoscopy, 2015, 47 Suppl 1 UCTN: E354-E355.

【钩虫】

（一）概述

寄生于人体的钩虫主要有十二指肠钩口线虫和美洲板口线虫。其幼虫丝状蚴经皮肤感染宿主，十二指肠钩口线虫也可经口传播。钩虫的成虫寄生于宿主小肠，借口囊内的钩齿或板齿咬附肠黏膜，吸食宿主的血液、淋巴液、肠黏液及脱落的上皮细胞，造成慢性失血性、体重减轻及肠黏膜损伤，导致贫血、消瘦、腹痛、腹部不适、恶心、呕吐等症状。内镜下可见小肠黏膜点状出血、小溃疡，有时见片状出血性瘀斑，并可见虫体。

（二）诊治要点

1. **病因** 钩虫的幼虫丝状蚴通过毛囊、汗腺或破损皮肤进入人体而感染宿主，经皮下组织的静脉或淋巴管进入循环系统，经心、肺血管进入肺泡，再沿支气管、气管到达咽喉，随吞咽活动进入胃肠道；十二指肠钩口线虫也可直接经口传播。成虫在小肠的吸血及黏膜咬附部位的出血是造成贫血的主要原因。

2. **症状** 患者有贫血、消瘦等全身表现，以及腹痛、腹部不适、恶心、呕吐等消化系统表现，部分患者有异食癖。此外，患者亦可伴有皮肤瘙痒、充血性斑点、丘疹、水疱等钩蚴性皮炎症状和/或咳嗽、咯血等呼吸系统症状。

3. **辅助检查** 实验室检查见患者为小细胞低色素性贫血，部分患者外周血嗜酸性粒细胞增多。胶囊内镜或小肠镜下可见虫体。

4. **组织活检** 一般无需小肠镜下组织活检。

5. **诊断** 粪便中检出钩虫虫卵或孵出钩蚴可确诊。内镜下发现虫体送检，亦可明确诊断。

6. **鉴别诊断**　小肠钩虫病需与嗜酸细胞性胃肠炎、小肠过敏性紫癜及其他小肠寄生虫病相鉴别。

7. **治疗**　首选的驱虫药物为阿苯达唑、甲苯咪唑及三苯双脒。

（三）经典病例及内镜下表现

病例　患者女性，47 岁，因“发作性咳嗽、憋喘 10 余天”就诊。患者于呼吸科住院，诊为“咳嗽变异性哮喘”，实验室检查示外周血嗜酸性粒细胞计数为 $0.54\times10^9/L$，免疫球蛋白 IgE 为 2 030IU/ml。住院期间因“反复腹痛”行小肠镜检查，十二指肠球降交界部见一条长约 1cm 的细长虫体，虫体有新鲜血迹附着，一端似插入黏膜内（图 3-2-14），观察过程中可见虫体蠕动频繁，活检钳完整取出，甲醛固定、送检，证实为十二指肠钩虫（雄虫）。

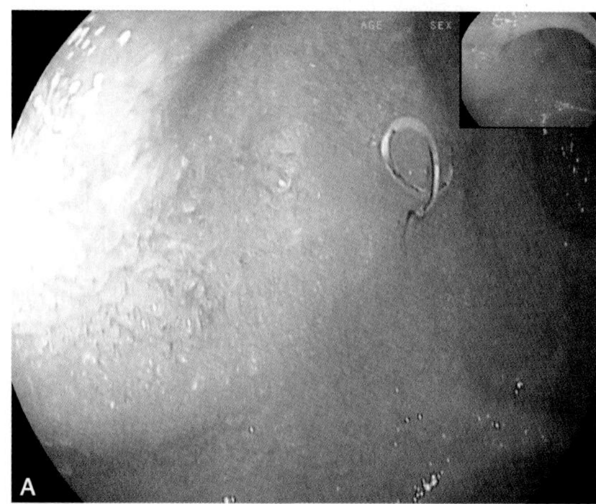

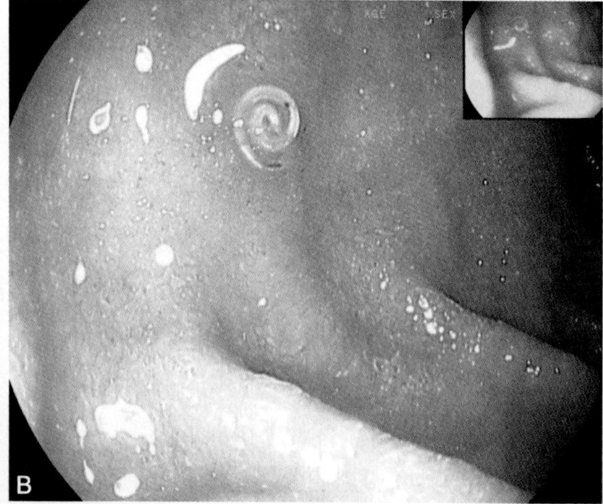

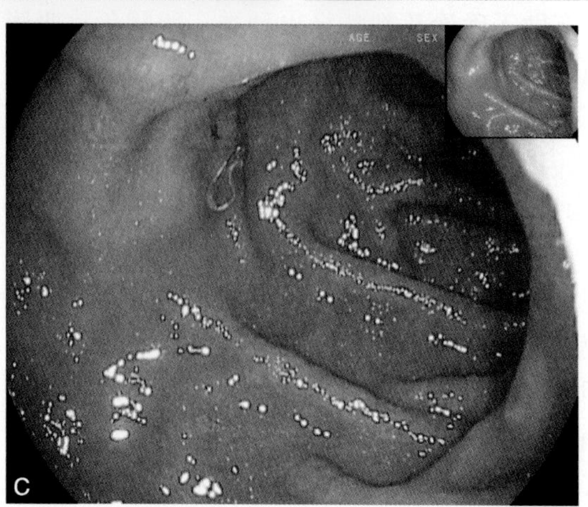

图 3-2-14　十二指肠钩虫病

（寇冠军　陈飞雪　王　晓）

参考文献

[1] CHUNG C S, LIN C K, SU K E, et al. Diagnosis of *Ancylostoma ceylanicum* infestation by single-balloon enteroscopy (with video) [J]. Gastrointest Endosc, 2012, 76(3): 671-672.

[2] SCHAFER T W, SKOPIC A. Parasites of the small intestine[J]. Curr Gastroenterol Rep, 2006, 8(4): 312-320.

【绦虫】

(一) 概述

寄生在人体的绦虫有70余种,我国最为常见的人体小肠寄生绦虫为链状带绦虫(又称猪带绦虫)和肥胖带绦虫(又称牛带绦虫)。链状带绦虫和肥胖带绦虫分别主要因宿主进食被感染期囊尾蚴污染的生猪肉和生牛肉传播。成虫头节固着于肠壁,造成肠道损伤,从而引起腹痛、腹部不适等消化道症状,严重者可致肠穿孔、肠梗阻。患者常因肛周瘙痒或排便发现孕节而就诊。

(二) 诊治要点

1. **病因** 链状带绦虫和肥胖带绦虫分别因宿主进食被感染期囊尾蚴污染的生猪肉和生牛肉传播。囊尾蚴在小肠内发育为成虫,成虫头节固着于肠壁,造成肠道损伤,从而引起腹痛、腹部不适等消化道症状。其中,链状带绦虫虫卵亦可感染人体,在皮下、肌肉、脑、眼等组织中发育成囊尾蚴,造成严重的囊尾蚴病。

2. **症状** 寄生于小肠的链状带绦虫和肥胖带绦虫可引起腹痛、腹部不适、便秘、腹泻、恶心、呕吐等不适,严重者可引发肠穿孔、肠梗阻。囊尾蚴病则根据寄生的部位不同而出现相应的症状,其中以脑囊尾蚴病最为严重,患者可有癫痫、精神异常及颅内压增高所致的头痛、视力下降、视盘水肿等表现。

3. **辅助检查** 实验室检查多有特异性改变。小肠镜下可发现成虫寄生,头节固着于肠壁中,周围肠黏膜可有充血、水肿、糜烂等炎性改变。皮下或肌肉的囊尾蚴病需行皮下结节活检;检眼镜可发现眼囊尾蚴病;而颅脑MRI、CT、脑脊液检查等可发现脑囊虫。患者粪便中检出孕节,特别是头节,有助于确诊及判断绦虫种类。酶联免疫吸附试验有较好的特异性,有重要的辅助诊断价值。

4. **组织活检** 一般无需小肠镜下组织活检。

5. **诊断** 皮下或肌肉的囊尾蚴病,经手术活检证实为囊尾蚴可确诊;检眼镜可确诊眼囊尾蚴病;而颅脑囊尾蚴病的诊断较困难,一般需根据病史及症状,并结合颅脑MRI、CT及脑脊液检查确诊。若患者粪便中检出孕节,特别是头节,有助于确诊及判断绦虫种类。若小肠镜在消化道直接发现虫体,可送检确诊。酶联免疫吸附试验可协助诊断。

6. **鉴别诊断** 在发现孕节前,需要与多种胃肠道疾病及全身疾病相鉴别,一旦发现孕节,则其诊断一般较为明确。

7. **治疗** 可使用槟榔南瓜子合剂驱虫加导泻排出完整头节,另外吡喹酮、阿苯达唑亦有效,治疗需结合随访,一般认为3~4个月未再发现节片及虫卵可视为治愈。皮下、肌肉及眼部的囊尾蚴病需手术摘除虫体治疗,吡喹酮、阿苯达唑对脑囊尾蚴病有较好的效果。近来研究报道,小肠镜下注射泛影葡胺钠造影剂等也可驱逐虫体。

(三) 经典病例及内镜下表现

病例1 患者男性,44岁,因"腹痛、腹泻1个月"就诊。患者爱好旅行,并喜欢吃生肉。既往体健,胃肠镜检查未见明显异常。行胶囊内镜检查示回肠见牛带绦虫活虫(图3-2-15A)。随后进行经口双气囊小肠镜检查在空肠发现虫体(图3-2-15B、C),并向肠腔内注射泛影葡胺钠造影剂驱虫,最后长约7m的牛带绦虫被成功排出体外。

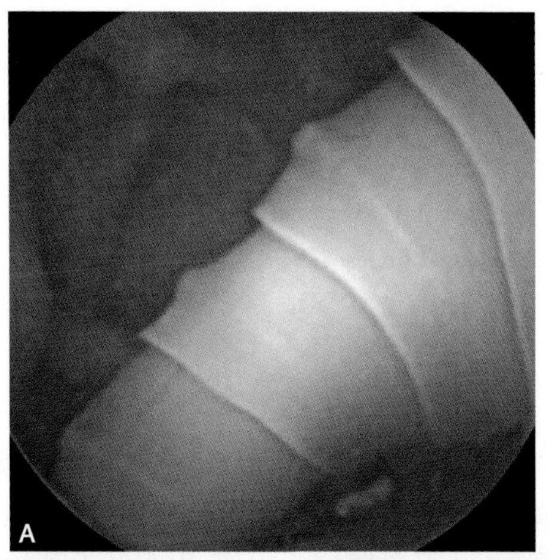

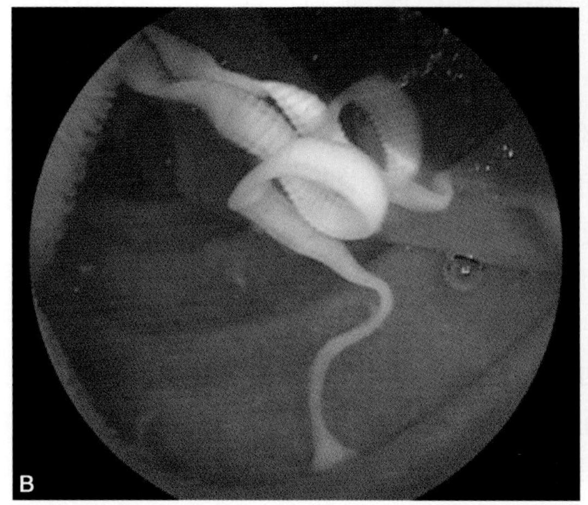

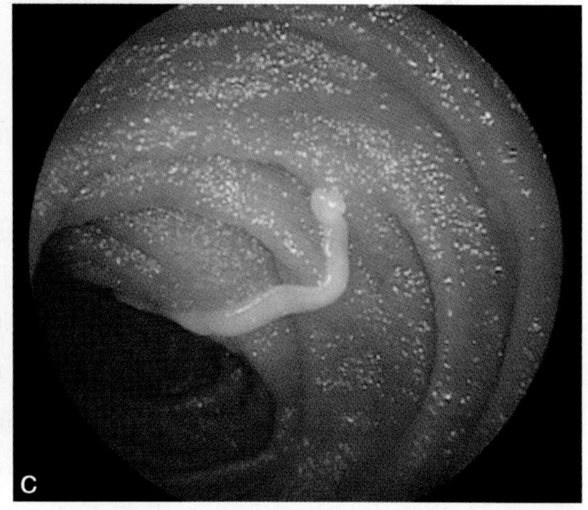

图 3-2-15　小肠牛带绦虫病

病例 2　患者女性，40 岁，因"腹痛 4 年"就诊。经口双气囊小肠镜示十二指肠远端至回肠近端见牛带绦虫虫体（图 3-2-16）。给予氯硝柳胺驱虫治疗，患者 2 周后症状好转。

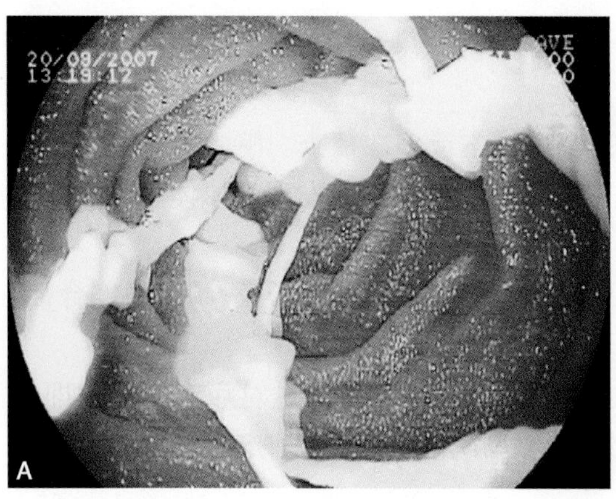

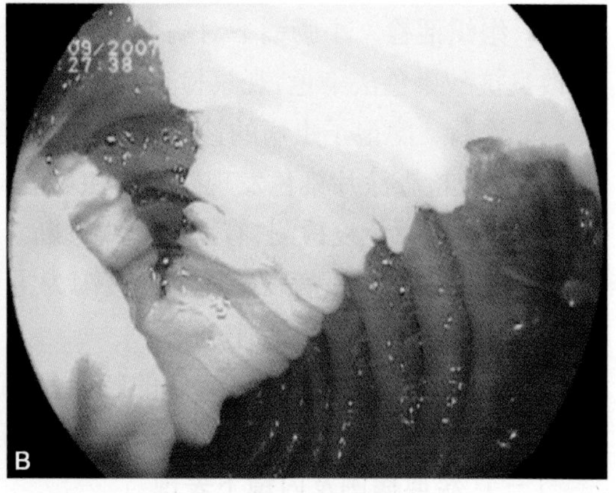

图 3-2-16　小肠牛带绦虫病

（寇冠军　陈飞雪　王　晓）

参考文献

[1] LI Z L, YUNOKIZAKI H, ABE T. *Taenia saginata* of the small bowel diagnosed and treated by double balloon enteroscopy (with video)[J]. Dig Endosc, 2014, 26(1): 123-124.

[2] AKARSU M, AKPINAR H. and ileal thickening caused by *Taenia saginata* diagnosed by double-balloon endoscopy (with video)[J]. Gastrointest Endosc, 2010, 71(1): 184-185.

【孢子球虫】

(一) 概述

隐孢子虫是寄生于人体小肠和呼吸道的一类重要的机会性致病原虫,多见于免疫缺陷者。患者因摄入被卵囊污染的水、食物或经呼吸道感染,引起隐孢子虫病。该虫生活史所有阶段均在胃肠道内完成,可造成小肠黏膜广泛损伤,引起绒毛萎缩、脱落,甚至形成火山口样溃疡,导致严重腹泻。

(二) 诊治要点

1. **病因** 患者因摄入隐孢子虫卵囊污染的水、食物或经呼吸道而感染。在小肠消化液作用下,卵囊脱囊,释放出子孢子,子孢子寄居于小肠上皮细胞的刷状缘层,导致肠黏膜发生广泛的病理损害,小肠绒毛萎缩、倒伏、变短、变粗甚至脱落等;上皮细胞老化脱落加速,使肠绒毛结构遭到破坏,黏膜表面出现凹陷或火山口样溃疡,导致小肠分泌功能异常增强、吸收功能受损,特别是影响对糖类和脂质的吸收,导致腹泻。

2. **症状** 隐孢子虫病患者的症状与免疫力有关。免疫正常者表现为急性水样腹泻,2~20余次/d。一般无脓血,伴有恶心、呕吐、腹痛、腹胀、食欲缺乏、发热等。病程持续数周后症状逐渐消退或减轻。免疫缺陷、恶性肿瘤等患者,体内原虫迅速播散、繁殖,表现为较为严重的腹泻,出现水与电解质紊乱、营养不良,甚至死亡。

3. **辅助检查** 呕吐物、粪便、组织液或消化液检查涂片染色可发现卵囊。免疫荧光、ELISA、PCR 等也可检测到阳性结果。感染患者的血清学 IgA 抗体一般持续时间较短,IgG 抗体则持续长达几个月。胶囊内镜及小肠镜下可见肠黏膜绒毛萎缩、倒伏、凹陷,可有火山口样溃疡形成。

4. **组织活检** 小肠镜下对病变黏膜活检,采用改良抗酸染色法、金胺-酚染色法或金胺酚-改良抗酸染色法染色,观察检查病原体。

5. **诊断** 隐孢子虫病的诊断比较困难,常需多个样本或多次检查。呕吐物、粪便、组织液或消化液检查涂片染色发现隐孢子虫卵囊或内镜下组织黏膜染色发现病原体可确诊。进行隐孢子虫抗原免疫检测,有助于建立诊断。

6. **鉴别诊断** 该病以急性水样腹泻为主要临床表现,需与急性胃肠炎、肠易激综合征、痢疾及乳糜泻等疾病相鉴别。

7. **治疗** 目前尚无治疗该病的特异性药物。免疫功能正常者通过对症支持治疗即可好转。免疫缺陷患者需选用抗生素、抗原虫药物及生物制剂等治疗,有一定的效果。

(三) 经典病例及内镜下表现

病例 患者男性,23岁,因"腹痛、水样便(>10次/d)、恶心3天"就诊。HIV检测阴性,近期有接触动物及饮用未加工水源病史。内镜示回肠末端淋巴滤泡增生,局部充血、水肿

(图 3-2-17A)。组织病理学活检见黏膜表面上皮管腔表面有微小的圆形结构(图 3-2-17B)。苏木精-伊红染色呈紫色(图 3-2-17C),吉姆萨染色呈深紫色(图 3-2-17D),革兰氏染色呈红色(图 3-2-17E),与隐孢子虫染色模式一致。采用石蜡包埋块体标本进行电镜检查,怀疑为肠隐孢子虫病。透射电镜在黏膜表面发现直径约 5μm 的隐孢子虫(图 3-2-17F、G)。

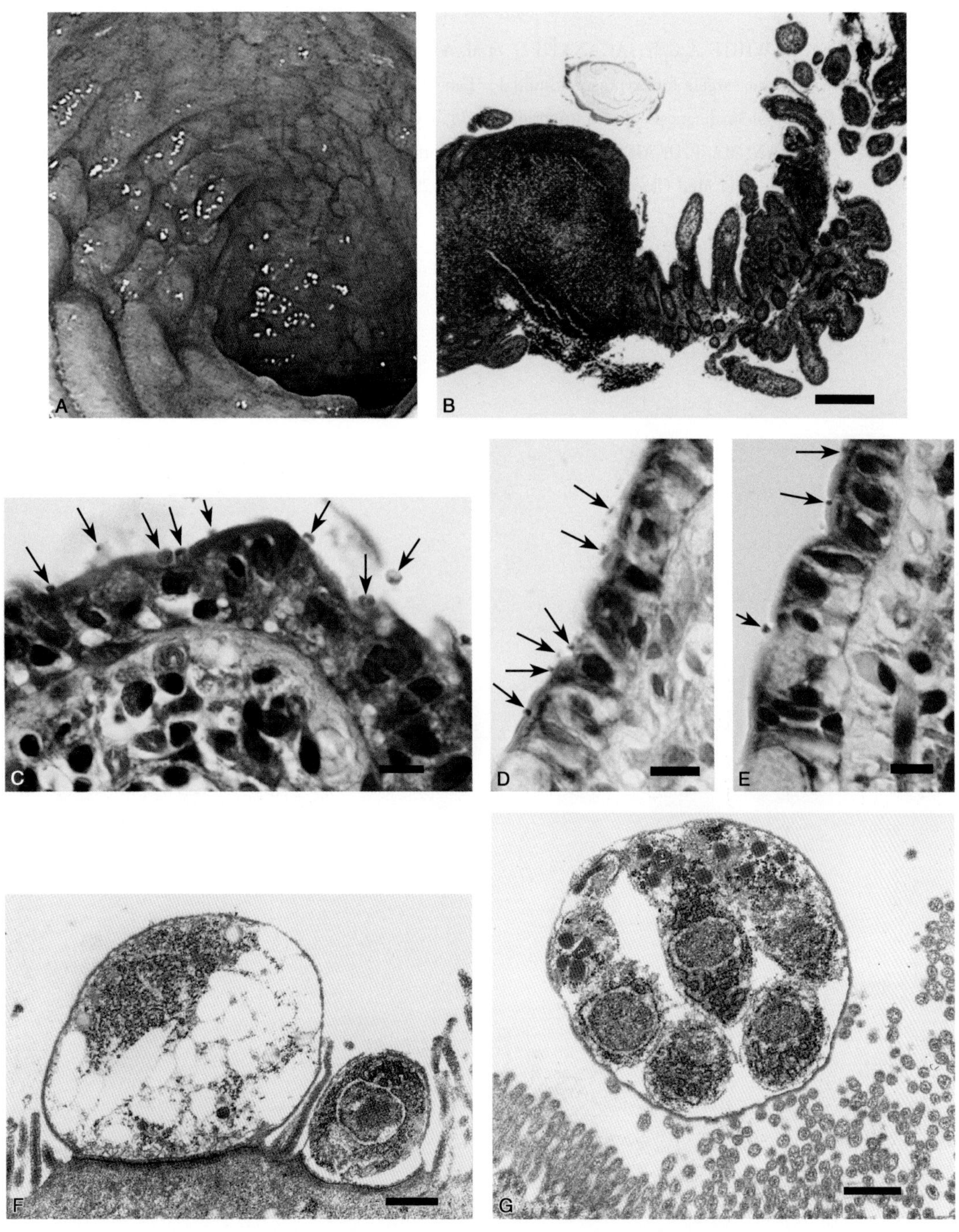

图 3-2-17　小肠隐孢子虫感染图

(寇冠军　陈飞雪　王　晓)

参考文献

[1] CHEN X M, KEITHLY J S, PAYA C V, et al. Cryptosporidiosis[J]. N Engl J Med, 2002, 346(22): 1723-1731.

[2] SCHAFER T W, SKOPIC A. Parasites of the small intestine[J]. Curr Gastroenterol Rep, 2006, 8(4): 312-320.

[3] CHECKLEY W, WHITE A C Jr, JAGANATH D, et al. A review of the global burden, novel diagnostics, therapeutics, and vaccine targets for cryptosporidium[J]. Lancet Infect Dis, 2015, 15(1): 85-94.

[4] MEHTA P. Laboratory diagnosis of cryptosporidiosis[J]. J Clin Pathol, 2002, 48(3): 1337-1341.

[5] OGATA S, SUGANUMA T, OKADA C, et al. A case of sporadic intestinal cryptosporidiosis diagnosed by endoscopic biopsy[J]. Acta Med Okayama, 2009, 63(5): 287-291.

第3章 肿瘤性疾病

第1节 脂 肪 瘤

一、概述

小肠脂肪瘤是少见的消化道良性肿瘤，起源于黏膜下或浆膜下脂肪组织，好发于远端回肠及回盲瓣，肿瘤有明显界限，根据其发病部位及生长方式不同，可分为腔内型、腔外型、肠壁间型和混合型。以腔内型最多见，预后良好。

二、诊治要点

1. **病因** 目前尚不明确，可能与全身脂肪代谢障碍、Whipple病、肠营养不良、炎症刺激有关。

2. **症状** 小肠脂肪瘤多无临床症状，可在内镜检查或外科手术时意外发现，其临床表现取决于肿瘤的大小、位置及形态，肿瘤大小一般为1~4cm，超过2cm时可引起相关症状，表现为腹痛、腹胀、腹部包块、消化道出血，合并肠套叠及肠梗阻等。

3. **辅助检查**

（1）消化道气钡双重造影：小肠腔内可见圆形或卵圆形肿块，边界清楚，透光度较高，其形态可因局部加压而变化，可有深在溃疡，亦可合并肠梗阻、肠套叠等征象。

（2）内镜检查：胶囊内镜及小肠镜下可见黄色有蒂或无蒂黏膜下隆起性病变，表面光滑或有浅溃疡，内镜活检常为阴性，超声内镜表现为特征性的黏膜下层均一的高回声病变。

（3）CT检查：肿瘤呈均质脂肪密度影，边界清晰，造影剂增强不强化，合并肠套叠时呈不均质软组织块影，呈靶形或腊肠形。

（4）MRI检查：肿瘤信号特征是T_1加权图像脂肪成分为高信号，T_2加权图像亦为高信号，随回波时间延长，信号强度逐渐下降。

4. **诊断** 根据临床表现、影像学及内镜下特点进行诊断，确诊需要病理学检查。

5. **鉴别诊断** 小肠脂肪瘤具有特征性，但在临床上仍需注意与息肉、淋巴瘤、间质瘤、腺癌等鉴别。

6. **治疗与预后** 肿瘤体积小，无临床症状，通常不需处理；有临床表现者可在内镜下行ESD治疗，内镜下无法切除者需外科手术治疗，手术治疗后预后良好。

三、经典病例及内镜下表现

病例1 患者男性,45岁,因“餐后腹痛、腹胀半年”就诊。结肠镜检查在距回盲瓣20cm末端回肠可见直径为3.0cm的黄色圆形亚蒂隆起(图3-3-1)。

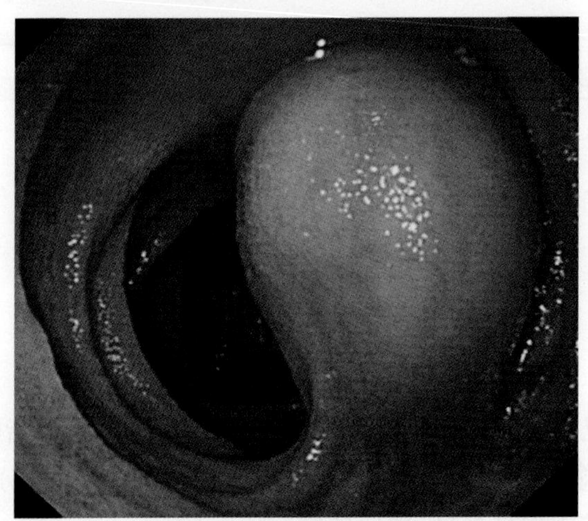

图3-3-1 回肠末端脂肪瘤

病例2 患者男性,40岁。无临床症状,肠镜检查发现末端回肠可见2枚黄色类圆形有蒂隆起,直径分别是1.0cm、2.0cm,随肠蠕动突入回盲部(图3-3-2)。

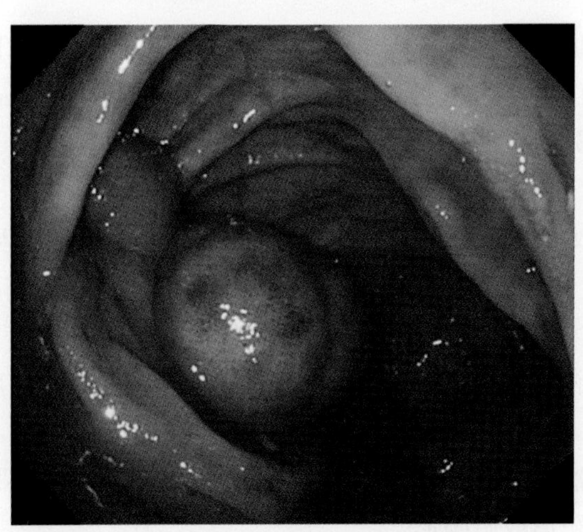

图3-3-2 回肠末端多发脂肪瘤

病例3 患者男性,63岁,因“间断腹痛”就诊。经口小肠镜检查发现距幽门320cm见一个直径为3cm×5cm的黄色黏膜下隆起肿物(图3-3-3)。

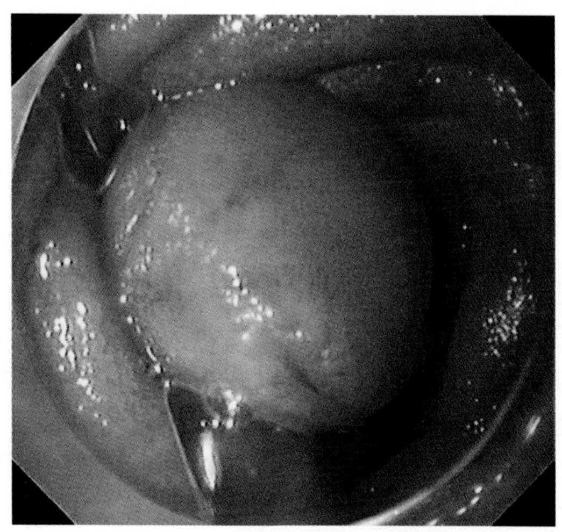

图 3-3-3　空回肠交界脂肪瘤

病例 4　患者男性，因“消化道出血”就诊。诊疗期间行经肛小肠镜检查，在距回盲瓣 70cm 见一个直径为 1.5cm 的黄色黏膜下隆起性肿物（图 3-3-4）。

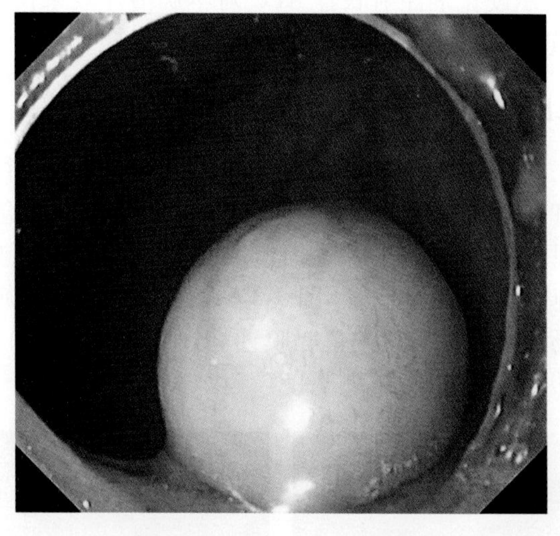

图 3-3-4　回肠中下段脂肪瘤

（李　静）

第 2 节　脉　管　瘤

一、概述

脉管瘤（hemolymphangioma）也称血管淋巴管瘤，病变同时具有血管成分及淋巴管成分，是淋巴管瘤的一种，临床较为罕见。本病属于先天性脉管畸形的一种，在全身各处均可发病，最常见于头、颈部及四肢近端皮肤，偶尔可见于脾、胰、纵隔等，其中消化道脉管瘤以小肠脉管瘤报道居多，临床常可表现为无痛性小肠出血以及失血性贫血，小肠镜下可表现出不规则隆起，黏膜表面覆有散在的乳白色斑点。

二、诊治要点

1. **病因** 目前多数学者认为小肠脉管瘤属于良性先天性疾病，其可能与胚胎发育及淋巴管形成过程中出现淋巴管系统紊乱，造成淋巴管非恶性的异常生长和扩张有关。

2. **症状** 小肠脉管瘤一般无特异性临床症状，但偶可表现出不明原因消化道出血，从而出现失血性贫血等相关症状，包括黑便、便血、乏力、耳鸣等。极少数患者可因脉管瘤出现肠套叠，从而出现腹痛、腹部不适症状。

3. **辅助检查** 小肠脉管瘤的影像学特点主要包括占位性病变、不均匀强化，合并套叠时可见典型的“同心圆征”；胶囊内镜及气囊辅助式小肠镜是小肠淋巴管瘤最常用的辅助检查方法，镜下可见到隆起性病变，表面黏膜呈现典型黄白色斑点。

4. **组织活检** 活检组织病理检查往往是诊断本病的关键。典型的组织学特点是在黏膜下可见到纤薄的内皮管壁及扩张的淋巴管腔和血管腔。

5. **治疗** 本病是良性疾病，解除疾病相关症状是治疗本病的主要目的。以往常应用外科治疗手段切除脉管瘤所在肠段。我中心近年来应用小肠镜下硬化剂注射联合小肠镜下氩离子凝固术（APC）治疗本病，为本病的微创治疗提供了一种新的思路。值得注意的是，既往文献提示本病复发可能性大，但对在我中心治疗的 2 名患者进行随访（随访 1~2 年），发现治疗后未见症状反复，提示硬化剂注射联合 APC 对本病治疗效果良好。目前 2 名患者仍在进一步随访中（详见本节经典病例部分）。

三、经典病例及内镜下表现

病例 1 患者女性，46 岁，因“间断黑便 6 个月，伴头晕、乏力 4 个月余”就诊。外院胃镜及结肠镜未见异常。CT 检查未见明显异常。于我院行经口小肠镜检查，在空肠距十二指肠悬韧带约 100cm 处发现一个隆起性病变，表面覆黄白色斑点，病变可见散在渗血（图 3-3-5）。予以活检 2 块，可见黏膜下扩张的淋巴管（图 3-3-6）。此外，予以黏膜下注射后，黑便症状好转出院。1 年后复查，肠腔仍可见少量白色黏膜，但无血迹（图 3-3-7），予以 APC 治疗后出院（图 3-3-8）。目前患者仍在进一步随访中。

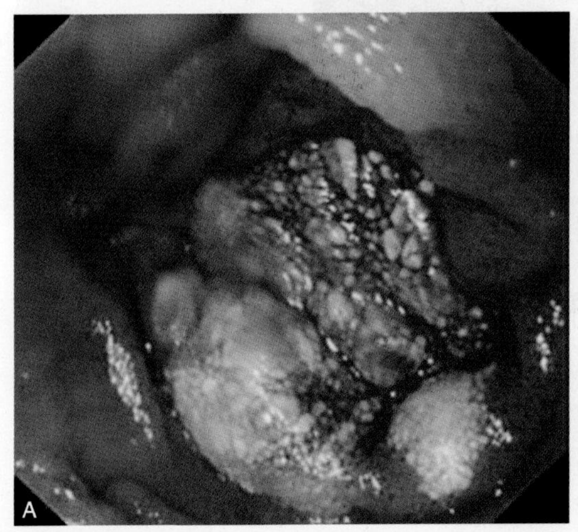

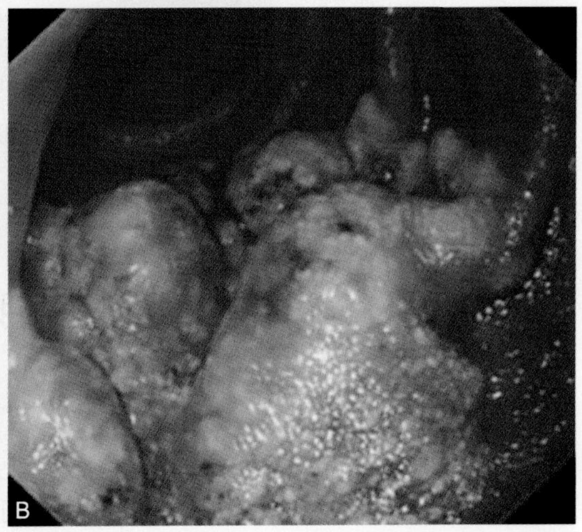

图 3-3-5　空肠脉管瘤

A. 远景；B. 近景。在空肠距十二指肠悬韧带约 100cm 处发现一个隆起性病变，表面覆黄白色斑点，病变可见散在渗血。

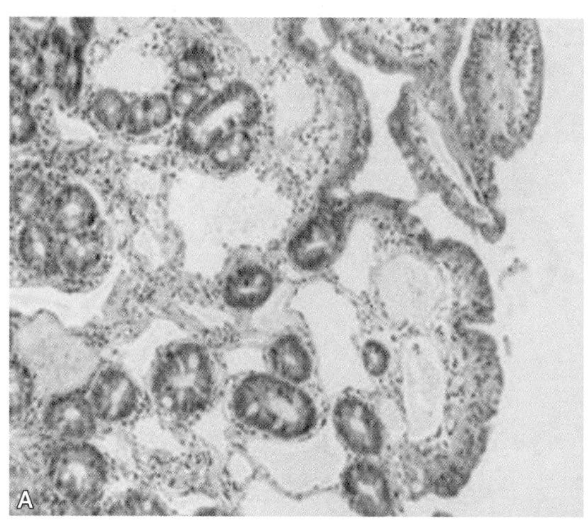

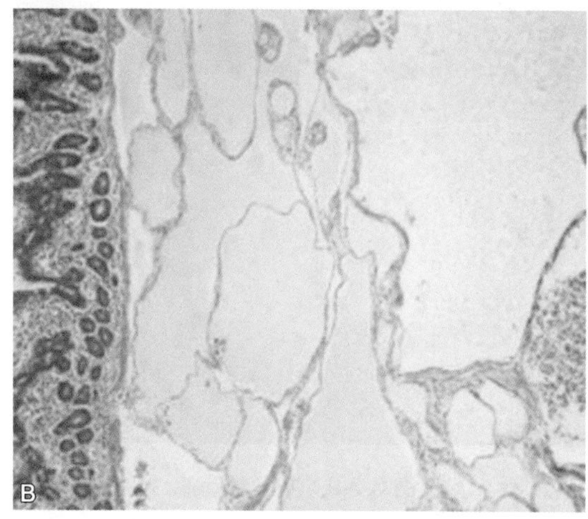

图 3-3-6　病理组织 HE 染色

A. ×20 倍；B. ×40 倍。组织病理活检示黏膜下扩张的淋巴管及血管。

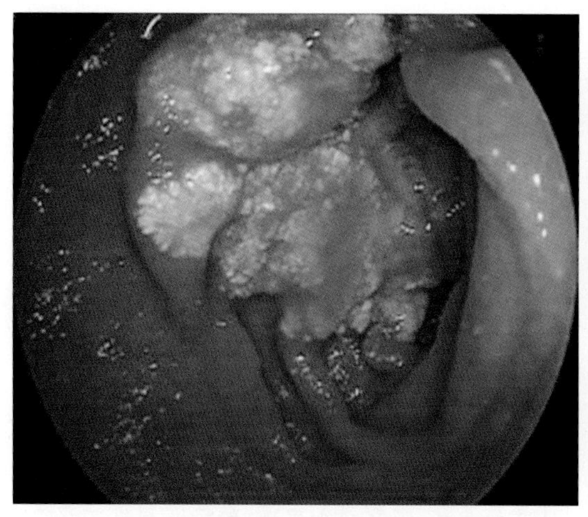

图 3-3-7　硬化治疗 1 年后复查

1 年后复查肠腔仍可见少量白色黏膜，但无血迹。

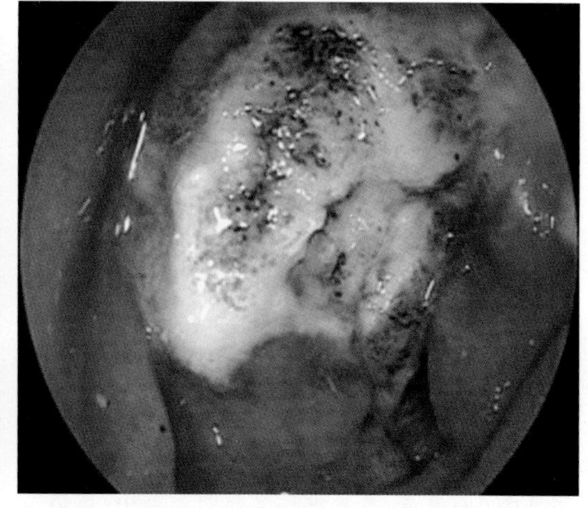

图 3-3-8　复查时予以 APC 治疗

1 年后复查，肠腔仍可见少量白色黏膜，予以 APC 治疗。

病例 2　患者男性，42 岁，因“间断黑便 2 个月”入院。外院查胃镜及结肠镜未见异常，行胶囊内镜检查，胶囊于进入幽门后 1 小时 30 分钟见到小肠内血迹，胶囊于小肠内共运行 5 小时。受出血影响，胶囊内镜未见明确出血灶。患者遂来我院行经口小肠镜检查，镜下在空肠距十二指肠悬韧带 150cm 处见一个隆起性病变，表面覆黄白色斑点样黏膜，伴有瘤体组织少量渗血，考虑为海绵状淋巴管瘤（图 3-3-9），予以组织活检并经病理检查证实（图 3-3-10）。遂予以镜下硬化注射治疗，3 个月后复查，可见淋巴管瘤明显缩小，但仍可见少量黄白色黏膜附着（图 3-3-11），遂予以 APC 治疗。1 年后复查，肠腔内无血迹，淋巴管瘤进一步缩小，几乎看不到隆起性病变（图 3-3-12）。

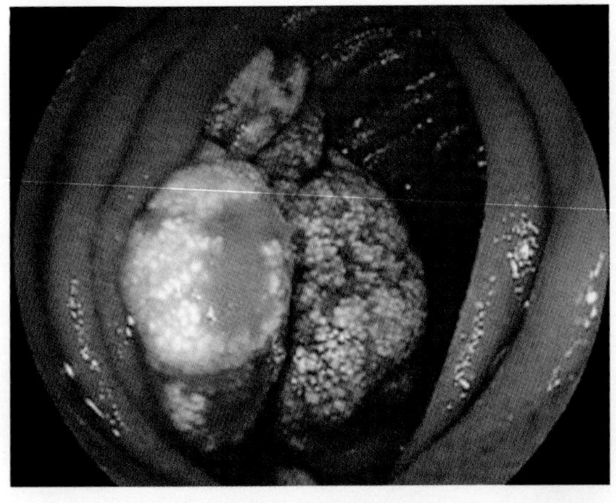

图 3-3-9 空肠脉管瘤

在空肠距十二指肠悬韧带 150cm 处见一个隆起性病变，表面覆黄白色斑点样黏膜，伴有瘤体组织少量渗血。

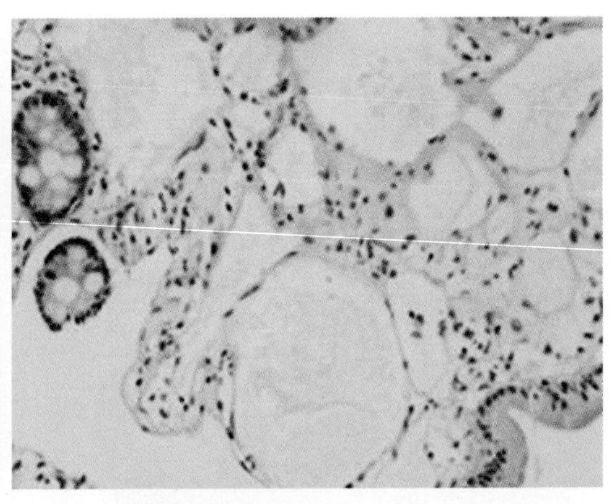

图 3-3-10 病理组织 HE 染色

组织活检并经病理检查，提示为多发淋巴管扩张（HE 染色×40 倍）。

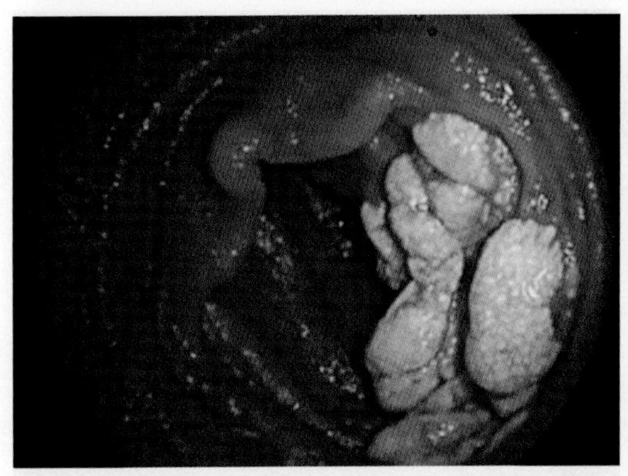

图 3-3-11 硬化治疗后 3 个月复查

3 个月后复查，可见淋巴管瘤明显缩小，但仍可见少量黄白色黏膜附着，予以 APC 治疗。

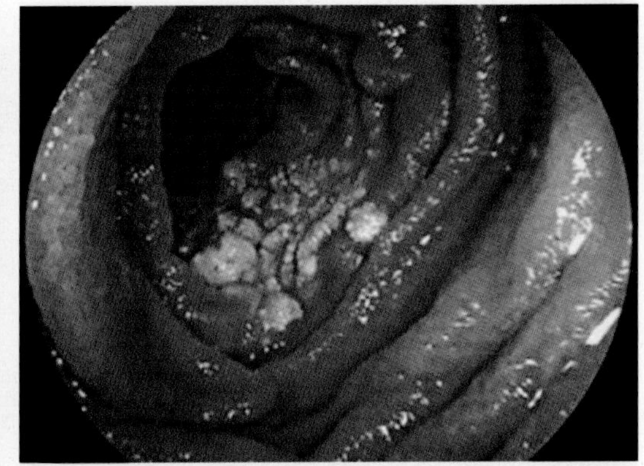

图 3-3-12 硬化治疗后 1 年复查

1 年后复查，肠腔内无血迹，淋巴管瘤进一步缩小，几乎看不到隆起性病变。

（肖年军）

参考文献

[1] FANG Y F, QIU L F, DU Y, et al. Small intestinal hemolymphangioma with bleeding: a case report[J]. World J Gastroenterol, 2012, 18(17): 2145-2146.

[2] YANG J, ZHANG Y, KOU G, et al. Jejunum Hemolymphangioma Causing Refractory Anemia in a Young Woman [J]. Am J Gastroenterol, 2019, 115(6): 126-128.

[3] ANTONINO A, GRAGNANO E, SANGIULIANO N, et al. A very rare case of duodenal hemolymphangioma presenting with iron deficiency anemia[J]. Int J Surg Case Rep, 2014, 5(3): 118-121.

[4] LIM D R, KUK J C, KIM T, et al. Surgery of multiple lymphangioma in small bowel: a rare case report of chronic gastrointestinal bleeding[J]. Ann Surg Treat Res, 2018, 94(1): 52-56.

第 3 节　腺　瘤

一、概述

小肠腺瘤相较于结肠腺瘤而言十分罕见，遗传性息肉病患者的小肠腺瘤可发生于整个小肠，在小肠遗传性疾病的相关章节中将进一步专门论述；单纯小肠腺瘤多发生于十二指肠，通常在上消化道内镜检查时被发现，而深部小肠腺瘤在其进展为腺癌前通常难以诊断。

二、诊治要点

1. **病理类型**　①管状腺瘤：多为单发，有蒂或广基息肉状；②绒毛状腺瘤和绒毛管状腺瘤：较之结肠，此类腺瘤在小肠更常见，常单发，基底部短蒂或无蒂，表面呈绒毛状或乳头状，易恶变；③Brunner 腺瘤：发生于十二指肠乳头口侧，起自十二指肠黏膜下层的 Brunner 腺，呈上皮增生性息肉样，直径小于 1cm。

2. **症状与体征**　小肠腺瘤多无症状，常因发生息肉相关并发症如肠梗阻、肠套叠、息肉表面糜烂/坏死及息肉恶变而出现腹痛、恶心/呕吐、消化道出血、消瘦等。长蒂息肉易出现肠套叠而出现反复肠梗阻及腹部包块；十二指肠壶腹部腺瘤尤其容易癌变，可导致胆道及胰管梗阻而出现相应症状与体征。

3. **辅助检查**

（1）小肠 X 线造影：气钡双重造影相较于单纯小肠造影对小肠腺瘤诊断率更高，可见充盈缺损、狭窄、肠曲推移等。

（2）CTE/MRE：较小病变在 CT 及 MR 中诊断率较低，较大病变或并发小肠梗阻或套叠的息肉在 CT/MR 中更易于诊断。另外，影像学检查有助于小肠内镜检查途径、治疗方式的进一步选择。

（3）内镜：小肠胶囊内镜对较小的小肠腺瘤的检出率与气囊辅助式小肠镜相当；气囊辅助式小肠镜是小肠腺瘤诊断最直接的方式，能获得组织病理，并可能进行同期内镜下微创治疗（详见本节经典病例部分）。

4. **治疗**　小肠腺瘤可导致严重并发症，并有一定的癌变率，通常一经诊断，即需要行内镜或手术切除病灶；目前随着小肠内镜治疗技术经验的积累，在外科医师保驾的前提下，小肠镜下息肉切除已成为首选（详见第四篇第 3 章“小肠息肉切除术”）。

三、经典病例及内镜下表现

病例 1　患者男性，42 岁，确诊为家族性腺瘤性息肉病（familial adenomatous polyposis，FAP），行全结直肠切除+回肠造瘘术后 3 年，因“间断腹泻”要求行小肠镜检查。经口小肠镜检查：进镜约至第 3 组小肠（距幽门约 320cm 处）。十二指肠球部前壁近球角处见一个扁平息肉样隆起，大小约 8mm×8mm，无蒂，基底部注射肾上腺素生理盐水后行 EMR 治疗，对残根创面予以钛夹夹闭，所见空肠和部分回肠黏膜光滑（图 3-3-13）。

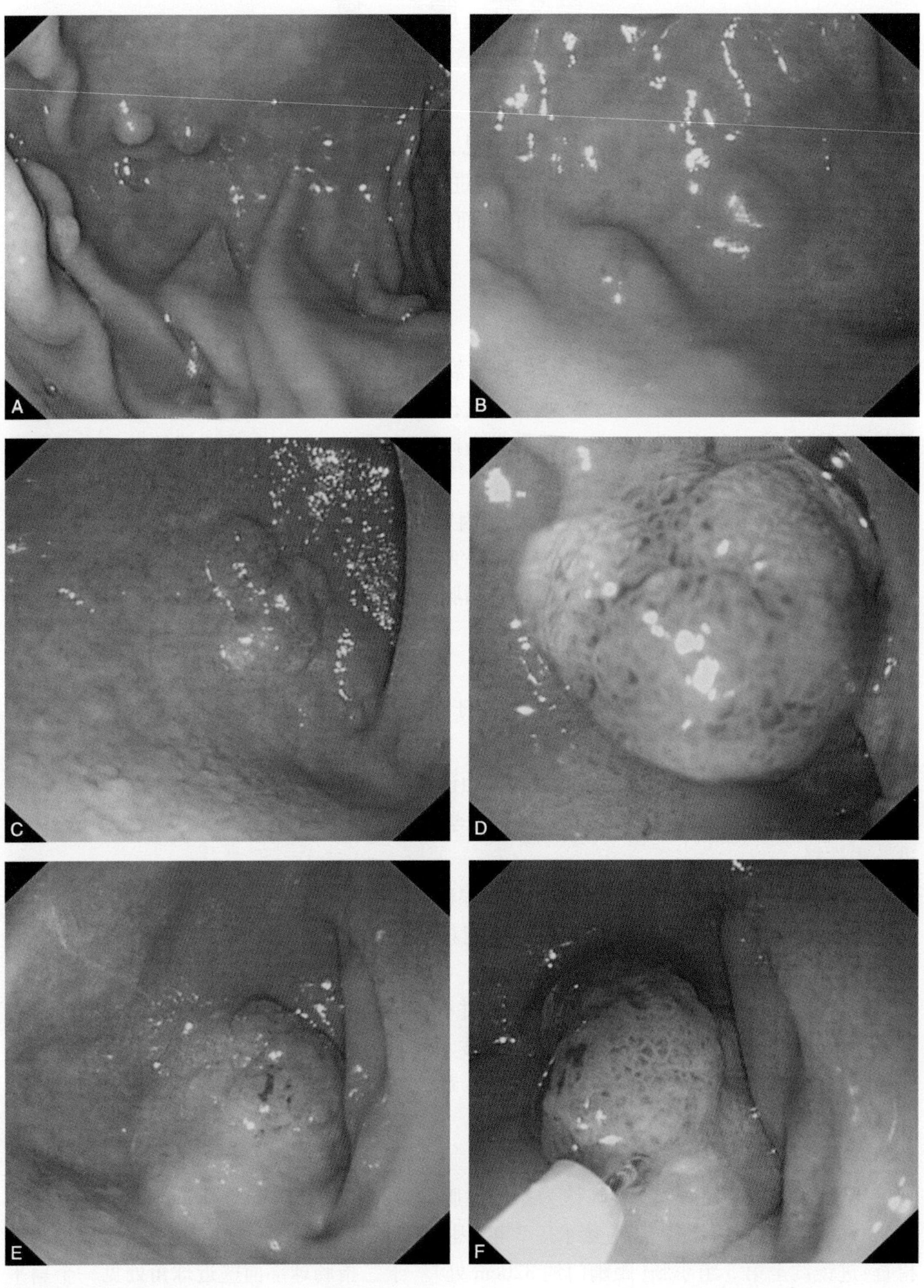

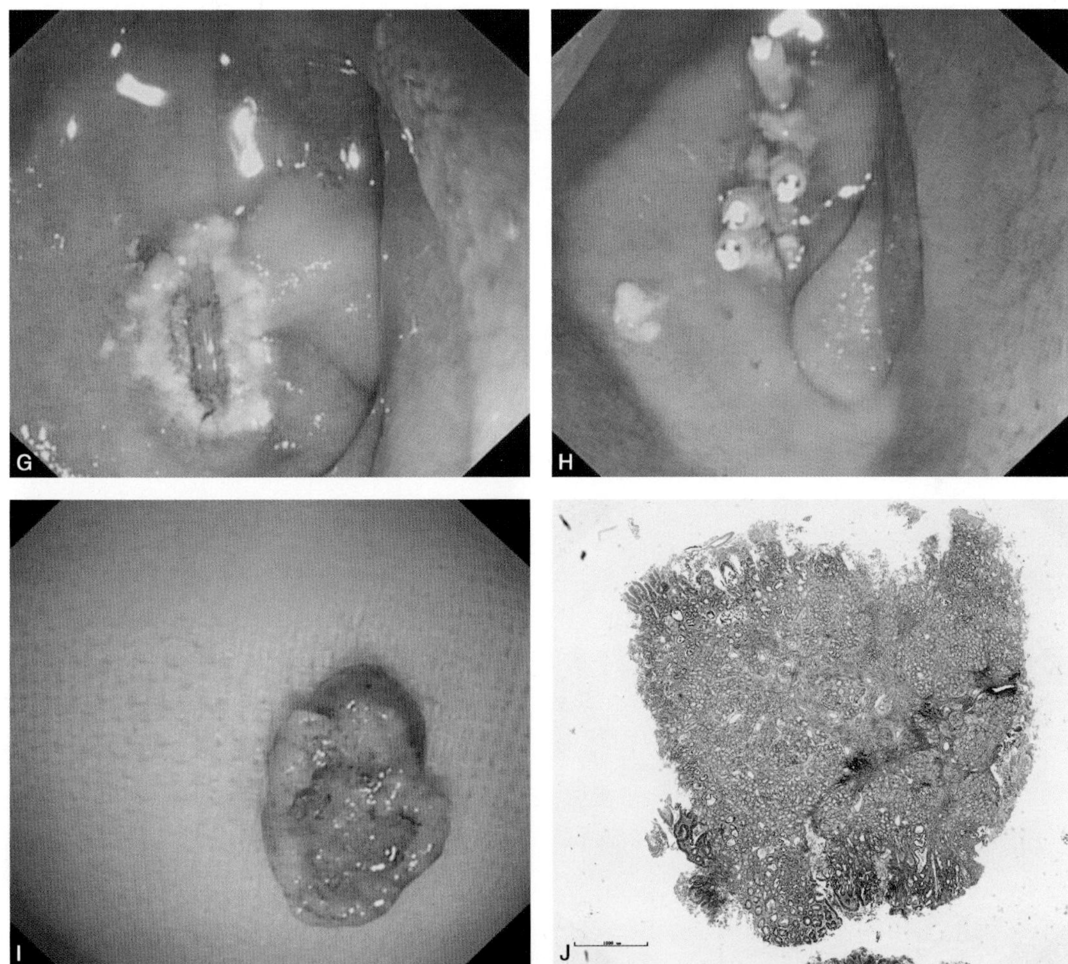

图3-3-13　十二指肠无蒂腺瘤性息肉

A、B. 十二指肠球部小息肉；C、D. 十二指肠无蒂腺瘤性息肉；E、F. EMR切除腺瘤；G、H. 金属夹封闭创面；I. 标本体外观；J. 组织病理（HE染色）。

病例2　患者男性，22岁，Peutz-Jeghers综合征家族史，结肠息肉伴梗阻外科术后，小肠多发息肉镜下切除术后，此次为复查行小肠镜检查。经口小肠镜检查：进镜约至距幽门310cm处肠段，该处空肠可见1枚约0.6cm亚蒂息肉，表面光滑，于基底注射生理盐水0.5ml后以高频电流圈套摘除，对残根创面予以钛夹夹闭（图3-3-14）。另见2枚约0.2cm息肉，无蒂，表面光滑，未予处理。

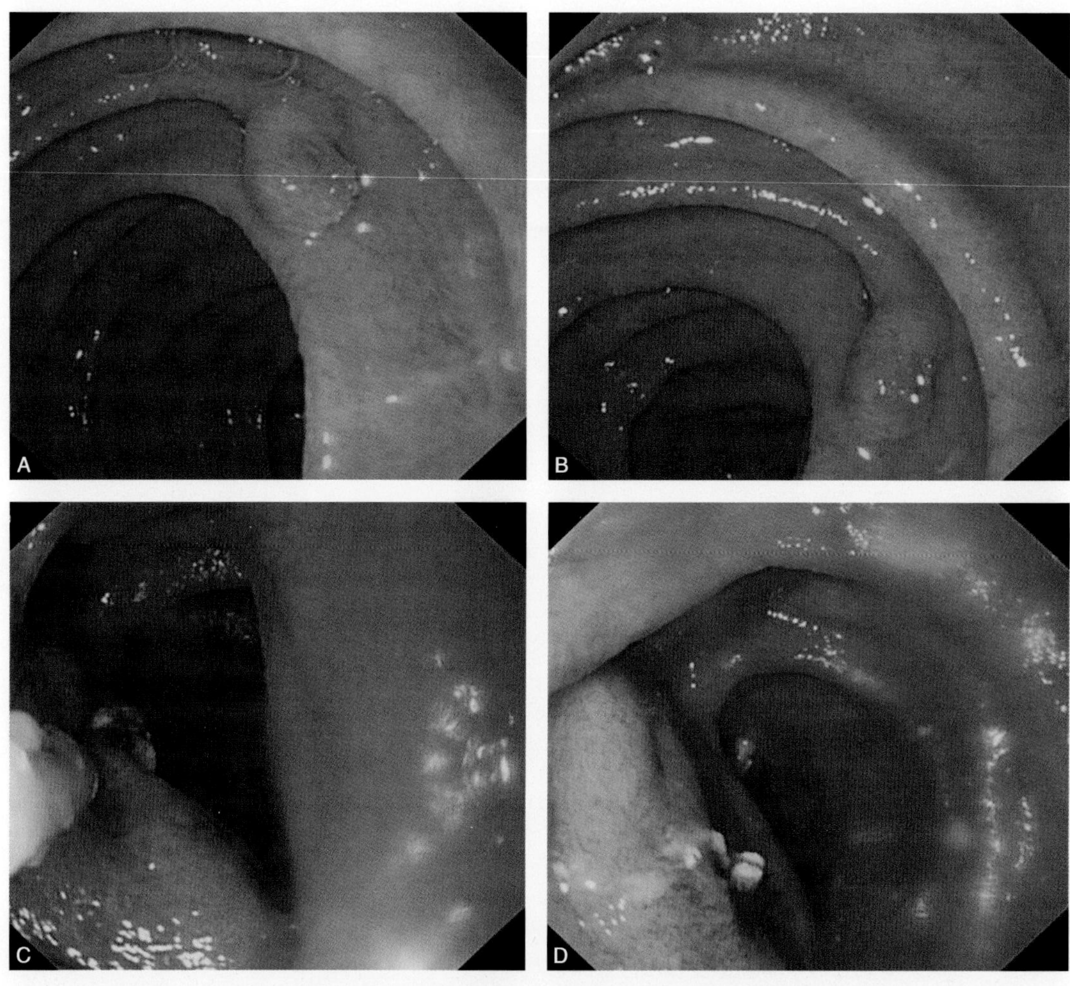

图 3-3-14 Peutz-Jeghers 综合征空肠腺瘤性息肉
A、B. 空肠息肉；C、D. EMR 切除息肉。

（李白容）

参考文献

[1] 戈之铮，刘文忠. 小肠病学——基础与临床[M]. 上海：世界图书出版公司，2005.

[2] AOIFE M，KIERAN S. Primary small bowel adenomas and adenocarcinomas—recent advances[J]. Virchows Archiv，2018，473(2)：265-273.

第 4 节 腺 癌

一、概述

小肠腺癌的起病尚不清楚，相关危险因素与结肠癌相似。原发性小肠腺癌发生率较低，占全消化道恶性肿瘤的 0.6%～3.2%，男女比例约 2∶1，好发年龄为 50～60 岁。发生部位空肠较回肠略多，发生于空肠者多位于距十二指肠悬韧带约 50cm 以内的近端空肠，发生于回肠者多位于距回盲瓣约50cm的远端回肠。

二、诊治要点

1. 病因 常见危险因素包括克罗恩病、乳糜泻、神经纤维瘤病等。小肠腺癌的发生与结肠癌的腺瘤-腺癌途径相似，腺瘤是常见的癌前疾病，其中家族性腺瘤性息肉病（FAP）癌变最为多见。也有人认为，十二指肠和空肠近端的腺癌或许与胆汁中的某些胆酸（如脱氧胆酸、原胆酸等）在细菌作用下的降解产物及致癌作用有关。克罗恩病可以发生腺癌，部位以回肠为主。小肠腺癌的发生常伴有基因改变，如癌基因激活、抑癌基因缺失等。

2. 临床表现

（1）腹痛：一般为慢性腹痛，与饮食关系不密切。多位于上腹正中或偏右，呈持续性钝痛、胀痛、隐痛，并逐渐加重，致食欲减退、消瘦、乏力。并发肠梗阻、肠穿孔时，腹痛剧烈。

（2）梗阻症状：环形狭窄病变常以慢性不全性肠梗阻为主要表现，肿块呈浸润性生长，使肠腔僵硬、狭窄，出现肠梗阻。患者常有呕吐、腹胀，呕吐物为胃内容物，带有胆汁或血性内容物；排气、排便不畅。

（3）消化道出血：较常见，溃疡型腺癌表面因血管糜烂、破溃，可出现阵发性或持续性消化道出血。多数为慢性失血，化验大便潜血阳性，若长期慢性失血，则有贫血。部分以黑便为主，病变累及较大血管时，可有大量出血，表现为便血，大便呈红色血便，偶有呕血，甚至短时间内出现低血容量性休克。

（4）腹部包块：小肠腺癌的体积一般不大，很少出现肿物，有报道约1/3的患者就诊时可扪及腹部包块，可能为梗阻近端扩张、增厚的肠管。向腔外生长者有时也可扪及包块，可有压痛，消瘦者肿块界限清楚。

（5）黄疸：十二指肠降部肿瘤80%是以黄疸为主要症状。肿块压迫胆总管或十二指肠乳头部而引起胆管阻塞，发生梗阻型黄疸。早期呈现波动性，后期呈持续性并逐渐加深。

小肠腺癌的临床表现缺乏特异性。对具有慢性腹痛史、消化道出血史，近期出现食欲减退、消瘦、乏力，或有不完全性肠梗阻表现和贫血症者应想到本病的可能。CTE、MRE等检查可协助诊断。内镜钳取活组织，进行组织病理学检查，可明确诊断。

3. 辅助检查

（1）血常规检查：可出现小细胞低色素性贫血。

（2）大便隐血试验可为阳性。

（3）十二指肠壶腹部肿瘤可出现血清结合胆红素增高。

（4）X线钡剂检查：可见小肠腺癌各型的异常表现。

（5）内镜检查：十二指肠腺癌可用十二指肠镜，确诊率为90%～100%。不仅可确定肿瘤位置、大小，还可取活检以确诊。近端空肠可用小肠镜，末端回肠可用电子结肠镜检查。

（6）CT扫描：表现为不规则软组织肿块，向腔内、外生长，增强后肿块呈轻至中度强化，局部肠壁不规则或环形增厚，肠腔狭窄，少数小肠腺癌仅单纯表现为局限性肠壁增厚。有时坏死的肿块内有气体或造影剂进入，则提示有溃疡形成。另常有肠系膜或腹膜淋巴结转移，其转移的淋巴结通常不如淋巴瘤波及的淋巴结大。

（7）MRI：表现为肠壁明显增厚及突向肠腔内的软组织肿块影，肠腔环形狭窄，T_1WI上呈等低信号，T_2WI上呈略高信号；中心的坏死在T_1WI上呈低信号，T_2WI上呈明显高信号，增强扫描后病灶呈均匀或不均匀强化，中心的坏死灶不强化。

4. **诊断** 结合实验室化验及内镜检查、病理诊断该病，影像学检查确定有无周围淋巴结及远处转移，明确疾病分期。

5. **鉴别诊断** 需要与十二指肠良性溃疡、小肠淋巴瘤、克罗恩病等鉴别，通过内镜下病变形态及病理鉴别。

6. **治疗** 小肠腺癌以手术治疗为主，尤其出现梗阻、出血等并发症者。小肠腺癌对放疗不敏感，对化疗亦不敏感。仅少数病例化疗可控制进展，缓解症状。可给予氟尿嘧啶（5-Fu）、丝裂霉素（MMC）或顺铂（DDP）。

三、经典病例及内镜下表现

病例 1 患者女性，47 岁，因"间断恶心、呕吐 1 个月"就诊。经口小肠镜检查：十二指肠降段距乳头远端约 6cm 处见环形病变，边界清楚，表面结节状、糜烂、溃疡、组织僵硬，肠腔狭窄，镜身可通过，外套管不能通过（图 3-3-15）。

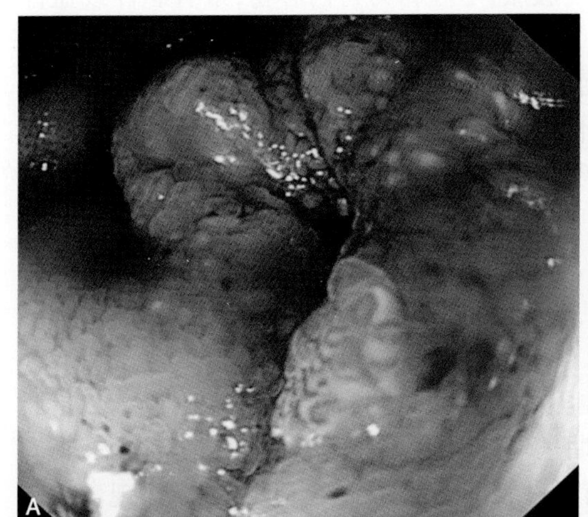

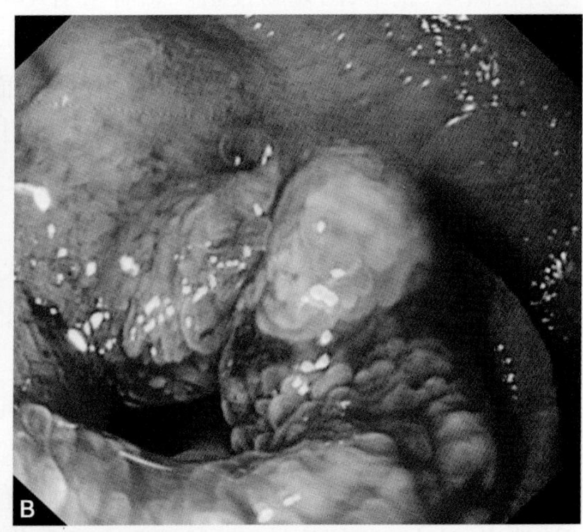

图 3-3-15 十二指肠降段肿瘤

术后病理：（十二指肠降段病变）低分化腺癌（图 3-3-16）。

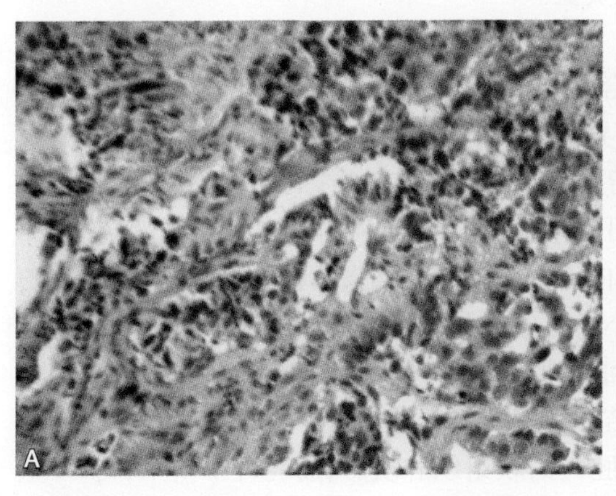

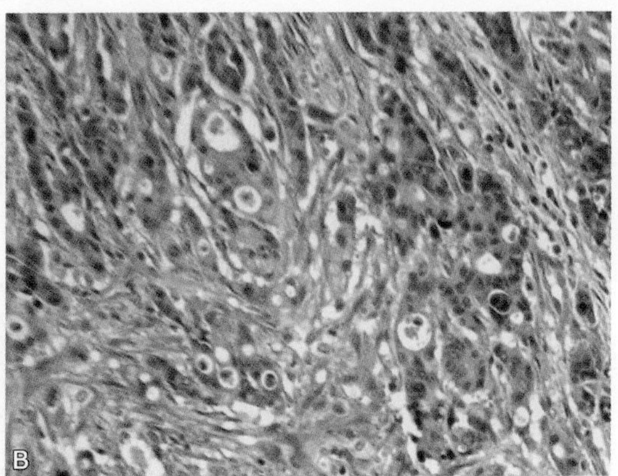

图 3-3-16 病理：低分化腺癌

病例 2　患者男性，58 岁，因“间断黑便 2 年”就诊。经胃镜、肠镜检查，分别诊断为“慢性胃炎、结肠息肉”。经口小肠镜检查：进镜至小肠距幽门 40cm 处，见空肠上段环腔生长菜花状肿物，肠腔狭窄，肿物表面充血、糜烂、溃疡、污秽苔（图 3-3-17）。

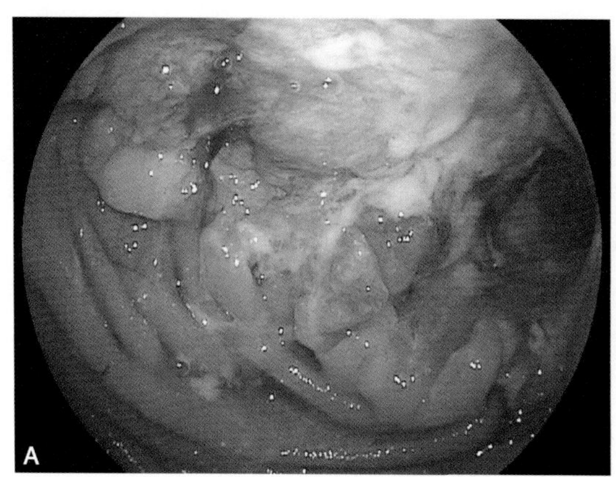

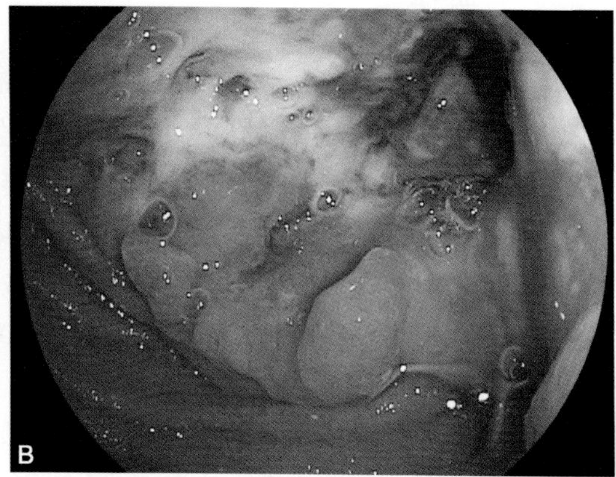

图 3-3-17　**空肠上段肿瘤**

术后病理：溃疡隆起型中-低分化腺癌，肿物大小为 6.5cm×6cm×3cm，肿物侵及浆膜，未见淋巴结转移（图 3-3-18，图 3-3-19）。

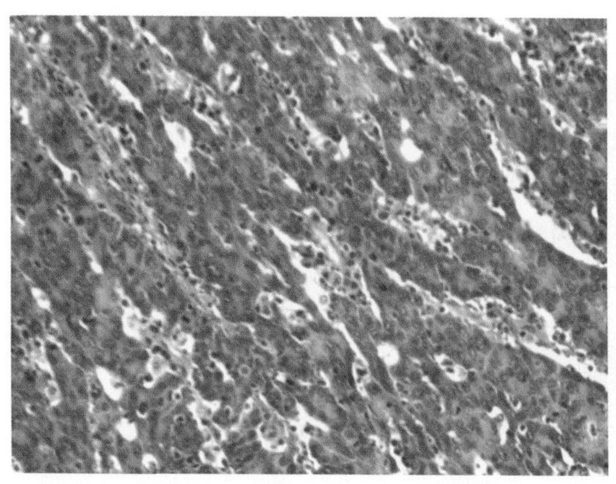

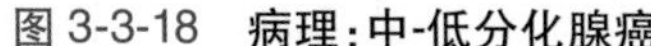

图 3-3-18　**病理：中-低分化腺癌**

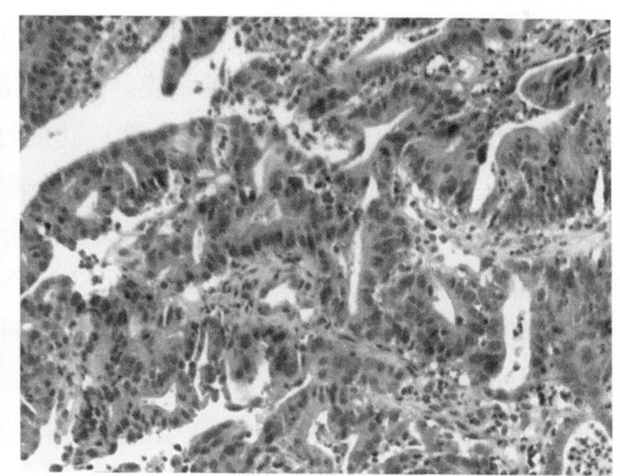

图 3-3-19　**免疫组化：中-低分化腺癌**

（银　新）

参考文献

[1] ZAANAN A, APARICIO T, AFCHAIN P, et al. Advanced small bowel adenocarcinoma: Molecular characteristics and therapeutic perspectives[J]. Clin Res Hepatol Gastroenterol, 2016, 40(2): 154-160.

[2] LECH G, KORCZ W, KOWALCZYK E, et al. Primary small bowel adenocarcinoma: current view on clinical features, risk and prognostic factors, treatment and outcome[J]. Scand J Gastroenterol, 2017, 52(11): 1194-1202.

[3] RAGHAV K, OVERMAN M J. Small bowel adenocarcinomas-existing evidence and evolving paradigms[J]. Nat Rev Clin Oncol, 2013, 10(9): 534-544.

第5节　神经内分泌肿瘤

一、概述

神经内分泌肿瘤(neuroendocrine neoplasms, NENs)泛指所有起源于肽能神经元和神经内分泌细胞的一类异质性肿瘤。根据是否可分泌激素及产生相应的临床症状，被分为功能性 NENs 和无功能性 NENs。消化系统胃肠胰神经内分泌肿瘤为最多见的 NENs。近年来，小肠神经内分泌肿瘤(small intestinal neuroendocrine neoplasms, SI-NENs)的诊断率明显上升。SI-NENs 早期诊断较难，过去多在查见其他部位转移灶后寻找原发灶时或不经意间得以发现，近年来由于小肠镜等技术的应用，超过 60% 的 SI-NENs 在未发生远处转移之前就得以发现。

SI-NENs 好发于 50 岁以上人群，男性较女性多见，每年发病率为 0.32/10 万～1.12/10 万。SI-NENs 约占所有 NENs 的 20%，SI-NENs 占所有小肠肿瘤的 30%～50%。

二、诊断要点

1. **临床表现**　SI-NENs 早期一般无明显症状。随着肿瘤生长，十二指肠 NENs 患者可能出现上腹痛、上消化道出血、贫血、黄疸等症状，十二指肠 NENs 有部分是促胃液素瘤或生长抑素瘤，可导致产生相应症状。空回肠 NENs 患者最常见的症状为非特异性腹痛，疼痛原因为小肠蠕动障碍、小肠梗阻及肠系膜纤维化引起的肠系膜缺血等，少部分患者因发生肠梗阻就诊，其他全身症状包括乏力、消瘦等。功能性的空回肠 NENs 可释放 5-羟色胺、激肽和血管舒缓素，大量上述物质进入血液循环，却不能被门静脉或肺循环清除，导致产生腹泻、支气管痉挛、右心衰竭、皮肤潮红等一系列类癌综合征的症状。

2. **实验室检验**　血浆 CgA 是诊断 SI-NENs 较灵敏的肿瘤标志物，是必选的生化指标，并且可预测患者预后，但是应用质子泵抑制剂，以及患慢性肾衰竭、慢性萎缩性胃炎、肝硬化、心力衰竭、肝细胞癌、甲状腺髓样癌，可能会影响 CgA 的水平。十二指肠 NENs 患者还应检测促胃液素、生长抑素、生长激素、皮质醇；空回肠 NENs，特别是有类癌综合征的患者，应检测 24 小时尿 5-羟吲哚乙酸。

3. **影像学检查**　CT 及 MRI 能够明确 SI-NENs 病变部位、大小及肿瘤与周围组织器官的关系，有无周围淋巴结转移，以及是否存在其他器官的远处转移等。另外，其他影像学检测手段如生长抑素受体显像、PET-CT 等亦可协助 SI-NENs 的诊断。

4. **内镜检查**　SI-NENs 内镜下多表现为黏膜下的隆起性病变，部分表面伴有溃疡。功能性的 SI-NENs 病变通常为多发。十二指肠球部及水平段的 NENs 可经胃镜检查发现，结肠镜能发现部分末段回肠的 NENs。小肠镜可直视下观察整个小肠，并可进行组织活检，是诊断 SI-NENs 最有效的工具，胶囊内镜适用于无法耐受小肠镜检查的患者，但对可疑小肠狭窄的患者存在嵌顿的风险，不能准确定位肿瘤且无法获取活检组织。超声内镜可以协助局部肿瘤的分期。

5. **诊断**　诊断的“金标准”是病理组织学和免疫组化检测，超声内镜、CT 及 MRI、PET-CT 等影像学手段可以协助判断肿瘤的分期。

6. **病理及组织学分型** 神经内分泌肿瘤具有典型的组织病理学形态特点，光镜下瘤细胞排列成实性巢状、缎带状、小梁状或腺管样，肿瘤细胞形态均匀一致，为小细胞或中等大细胞，多边形，胞质中等量或丰富，嗜伊红、双染或透亮，部分呈细颗粒状，核圆形或卵圆形，大小形态规则，染色质呈颗粒状，核仁一般不明显，在瘤细胞巢外周有丰富的小血管和数量不等的纤维间质环绕。

组织学上根据分化程度不同，SI-NENs 分为高分化神经内分泌肿瘤和低分化神经内分泌肿瘤，后者又称神经内分泌癌。按照增殖活性及组织学分类，NENs 可分为：①G1 级（低级别）：核分裂象≤1 个/10HPF，Ki-67 指数≤2%；②G2 级（中级别）：核分裂象为（2~20）个/10HPF，Ki-67 指数为 3%~20%；③G3 级（高级别）：核分裂象>20 个/10HPF，Ki-67 指数>20%。

7. **治疗** 内镜或手术切除是达到根治效果的唯一手段。目前对于局限于黏膜及黏膜下层、无淋巴结及远处转移且镜下可以完全切除的 SI-NENs，可通过内镜进行治疗，主要包括内镜下黏膜切除术和内镜黏膜下剥离术，均具有良好的安全性和有效性、较高的肿瘤完整切除率。对于术后病理学检查证实为切缘阳性或者具有高危因素的患者，应及时追加根治性外科手术。

对于无法行内镜或手术切除的患者，可应用全身药物、局部介入治疗等。目前可用于 SI-NENs 的药物包括生长抑素类似物、干扰素、依维莫司和化疗等；对于不同分级的患者，首选的治疗方案不同。局部治疗主要是针对肝转移灶的射频消融治疗、肝动脉（化疗）栓塞等。生长抑素受体显像阳性的 SI-NENs（G1/G2）患者可考虑肽受体放射性核素治疗。

8. **预后** SI-NETs 预后与肿瘤大小、病理分期、分化程度、淋巴管浸润、淋巴结转移、肿瘤的浸润深度和手术效果等多种因素有关。SI-NETs 患者 5 年生存率为 40%~70%，不同地区的差异可能与社会和自然因素以及医疗决策不同有关。

三、经典病例及内镜下表现

病例 1 患者男性，52 岁。双气囊小肠镜在回肠末端见一个大小为 1.5cm×1.5cm 的黏膜下病变，表面凹陷，见溃疡瘢痕（图 3-3-20A~C）。外科手术病理示（小肠）神经内分泌肿瘤（G1，图 3-3-20D~F）。免疫组化示 CK（+），CgA（+），Syn（+），CD56（-），Ki-67 指数<2%。

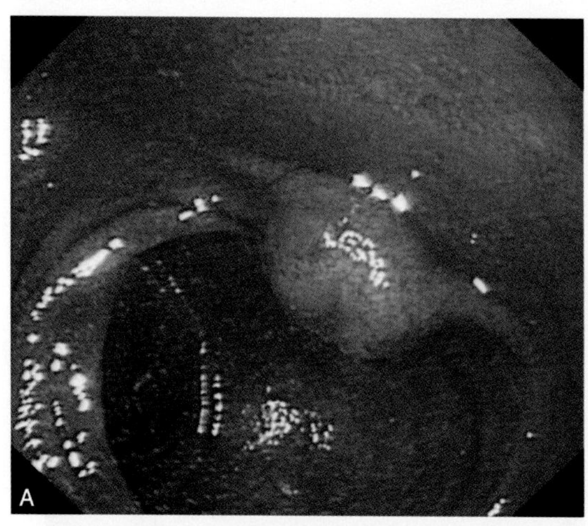

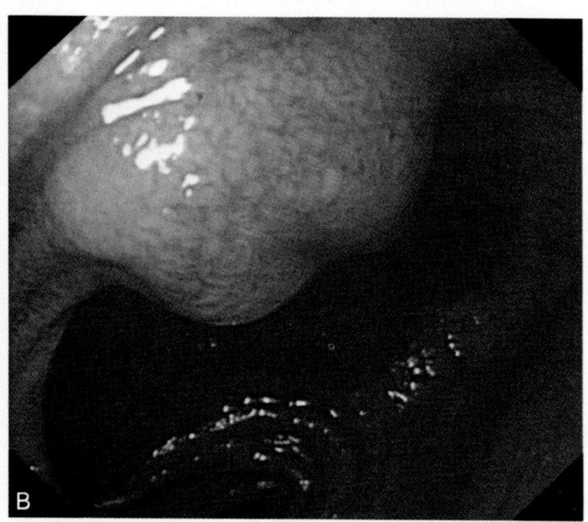

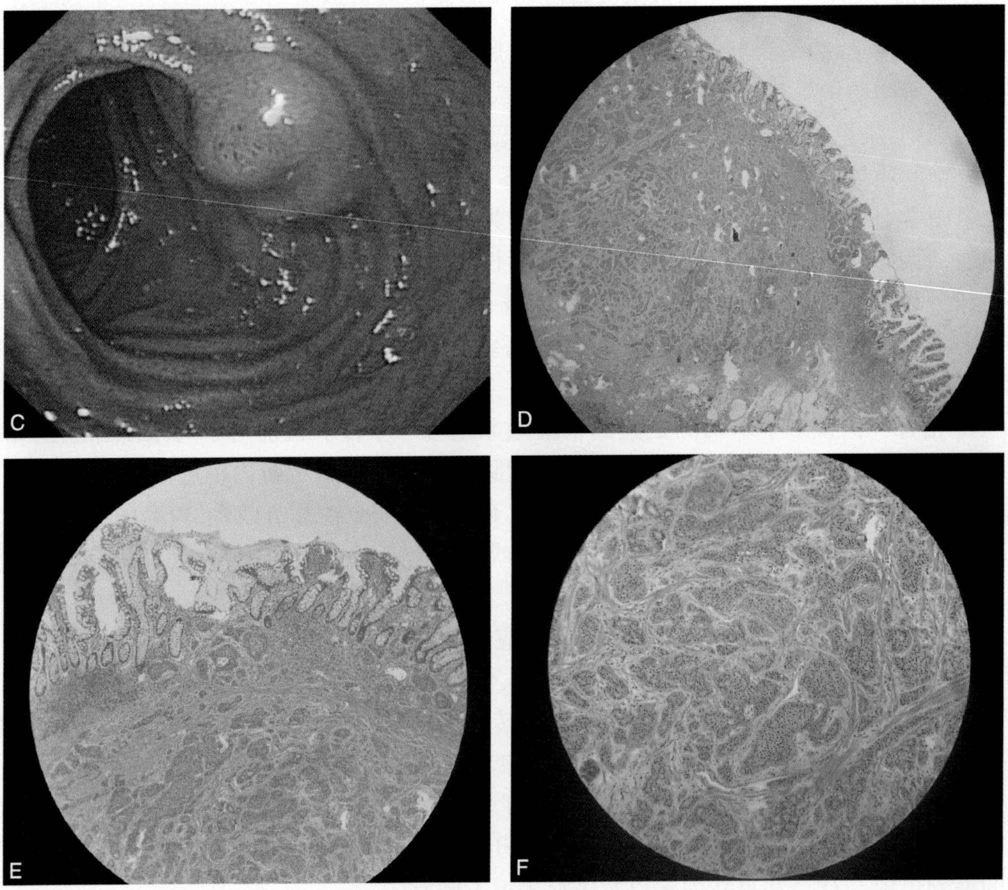

图 3-3-20 回肠末端神经内分泌肿瘤
A～C. 回肠末端黏膜下病变、表面凹陷；D～F. 活检组织诊断为神经内分泌肿瘤。

病例 2 患者女性，57 岁。SBE 在空肠中上段见一个环 2/3 周巨大黏膜隆起性病变，病变表面不规则溃疡形成，覆白苔，病变致管腔明显狭窄，管壁僵硬，镜身无法通过，管腔口侧端可见宿食块残留（图 3-3-21A、B）。于病变口侧端行卡纳琳黏膜下注射标记（图 3-3-21C）。外科手术术后病理示（小肠）神经内分泌肿瘤（G3，神经内分泌癌，图 3-3-21D～F），两端切线未查见癌，肠周淋巴结 11 枚，其中 2 枚查见转移癌（2/11）。免疫组化示 Syn（+），CgA（+），Ki-67 指数约为 50%。

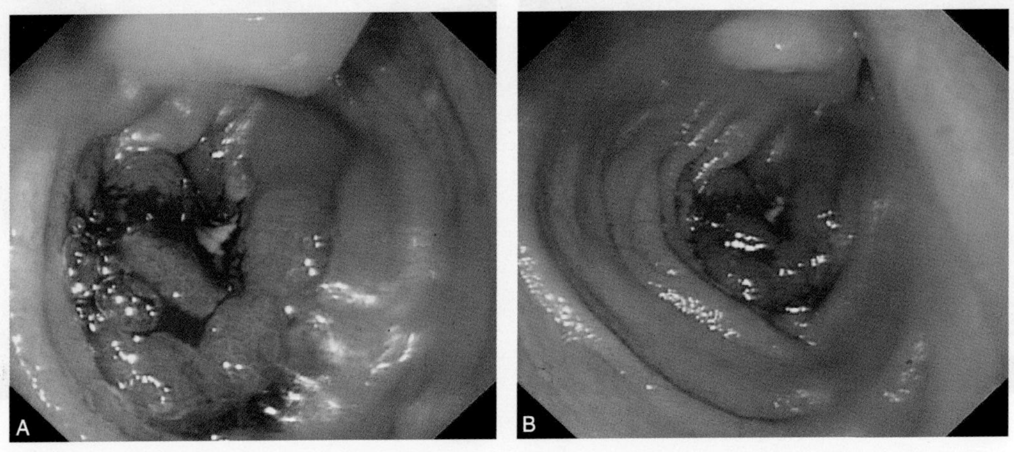

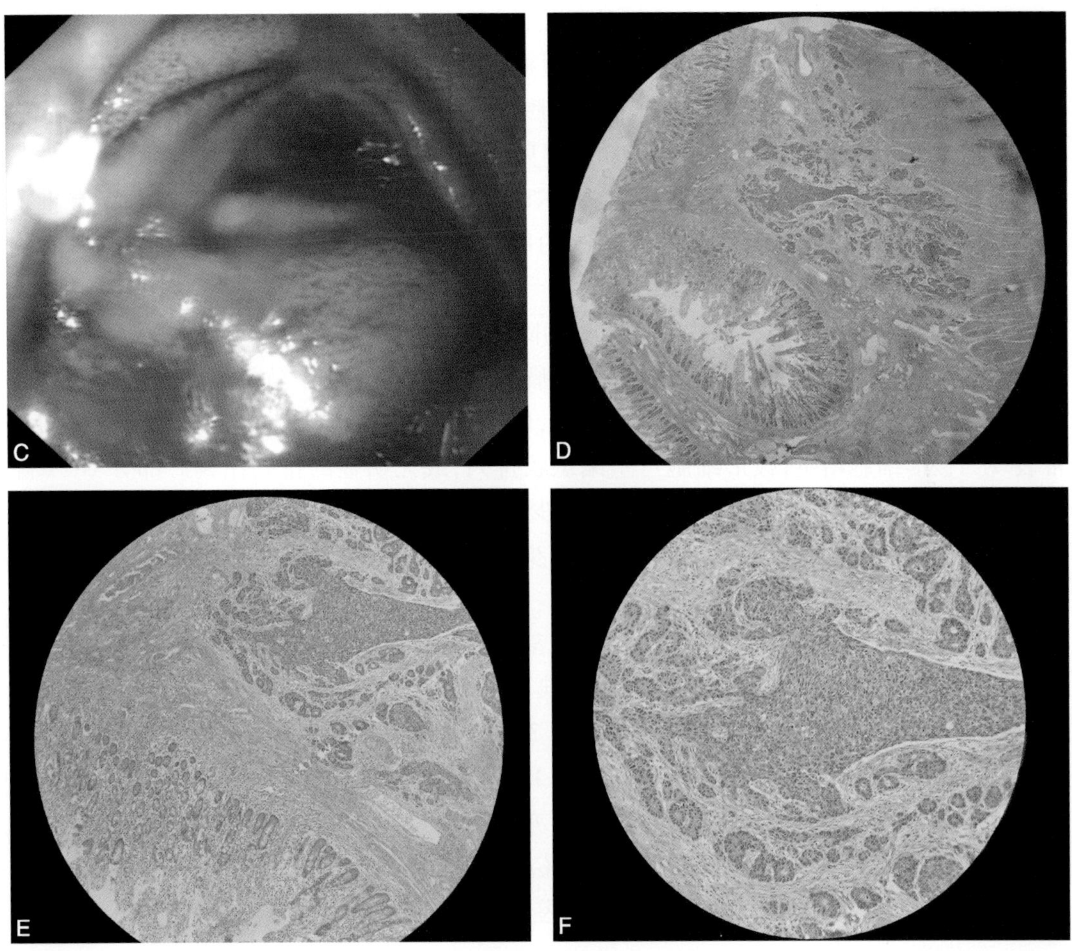

图3-3-21　空肠中上段神经内分泌肿瘤

A、B. 空肠巨大黏膜隆起性病变，表面不规则溃疡形成，病变致管腔明显狭窄，病变口侧端可见宿食块残留；C. 病变口侧端行卡纳琳黏膜下注射标记；D~F. 活检组织诊断为神经内分泌肿瘤。

（任　斌　马　田）

第6节　间　质　瘤

一、概述

间质瘤是肠道最常见的间叶组织肿瘤，小肠间质瘤好发于近端小肠，主要见于中老年患者，40岁以下者很少出现。间质瘤的确诊依赖于 *c-kit* 或 *PDGFRA* 基因的激活突变的检出，其生物学行为与肿瘤大小、核分裂象及肿瘤位置有关。与胃间质瘤相比，小肠间质瘤的预后更差。

二、诊治要点

1. 病因　超过80%的间质瘤是由 *c-kit* 基因所致；此外，*PDGFRA* 基因突变也可导致间质瘤的发生，儿童间质瘤多为 *SDHx* 基因缺陷所致。

2. **症状** 小肠间质瘤多表现为腔外生长，因而诊断时通常瘤体体积较大，肿瘤表面形成溃疡，可伴有出血；其他常见临床表现为腹痛、腹部包块、肠道梗阻、体重减轻等。1/7～1/6 的小肠间质瘤生长于十二指肠，其引起壶腹部梗阻可导致黄疸、胰腺炎等。肝脏和腹膜是间质瘤常见的转移部位，区域淋巴结转移罕见。

3. **辅助检查** 疑诊患者首选小肠增强 CT 检查，对小肠间质瘤的诊断及分期有重要价值；MRI 对间质瘤肝转移的诊断有更高的敏感性。小肠镜下表现详见本节经典病例部分。

4. **组织活检** 对于外科或内镜手术可切除的小肠间质瘤患者，不推荐进行术前活检。然而，对于高度怀疑为转移性间质瘤或是肿瘤切除术前需进行伊马替尼辅助治疗的小肠间质瘤患者，建议进行组织活检及病理检查，以确认间质瘤的诊断。组织学上，间质瘤通常表现为梭形细胞增生，梭形细胞可呈编织状排列，或无明显的排列结构。部分 GIST 除梭形细胞外，夹杂片状或灶性上皮样细胞。少部分 GIST 可完全由上皮样细胞构成。免疫组化标记通常 CD34、CD117 及 Dog-1 阳性，少数野生型者可为阴性，常伴有 SDHB 表达缺失。

5. **诊断** 临床根据症状与体征、影像学表现及镜下特点可拟诊为小肠间质瘤，组织病理学仍是间质瘤确诊的“金标准”，主要根据典型组织形态、免疫组化检测 CD117 及 DOG1、*c-kit* 及 *FDGFRA* 突变检测结果进行诊断（图 3-3-22）。组织形态符合间质瘤时，CD117 及 DOG1 弥漫阳性者可诊断为间质瘤；CD117 及 DOG1 仅两者之一为阳性或两者均阴性时，基因检测 *c-kit* 及 *FDGFRA* 两者之一有突变者亦可诊断为间质瘤；组织形态符合间质瘤且 CD117 及 DOG1 均阴性，基因检测 *c-kit* 及 *FDGFRA* 两者均未见突变时，排除其他肿瘤后，可诊断为野生型间质瘤。与其他间叶源性肿瘤鉴别的标记物见表 3-3-1。

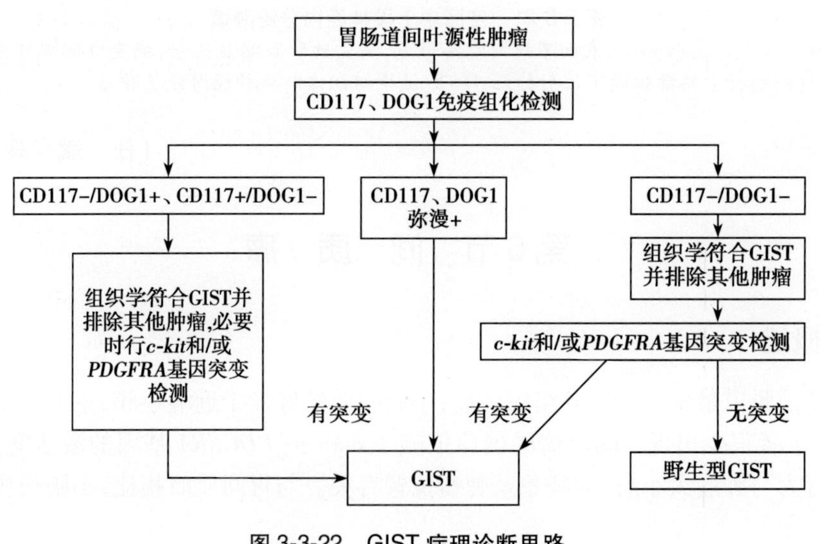

图 3-3-22 GIST 病理诊断思路

6. **鉴别其他间叶组织肿瘤**(表 3-3-1)

表 3-3-1 胃肠梭形细胞肿瘤的免疫组化鉴别

类型	CD117	CD34	SMA	S100	Desmin	PKCθ	DOG-1
间质瘤	+(>95%)	+(60%~70%)	+/-(30%~40%)	-(5%+)	罕见	+(72%)	+(97%)
平滑肌瘤	-	+(10%~15%)	+	-	+		
平滑肌肉瘤	-	-	+	-	+	+(10%)	-
神经鞘瘤	-	-	-	+	-	+(10%)	-

7. **疾病危险分级及进展风险** 目前小肠间质瘤的危险分级常用 Joensuu 等修订的 NIH GIST 危险分级标准。小肠间质瘤满足以下四者之一即为高危:①肿瘤直径>5cm;②核分裂象>10 个/50HPF;③肿瘤直径>2cm 且核分裂象为(6~10)个/50HPF;④肿瘤破裂。极低危者为肿瘤直径≤2cm 且核分裂象≤5 个/50HPF;低危者为肿瘤直径为 2~5cm 且核分裂象≤5 个/50HPF;其余均为中危。疾病进展风险参照表 3-3-2。

表 3-3-2 2017 年美国癌症联合会(American Joint Committee on Cancer,AJCC)小肠间质瘤恶变风险

分期	大小/cm	核分裂象	疾病进展率
ⅠA 期	≤5	低	0~4%
Ⅱ期	>5~10	低	24%
ⅢA 期	>10	低	52%
	≤2	高	50%
ⅢB 期	>2~5	高	73%
	>5~10	高	85%
	>10	高	90%

8. **治疗** 局限性小肠间质瘤可直接行外科手术切除,目前尚缺乏内镜下切除小肠间质瘤的经验,不作为常规治疗。不可直接切除或切除风险较大者可先行靶向药物酪氨酸激酶抑制剂(伊马替尼)治疗,待瘤体缩小后手术切除;推荐手术病理评估为中高危复发者进行术后的靶向药物辅助治疗。伊马替尼靶向治疗也是不可切除及复发小肠间质瘤的一线治疗方法。

三、经典病例及内镜下表现

小肠镜检查是目前手术前诊断小肠间质瘤最重要的手段。镜下表现为光滑、干净的黏膜下肿物,表面通常伴有糜烂、溃疡,溃疡可单发也可多发,溃疡处多有近期出血表现,如血管断端、血栓头及血痂附着等,接触后易出血。对于肠腔内生长型间质瘤,只要插入深度足够,诊断并不困难。但对于以腔外生长为主的小肠间质瘤,小肠镜检查中易漏诊。其一,由于间质瘤为黏膜下肿物,这使得肿物在肠腔内隆起十分不明显;其二,伴有出血的间质瘤表面的糜烂或血管断端可能非常微小,易被空肠较深的皱襞遮挡;其三,空肠活跃的蠕动也会干扰病变的检出。对怀疑间质瘤的临床病例行小肠镜检查时,要求较好地控制肠腔充气量,充气过多时,肿物隆起可能无法显示;充气过少或肠蠕动活跃时,可能直接越过病变。

病例 1 降段乳头旁见巨大、不规则的隆起性肿物,其上见 3 处深溃疡,底覆白苔及陈旧血痂(图 3-3-23)。病理诊断为(十二指肠)黏膜轻度慢性活动性炎,黏膜下可见少许梭形细胞增生,结合免疫组化,考虑为间质瘤。免疫组化:CEA(弱+),CKpan(-),Ki-67 指数(15%+),P53(+),CD117(+),Dog-1(+),Desmin(+),CD34(+)。

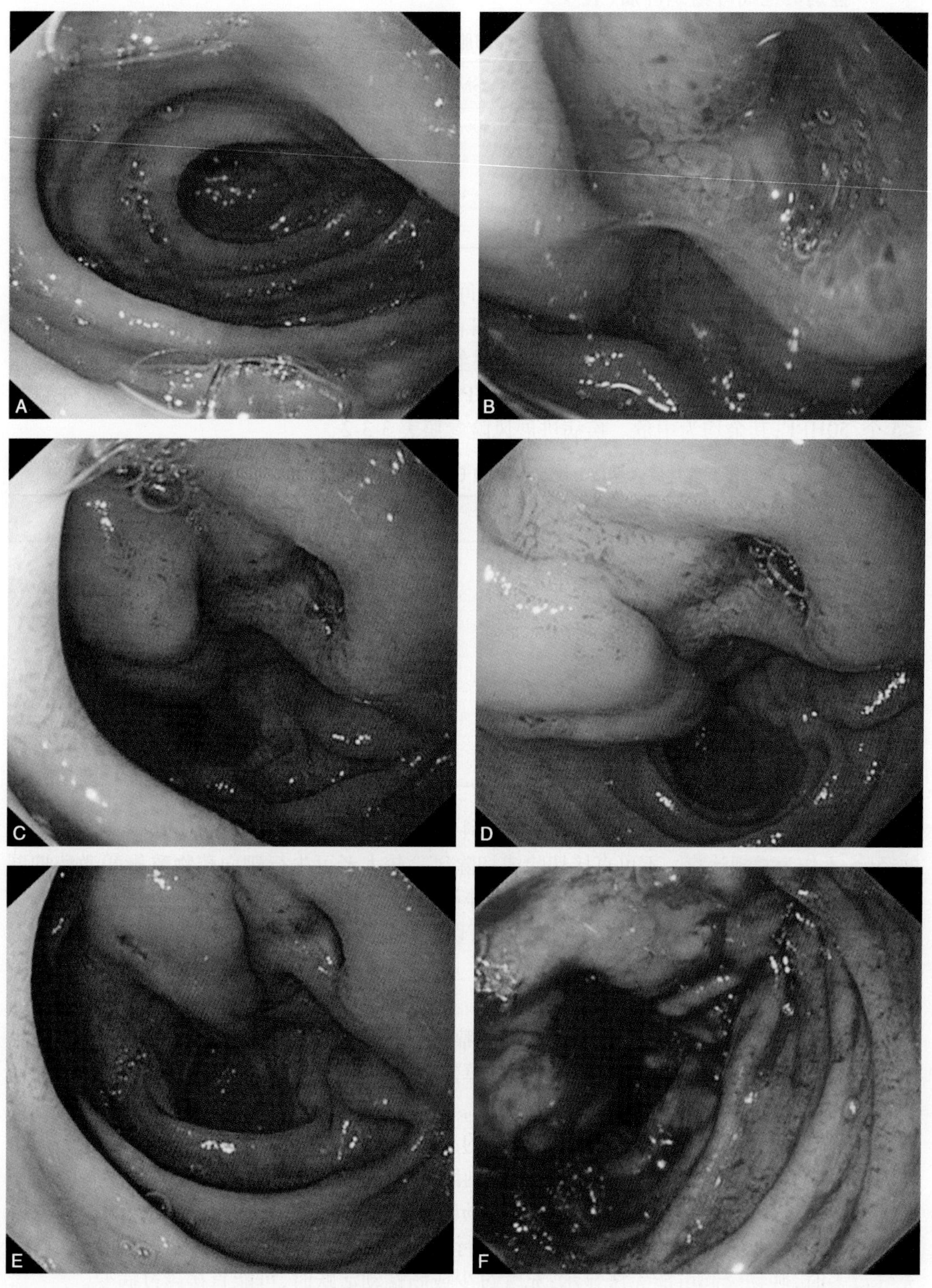

图 3-3-23 十二指肠间质瘤

病例 2 距幽门约 50cm 处见一个凸向肠腔的卵圆形肿物，大小约 4cm×5cm，肿物顶部黏膜糜烂、发白，质地较硬（图 3-3-24）。经外科手术及病理检查，确诊为间质瘤。

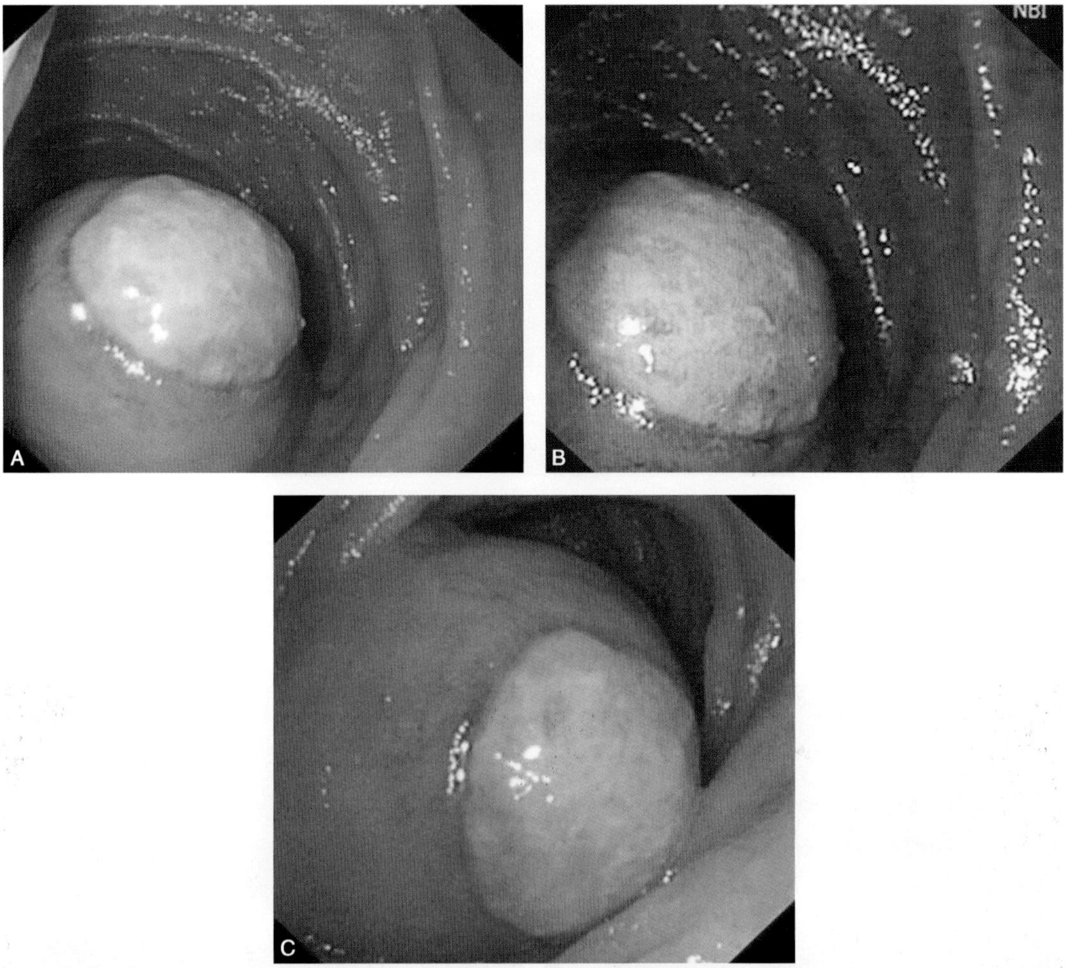

图 3-3-24　空肠间质瘤

病例 3　空肠近十二指肠悬韧带处(距幽门约 50cm 处)可见一个约 2.5cm×3cm 的黏膜下隆起性病变，边界尚清，表面黏膜尚光滑，中间凹陷，呈浅溃疡样，少许白苔，未见渗血，病变边黏膜充血明显(图 3-3-25)。经外科手术及病理检查，确诊为间质瘤。

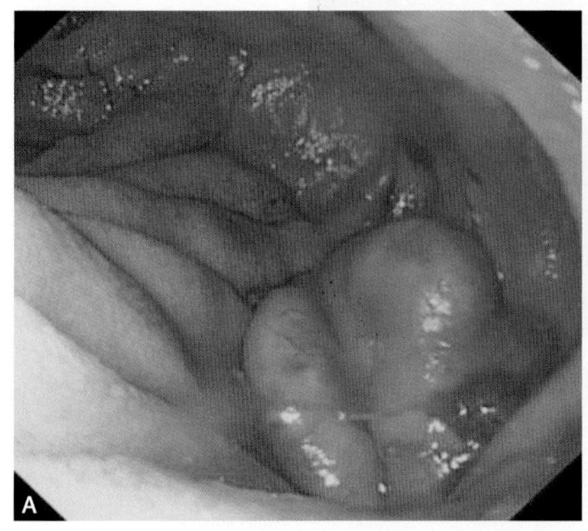

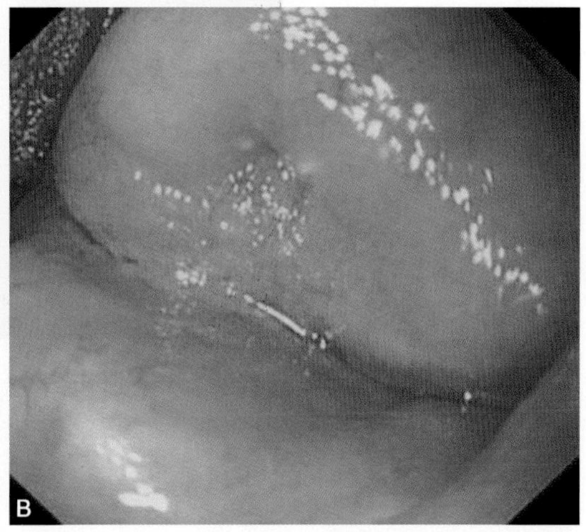

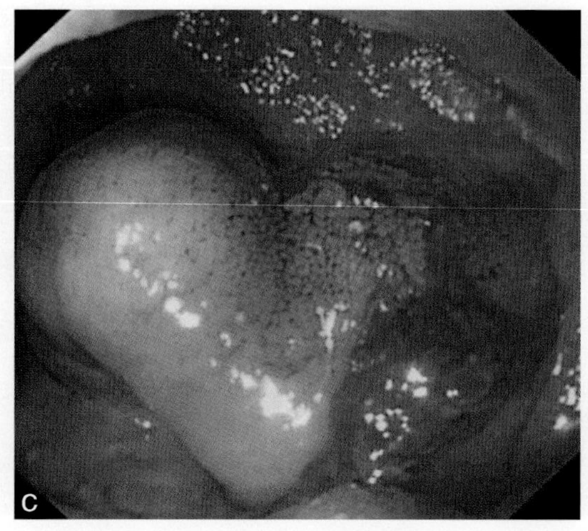

图 3-3-25 空肠间质瘤

病例 4 距幽门约 300cm 处可见一个约 2cm×3cm 的隆起性病变，可见桥样皱襞，表面可见脐凹样溃疡，病变充血，易接触性出血。局部以钛夹标记（图 3-3-26）。

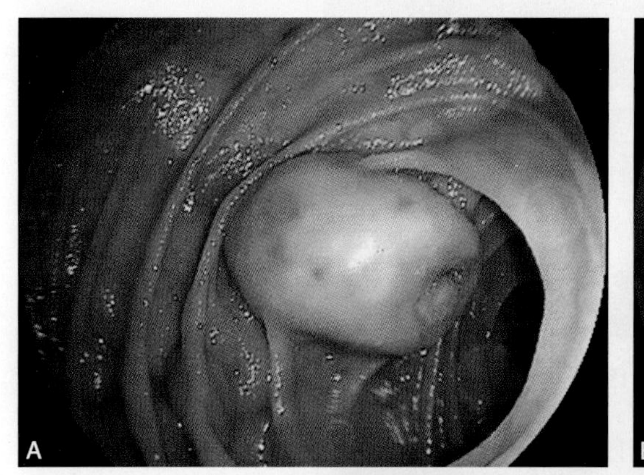

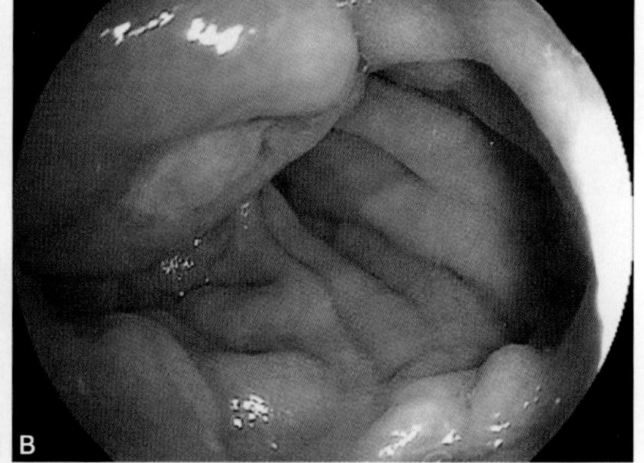

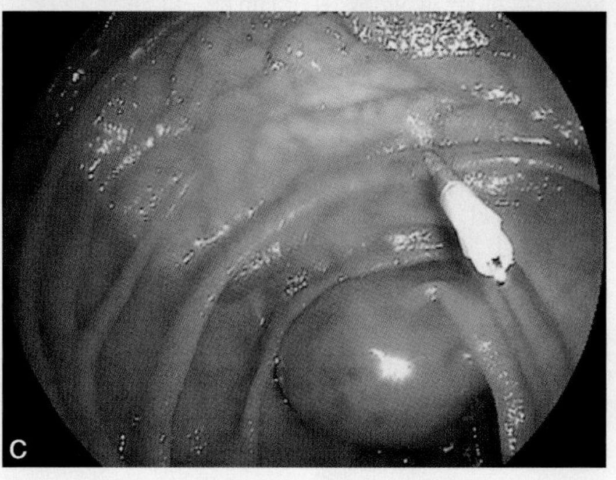

图 3-3-26 回肠间质瘤

病例 5　十二指肠悬韧带附近见溃疡浸润性病变，累及肠段长 5~6cm，病变累及环周肠壁。局部肠腔略狭窄，内镜可通过，外套管未能通过（图 3-3-27）。病理诊断为（空肠）黏膜慢性炎伴炎性渗出，黏膜下增生的梭形细胞，结合免疫组化，符合间质瘤的诊断。免疫组化：CD117（++），CD34（-），CEA（-），CKpan（-），Ki-67 指数（4%+），Dog-1（++），P53（弱+），Desmin（-）。

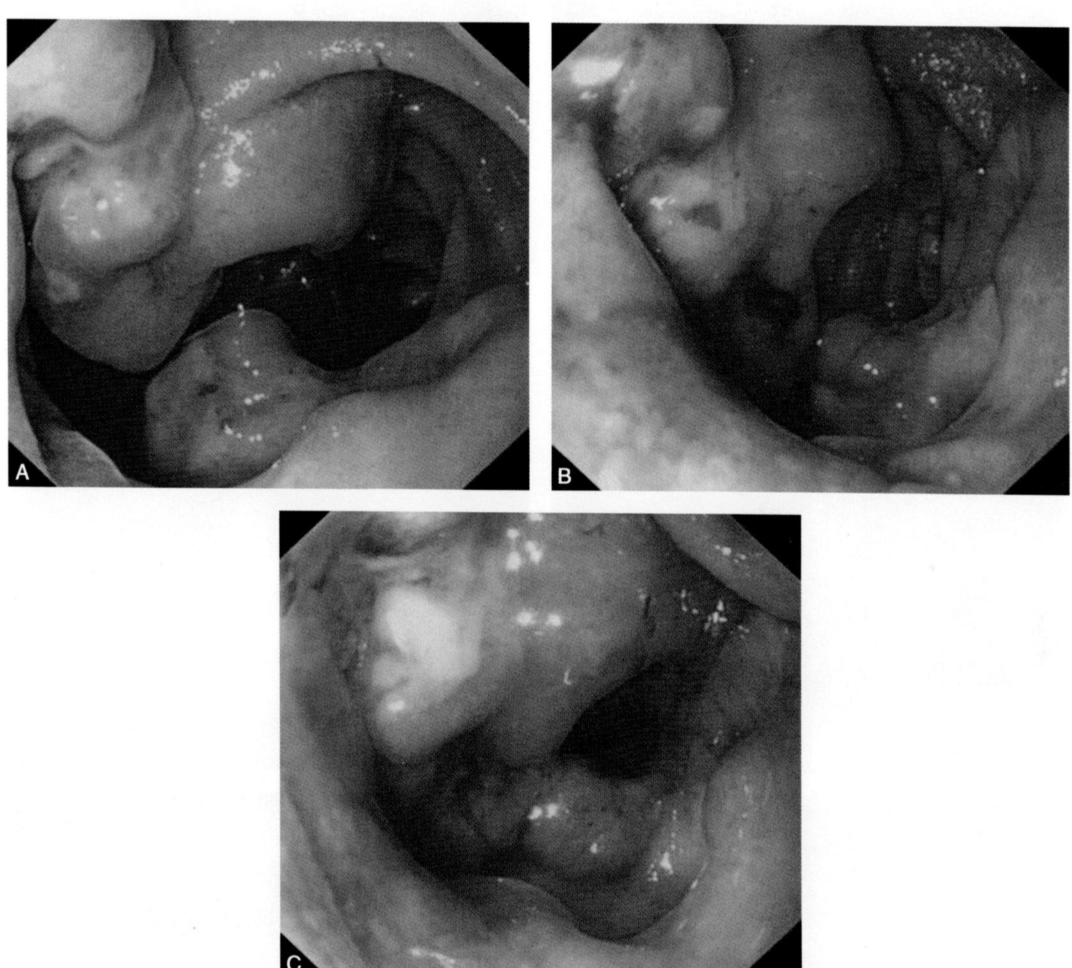

图 3-3-27　空肠间质瘤

病例 6　距幽门 180cm 处可见一个约 5cm×6cm 的结节状隆起性病变，表面可见糜烂、溃疡，边界不甚清，易出血，病变中部可见一个深凹陷，内腔约 4cm×5cm，内腔黏膜结节状、充血、水肿，可见糜烂、溃疡，其内可见一个胶囊内镜潴留。病变远端约 5cm 处可见一个约 1cm×0.5cm 的长蒂息肉样隆起，表面光滑，于基底注射 1∶10 000 肾上腺素生理盐水 0.5ml 后以高频电流圈套摘除，残根以钛夹 1 枚夹闭（图 3-3-28）。病理诊断为空肠间质瘤、空肠炎性息肉。

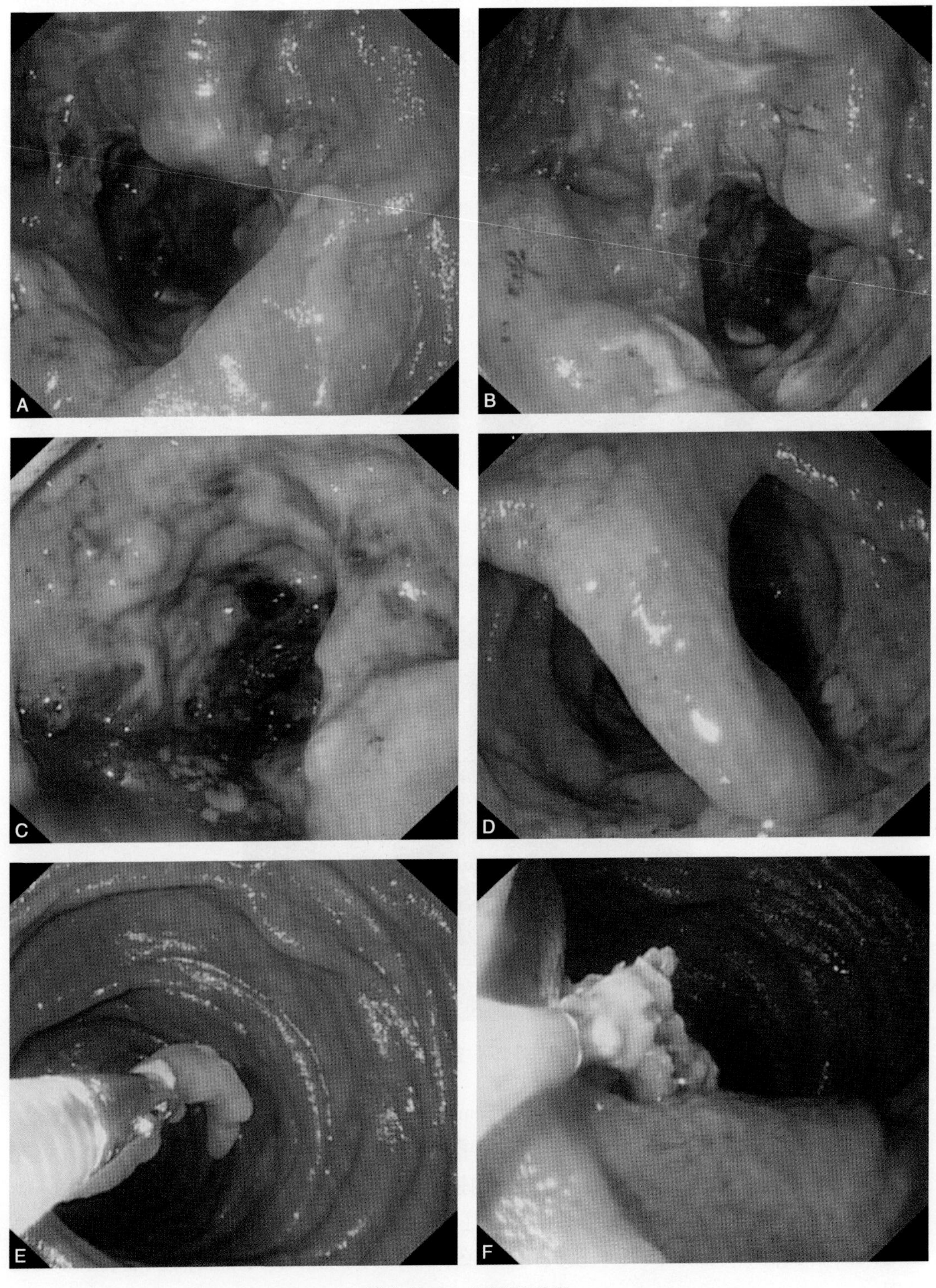

图 3-3-28 空肠间质瘤

（李白容）

参考文献

[1] CASALI P G, JOST L, REICHARDT P, et al. Gastrointestinal stromal tumours: ESMO clinical recommendations for diagnosis, treatment and follow-up[J]. Ann Oncol, 2009, 20 Suppl 4:64-67.

[2] WILKINSON M J, FITZGERALD J E, STRAUSS D C, et al. Surgical treatment of gastrointestinal stromal tumour of the rectum in the era of imatinib[J]. Br J Surg, 2015, 102(8):965-971.

[3] GRONCHI A, RAUT C P. The combination of surgery and imatinib in GIST: a reality for localized tumors at high risk, an open issue for metastatic ones[J]. Ann Surg Oncol, 2012, 19(4):1051-1055.

[4] RUTKOWSKI P, NYCKOWSKI P, GRZESIAKOWSKA U, et al. The clinical characteristics and the role of surgery and imatinib treatment in patients with liver metastases from c-Kit positive gastrointestinal stromal tumors (GIST)[J]. Neoplasma, 2003, 50(6):438-442.

[5] CSCO胃肠间质瘤专家委员会. 中国胃肠间质瘤诊断治疗共识(2013年版)[J]. 临床肿瘤学杂志, 2013, 18(11):1025-1032.

[6] SHIMAZAKI J, TABUCHI T, NISHIDA K, et al. Emergency surgery for hemorrhagic shock caused by a gastrointestinal stromal tumor of the ileum: a case report[J]. Mol Clin Oncol, 2016, 5(1):103-106.

[7] HE Q, BAI Y, ZHI F C, et al. Double-balloon enteroscopy for mesenchymal tumors of small bowel: nine years' experience[J]. World J Gastroenterol, 2013, 19(11):1820-1826.

[8] NAKANO A, NAKAMURA M, WATANABE O, et al. Endoscopic characteristics, risk grade, and prognostic prediction in gastrointestinal stromal tumors of the small bowel[J]. Digestion, 2017, 95(2):122-131.

[9] FLETCHER C D, BERMAN J J, CORLESS C, et al. Diagnosis of gastrointestinal stromal tumors: a consensus approach[J]. Int J Surg Pathol, 2002, 10(2):81-89.

[10] MIETTINEN M, SOBIN L H, SARLOMO-RIKALA M. Immunohistochemical spectrum of GISTs at different sites and their differential diagnosis with a reference to CD117 (KIT)[J]. Mod Pathol, 2000, 13(10):1134-1142.

[11] MIETTINEN M, WANG Z F, LASOTA J. DOG1 antibody in the differential diagnosis of gastrointestinal stromal tumors: a study of 1840 cases[J]. Am J Surg Pathol, 2009, 33(9):1401-1408.

[12] DUENSING A, JOSEPH N E, MEDEIROS F, et al. Protein Kinase C θ (PKCθ) expression and constitutive activation in gastrointestinal stromal tumors (GISTs)[J]. Cancer Res, 2004, 64(15):5127-5131.

[13] MIETTINEN M, LASOTA J. Gastrointestinal stromal tumors: pathology and prognosis at different sites[J]. Semin Diagn Pathol, 2006, 23(2):70-83.

第7节 淋 巴 瘤

一、概述

小肠原发性恶性淋巴瘤属于小肠恶性肿瘤,是起源于小肠淋巴组织的恶性肿瘤。该病占消化道恶性肿瘤的1%~5%,在小肠恶性肿瘤中发生率占30%~40%。组织类型以弥漫大B细胞淋巴瘤(diffuse large B cell lymphoma, DLBCL)最为多见,其次依次为滤泡性淋巴瘤、MALT淋巴瘤及T细胞淋巴瘤。大体分型为隆起型、溃疡型、多发淋巴瘤息肉病型(multiple lymphomatous polyposis, MLP)、弥漫型和其他型。

二、诊治要点

1. **病因** 小肠原发性恶性淋巴瘤的发病原因尚不清楚;发病与机体免疫系统失调有

关;亦有认为淋巴瘤与某些疾病(如 EBV)感染有关。该病大多数属于 B 淋巴细胞来源,仅部分并发慢性乳糜泻的小肠淋巴瘤可能来自 T 淋巴细胞。霍奇金淋巴瘤的患者常有细胞免疫低下现象,因而推测可能在某种病毒感染中出现细胞免疫失调,从而致使该病发生与发展。

2. 常见病变分型

(1) 弥漫大 B 细胞淋巴瘤(diffuse large B cell lymphoma,DLBCL):发生率最高的溃疡型 DLBCL,超过半数,可再分为狭窄、非狭窄、动脉瘤 3 个亚型。动脉瘤型病变部位相对于非病变部位可见明显扩张,非狭窄型无明显的狭窄及扩张。狭窄型与癌的鉴别较困难。淋巴瘤的病变边界较缓和,无悬垂样边界,如可见到耳郭样周堤,则诊断的正确率较高。

(2) 滤泡性淋巴瘤(follicular lymphoma,FL):较为罕见,近年来小肠 FL 报道增多。其好发部位为十二指肠降段。十二指肠发现 FL 病变时,通常空、回肠也可发现病变(85%)。其大体形态多呈多发淋巴瘤息肉病型(MLP),也有合并肿物、溃疡及狭窄形成。小肠 FL 的染色体拼接以 t(14;18)(q32;q21)/IGH-BCL2 最为常见。

(3) 黏膜相关淋巴样组织(mucosa-associated lymphoid tissue,MALT)淋巴瘤:MALT 淋巴瘤是慢性炎症背景下,淋巴结外器官形成的黏膜相关淋巴组织边缘带 B 细胞来源的低度恶性淋巴瘤。小肠恶性淋巴瘤中 MALT 淋巴瘤占 19%~28%。免疫增生性小肠病(immunoproliferative small intestinal disease,IPSID)是 MALT 淋巴瘤的特殊类型,是以十二指肠、空肠为中心,在小肠范围内的弥漫性病变,呈细微颗粒状小隆起。

3. 临床表现 患者常因并发症而就诊。贫血、小肠穿孔、肠套叠、肠梗阻是小肠原发性恶性淋巴瘤的常见并发症。其中,1/3 病例有腹胀、腹泻或脂肪泻,可能与肿瘤广泛浸润而阻塞肠系膜淋巴管及肠腔内细菌过度繁殖有关;另有部分患者出现发热、贫血、低蛋白血症及消瘦、乏力等。

4. 诊断 小肠淋巴瘤的诊断依靠病理诊断;内镜下表现和影像学检查有辅助诊断的作用。

5. 鉴别诊断 结合内镜及患者临床表现,需与小肠腺癌、肠结核、炎症性肠病、小肠缺血性疾病相鉴别。病理诊断是该病诊断的"金标准"。

6. 治疗 局限病变可行手术治疗,进展期应用 R-CHOP 方案化疗,B 细胞来源的淋巴瘤可采用抗 CD20 利妥昔单抗治疗,IPSID 对四环素类抗生素有效。放疗亦有报道。

三、经典病例及内镜下表现

病例 1 患者男性,36 岁,因"间断右下腹痛半年"于外院行肠镜检查,可见回盲瓣正常结构消失,黏膜见大小不等的结节,呈铺路石样改变,病理诊断为黏膜慢性炎。CT 可见回盲瓣肠壁增厚,考虑克罗恩病可能性大。给予美沙拉秦治疗 1 周,腹痛不缓解,且出现明显的腹胀,盗汗、乏力。入我院后经肛小肠镜检查:可见盲肠呈肉芽肿结节样病变改变,包绕回盲瓣及阑尾开口,病变范围为 6cm×8cm,延至回肠末段 3~4cm,病变表面呈凹凸不平的结节状,溃疡、管腔狭窄,局部病变凹陷深,组织脆(图 3-3-29)。继续进镜至 80cm,所见小肠未见异常。

术后病理：回盲部局灶黏膜脱落伴炎性渗出、坏死，呈溃疡改变；黏膜内见弥漫浸润的淋巴样细胞，结合免疫组化，考虑为非霍奇金淋巴瘤，弥漫大 B 细胞淋巴瘤，非生发中心来源（图 3-3-30）。

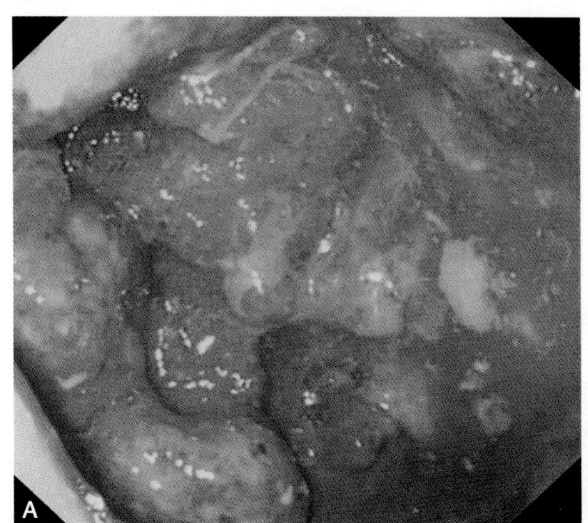

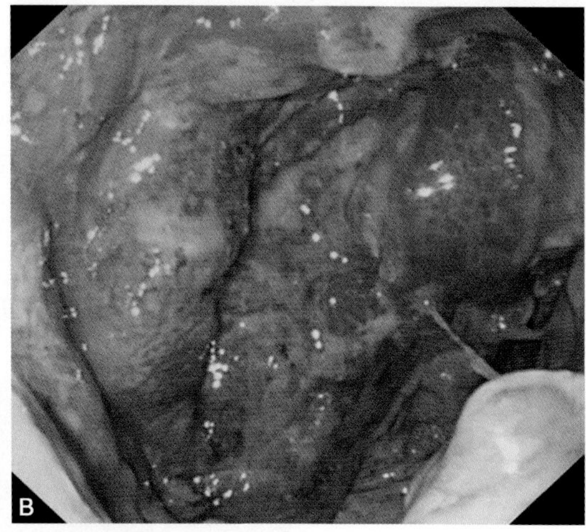

图 3-3-29　回盲部淋巴瘤

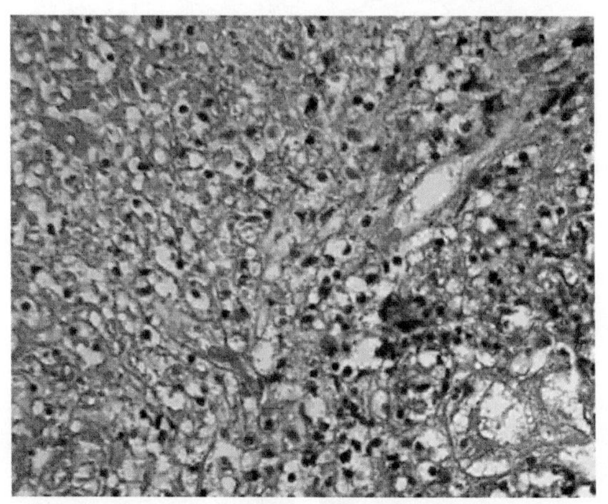

图 3-3-30　病理：弥漫大 B 细胞淋巴瘤

病例 2　患者男性，55 岁，因“间断腹部不适伴大便习惯改变半年”就诊。行胃镜及肠镜检查未见异常；小肠 CT 及 PET-CT 检查可见回肠远段管壁增厚，代谢活跃，考虑为原发性恶性病变。经肛小肠镜检查可见回肠末端炎性改变，病理提示黏膜慢性炎。经口小肠镜检查达第 4、5 组小肠交界处，见环腔溃疡型肿物，活检质地硬、易出血（图 3-3-31）。

术后病理：（回肠）活检组织示大片渗出、坏死组织，另见少许肠黏膜内淋巴细胞弥漫浸润，肿瘤细胞体积中等偏大，部分细胞可见核仁（图 3-3-32），结合免疫组化，符合 T 细胞来源淋巴瘤的诊断，倾向肠病 T 细胞淋巴瘤。免疫组化：CD3（+），CD20（+），CD8（+），CD7（部分阳性），Ki-67 指数（80%）。

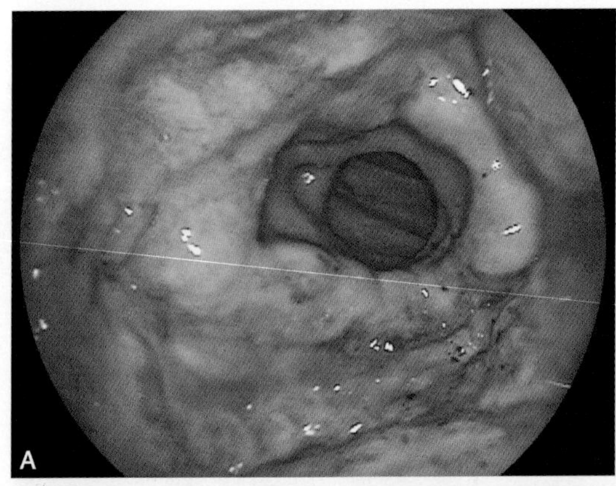
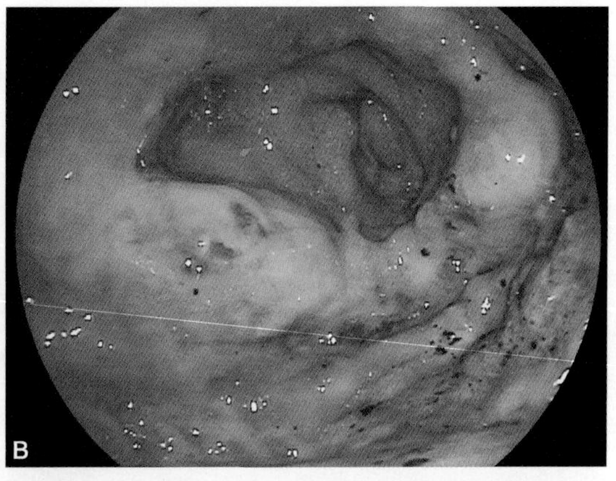

图 3-3-31 回肠远段淋巴瘤

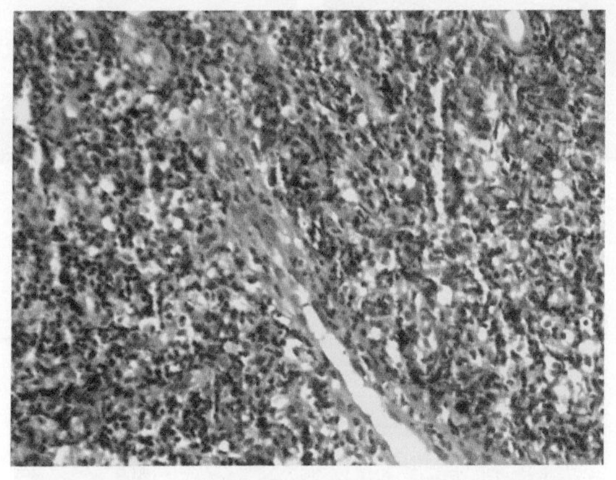

图 3-3-32 病理：肠病 T 细胞淋巴瘤

病例 3 患者女性，82 岁，因“进食后呕吐 1 个月”就诊。体重减轻 4kg。经口小肠镜检查显示空肠较大肿物伴溃疡，导致肠腔狭窄（图 3-3-33）。

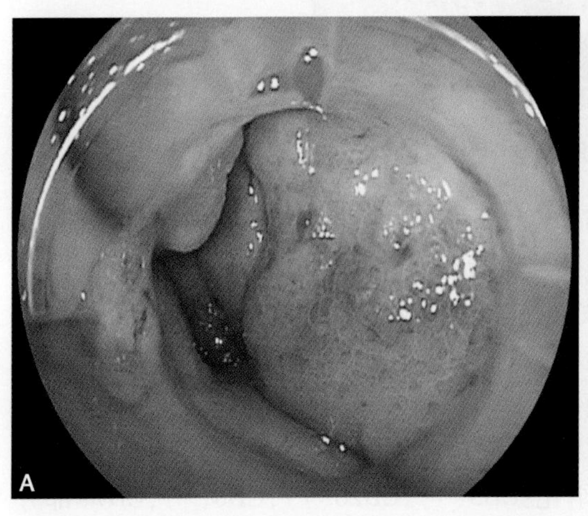
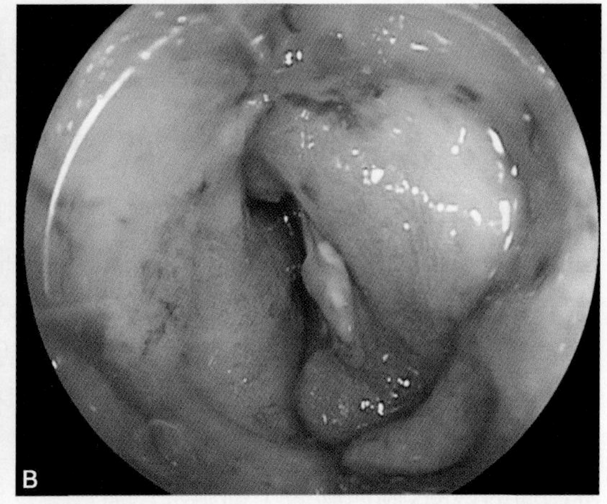

图 3-3-33 空肠淋巴瘤

切除空肠病变，肿物大小约 60mm×50mm（图 3-3-34）。

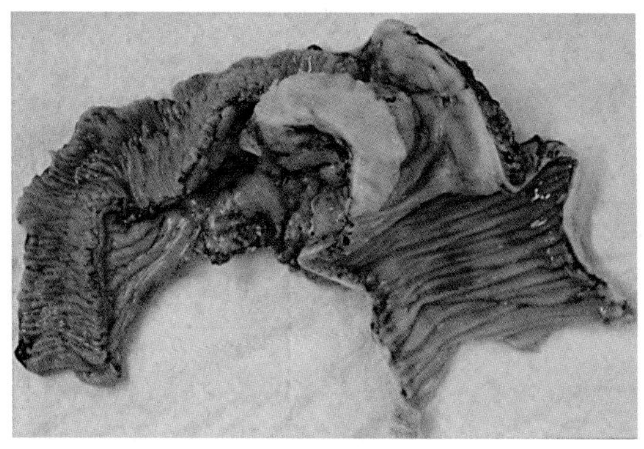

图 3-3-34　手术标本

术后病理检查提示病变肿瘤含有 2 种肿瘤细胞成分，即 DLBCL（黑色方框）和 FL（绿色方框）（图 3-3-35）。

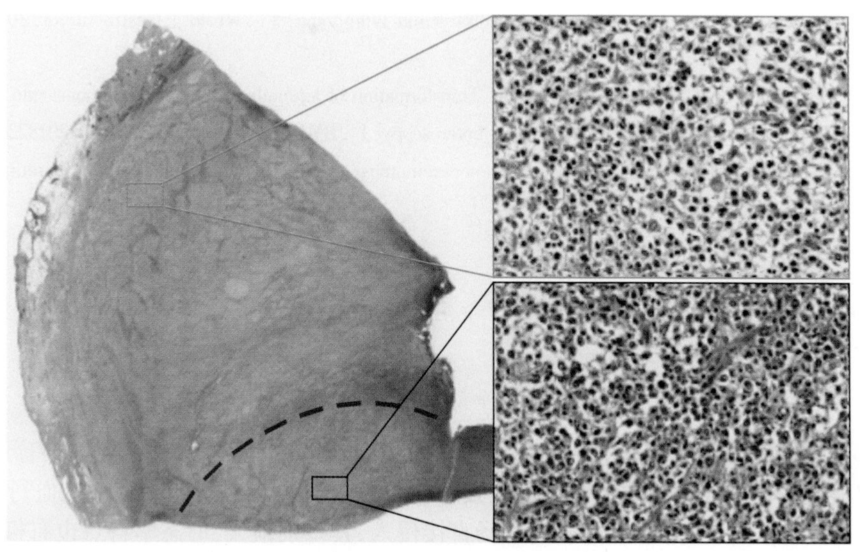

图 3-3-35　术后病理

免疫组化检查见图 3-3-36：A. CD20（+）；B. CD3（-）；C. CD5（-）；D. CD10（+）；E. BCL2（+）；F. cyclin D1；G. Ki-67 指数。

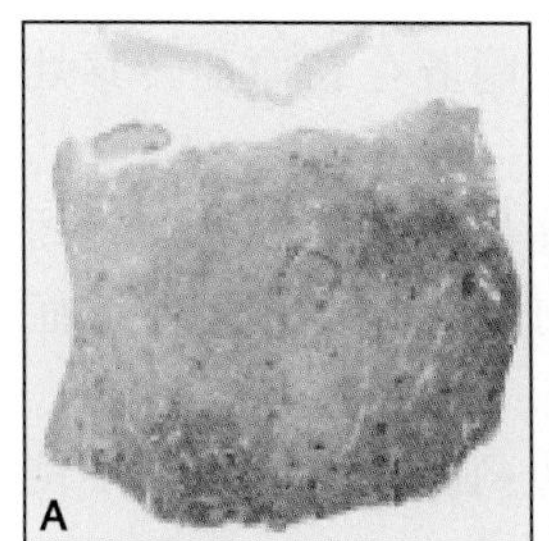

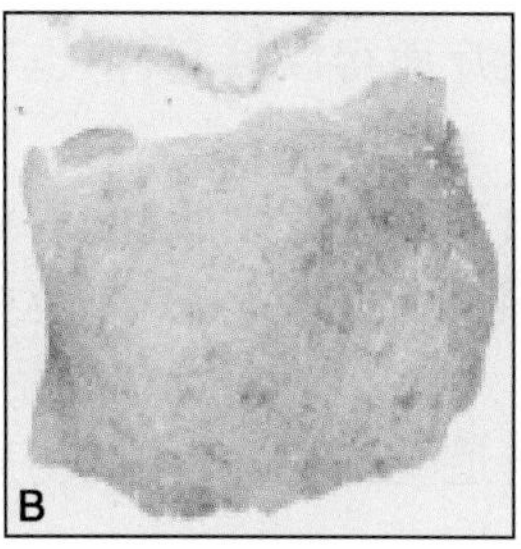

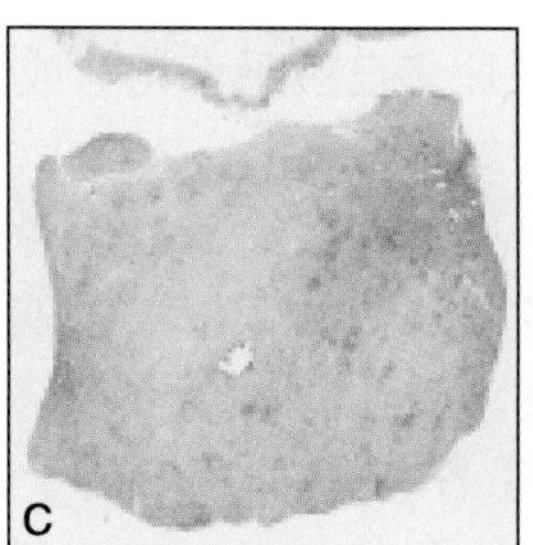

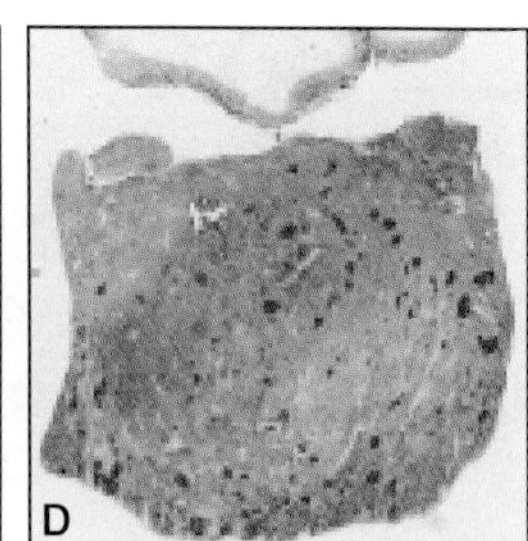

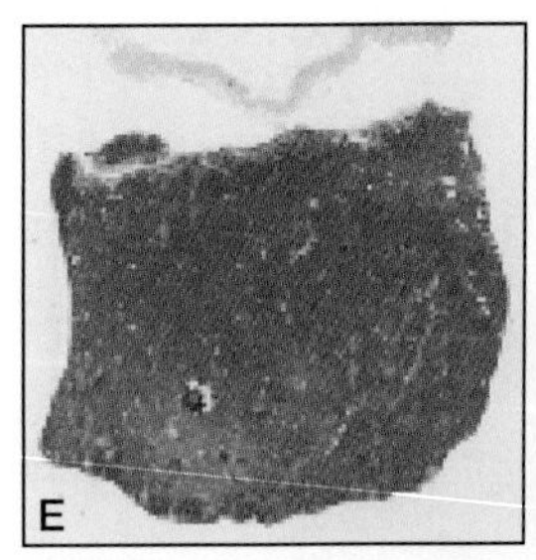

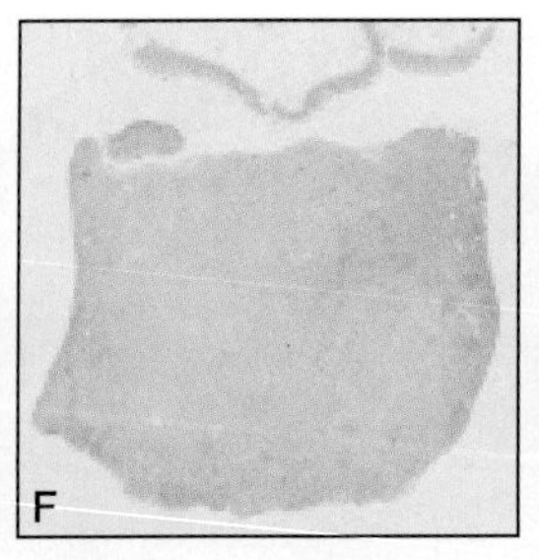

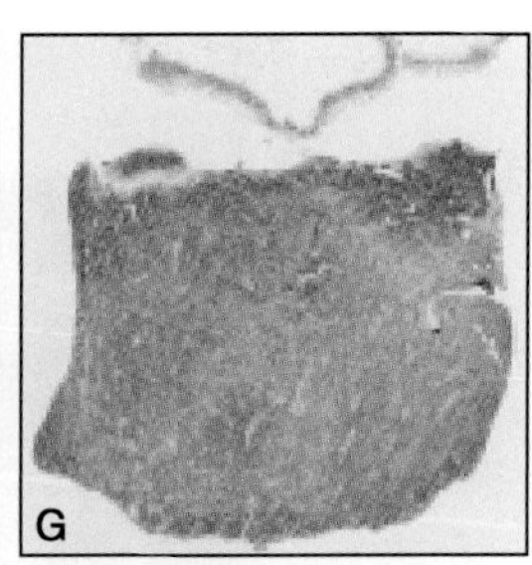

图 3-3-36 免疫组化

（银 新）

参考文献

[1] BEATON C,DAVIES M,BEYNON J. The management of primary small bowel and colon lymphoma—a review [J]. Int J Colorectal Dis,2012,27(5):555-563.

[2] GHIMIRE P,WU G Y,ZHU L. Primary gastrointestinal lymphoma[J]. World J Gastroenterol,2011,17(6):697-707.

[3] NISHIMURA T,KUWAI T,IMAGAWA H,et al. Transformation of jejunoileal follicular lymphoma into diffuse large B-cell lymphoma detected using double-balloon enteroscopy[J]. BMJ Case Rep,2018,2018:bcr2018224467.

[4] RAGHAV K,OVERMAN M J. Small bowel adenocarcinomas--existing evidence and evolving paradigms[J]. Nat Rev Clin Oncol,2013,10(9):534-544.

第8节 转 移 癌

一、概述

转移性小肠肿瘤临床罕见，常见于恶性肿瘤晚期或广泛转移者，尤其是来源于消化道肿瘤。其他器官恶性肿瘤可通过血行、淋巴、腹腔内种植侵犯小肠。其他器官通过血行或淋巴途径向小肠的转移，以及腹部器官肿瘤向小肠直接侵入，其差别很大，形态学特点也有极大差异。

二、诊治要点

1. 病因 转移性小肠肿瘤的原发灶可来源于大肠癌、恶性黑色素瘤、胃癌、皮肤癌、宫颈癌、卵巢癌、肾癌、肺癌等。转移灶多见于回肠、其次为空肠，十二指肠较少见。组织学分类以腺癌及鳞癌居多，其次为恶性黑色素瘤。

2. 临床表现 原发灶多已被手术切除或治疗而得以控制，但也有隐匿存在而与转移灶同时被发现的。

（1）腹痛：是最常见的症状，约 80% 患者可有不同程度腹痛，疼痛部位因转移瘤位置而异。慢性腹痛伴腹胀多为慢性肠梗阻表现，腹痛急性加重至恶心、呕吐，停止排气、排便等症状提示完全梗阻或套叠，需外科手术干预。

（2）腹泻：约 1/3 患者有腹泻症状，由于肠道受到炎性、坏死物质刺激而引起吸收不良症状。

（3）出血：较常见，由于转移部位不同，可出现黑便或暗红色血便。

（4）腹部包块：大小不一、形态不规则，随着病情发展，活动度逐渐减小，最后完全固定。

（5）肠穿孔：腹膜炎多在肠梗阻的基础上发展为穿孔，部分肿瘤因破溃、感染而导致穿孔。

（6）其他：部分患者可有发热、乏力、贫血、消瘦等表现。

3. **检查**　小肠镜检查和活检病理为判断小肠病变性质的"金标准"。实验室检查如血常规、大便潜血，以及影像学检查如 CT、磁共振、PET-CT 可协助诊断。

4. **诊断**　必须明确原发性恶性肿瘤的存在，并经组织学结果来确定。

5. **鉴别诊断**　小肠原发恶性肿瘤、淋巴瘤甚至部分间质瘤等，需全面评估加以鉴别。

6. **治疗**　如果转移灶单发或局限，可做病变肠段切除，维持消化道通畅，解除或缓解肠梗阻，术后根据病理类型配合化疗、放疗，可取得一定疗效；但其他部位肿瘤转移至小肠，已属于原发病灶晚期，预后不佳。

三、经典病例及内镜下表现

病例 1　患者男性，51 岁，2013 年 5 月因"回盲部肿瘤伴梗阻"行右半结肠切除术，术后病理为高分化腺癌，部分为黏液腺癌。2016 年出现"右下腹包块"，行经肛小肠镜检查：进镜至回肠距吻合口约 70cm 处，肠腔固定成角改变，局部肠黏膜充血、糜烂，肠腔几乎闭塞，内镜无法通过（图 3-3-37）。

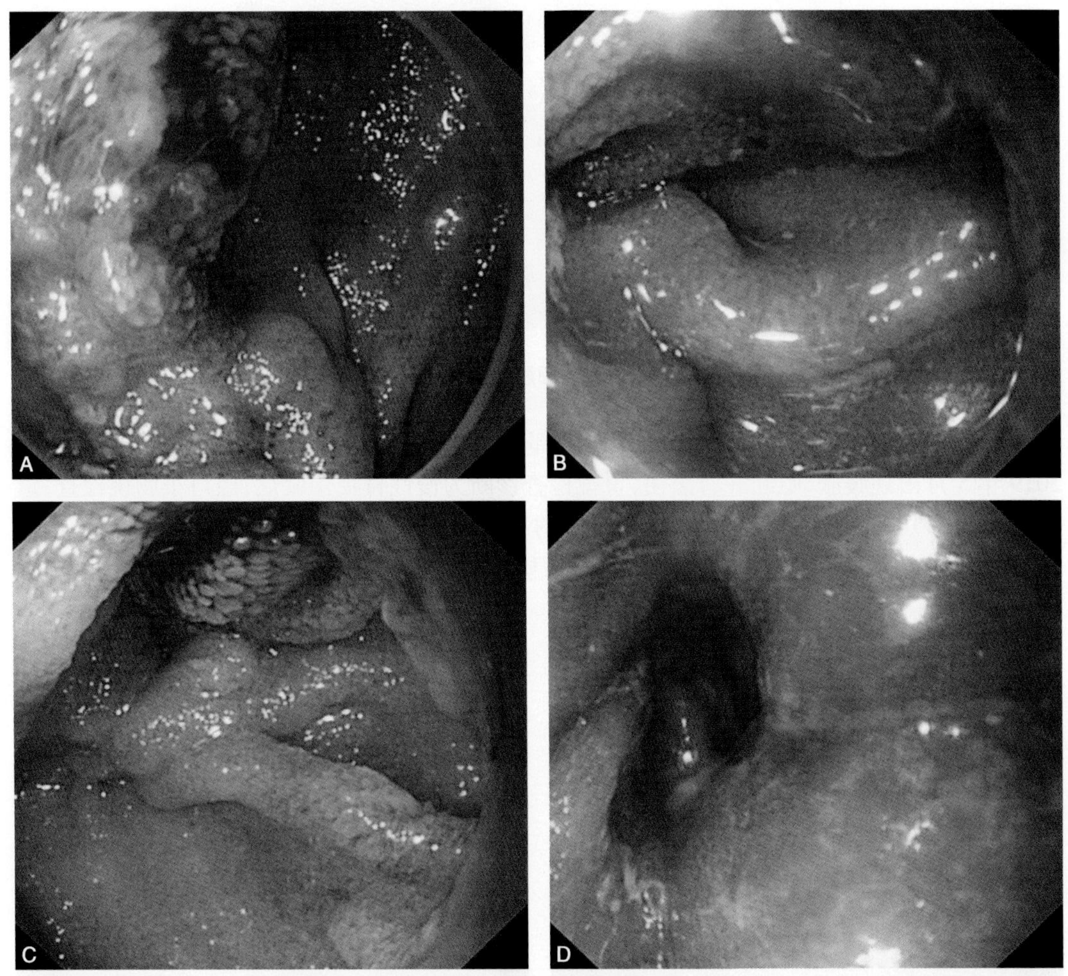

图 3-3-37　回肠肿物合并肠腔狭窄

术后病理:切除(小肠)一段,溃疡型中分化腺癌(两灶),大小分别为 2. 5cm×2cm×1cm、1cm×1cm×0. 9cm,侵及浆膜外脂肪组织,未见脉管内癌栓及神经侵犯,上、下残端未见癌,(网膜)可见转移癌(图 3-3-38)。

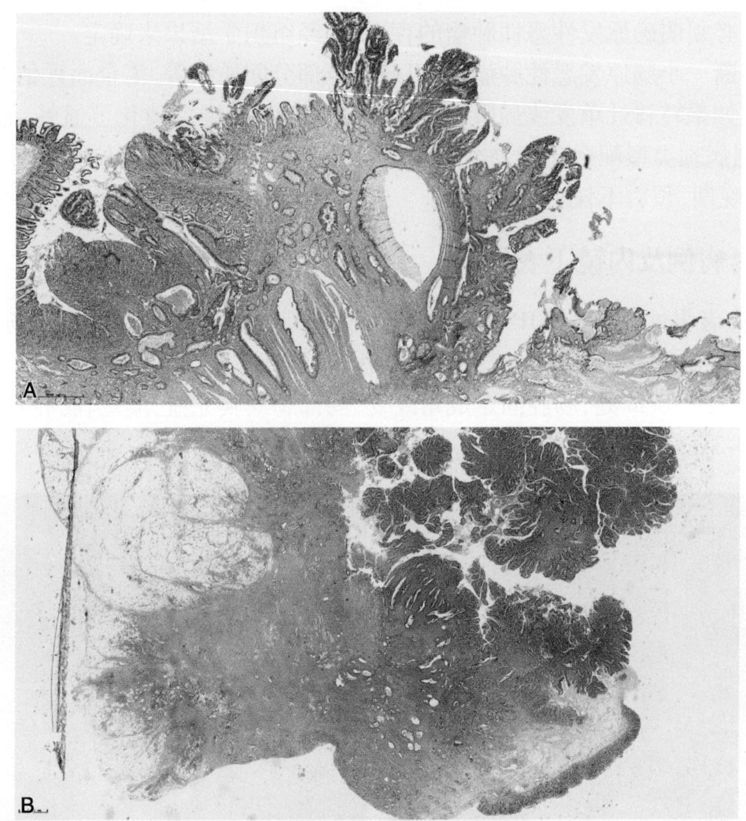

图 3-3-38 回肠中分化腺癌

病例 2 患者男性,57 岁,2016 年因“腰部出现黑色素瘤”行手术治疗,术后未行化疗。2019 年 5 月出现腹胀、呕吐并有黑便,胃镜检查诊断为慢性胃炎伴糜烂;经口小肠镜检查:进镜至距幽门 100cm 处见隆起性肿物,病变长约 10cm,累及肠管全周,管腔略狭窄,内镜可通过。病变呈溃疡改变,上覆污秽苔,质地脆,活检易出血(图 3-3-39)。

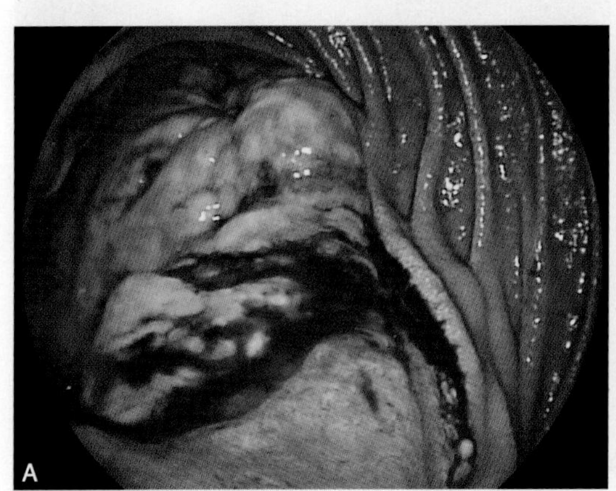

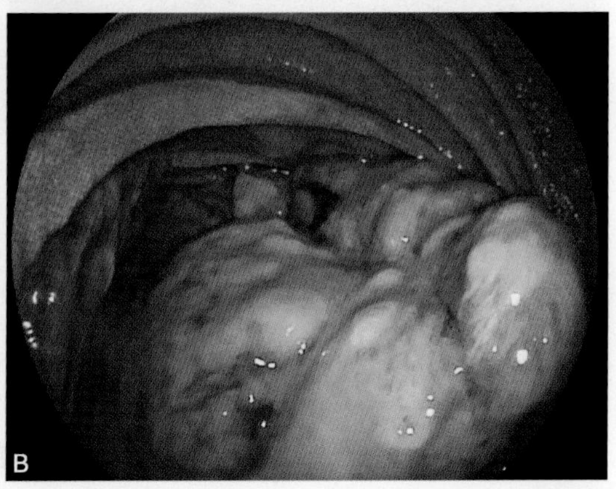

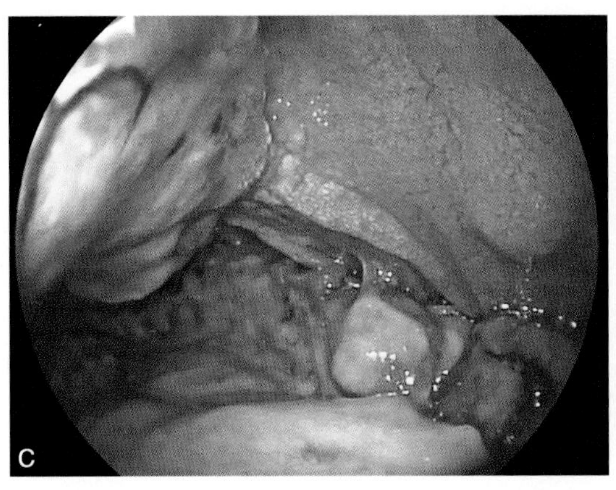

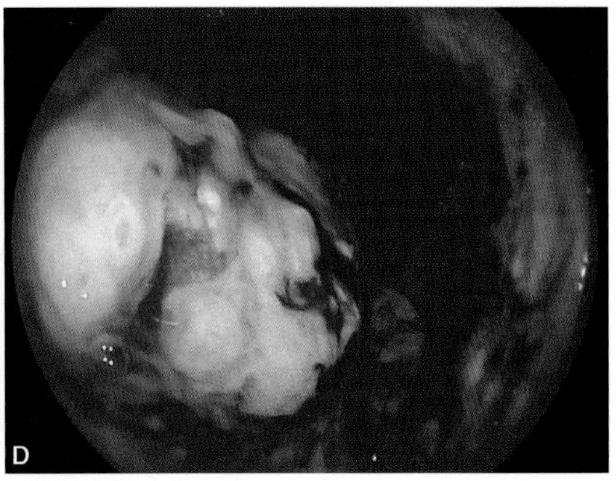

图 3-3-39　小肠黑色素瘤

术后病理示小肠黏膜组织中成团异型细胞（图 3-3-40），结合免疫组化，符合恶性黑色素瘤转移的诊断。免疫组化：HMB45（+），MelanA（+），S-100（+），MITF（+），SOX10（+），Ki-67 指数（60%+）（图 3-3-41）。

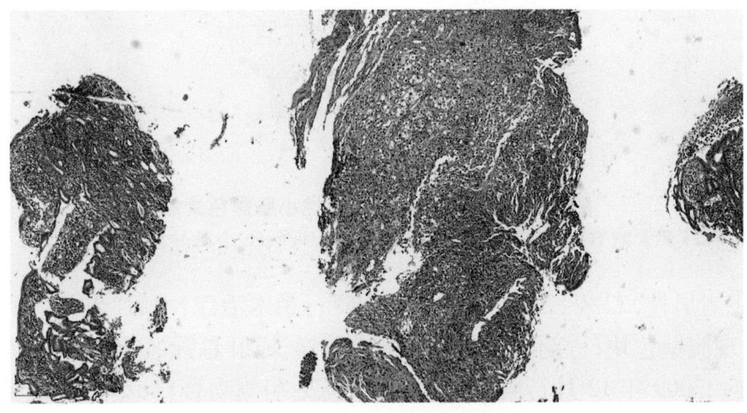

图 3-3-40　病理：转移性小肠黑色素瘤

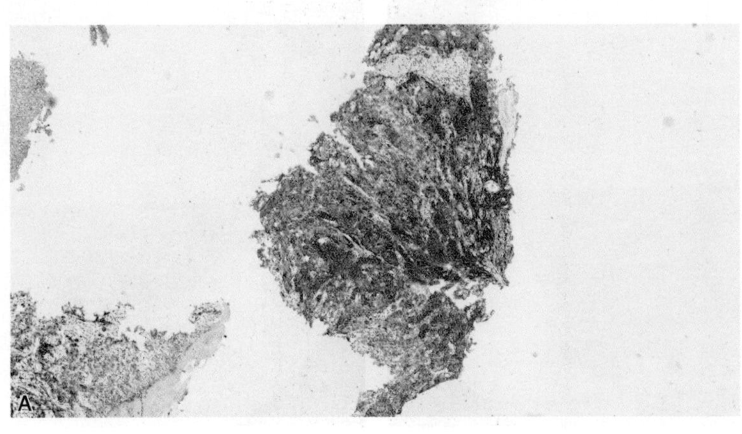

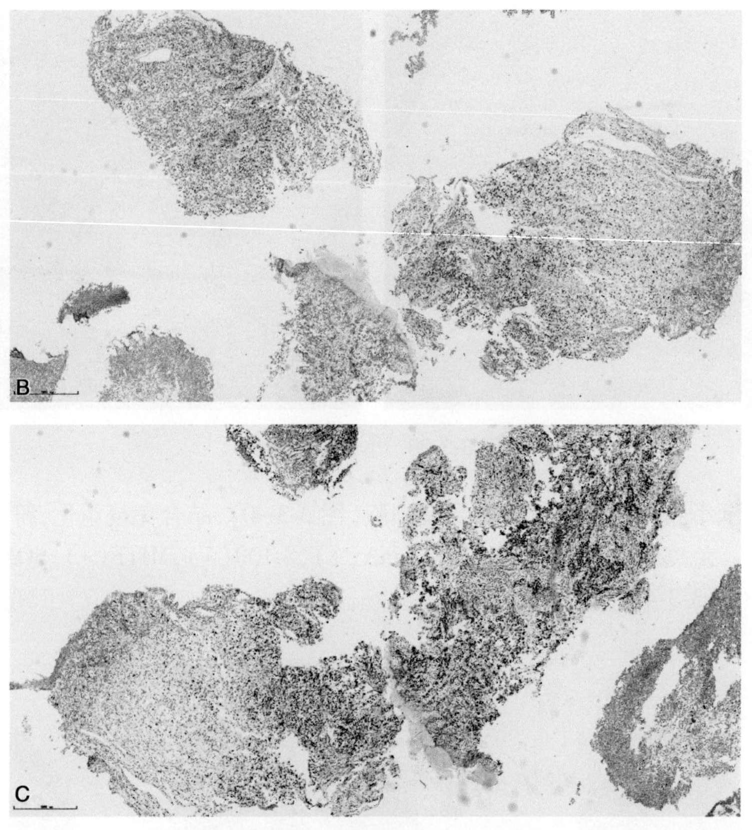

图 3-3-41 免疫组化:转移性小肠黑色素瘤

A. 小肠转移黑素瘤 HMB45;B. 小肠转移黑素瘤 MITF;C. 小肠转移黑素瘤 Ki-67 指数。

病例 3 患者男性,72 岁,2007 年因"胆管癌"行手术治疗,术后"吉西他滨"化疗 3 个周期。2009 年发现腹壁包块,行剖腹探查发现肝转移瘤、原肝总管-空肠吻合口周围转移癌,肿瘤未切除,关腹。2009 年 12 月行肠镜检查:横结肠见端侧吻合口,小肠侧黏膜溃烂、坏死伴渗出,触之质地僵硬(图 3-3-42)。病理示(小肠侧肿瘤处)黏膜中-低分化腺癌。

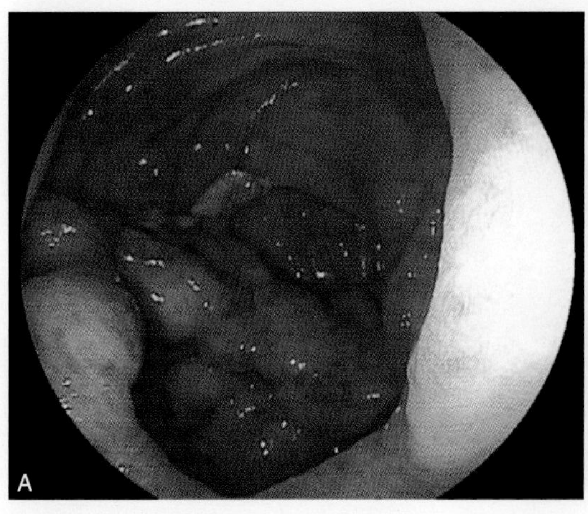

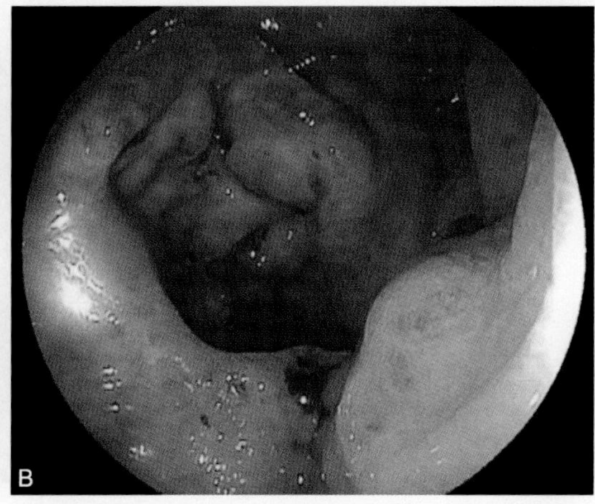

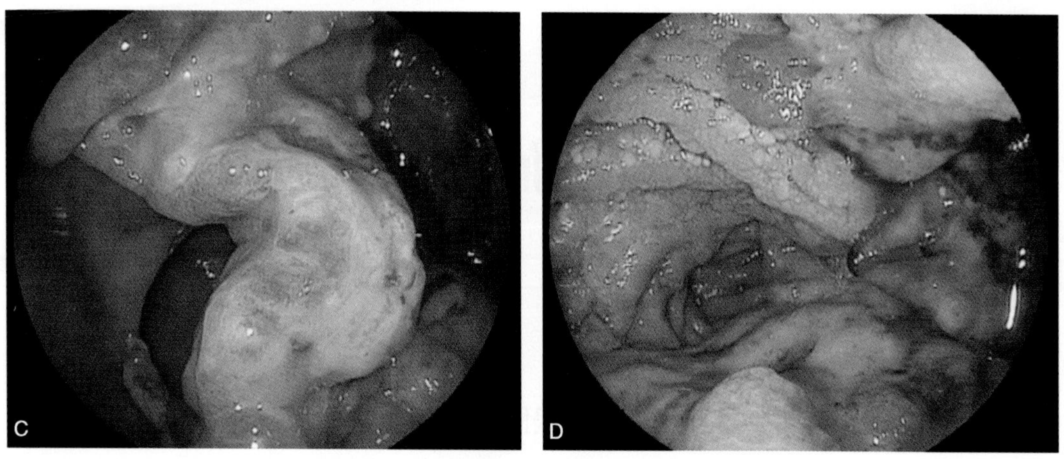

图 3-3-42　原肝总管-空肠吻合口周围肿瘤

（银　新）

第 4 章　血管性疾病

第 1 节　缺血性小肠炎

一、概述

缺血性肠炎指肠管血液循环障碍引发的可逆性或一过性缺血性病变，病变发生在小肠时称为缺血性小肠炎。与缺血性大肠炎相比，缺血性小肠炎发病率很低，其原因是小肠侧支循环丰富，较少发生缺血。本病可反复出现。

二、诊治要点

1. **病因**　①血管阻塞性或非阻塞性血供障碍；②疝绞窄；③腹部外伤；④血管炎性病（淀粉样变、胶原病）；⑤放射线照射；⑥服用氯化钾肠溶胶囊等药物而导致肠溃疡。无明显原因者称为特发性缺血性小肠炎，多具有高血压、糖尿病、心房颤动、缺血性心脏病、脑血管病及高龄等情况。

2. **症状**　临床表现与许多因素有关，包括病因、肠系膜血管阻塞程度、血流状态、血管直径、肠缺血的时间和程度、侧支循环建立的程度及肠内菌群情况等，故临床表现呈多样化，缺乏特异性，且病情差异大。主要症状有腹痛、腹泻和便血，严重者可发生肠梗阻、肠坏死，甚至中毒性休克。查体往往发现腹部体征轻，与主诉症状中的“剧烈疼痛”不一致。1966 年 Marston 等将缺血性肠炎按肠缺血程度不同分为三型，包括一过型、狭窄型与坏疽型。由于一过型与狭窄型在多数情况下预后较好，1985 年 Marston 等重新将缺血性肠炎归纳为两型，即非坏疽型与坏疽型。缺血性小肠炎初发症状多为腹痛、便血、腹泻，但病型与缺血性大肠炎不同，一过型少见，更多为狭窄型。

3. **辅助检查**　实验室检查可见外周血白细胞、C 反应蛋白及 D-二聚体升高，疑诊患者首选小肠增强 CT 检查，可见肠壁增厚、水肿、渗出，可有腹腔积液；CT 血管造影、腹部大血管彩超可能见到腹腔血管不同程度狭窄及腹腔血管斑块形成。

4. **小肠镜或胶囊内镜**　内镜所见报道甚少，必须确定无狭窄、消化道可通过，才可应用胶囊内镜，高度狭窄时仅能应用气囊辅助式小肠镜进行检查，可先行增强 CT 或小肠 CT 三维重建以确定进镜方式（经口或经肛）。镜下所见病变取决于缺血程度、发病时间，因此，表现也是多种多样的。例如，在急性期，局限性水肿、发红，肠绒毛脱落，全周性纵行不整等多种形状溃疡；在慢性期，呈向心性管状狭窄，颗粒状黏膜隆起，高度狭窄时口侧肠管扩张，后期黏膜恢复正常、留有溃疡瘢痕或轻度变形。

5. **组织活检**　病理变化包括：①黏膜损害：根据发病情况不同，有退变或坏死及溃疡形成；②不同程度陈旧或新鲜出血，其中含铁血黄素吞噬细胞的出现尤其有诊断意义；③小血管微血栓形成；④不同程度非特异性炎性改变。

6. **诊断与鉴别诊断**　缺血性小肠炎的诊断比较困难，基本上以排除诊断法为主，一些病例甚至进行了外科手术但仍未得到确诊。急性期常需与急性肠炎鉴别，两者 CT 皆可见局限肠黏膜肥厚，一般数天至 1 周逐渐好转。慢性期需鉴别的有克罗恩病、肠结核、慢性非特异性多发性小肠溃疡、NSAIDs 引起的小肠溃疡、小肠癌、恶性淋巴瘤等。有报道称本病好发于回肠，需与白塞病及肠管单纯性溃疡相鉴别。服药史、C 反应蛋白、红细胞沉降率、相关结核血清化验对鉴别诊断有一定帮助。

7. **治疗**　缺血性肠病在早期诊断后，通过禁食、补液使肠道充分休息，并行抗感染、抗凝、改善微循环等内科保守治疗，可有良好的疗效。

三、经典病例及内镜下表现

病例 1——易栓症合并缺血性小肠炎　患者男性，56 岁，因相继出现颈内静脉、腋静脉、门静脉及属支、眼内静脉多发血栓形成，于北京协和医院诊断为“易栓症”，长期行低分子肝素抗凝治疗。2015 年 9 月因“腹痛、腹胀、肛门停止排气排便”就诊于北京医院普通外科，行腹部 CTA 检查，提示“门脉系统主干及分支血栓形成，空肠上段缺血表现”，考虑为急性内脏血管血栓形成；给予胃肠减压、抗凝、抗感染、营养支持等治疗后，患者病情好转出院。2015 年 10 月再次出现上述症状，且伴随恶心、呕吐，就诊于北京医院普通外科，行腹部立位 X 线检查，提示“中腹部弹簧状扩张小肠，并见气液平”，考虑为空肠梗阻；继续给予以上治疗，梗阻症状缓解后，于 2015 年 12 月 10 日就诊于消化内科；2015 年 12 月 14 日对患者行经口小肠镜检查，提示十二指肠及空肠近段略扩张，可见较多潴留液及残渣，进镜至空肠距幽门约 50cm 处，见环周溃疡性病变，致肠腔重度狭窄、呈针孔样，溃疡面呈增生样改变，质地较硬，触之易出血（图 3-4-1）；病理示黏膜活动性慢性炎。2015 年 12 月 24 日患者突发腹部剧烈绞痛，触诊发现板状腹，考虑消化道穿孔的可能，行腹部立位 X 线及 CT 检查，未见明确穿孔表现，经内科治疗无效后行外科手术治疗，术中确诊为病变小肠穿孔并切除病变小肠，术后病理示肠黏膜慢性炎，粘连处肠壁浆膜面扩张、淤血，急、慢性炎性细胞浸润伴坏死，可见淋巴结组织呈反应性增生（图 3-4-2）。结合病史、小肠镜及术中所见和术后组织病理结果，考虑为缺血性小肠炎。

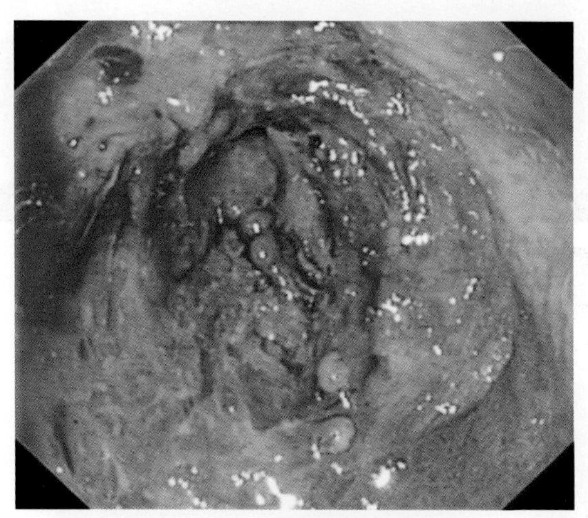

图 3-4-1　空肠环周溃疡性病变

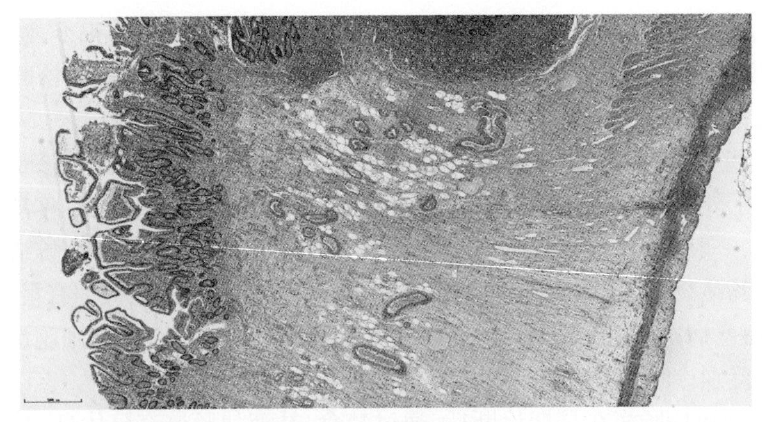

图 3-4-2 术后病理

病例 2 患者男性，69 岁，因“呕吐、腹胀”就诊。既往患股骨头骨折、充血性心力衰竭和缺血性结肠炎。入院后行腹部 CT 检查，提示回肠末端肠管扩张；后置入胃肠减压管并行小肠造影，提示回肠末端狭窄；后行经肛小肠镜检查，提示回肠末端距回盲瓣 5cm 处见环周管状溃疡；经球囊扩张，狭窄无明显改善，后行外科手术切除狭窄部位肠管（距回盲瓣 5～28cm），病理提示为缺血性肠炎（图 3-4-3）。

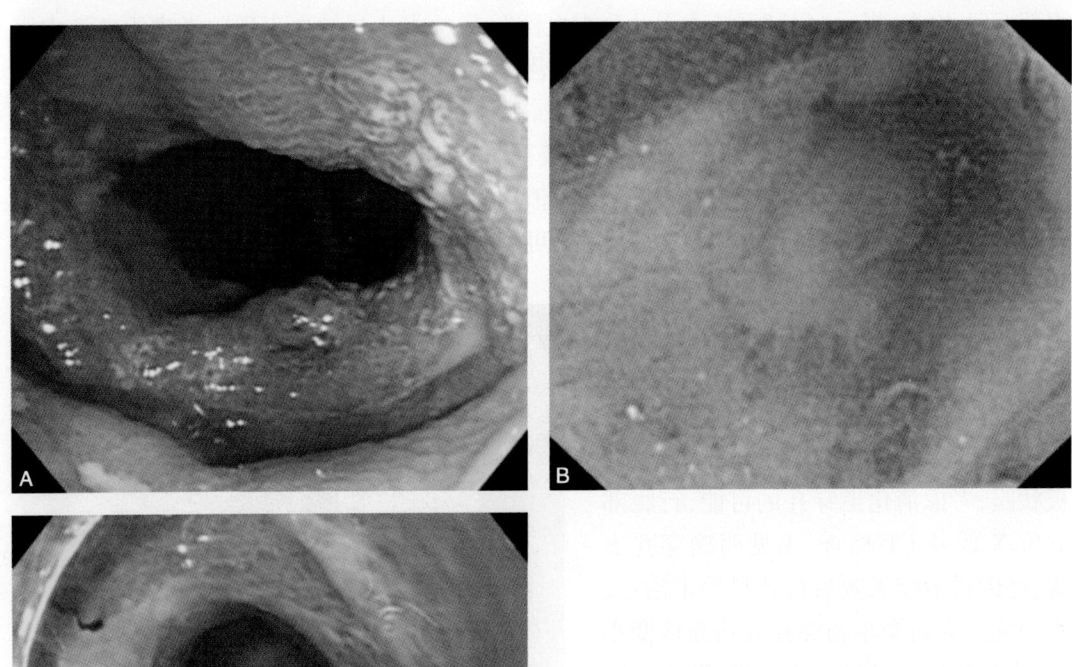

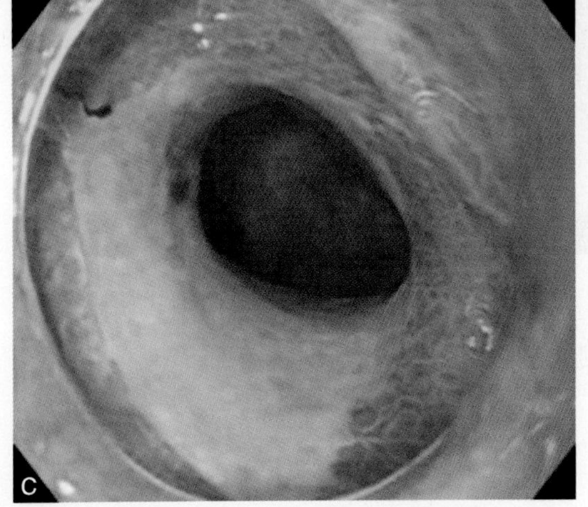

图 3-4-3 回肠缺血性肠炎伴溃疡、狭窄

A. 结肠镜检查提示降结肠环状溃疡；B. 胶囊内镜见回肠远端环状溃疡；C. 经肛小肠镜见回肠远端环状溃疡。

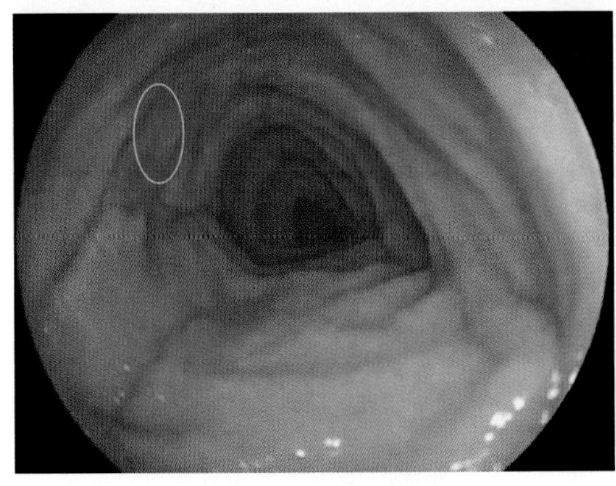

图 3-4-8　小肠血管瘤

圆圈部位为黏膜下小动脉搏动处，黏膜表面光滑（第一次经口小肠镜检查）。

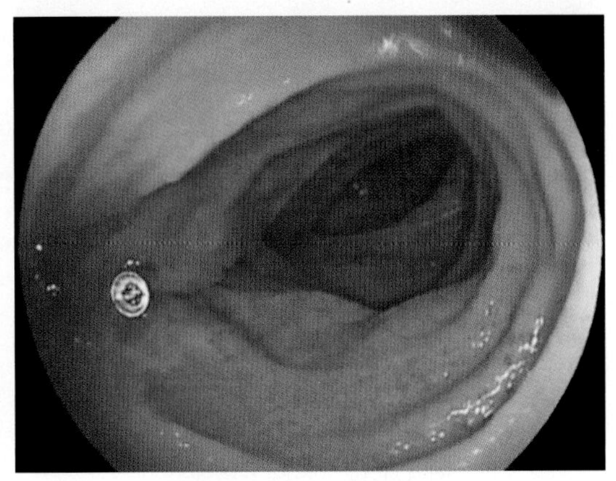

图 3-4-9　镜下治疗并以钛夹标记疑似出血部位

再次观察却找不到原先动脉搏动点，在可疑动脉搏动处周围局部注射聚桂醇治疗，并以钛夹标记。

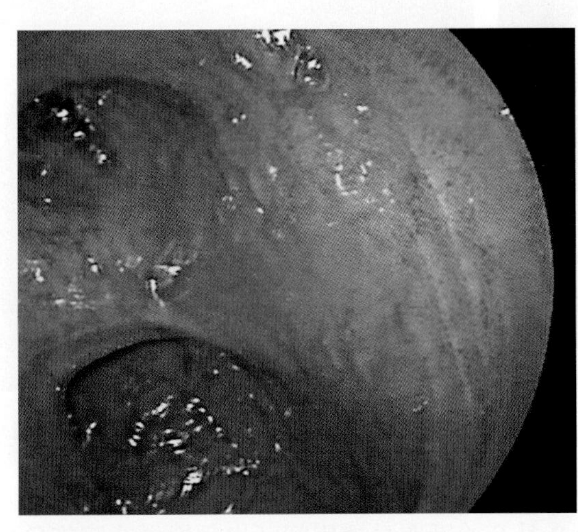

图 3-4-10　回肠憩室

经肛小肠镜检查在距回盲瓣约80cm处见憩室。

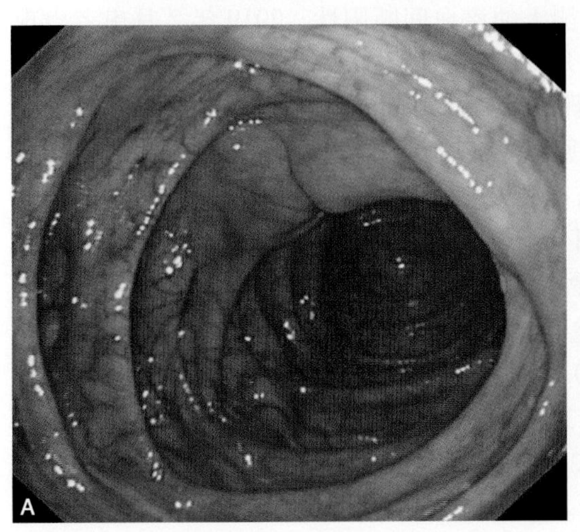

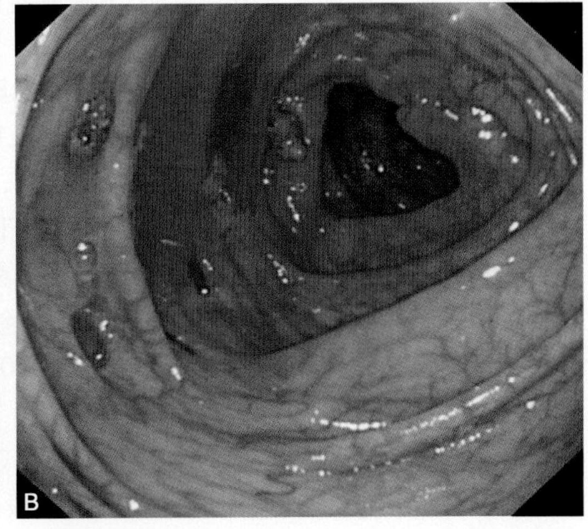

图 3-4-11　结肠多发憩室

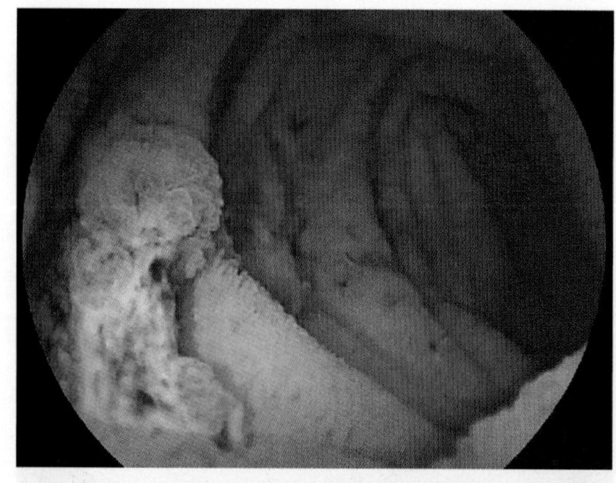

图 3-4-12 空肠上段溃疡
急诊经口小肠镜检查见空肠上段见多发糜烂及溃疡，少量渗血。

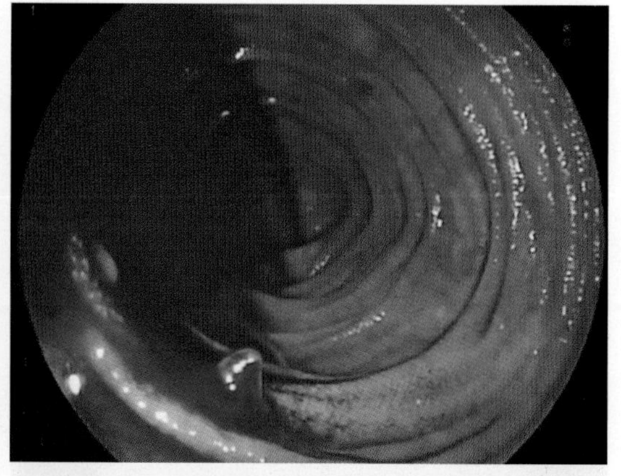

图 3-4-13 距幽门 360cm 处见红色血栓头并搏动性出血

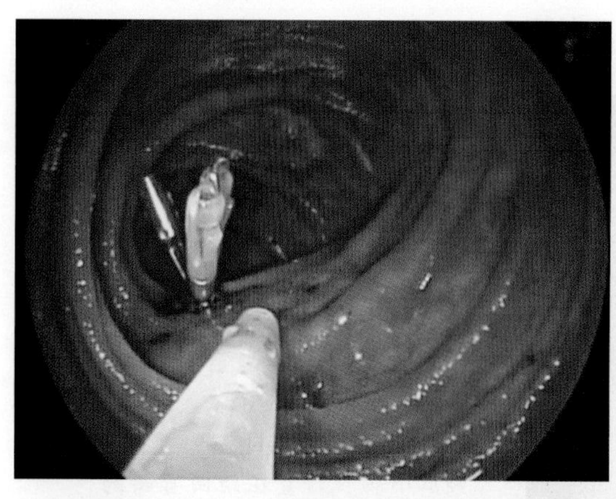

图 3-4-14 以钛夹夹闭并给予聚桂醇注射治疗血管断端

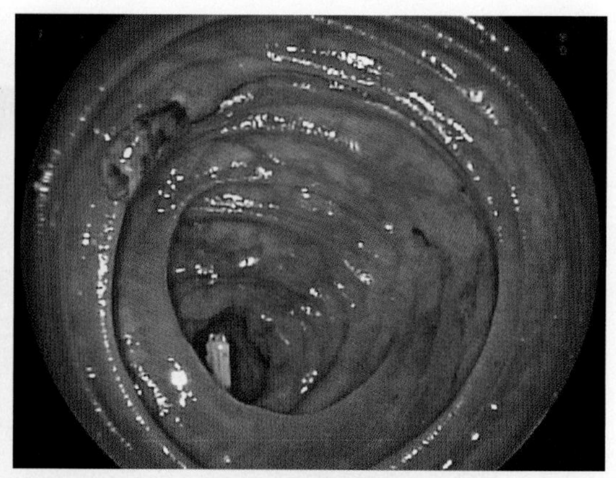

图 3-4-15 实际出血部位距第一次经口小肠镜治疗部位仅约 2cm

病例 2 患者女性，45 岁。2018 年 9 月开始无明显诱因间断出现黑便或暗红色血便，外院行胃镜及肠镜检查未见出血病灶，出院后监测大便潜血间断阳性。2019 年 2 月患者出现心慌、乏力，化验血红蛋白为 75g/L，2019 年 3 月就诊于我院。入院后行 CTA 及 CTE 检查，未见明显出血病灶；行经肛小肠镜检查，提示距回盲瓣 150cm 处可见一个约 0.6cm×0.3cm 的浅溃疡，表面充血、发红，余所见小肠黏膜未见异常，以钛夹标记。溃疡周围黏膜活检病理示黏膜慢性炎。我院建议患者外科手术治疗，患者及家属暂未同意，出院观察。出院后 20 天因“再发黑便”就诊于我院，2019 年 4 月 6 日行急诊 DSA 检查，提示第 3 组小肠局部肠壁血管增粗、增多，走行迂曲、紊乱，可见造影剂外溢及静脉早显，其他血管未见异常（图 3-4-16）。2019 年 4 月 8 日于我院行经口小肠镜检查，进镜至小肠距幽门约 590cm，距离 550cm 处见标记的钛夹；退镜观察，在距离幽门约 450cm 处见一处微隆起黏膜，表面白色血栓头形成，呈搏动性（图 3-4-17），2 枚金属夹标记（图 3-4-18）；距 450～590cm 处见间断暗红色血性物覆着于肠壁，冲洗后未见活动性出血病灶。2019 年 4 月 10 日患者于我院普通外科行手术治疗，切除内镜下标记血管畸形伴出血的肠段。术后病理：钛夹处示黏膜慢性炎，黏膜下可见异常动脉血管，血管壁增厚，管腔狭窄，符合血管畸形的诊断（图 3-4-19）。

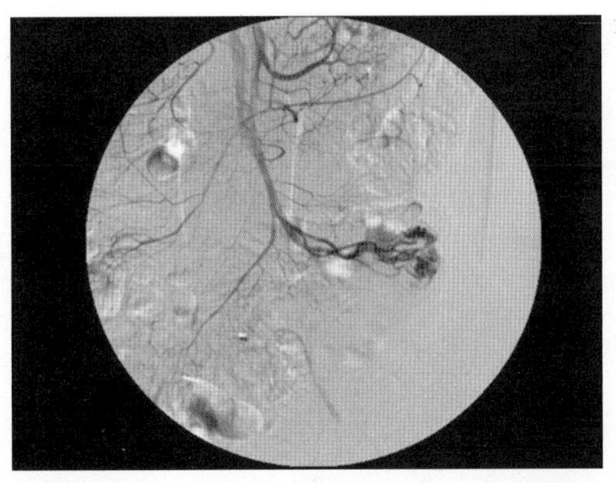

图 3-4-16　DSA 检查见小肠血管瘤并出血

DSA 检查见第 3 组小肠局部肠壁血管增粗、增多，走行迂曲、紊乱，可见造影剂外溢。

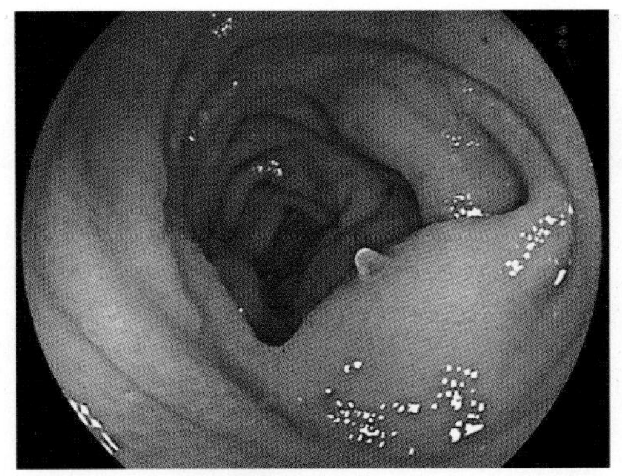

图 3-4-17　微隆起黏膜表面白色血栓头形成

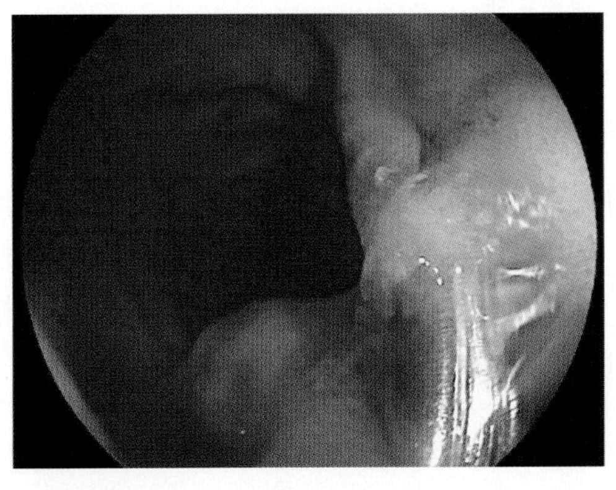

图 3-4-18　钛夹标记血管畸形处

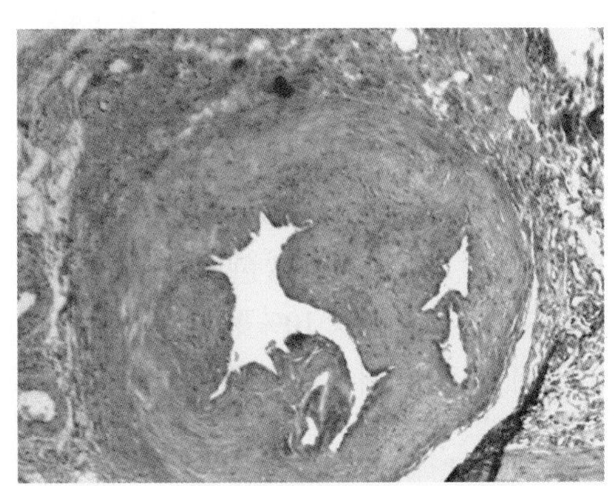

图 3-4-19　血管壁增厚及管腔狭窄的异常动脉血管

病例 3　患者男性，48 岁，因“间断便血 4 年”就诊。便血时无腹痛、腹胀，无恶心、呕吐等症状，每年发作 1~2 次，自服云南白药可缓解，后于我院行经口小肠镜检查，进镜约至回肠上段距幽门 350cm 处，见空肠及部分回肠弥漫性分布卵圆形、红色黏膜病变，可见似蜘蛛网样细小血管网，部分可见新鲜血液渗出（图 3-4-20），取其较大的一处（距幽门约 150cm）给予聚桂醇注射治疗。

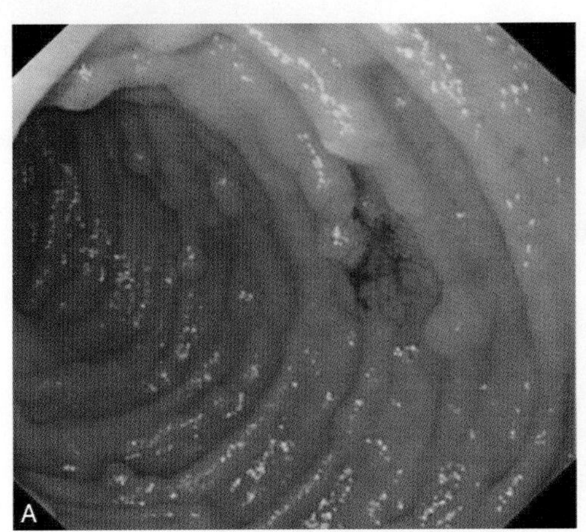

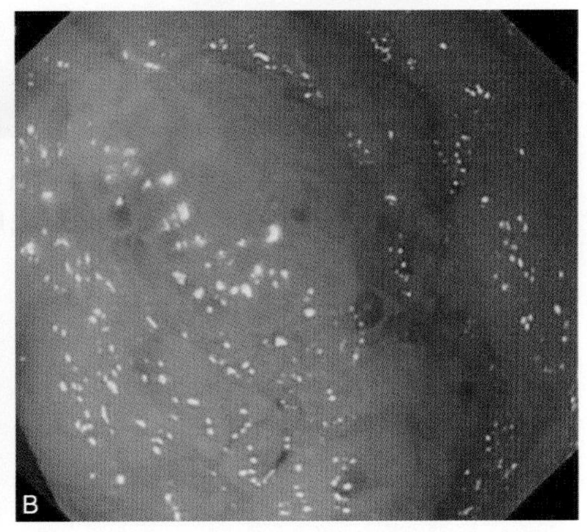

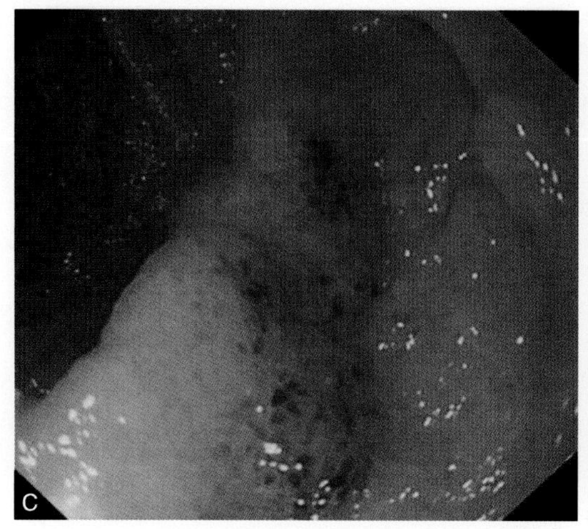
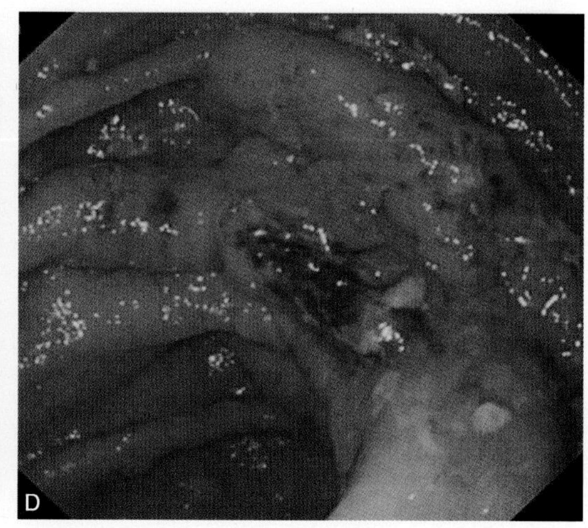

图 3-4-20 小肠血管扩张

病例 4 患儿男性，11 岁。自 4 岁始逐渐出现多处皮肤血管瘤（外生殖器、左脚掌外侧、右前臂、颈部）及舌面血管瘤（图 3-4-21），自 6 岁始出现间断黑便及暗红色血便，一直处于贫血状态（血红蛋白波动于 35～100g/L），于外院行胃肠镜检查示胃肠道遍布海绵状血管瘤（图 3-4-22A、B），诊断为蓝色橡皮疱痣综合征，于我院行小肠镜检查见小肠亦多发血管瘤（图 3-4-22C～F），多次 10%聚桂醇注射治疗及 APC 治疗，治疗效果满意，患儿便血及贫血情况较前明显好转（图 3-4-23，图 3-4-24，视频 3-4-1）。

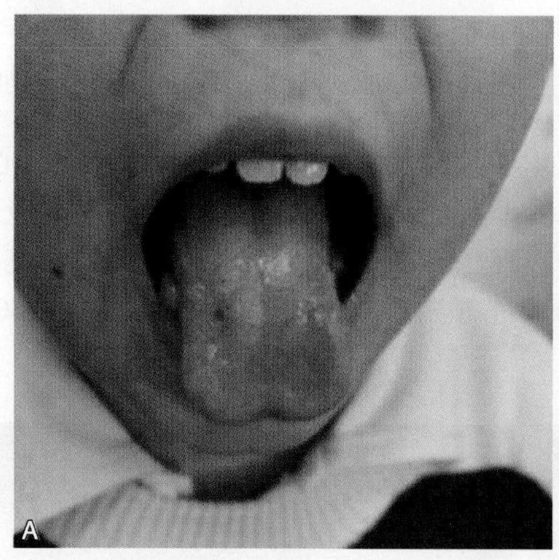
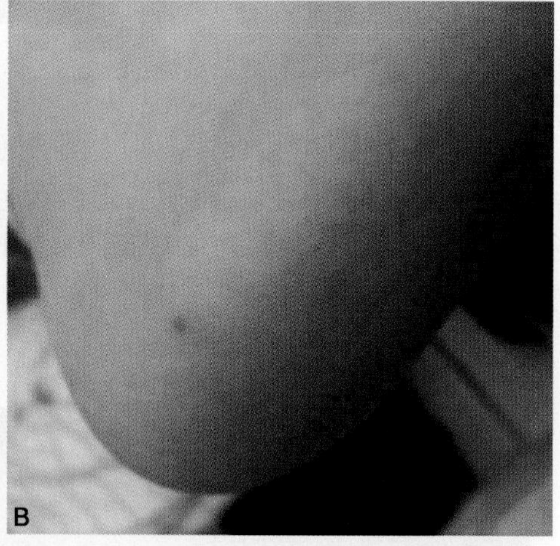

图 3-4-21 血管瘤

A. 舌面血管瘤；B. 脚底血管瘤。

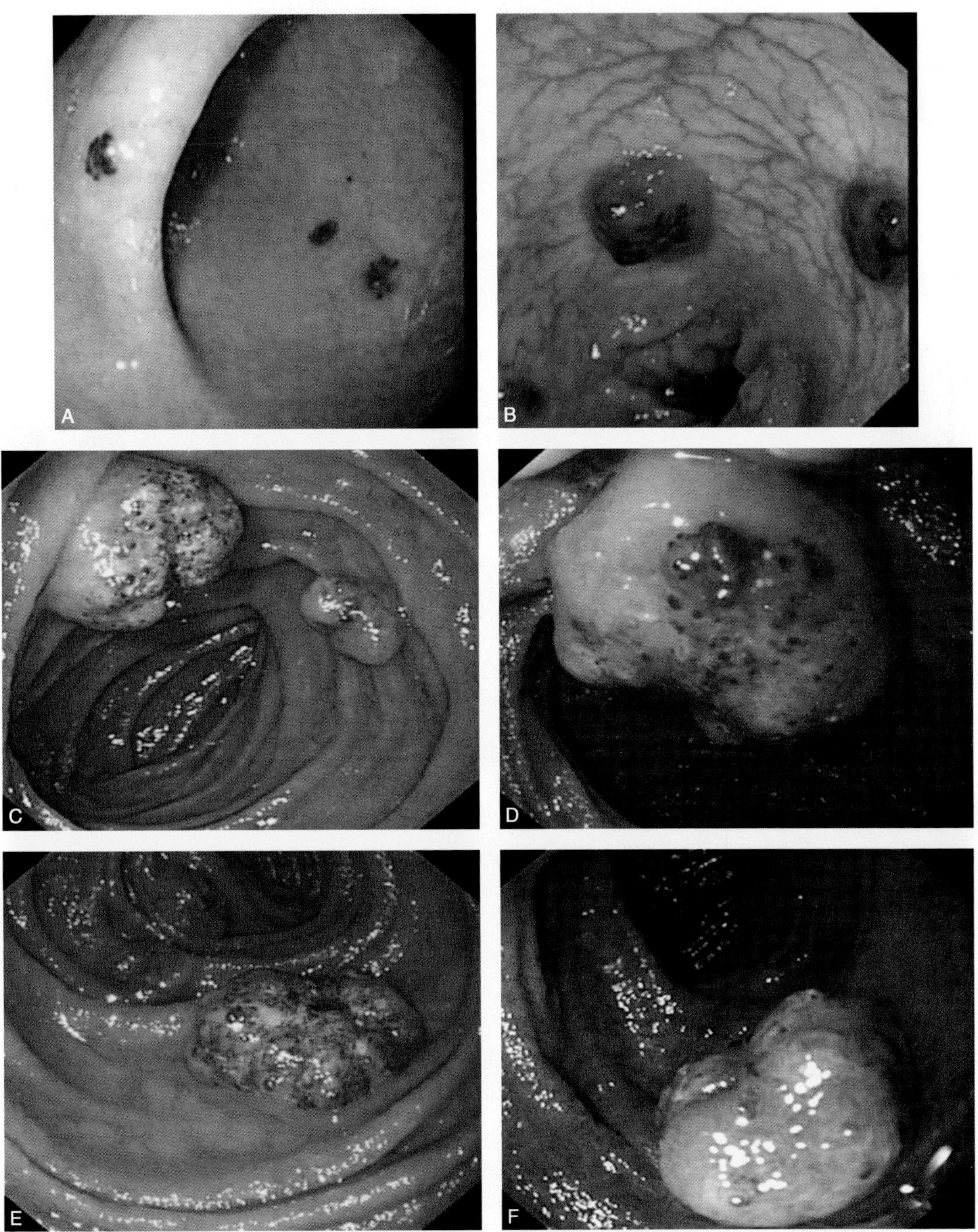

图 3-4-22　内镜检查示多发血管瘤

A. 胃内多发血管瘤；B. 结肠内多发血管瘤；C~F. 小肠内多发海绵状血管瘤。

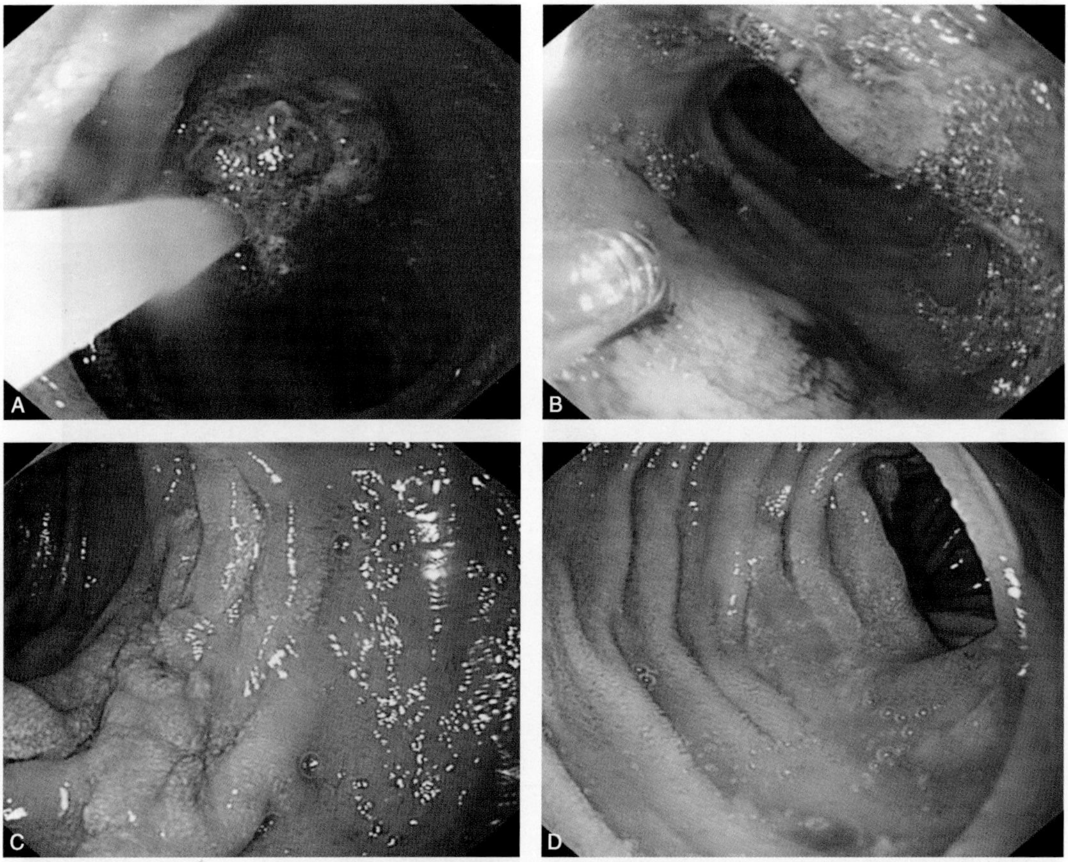

图 3-4-23 硬化剂治疗海绵状血管瘤

A. 硬化剂治疗；B~D. 治疗后血管瘤消失。

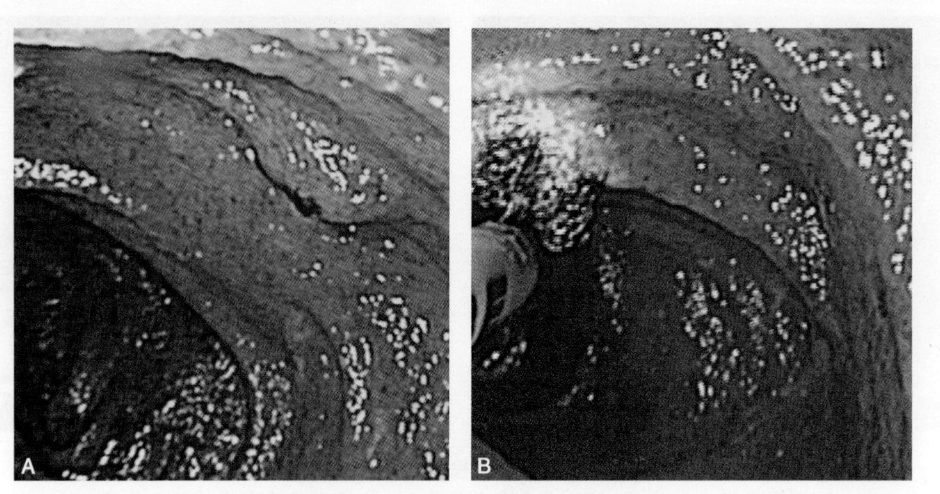

图 3-4-24 APC 治疗较小的血管瘤

A. 小肠内较小的血管瘤；B. 对较小的血管瘤可进行 APC 治疗。

视频 3-4-1　APC 治疗蓝色橡皮疱痣综合征患者的小肠血管瘤

病例 5　患者女性，53 岁，因“反复出现血便及失血性休克”就诊。经胃镜、肠镜、CT 等检查均未发现出血灶，后经胶囊内镜检查在前 1/3 小肠处见半球形黏膜下肿物，表面伴溃疡形成（图 3-4-25），进一步行双气囊小肠镜检查，证实为搏动性黏膜下肿物，表面可见血管显露，未见周边静脉扩张（图 3-4-26）。后行手术切除病变组织，病理学表现为黏膜下肿物伴动脉扩张，血管闭塞及再通（图 3-4-27）。

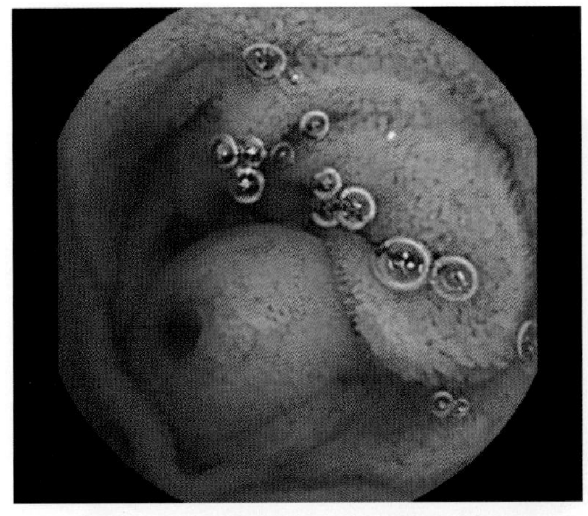

图 3-4-25　胶囊内镜见半球形黏膜下肿物，表面伴溃疡形成及出血

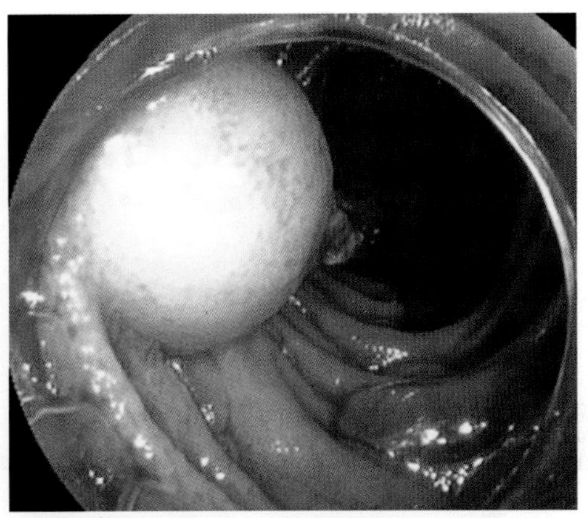

图 3-4-26　小肠镜检查示搏动性半球形黏膜下肿瘤样病变，表面血管显露

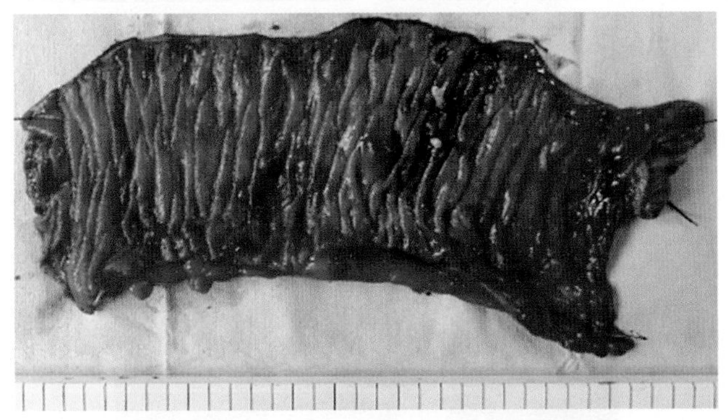

图 3-4-27　手术切除的大体标本

黏膜下肿瘤样病变伴糜烂，病变肛侧见墨水标记。

病例 6　患者男性，47 岁。既往患右膝关节海绵状血管瘤（图 3-4-28），现反复黑便 5 个月余，血红蛋白低至 73g/L，行经口小肠镜检查见回肠血管瘤（图 3-4-29），经肛小肠镜及结肠镜检查未见异常，行腹部血管增强 CT 检查再次证实为回肠血管畸形（图 3-4-30），后经腹腔镜手术时发现 2 处血管畸形，并均行手术切除（图 3-4-31，图 3-4-32）。

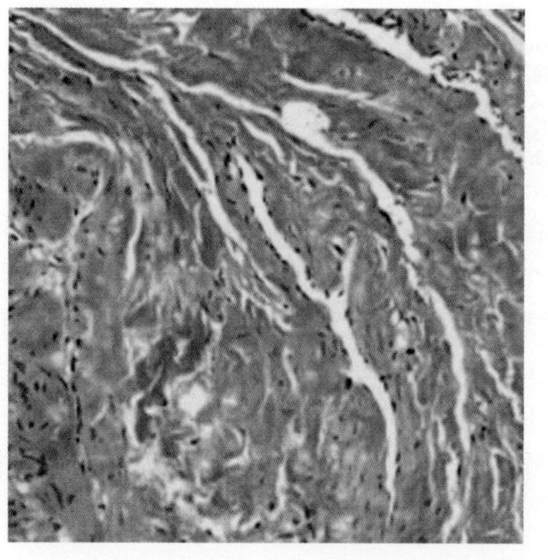

图 3-4-28 右膝关节海绵状血管瘤病理切片（HE 染色×400 倍）

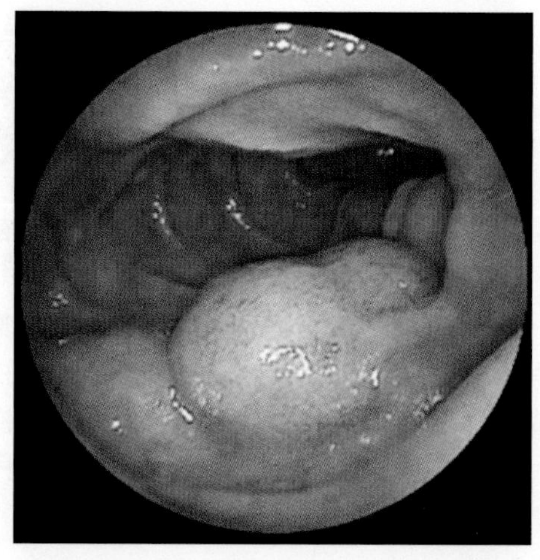

图 3-4-29 经口小肠镜检查见回肠血管瘤

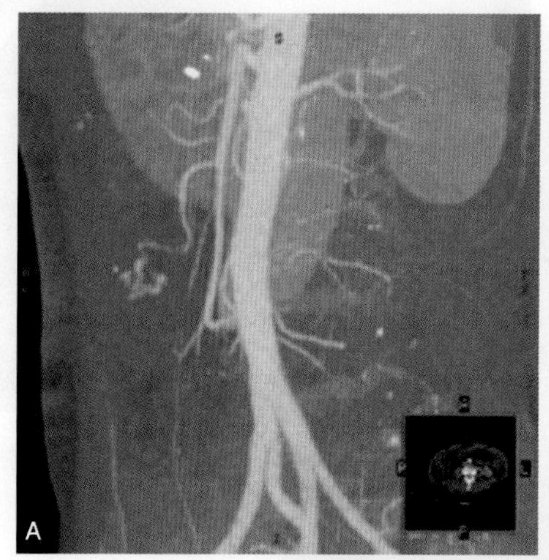

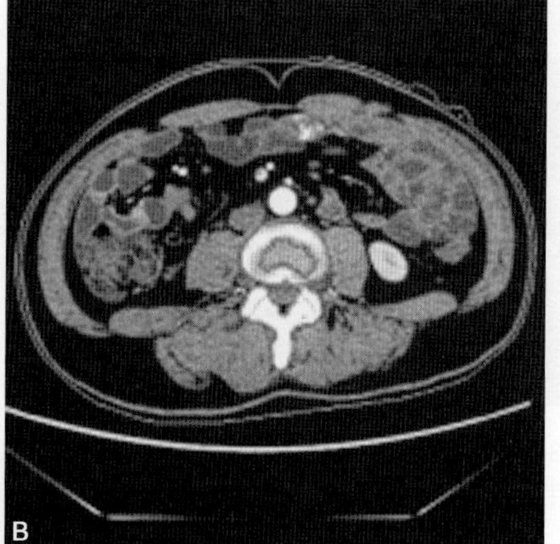

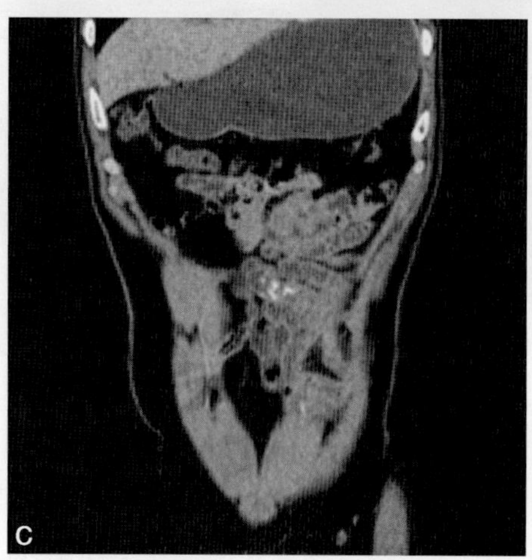

图 3-4-30 腹部血管增强 CT

A. 腹部血管增强 CT 显示肠系膜上动脉分支存在动静脉畸形；B. 腹部血管增强 CT 横切面显示血管畸形，造影剂仍留在畸形的动、静脉内；C. 腹部血管增强 CT 冠状位显示血管畸形，造影剂仍留在畸形的动、静脉内。

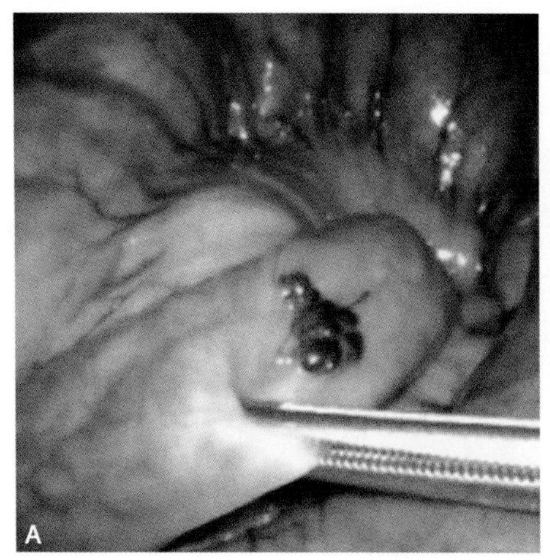

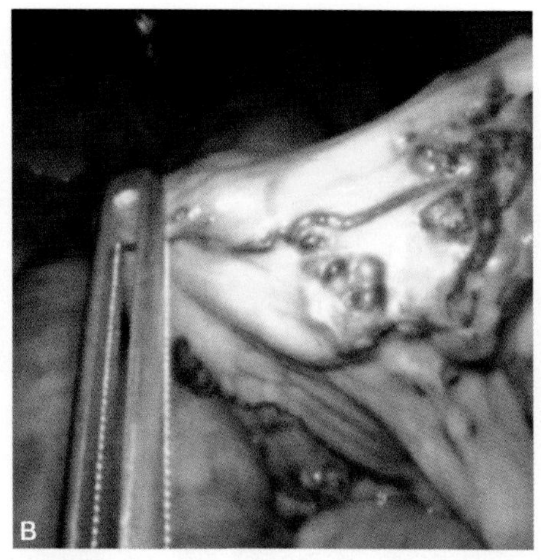

图 3-4-31　腹腔镜检查
A. 腹腔镜下见小肠血管瘤；B. 腹腔镜下再次发现 1 处血管瘤。

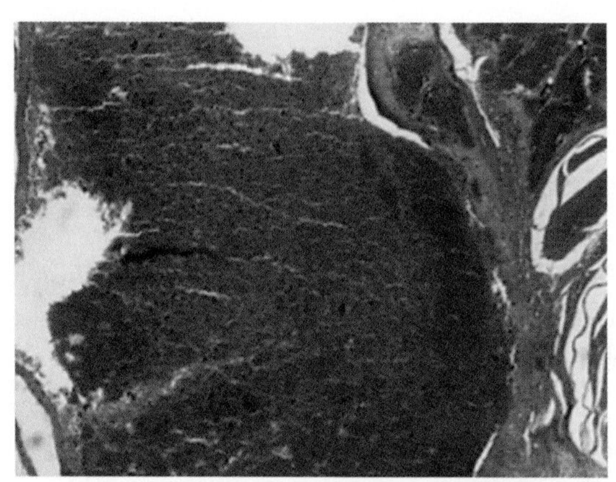

图 3-4-32　病理示切除的小肠动静脉畸形
可见不规则、扭曲和扩张的血管壁(HE 染色×400 倍)。

病例 7　患者女性，75 岁，因“间断黑便 3 年”就诊。患者无明显腹痛，于当地医院行胃镜检查，提示为十二指肠球部溃疡，经抑酸和保护黏膜等治疗后，复查胃镜发现溃疡愈合。此后仍有间断黑便，最多时每日 3 次，为糊状，每次量为 50～200g，血红蛋白波动在 58～125g/L。腹部及盆腔增强 CT 未见可疑出血病灶，经口进镜可见空肠上段片状白色黏膜隆起，大小约 0.6cm×0.6cm，边界清晰，未见活动性出血(图 3-4-33)，取病理 1 块，继续进镜约至回肠上段，亚甲蓝标记定位，经肛门进镜达亚甲蓝标记处，完成全小肠检查，肠液清亮，未见血迹。病理诊断为海绵状血管瘤，免疫组化染色呈血管内皮生长因子(VEGF)阳性(图 3-4-34)。由于本次检查期间出血已停止，建议患者若再次出血，可考虑小肠镜下再次止血或手术切除。但患者因高龄而拒绝，后给予口服沙利度胺 50mg、2 次/d，3 个月后因发生周围性神经炎自行停药，随访 12 个月，血红蛋白维持在 100～130g/L，未再出现活动性出血。

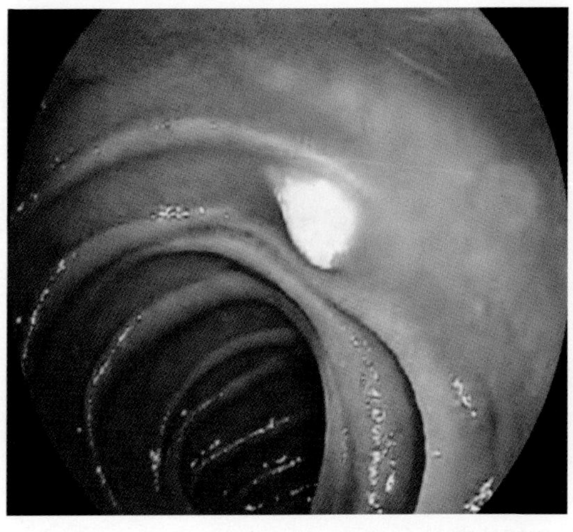

图 3-4-33 空肠上段片状白色黏膜病变
大小约 0.6cm×0.6cm，边界清晰。

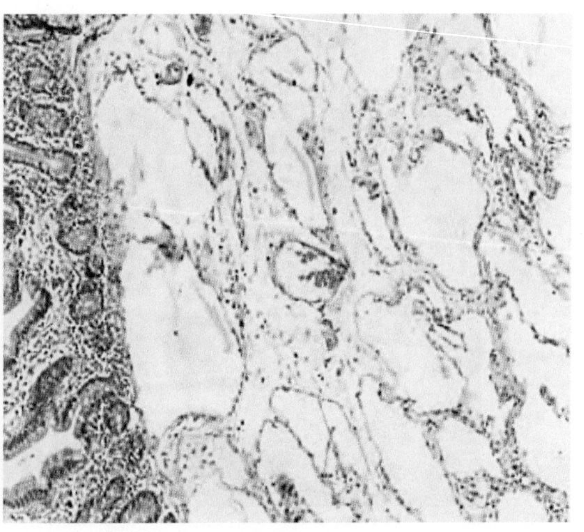

图 3-4-34 病理示海绵状血管瘤（×100 倍）

（陈虹羽）

参考文献

[1] YANO T, YAMAMOTO H, SUNADA K, et al. Endoscopic classification of vascular lesions of the small intestine (with videos)[J]. Gastrointest Endosc, 2008, 67(1): 169-172.

[2] OTA K, NODA J, AKUTAGAWA H, et al. A Case of Massive Bleeding from a Small Intestinal Submucosal Tumor-like Arterial Malformation: An Unclassifiable Vascular Lesion Revealed by a Detailed Pathological Evaluation[J]. Intern Med, 2019, 58(24): 3521-3523.

[3] CUI J, HUANG L Y, LIN S J, et al. Small intestinal vascular malformation bleeding: A case report with imaging findings[J]. World J Gastroenterol, 2014, 20(38): 14076-14078.

[4] 郭艳，曹海龙，董文逍，等. 空肠海绵状血管瘤致反复小肠出血 1 例[J]. 天津医科大学学报，2017，23(3)：67-68.

第5章　发育异常

第1节　小肠淋巴管扩张症

一、概述

小肠淋巴管扩张症是指由于各种原因导致小肠淋巴液回流障碍，继而淋巴管内压增高并出现明显扩张，是蛋白漏出性肠病的重要病因。

二、诊治要点

1. **病因**　先天性或其他因素导致淋巴管系统形态异常（淋巴管形成不全或胸导管闭塞）、周围病变压迫淋巴管、静脉压或门脉压升高致肠系膜淋巴内压增高。淋巴管内压力的增加导致乳糜颗粒及脂溶性维生素吸收障碍、淋巴液漏出，继而出现相关临床表现。

2. **症状与体征**　表现为蛋白丢失性肠病，可有水肿、腹胀、腹泻、脂肪泻、胸腹水（乳糜性）、体重减轻。

3. **辅助检查**

（1）实验室检查：外周血淋巴细胞计数减少、低白蛋白血症、低 γ 球蛋白血症、低钙血症、粪便 α_1-抗胰蛋白酶清除试验阳性、乳糜性腹水等。

（2）小肠 X 线造影：黏膜皱襞肿大、淋巴液漏出引起朦胧像。

（3）淋巴管造影：腹部淋巴管系统扩张、迂曲及肠管内造影剂漏出。

（4）内镜：可表现为弥漫性小肠黏膜皱襞呈淡白色、散在性黏膜白色点状聚集、白色扁平圆形隆起或无明显发白表现（详见本节经典病例部分）。

4. **组织病理**　小肠黏膜活检可见扩张的黏膜内淋巴管，扩张程度不同，内镜下表现不同。

5. **诊断与鉴别**　内镜下小肠黏膜组织活检可确诊，对于怀疑为小肠淋巴管扩张而内镜下未见明确黏膜发白表现者，建议内镜下多点活检以提高诊断率。该病需与其他原因导致的蛋白丢失性肠病鉴别，包括小肠黏膜上皮异常（非特异性炎症、感染、药物、肿瘤等导致）及毛细血管通透性增加（系统性红斑狼疮、嗜酸细胞性肠炎）。

6. **治疗**　积极去除淋巴管内压增高的病因；通过膳食调整（高蛋白、低脂、增加中链甘油三酯摄入），可改善低蛋白状态及缓解消化道症状；对于局限性小肠淋巴管扩张症，在非手术治疗无效时，可行手术治疗如肠段切除术、淋巴静脉吻合术。另外，对于先天性小肠淋巴管扩张症，生长抑素类似物奥曲肽可能对减少蛋白丢失有效。

三、经典病例及内镜下表现

病例 1 距回盲瓣约 370cm 处见大小约 0.4cm×0.4cm 灰白色颗粒样扁平隆起(图 3-5-1)。

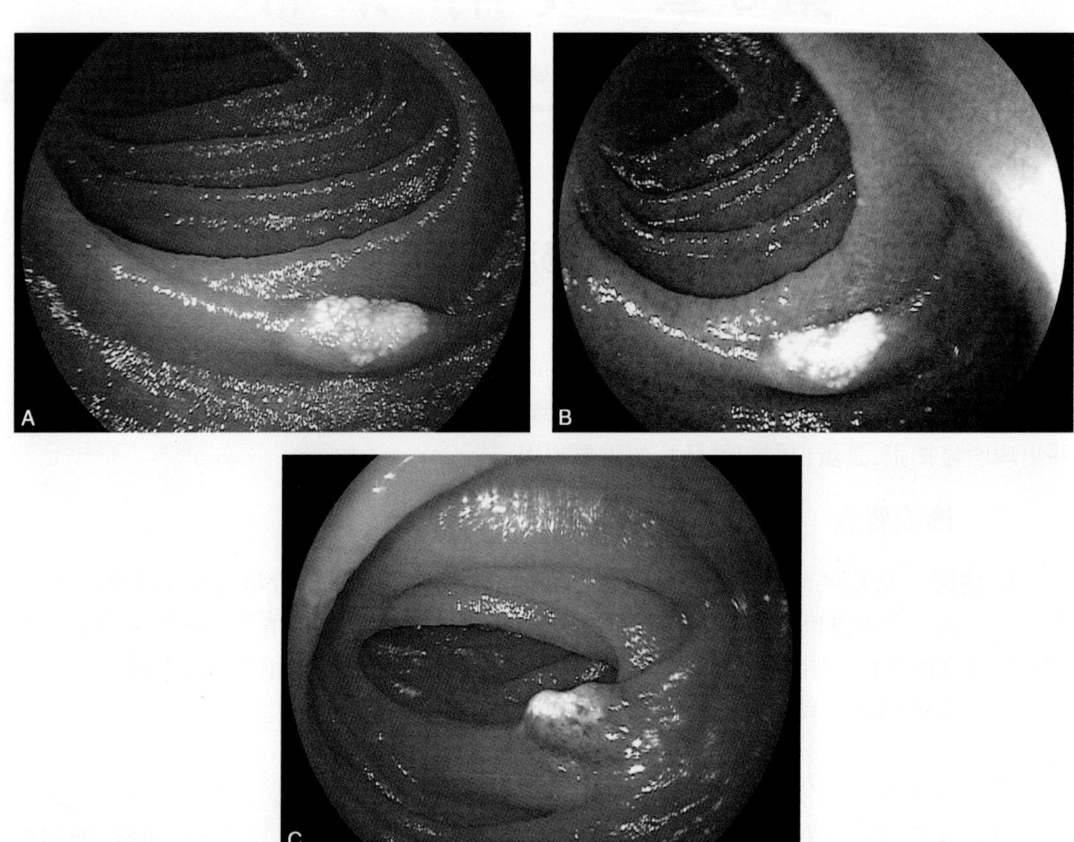

图 3-5-1 空肠淋巴管扩张

病例 2 小肠距幽门 600cm 处见大小约 12mm×6mm 白色微隆起黏膜,取 1 块送检后,活检创面少量渗血,用金属夹 1 枚夹闭创面(图 3-5-2)。

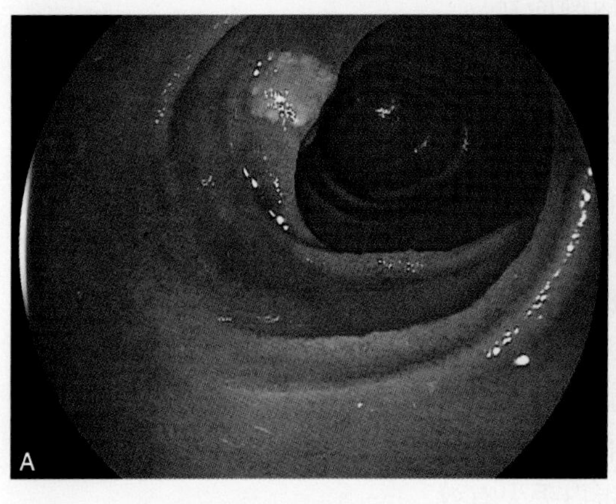

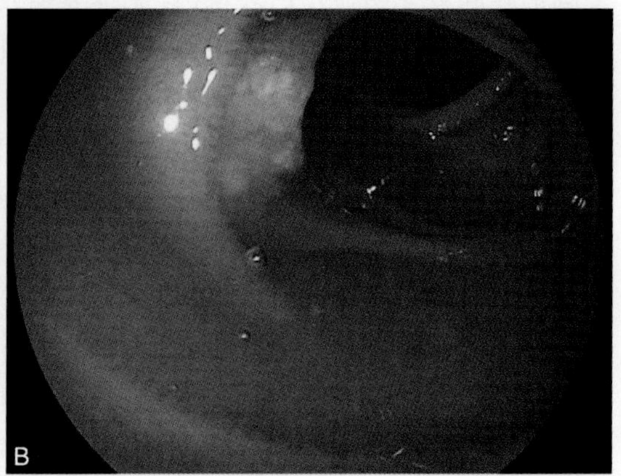

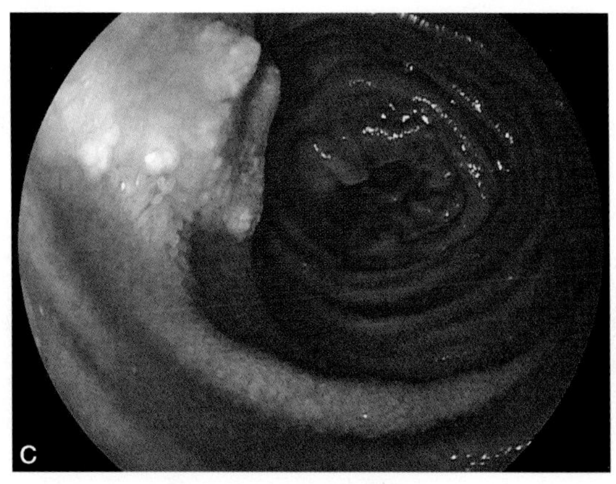

图 3-5-2 回肠淋巴管扩张

病例 3 距幽门约 120cm 可见片状白色颗粒状黏膜微隆起，考虑为淋巴管扩张（图 3-5-3）。

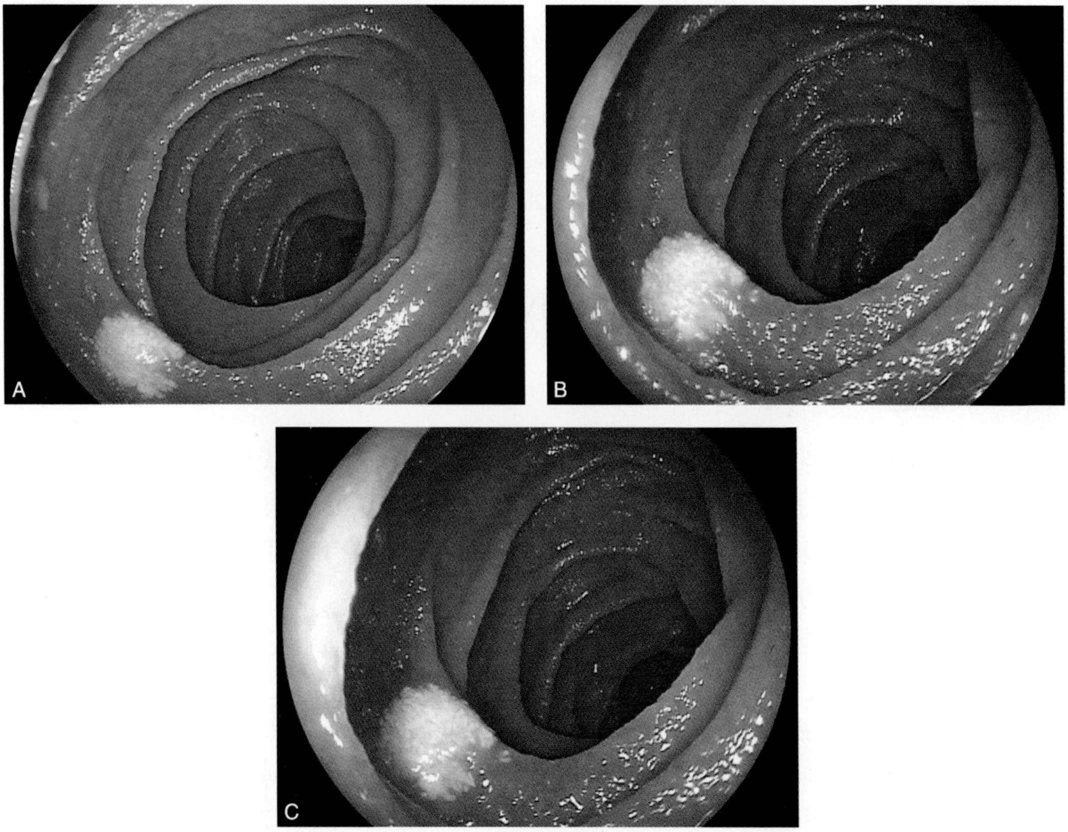

图 3-5-3 空肠淋巴管扩张

（李白容 张小朋）

参考文献

[1] 八尾恒良,饭田三雄. 小肠疾病临床诊断与治疗[M]. 韩少良,郑晓风,周宏众,译. 北京:人民军医出版社,2008.

[2] YEATON P,FRIERSON H F. Octreotide reduces enteral protein losses in Menetrier's disease[J]. Am J Gastroenterol,1993,88(1):95-98.

[3] BALLINGER A B,FARTHING M J. Octreotide in the treatment of intestinal lymphangiectasia[J]. Eur J Gastroenterol Hepatol,1998,10(8):699-702.

[4] TIFT W L,LLOYD J K. Intestinal lymphangiectasia. Long-term results with MCT diet[J]. Arch Dis Child,1975,50(4):269-276.

[5] PARK M S,LEE B J,GU D H,et al. Ilealpolypoidlymphangiectasia bleeding diagnosed and treated by double balloon enteroscopy[J]. World J Gastroenterol,2013,19(45):8440-8444.

[6] OH T G,CHUNG J W,KIM H M,et al. Primary intestinal lymphangiectasia diagnosed by capsule endoscopy and double balloon enteroscopy[J]. World J Gastrointest Endosc,2011,3(11):235-240.

[7] OHMIYA N,HORIGUCHI N,TAHARA T,et al. In vivo characterization of abnormalities in small-bowel diseases using probe-based confocal laser endomicroscopy[J]. Endosc Int Open,2017,5(7):E547-E558.

[8] TOBIAS H,MARKUS P,ECKARDT A J,et al. Surgical therapy of primary intestinal lymphangiectasia in adults[J]. J Surg Case Rep,2015,2015(7):rjv081.

[9] TROSKOT R,JURCIC D,BILIC A,et al. How to treat an extensive form of primary intestinal lymphangiectasia? [J]. World J Gastroenterol,2015,21(23):7320-7325.

第2节 小肠憩室

一、概述

小肠憩室为小肠壁向肠壁外的囊状突出,分为具有肌层的先天性憩室(绝大多数为 Meckel 憩室)和基本无肌层组织的后天性憩室。小肠憩室大多无临床症状,出现憩室相关并发症时可表现为腹痛、消化道出血、肠梗阻等,外科开腹或腹腔镜下手术切除憩室是治疗出现并发症的小肠憩室的有效方法。

二、诊治要点

1. **病因** Meckel 憩室(先天性)的形成是由于卵黄管退化不全残留而致,通常发生于回肠末端距回盲瓣 60~130cm 范围内,位于肠系膜对侧,由肠系膜上动脉分支右卵黄动脉供血,超过半数 Meckel 憩室顶部有异位组织迷入(以胃黏膜居多,其次为胰腺组织及其他)。后天性憩室通常认为是肠系膜血管穿支进入肠壁肌层导致肠壁局部薄弱、在肠腔内容物压力下形成的,多开口于肠系膜侧,绝大多数位于十二指肠、空肠近端及回肠远端,米粒至拳头大小,可多发。

2. **症状** 通常因发生并发症而出现临床症状(表 3-5-1),无并发症的小肠憩室通常临床无症状。

表 3-5-1 小肠憩室的并发症

并发症	机制
肠梗阻	肠石、粘连、压迫、内翻套叠、肠扭转等导致机械性梗阻，肠壁运动障碍导致麻痹性梗阻
腹痛	憩室炎
出血	异位组织（胃黏膜、胰腺组织、其他）导致溃疡形成
异物	消化道异物滞留于憩室
吸收不良	憩室妨碍正常蠕动导致细菌异常增殖
肿瘤	少见，神经内分泌肿瘤、腺癌、间质瘤居多

3. **辅助检查**

（1）X 线小肠造影：开口于小肠壁的盲袋（图 3-5-4A）。

（2）CT/MR：诊断肠梗阻、穿孔及憩室合并新生物。

（3）核素扫描：异位胃黏膜≥10mm×10mm 时呈阳性。

（4）血管重建/造影：勾画 Meckel 憩室供养动脉卵黄动脉特异走行（与回肠动脉无吻合），出血时血管造影可见造影剂外溢（图 3-5-4B）。

（5）内镜：肠道呈双腔样改变，可见炎症、溃疡、出血等。

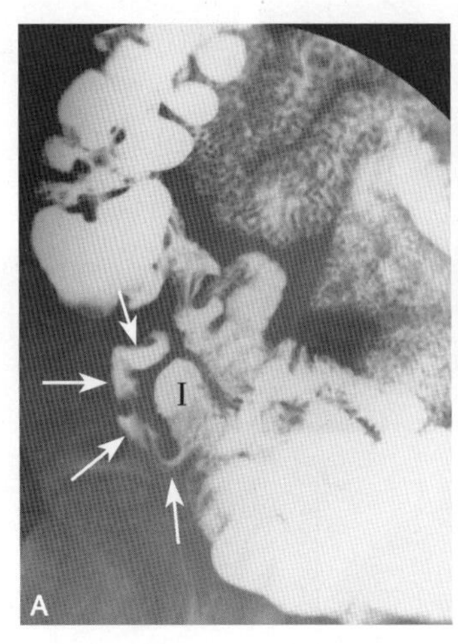

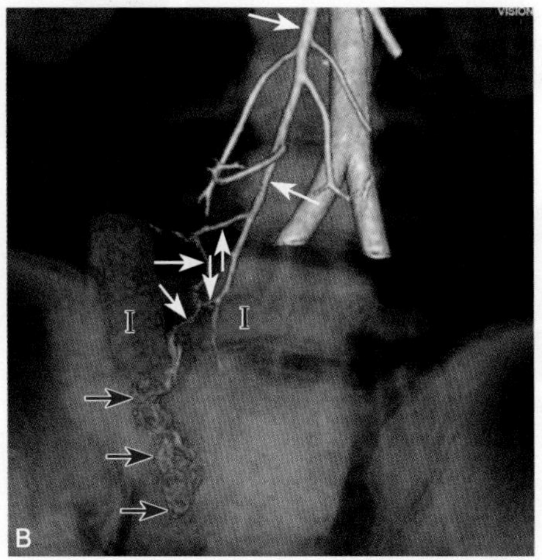

图 3-5-4 Meckel 憩室小肠造影及 CTA 表现
A. X 线造影示回肠末端向肠腔外突出的囊袋；B. 血管重建见肠系膜上动脉发出分支动脉供养憩室。

4. **组织活检** 先天性憩室具有肌层的，超过半数 Meckel 憩室顶部有异位组织迷入，以胃黏膜居多，其次为胰腺组织及其他。后天性憩室基本无肌层组织。

5. **诊断** 腹部手术术中偶然发现可诊断，术前可根据影像学及内镜下表现诊断。

6. **鉴别** 主要与肠管重复畸形相鉴别，该病发生于肠系膜附着缘处，呈球形，多见于回肠，有正常的黏膜、黏膜下层和内环肌，纵肌常不发育，可有异位胃黏膜。

7. **治疗** 有临床症状的小肠憩室可行对症治疗，Meckel 憩室相关的小肠出血经抑制胃酸治疗有止血效果。若要根治小肠憩室,需行开腹手术或腹腔镜下手术切除憩室,Meckel 憩室的治疗需注意完全去除异位组织,必要时行肠段切除。

三、经典病例及内镜下表现

小肠镜下小肠憩室的诊断有一定难度,尤其是"口小底深"的憩室容易漏诊。对考虑 Meckel 憩室出血或影像学提示小肠憩室的患者,行小肠镜检查时应注意重点观察十二指肠、空肠近段及回肠远端,进镜和退镜时均应注意观察有无憩室,退镜时由于小肠肠管已被短缩、憩室开口隐蔽于皱襞内,易被忽视或"跳过";此外,进镜时应注意在腔内穿插进镜,尽量减少因肠壁被刺激而产生活跃的肠蠕动,也可给予山莨菪碱等药物抑制小肠蠕动,以便于寻找憩室开口。发现憩室后,需仔细观察憩室壁甚至憩室底部是否存在糜烂、溃疡、血管畸形及异常黏膜(如异位胃黏膜)和憩室内肿物(如异位胰腺、神经内分泌肿瘤和间质瘤),并判断是否有近期出血或可以解释临床症状的证据。另外,进镜时发现憩室后,需继续进镜时,可考虑于憩室附近标记(如金属夹),避免退镜时无法找到病变而导致憩室位置估计不准(说明:我中心推荐以退镜时数视野的方法估算进镜深度和病变位置)。

病例 1　患者男性,57 岁,因"间断腹痛 2 个月"就诊。腹部增强 CT 提示盆腔肠管壁增厚,进一步行经肛小肠镜见回肠距回盲瓣 80cm 肠腔内见一个长约 8cm 的腊肠状黏膜下肿物,顶部黏膜糜烂,活检病理为异位胃黏膜组织。经外科手术后,病理确诊为 Meckel 憩室(图 3-5-5)。

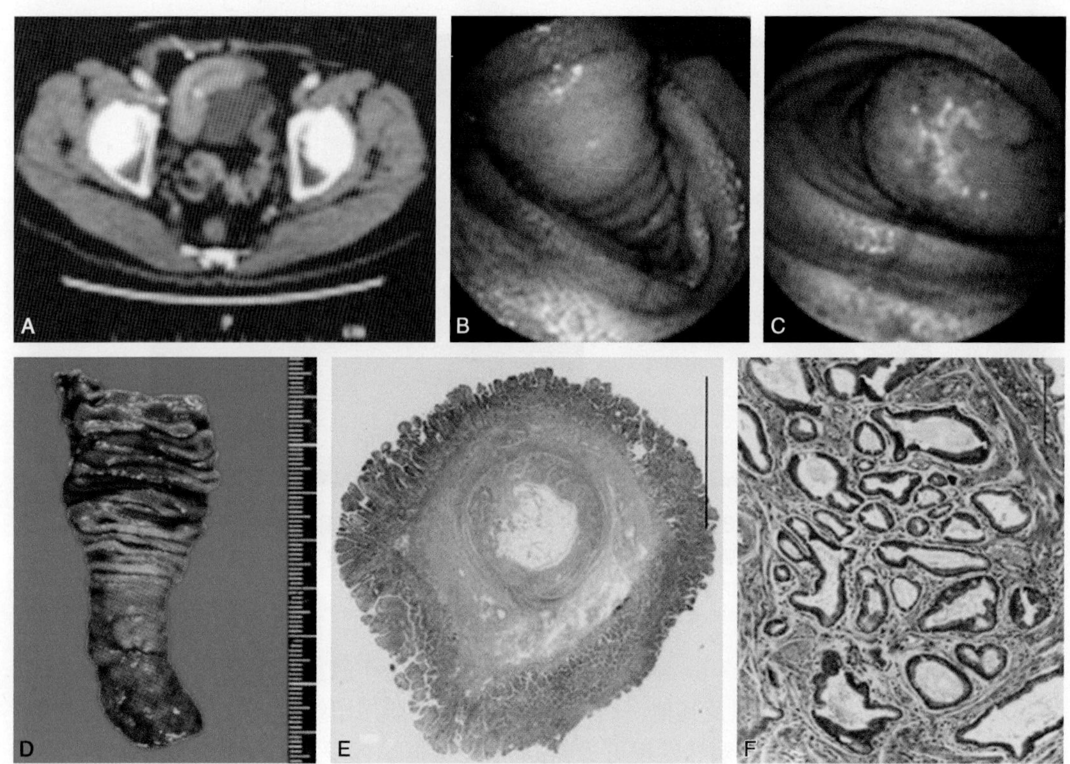

图 3-5-5　Meckel 憩室套叠

A. 增强 CT 示盆腔肠管管壁增厚;B、C. 小肠镜检查见回肠腊肠状黏膜下肿物,顶部黏膜糜烂;D~F. 手术标本及病理。

病例2 患者男性，23岁，因"反复暗红色血便2年"就诊。血红蛋白最低至30g/L，反复便血伴晕倒，胃镜检查（提示"反流性食管炎LA-A级"）、结肠镜检查及腹盆腔CT检查均未明确出血原因。经肛小肠镜检查：进镜至回肠距回盲瓣约80cm处见双腔样改变，其中一腔为憩室开口，盲腔长约3cm，腔内可见多发片状糜烂，未见活动性出血，近憩室部以钛夹标记（图3-5-6）。

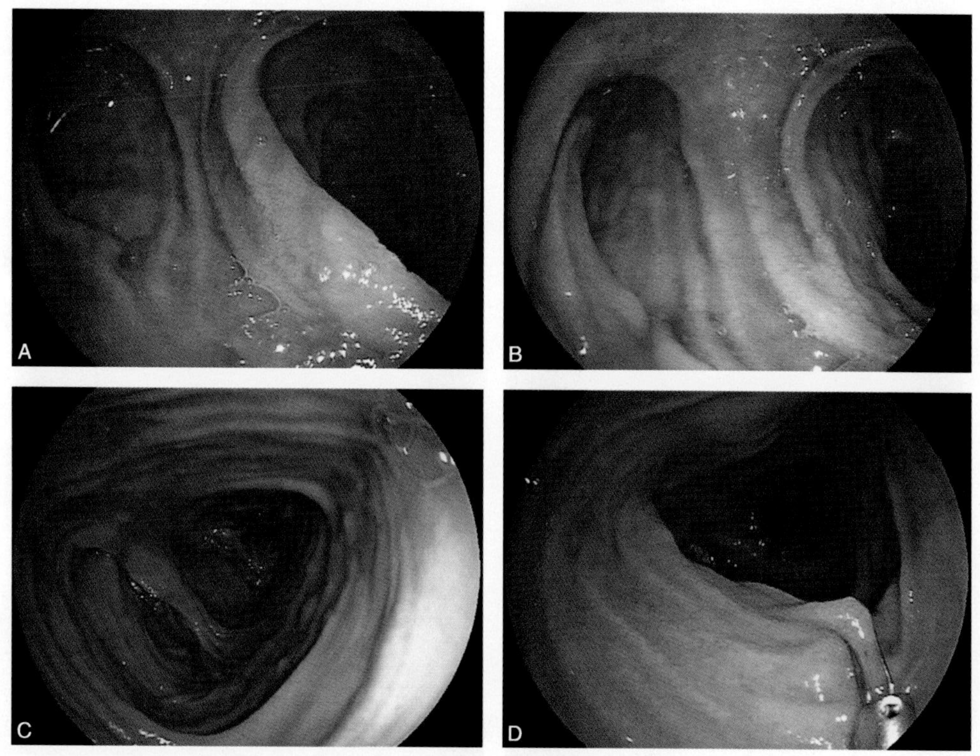

图3-5-6 典型Meckel憩室

病例3 回肠末端见较新鲜血液，进镜至距回盲瓣约90cm处见双腔样改变，其中一腔为憩室开口，盲腔长约3cm，可见血液自憩室开口处流出，憩室底部盲腔环形缩窄，侧壁见一个小溃疡，溃疡中央见隆起血管断端，少量渗血，予以硬化剂注射治疗，并局部喷洒生物流体止血膜，经止血治疗后出血停止（图3-5-7）。

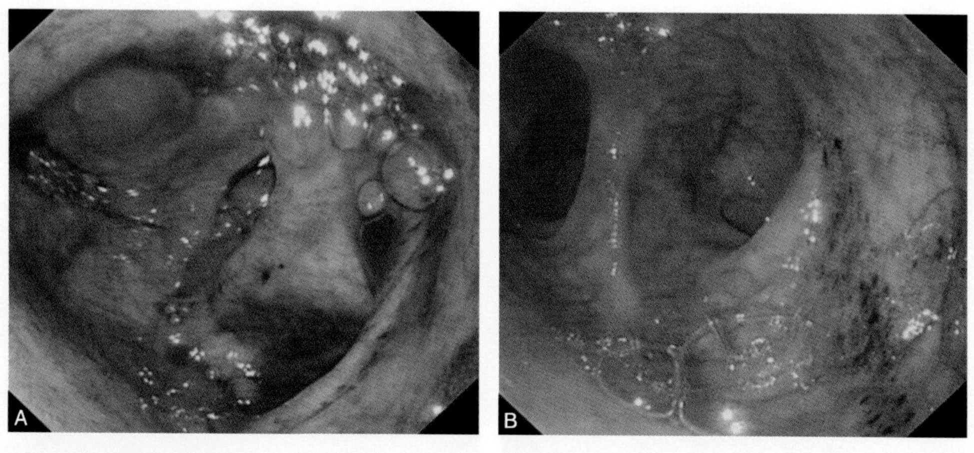

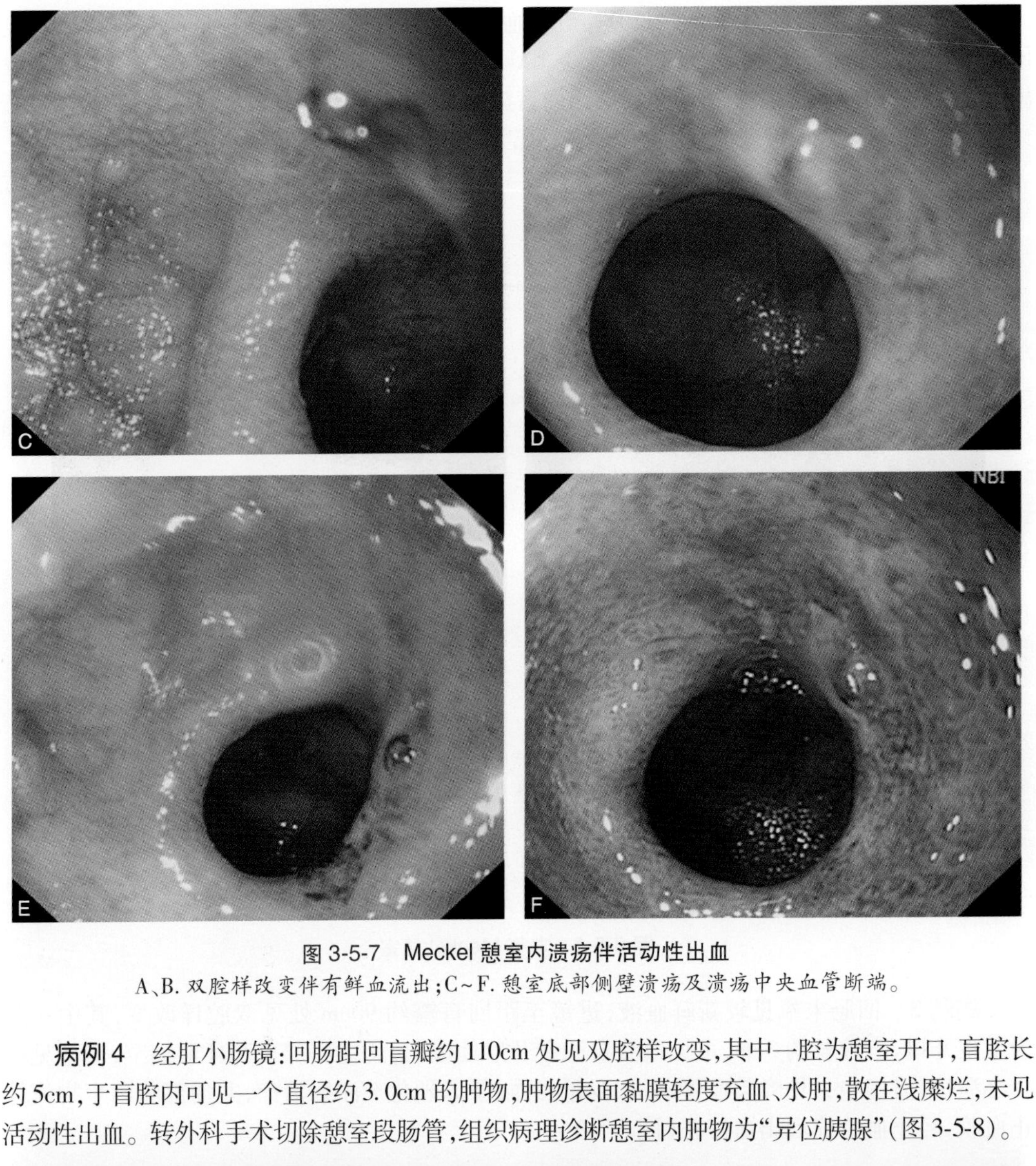

图 3-5-7 Meckel 憩室内溃疡伴活动性出血

A、B. 双腔样改变伴有鲜血流出；C～F. 憩室底部侧壁溃疡及溃疡中央血管断端。

病例 4 经肛小肠镜：回肠距回盲瓣约 110cm 处见双腔样改变，其中一腔为憩室开口，盲腔长约 5cm，于盲腔内可见一个直径约 3.0cm 的肿物，肿物表面黏膜轻度充血、水肿，散在浅糜烂，未见活动性出血。转外科手术切除憩室段肠管，组织病理诊断憩室内肿物为“异位胰腺”（图 3-5-8）。

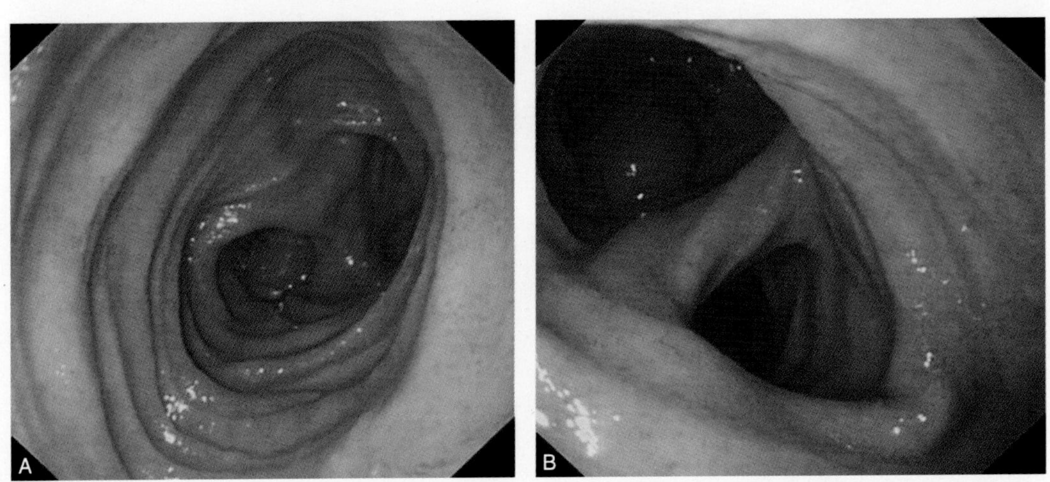

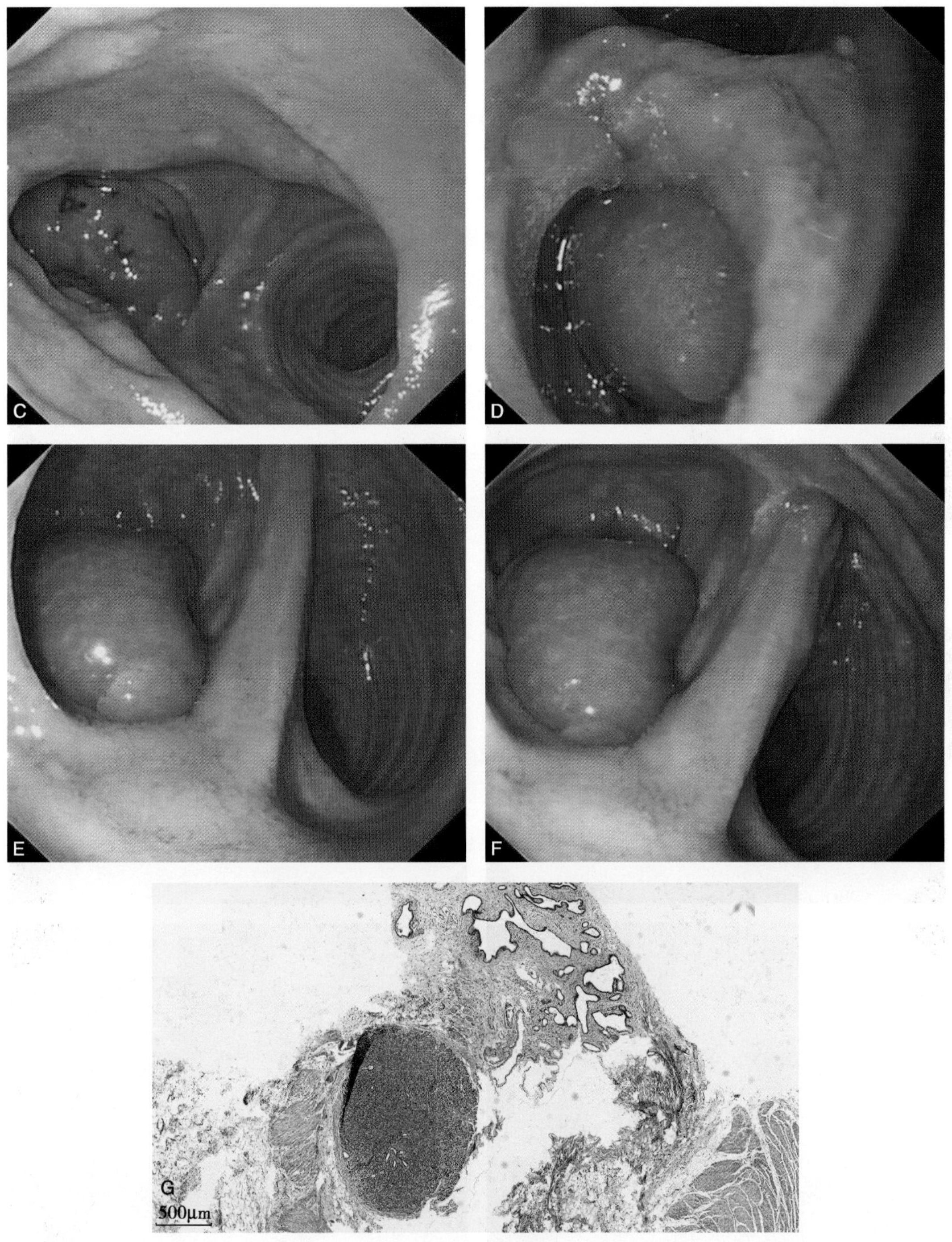

图 3-5-8　Meckel 憩室内异位胰腺

A~F. 回肠双腔样改变，憩室内可见肿物；G. 病理组织学(HE 染色)。

病例 5　经肛小肠镜：进镜至回肠距回盲瓣约 120cm 处见双腔样改变，其中一腔为憩室开口，盲腔长约 5cm，侧壁上可见 1 处浅溃疡，憩室底部黏膜颗粒状增生，似胃黏膜表现，未见活动性出血(图 3-5-9)。

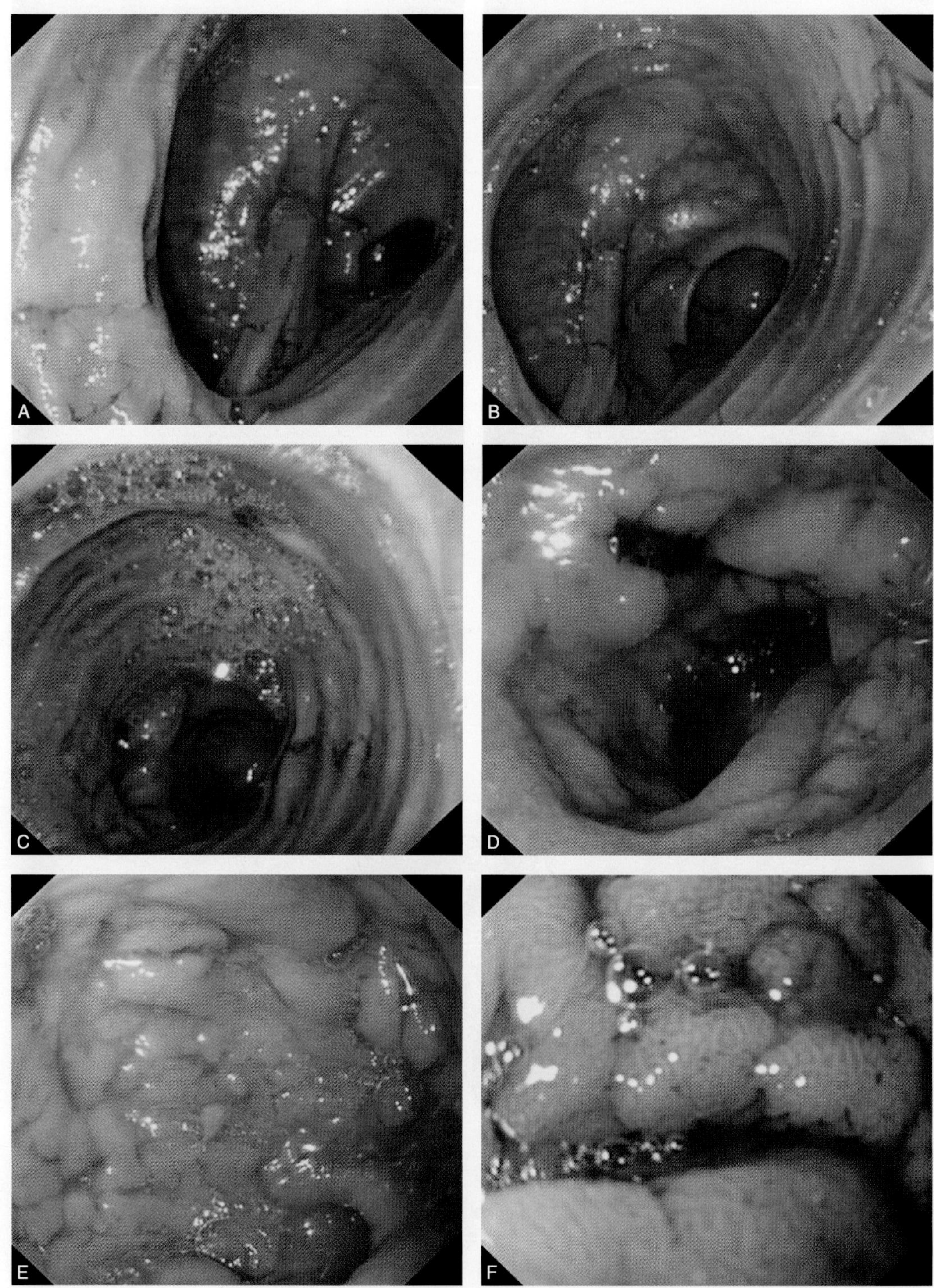

图 3-5-9 Meckel 憩室内溃疡形成(憩室胃黏膜异位)
A、B. 肠腔双腔样改变;C. 憩室;D. 憩室侧壁溃疡;E、F. 憩室底黏膜颗粒状增生。

病例6 患者女性，50岁，因“乏力、嗜睡、间断黑便”就诊。行经口小肠镜检查，诊断为“空肠多发1~2cm憩室”，经外科手术切除憩室肠段及缝扎小憩室，2年后再发黑便，再次经口小肠镜检查：距幽门约40cm处见一个巨大憩室，其内见血管畸形，给予钛夹夹闭及APC治疗，距幽门80cm处见吻合口，黏膜光滑，余空肠黏膜未见显著变化。小肠镜术中处理：金属夹于血管两端夹闭后，APC灼烧、毁损血管（图3-5-10）。

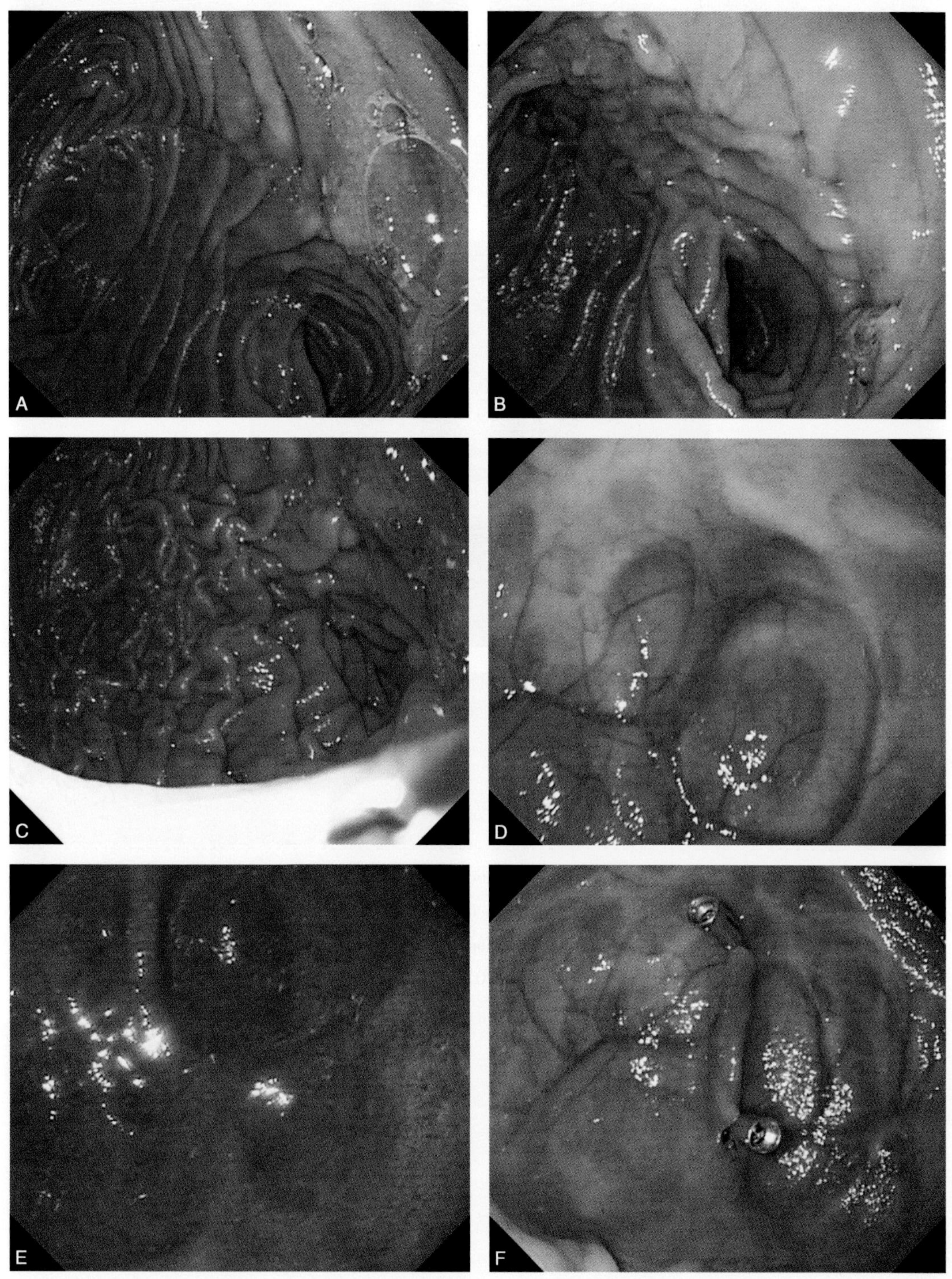

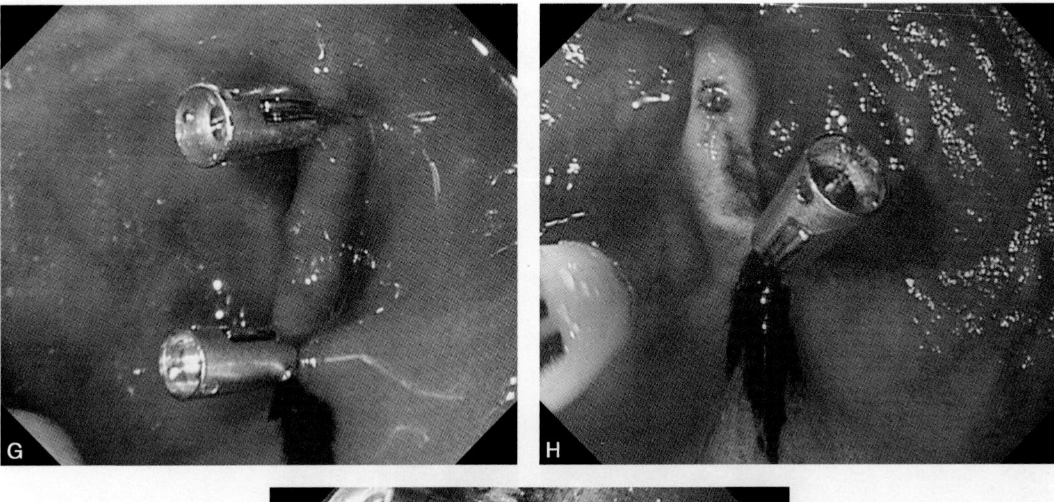

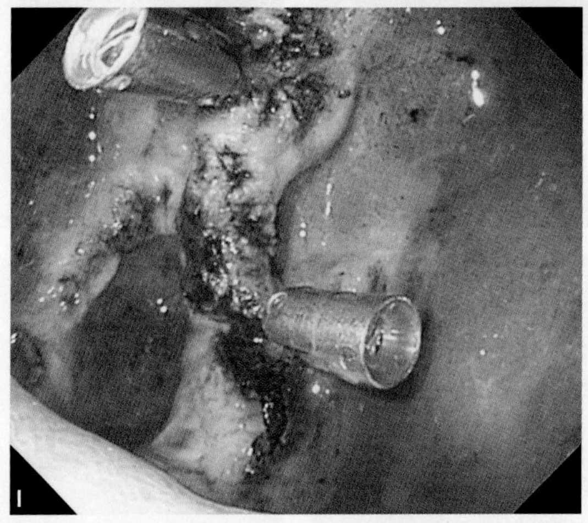

图 3-5-10 空肠巨大憩室伴憩室内血管畸形

A~C. 空肠广口憩室;D、E. 憩室底部畸形血管;F~I. 金属夹断流后,APC 毁损畸形血管。

(李白容)

参考文献

[1] PANDEY S,FAN M,XU Z,et al. Unusual presentation of obscure Meckel diverticulum treated with robot-assisted diverticulectomy:A case report[J]. Medicine (Baltimore),2016,95(41):e5159.

[2] TAKAGAKI K,OSAWA S,ITO T,et al. Inverted Meckel's diverticulum preoperatively diagnosed using double-balloon enteroscopy[J]. World J Gastroenterol,2016,22(17):4416-4420.

第 6 章　遗传性疾病

第 1 节　家族性腺瘤性息肉病

一、概述

家族性腺瘤性息肉病(familial adenomatous polyposis,FAP)是一种易感结肠癌的综合征,患者平均 16 岁(7~36 岁)发病,结肠形成数百上千的腺瘤性息肉。到 35 岁时,95%的 FAP 患者患有息肉,如不行全结肠切除术,结肠癌的结局不可避免。未经治疗的 FAP 患者,确诊结肠癌的平均年龄为 39 岁(34~43 岁)。FAP 结肠外表现多种多样,包括胃底和小肠息肉、骨瘤、牙齿异常、先天性视网膜色素上皮肥厚(congenital hypertrophy of retinal pigmented epithelium,CHRPE)、软组织肿瘤、硬纤维瘤以及相关癌症。FAP 是 *APC* 相关息肉病的一种,*APC* 相关息肉病还包括衰减型 FAP 以及胃腺癌和胃近端息肉病综合征(gastric adenocarcinoma and proximal polyposis of the stomach,GAPPS)。

二、诊治要点

1. **病因**　FAP 是一种常染色体显性遗传病,主要由腺瘤性息肉病(adenomatous polyposis coli,APC)基因(NM_000038)的突变引起。*APC* 基因位于染色体 5q21 上,编码 2 843 个氨基酸的 APC 蛋白。一部分未能检测到 *APC* 基因突变的 FAP 患者,研究发现为 *MutYH* 基因突变。

2. **临床表现**　对于有以下症状的患者应当考虑 FAP 诊断:①结直肠多发腺瘤性息肉(至少累计有 10~20 枚结直肠腺瘤性息肉);②结直肠多发腺瘤性息肉家族史(一位亲属>10 枚息肉,或>1 位亲属有多发息肉,特别是在青年时期发病)和/或结肠外临床表现;③肝母细胞癌;④先天性视网膜色素上皮肥厚(congenital hypertrophy of retinal pigmented epithelium,CHRPE);⑤硬纤维瘤;⑥甲状腺乳头状癌的筛状变异。

对 FAP 诊断有其他提示作用的临床表现包括:很少或没有腺瘤性息肉的早发结直肠癌、牙齿异常(如多生牙)、骨瘤、齿瘤、表皮样囊肿、小肠腺瘤和癌、胃底腺息肉、胃癌、胰腺癌、小肠癌和/或成髓细胞瘤。

3. **诊断**　FAP 的确诊依靠分子基因学检测(表 3-6-1)。对于具有典型临床表现和/或家族史的患者进行基因检测,发现 *APC* 基因胚系杂合致病突变,并符合下列标准之一:①至少 100 枚结直肠腺瘤性息肉(低龄患者可能<100 枚);②多发腺瘤性息肉<100 枚,亲属确诊为 FAP。

表 3-6-1 分子基因检测

基因	检测方法	此方法检测出带有致病基因的先证者比例
APC	序列分析	≤90%
	靶向基因的缺失/重复检测	8%~12%

4. **鉴别诊断** FAP 可以通过分子基因检测、组织病理学和表型特征，与其他胃肠道息肉病综合征或遗传性结肠癌相鉴别。主要需要与以下疾病相鉴别：

（1）遗传性疾病：

1）MUTYH 相关息肉病（MUTYH-associated polyposis，MAP）：结肠型 MAP 表现可类似于 FAP，但是其遗传方式为常染色体隐性遗传。胚系 *MUTYH* 双侧等位基因突变，可以导致患者表现为多发腺瘤或结肠息肉病。

2）遗传性非息肉病性结肠癌（Lynch 综合征）：由错配修复基因（*MLH1*、*MSH2*、*MSH6* 或 *PMS2* 之一）或 *EPCAM* 基因胚系杂合致病性突变导致。Lynch 综合征的特征表现是结直肠癌和其他肿瘤（子宫内膜、卵巢、胃、小肠、胆系、上尿路、脑、皮肤等）风险增高。FAP 患者早发结肠癌且息肉较少时，不易与 Lynch 综合征相鉴别。在这种情况下，结肠外肿瘤的家族史情况、肿瘤组织的微卫星不稳定性检测和/或免疫组化检测有助于鉴别诊断。

3）MSH3 相关息肉病（MSH3-associated polyposis）：由 DNA 错配修复基因 *MSH3* 双侧等位基因致病性突变导致，呈常染色体隐性遗传方式。其特征是结直肠和十二指肠腺瘤、结肠癌、胃癌和早发的星状细胞瘤。

4）黑斑息肉综合征（Peutz-Jeghers syndrome，PJS）：其特征表现为胃肠道 Peutz-Jeghers 型息肉以及皮肤黏膜色素斑。PJS 中息肉好发于小肠（依次为空肠、回肠和十二指肠），但也可发生于消化道其他位置。PJS 以常染色体显性方式遗传，多数患者可检测出 *STK11* 基因致病性突变。

5）PTEN 错构瘤肿瘤综合征（PTEN hamartoma tumor syndrome，PHTS）：多发性错构瘤综合征（multiple hamartoma syndrome；Cowden syndrome，CS）是 PHTS 最常见的类型，其表现为结直肠多发息肉。与 FAP 不同，CS 中息肉主要为错构瘤型息肉、幼年性息肉、脂肪瘤和神经节瘤。CS 患者结肠癌发生率增加，但是乳腺、甲状腺和子宫内膜癌更加常见。约 80% CS 患者可检测到 *PTEN* 基因致病性突变。

6）幼年性息肉病综合征（juvenile polyposis syndrome，JPS）：其特征是易发错构瘤性息肉，这通常是 FAP 和 JPS 的区别特征。错构瘤息肉发生在胃肠道，特别是胃、小肠、结肠和直肠。大多数 JPS 患者在 20 岁之前都会有息肉。有些人一生中可能只有 4~5 个息肉，而同一家族的其他人可能有 100 多个。大多数幼年息肉是良性的，然而，恶性转化也可能发生。JPS 以常染色体显性方式遗传。大约 20%的 JPS 患者有 *SMAD4* 致病性变异，而 20%的患者有 *BMPR1A* 致病性变异。

（2）获得性疾病：

1）Cronkhite-Canada 综合征（Cronkhite-Canada syndrome，CCS）：特征是全身性胃肠错构瘤性息肉、皮肤色素沉着、脱发和指甲萎缩。

2）结节性淋巴细胞增生（nodular lymphoid hyperplasia）：是一种导致小肠、胃和结肠淋巴细胞增生结节的淋巴增生性疾病。

3）淋巴瘤性息肉病（lymphomatous polyposis）：特征是发生在胃肠道的原发性结外淋巴瘤。该病分为两种类型，包括多发性淋巴瘤性息肉病和地中海型淋巴瘤。

4）炎症性息肉病（inflammatory polyposis）：特点是获得性、非肿瘤性息肉伴炎症性肠病，最常见的是溃疡性结肠炎。

5. 治疗

（1）手术治疗：常见的手术方式包括全结直肠切除+腹壁造口术、全结直肠切除+回肠肛管吻合术、结肠次全切除+结肠直肠或回肠结肠吻合术、结肠全切除+回直肠吻合术（colectomy and ileorectal anastomosis，IRA）、全结肠切除+直肠黏膜剥脱+回肠储袋肛管吻合术（proctocolectomy and ileal pouch anal anastomosis，IPAA）、全结直肠次全切除+经直肠肌鞘内回肠肛管吻合术。

针对确诊 FAP 的患者，手术治疗的绝对适应证包括：确诊或疑似结直肠癌的患者，有明显症状（出血、梗阻）的患者。

全结肠切除术的相对适应证包括：多发直径大于 6mm 的腺瘤，无法使用内镜切除；两次随访检查之间的腺瘤数量显著增加；腺瘤伴有高级别上皮内瘤变；或由于各种原因无法充分检查结肠。

（2）内镜治疗：内镜下定期进行息肉切除，可以有效延缓癌变的进程，其适应证主要为肠道内单独生长及无恶变迹象的息肉。

（3）药物治疗：目前尚无获得批准临床应用的治疗 FAP 的药物。多项研究表明，非甾体抗炎药（NSAIDs）可使 FAP 腺瘤消退，减少息肉负荷。

（4）肠外疾病治疗：骨瘤可手术切除，硬纤维瘤可以手术切除或用 NSAIDs、抗雌激素、化疗和/或放疗治疗。

6. 监测和随访 从 10~12 岁开始，对 FAP 患者进行结直肠筛查。在 20~30 岁或全结肠切除手术前行胃镜检查。定期体格检查，包括甲状腺触诊、神经学检查及腹部检查（检查硬纤维瘤）。每年行甲状腺超声检查。定期行肝脏超声，筛查肝母细胞瘤，并测量血清甲胎蛋白浓度（直到 5 岁）。

三、经典病例及内镜下表现

病例 1 患者男性，48 岁，FAP（图 3-6-1，图 3-6-2）。

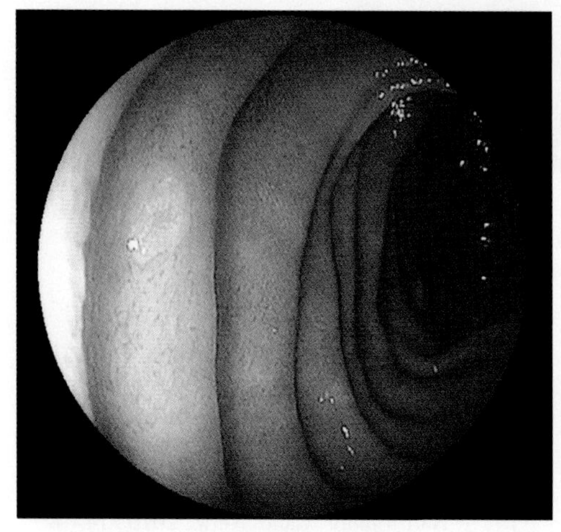

图 3-6-1 空肠息肉

双气囊小肠镜检查空肠时发现一个白色的小息肉。

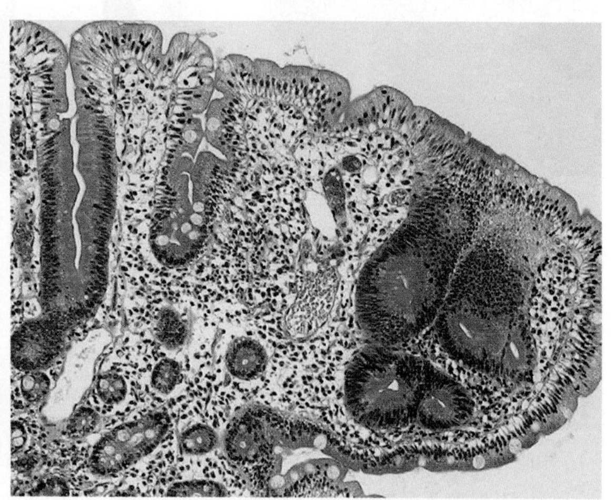

图 3-6-2 病理提示低级别管状腺瘤

病变的组织学检查发现上皮细胞，细胞核增大，核仁明显，结果符合低级别管状腺瘤的诊断（HE 染色，×200 倍）。

病例 2　患者女性，48 岁，FAP（图 3-6-3，图 3-6-4）。

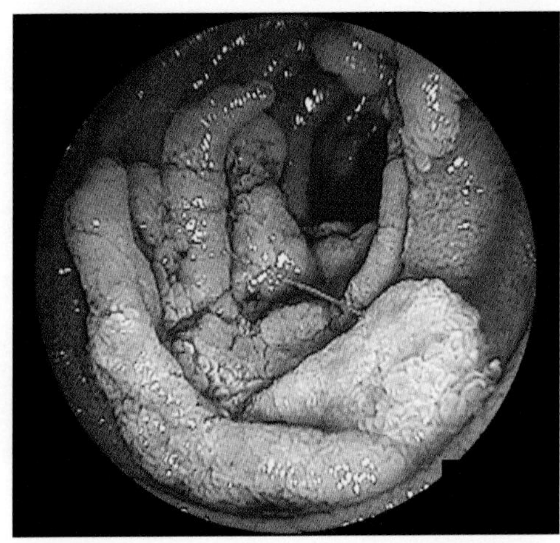

图 3-6-3　空肠广基黏膜隆起病变
双气囊小肠镜染色检查发现空肠较大的广基隆起性病变，表面呈分叶状。

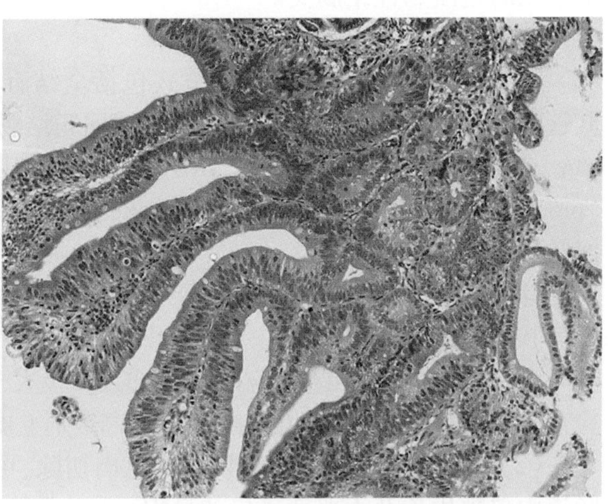

图 3-6-4　病理提示低级别腺瘤
活检病理显示非侵袭性的低级别腺瘤（HE 染色，×200 倍）。

病例 3　患者男性，38 岁，FAP（图 3-6-5，图 3-6-6）。

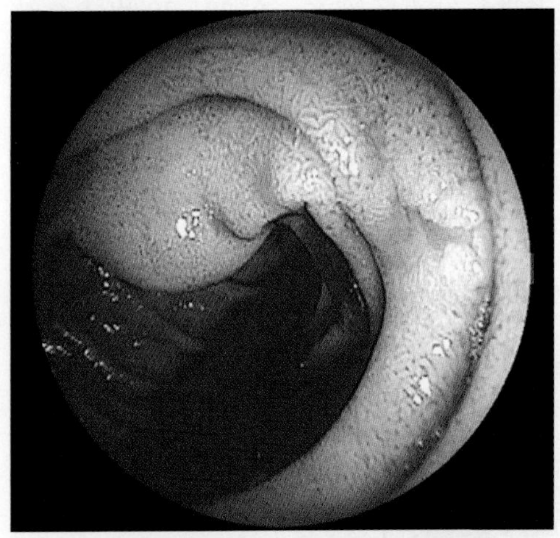

图 3-6-5　空肠凹陷型病变
双气囊小肠镜染色检查发现空肠非息肉样腺瘤，病变范围较小，边界清楚，呈凹陷型。

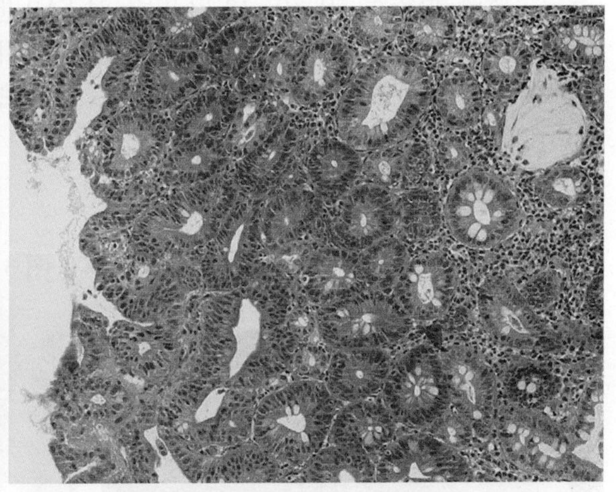

图 3-6-6　病例提示低级别腺瘤
活检病理显示腺管拥挤的非侵袭性低级别腺瘤（HE 染色，×200 倍）。

（孙　涛）

参考文献

[1] PROVENZALE D, GUPTA S, AHNEN D J, et al. Genetic/Familial High-Risk Assessment: Colorectal Version 1.2016, NCCN Clinical Practice Guidelines in Oncology[J]. J Natl Compr Canc Netw, 2016, 14(8): 1010-1030.

[2] MATSUMOTO T, ESAKI M, YANARU-FUJISAWA R, et al. Small-intestinal involvement in familial adenomatous polyposis: evaluation by double-balloon endoscopy and intraoperative enteroscopy[J]. Gastrointest Endosc, 2008, 68(5): 911-919.

第 2 节　黑斑息肉综合征

一、概述

黑斑息肉综合征(Peutz-Jeghers syndrome,PJS)是一种常染色体显性遗传病,其特征是胃肠道息肉、黏膜色素沉着和肿瘤易感性。

二、诊治要点

1. **病因**　PJS 主要由 *STK11* 基因杂合突变导致,以常染色体显性方式遗传。

2. **临床表现**　Peutz-Jeghers 型错构瘤息肉最常见于小肠(按患病率高低,依次为空肠、回肠和十二指肠),也可发生于胃、大肠和消化道外部位,包括肾盂、支气管、胆囊、鼻腔、膀胱和输尿管。胃肠道息肉可导致慢性出血和贫血,也可引起复发性梗阻和肠套叠。儿童时期黏膜皮肤的色素沉着表现为口、眼、鼻孔周围、肛周和颊黏膜上的深蓝至深棕色斑点,手指色素沉着也很常见。色素斑可能在青春期和成年期消退。PJS 患者罹患各种上皮性恶性肿瘤(结肠直肠癌、胃癌、胰腺癌、乳腺癌和卵巢癌)的风险更高。

3. **诊断**　PJS 的诊断基于临床表现和/或分子遗传学检测鉴定 *STK11* 中的杂合致病性变异进行确诊。诊断标准:①超过 2 枚 PJS 错构瘤息肉;②有家族史,并且有任意数量 PJ 息肉;③有家族史,并且有典型皮肤黏膜色素沉积;④有典型皮肤黏膜色素沉积,并且有任意数量的 PJS 息肉。除上述标准以外,基因检测证实具有 *STK11* 基因杂合致病性突变也可明确诊断。

4. **鉴别诊断(表 3-6-2)**

表 3-6-2　遗传性肿瘤综合征鉴别诊断

综合征	基因	色素沉着	消化系统肿瘤	肿瘤	其他表现
黑斑息肉综合征	*STK11*	口、唇、黏膜	腺瘤+ 错构瘤+++	结肠癌、胃癌、宫颈癌、卵巢癌、胰腺癌、非癌	雌激素过高
幼年性息肉病综合征	*SMAD4*、*BMRP1A*	-	腺瘤+ 错构瘤+++	结肠癌	
多发性错构瘤综合征	*PTEN*	腋窝、腹股沟、面部	腺瘤+ 错构瘤+++	乳腺癌、甲状腺癌、子宫内膜癌	毛根鞘瘤、皮肤错构瘤、增生性息肉、巨头畸形、乳腺纤维化
卡尼复合体	*PRKAR1A*	面部、黏膜		甲状腺癌	皮肤和心脏黏液瘤
家族性腺瘤性息肉病	*APC*	-	腺瘤+++	结肠癌、脑癌	硬纤维瘤、骨瘤、先天性视网膜色素上皮肥厚
Lynch 综合征	*MLH1*、*MSH2*、*MSH3*、*MSH6*、*PMS1*、*PMS2*	-	腺瘤+	结直肠癌、子宫内膜癌、胃癌、肾盂输尿管癌、卵巢癌	皮脂腺腺瘤

（1）幼年性息肉病综合征（juvenile polyposis syndrome，JPS）：以胃肠道内多发错构瘤息肉为特征，特别是在胃、小肠、结肠和直肠。“幼年性”一词是指息肉的类型，而不是息肉发病的年龄。幼年息肉是错构瘤，表现为正常的上皮细胞，间质致密，炎性细胞浸润，表面光滑，固有层有扩张的充满黏液的囊腺。大多数 JPS 患者在 20 岁之前都会有息肉，息肉的数量变化很大，多数为良性。患有 JPS 的家庭罹患消化道恶性肿瘤的风险为 9%～50%。虽然 JPS 患者主要增加结肠癌患病风险，但也有患上消化道癌和胰腺癌的报道。JPS 与 PJS 的区别在于缺乏黑色素斑和息肉的组织学特征不同。JPS 以常染色体显性方式遗传，*SMAD4* 致病性突变及 *BMPR1A* 致病性突变约各占 20%。

（2）遗传性混合息肉病综合征（hereditary mixed polyposis syndrome，HMPS）：HMPS 是一种常染色体显性遗传病，其外显率可变，20%～50%可有 JPS 的家族史。该病由多种类型的结直肠息肉组成，包括幼年性息肉和腺瘤性结直肠息肉。受影响的个体患结直肠癌的风险增加。HMPS 可以由 *BMPR1A* 基因突变引起，也可以由导致 GREM1 表达增加的 15q15. 3q22. 1 的重复引起。一些 HMPS 家族具有 *SMAD4* 致病性变异。

（3）PTEN 错构瘤肿瘤综合征（PTEN hamartoma tumor syndrome，PHTS）：由 *PTEN* 突变引起的常染色体显性肿瘤综合征，包括多发性错构瘤综合征、Bannayan-Riley-Ruvalcaba 综合征、PTEN 相关的 Proteus 综合征和 Proteus 样综合征。其消化道外表现比肠息肉更为明显。多发性错构瘤综合征息肉主要为错构瘤息肉、脂肪瘤和神经节瘤。多发性错构瘤综合征患者的结肠癌发生率增加，但是乳腺、甲状腺和子宫内膜癌更加常见。约 80%多发性错构瘤综合征患者可检测到 *PTEN* 基因致病性突变。

（4）卡尼复合体（Carney complex）：是一种常染色体显性遗传病，以皮肤色素沉着异常、黏液瘤、内分泌肿瘤或过度活跃以及神经鞘瘤为特征。淡褐色到黑色的小痣是卡尼复合体最常见的表现特征，在青春期数量明显增加。心脏黏液瘤发生在年轻时，可发生在任何或所有的心腔，表现为心内血流阻塞、栓塞现象和/或心力衰竭。黏液瘤的其他部位包括皮肤、乳房、口咽和女性生殖道。原发性色素沉着结节性肾上腺皮质疾病可引起库欣综合征，是该病最常见的内分泌肿瘤，发生在约 25%受影响的个体。高达 75%的个体有多个甲状腺结节，其中大多数是甲状腺滤泡腺瘤。生长激素腺瘤导致的肢端肥大症临床表现明显，约 10%的成年人有明显的肢端肥大症。大约 60%卡尼复合体的个体具有 *PRKAR1A* 致病性变异。尽管卡尼复合体和 PJS 在临床上有一些重叠，但尚未发现具有卡尼复合体的个体具有 *STK11* 致病性变异。

5. 治疗

（1）息肉治疗：预防性切除消化道息肉是 PJS 治疗关键，可以减少急诊剖腹手术及肠套叠所致肠坏死的发生。相对于胃肠息肉，小肠 PJ 息肉的治疗更具有挑战性，结合治疗前小肠胶囊内镜、CT/MR 小肠成像对息肉数量、大小及位置的评估，选择气囊辅助式小肠镜、开腹手术或术中内镜切除深部小肠息肉小肠镜对部分肠套叠患者仍然适用，难以解除的肠套叠和恶性肿瘤应外科治疗。

（2）小肠息肉伴套叠的治疗：在年轻患者中 PJS 最常见的并发症是肠套叠（47%），主要发生在小肠（95%的病例）。较大长蒂息肉可导致反复肠套叠、肠梗阻、局部小肠坏死及出血等并发症。大多数 PJS 患者具有息肉诱发的肠套叠反复发作的特征性临床过程，其临床表现并无差异，多为腹痛、呕吐、血便及腹部包块等，严重时可并发肠坏死或腹膜炎，常伴有严重脱水、高热、嗜睡、昏迷及休克等中毒症状。传统诊治肠套叠的方法包括 X 线透视下空气及钡剂灌肠和 B 超引导下盐水灌肠，对套叠复位有一定的效果，但不能去除导致套叠的息肉，暂时复位套叠后往往容易复发。国内外已有多项研究报道气囊辅助式小肠镜对 Peutz-Jeghers 综合征伴肠套叠患者实施镜下治疗，我中心近 6 年收治 48 例 PJS 伴肠套叠患者，通过腹部超声确诊者为 10 例，CT 确诊者为 35 例，CT 及腹部超声检查均诊断者为 3 例；单发套叠者为 19 例(39.6%)，多发套叠者为 29 例(包括 18 例 2 处套叠，8 例 3 处套叠，3 例 4 处套叠)。5 例患者因急性剧烈腹痛，考虑合并完全性肠梗阻而直接行外科手术治疗。1 例患者因出现急性消化道出血伴腹痛，行急诊外科手术治疗。42 例行 BAE 检查，其中 6 例患者因息肉导致的多发套叠、长套叠，以致内镜无法通过梗阻段或到达套叠头端，而择期行外科手术；1 例患者因术后 3 天出现发热、腹痛，考虑合并穿孔而行外科手术治疗；其余 35 例患者 BAE 治疗顺利，术后复查影像证实套叠解除。BAE 治疗 PJ 息肉肠套叠的总体有效率为 83.3%(35/42)，并发症发生率为 2.4%。

6. **监测和随访**　早在婴儿出生时，就建议通过各种程序监测胃、小肠和大肠、乳房、睾丸、卵巢、子宫和胰腺，并建议每年进行 1 次。

PJS 息肉的小肠镜随访：根据我中心经验，PJS 患者小肠息肉引起并发症(出血、梗阻、套叠等)的发生率在 6 岁以下儿童仅为 3.8%，为小概率事件。但 7~10 岁开腹人数显著增多，故内镜介入治疗的最佳年龄可能为 7 岁左右。我们建议患者早期行胃肠镜及小肠镜切除息肉；如果未能处理全部息肉，则应在 3~6 个月后重复内镜检查，直至息肉全部切除；此后根据具体患者息肉生长速度，每 1~3 年复查消化道息肉生长情况。

肿瘤预防：根据家族病史或其他临床因素可以考虑以下措施，包括预防性乳房切除术以预防乳腺癌，35 岁或分娩结束后预防性子宫、双侧输卵管和卵巢切除以预防妇科恶性肿瘤。

三、经典病例及内镜下表现

病例 1　患者男性，28 岁，有 PJS 家族史，口、唇、黏膜及手指皮肤可见黑褐色色素沉着(图 3-6-7)。

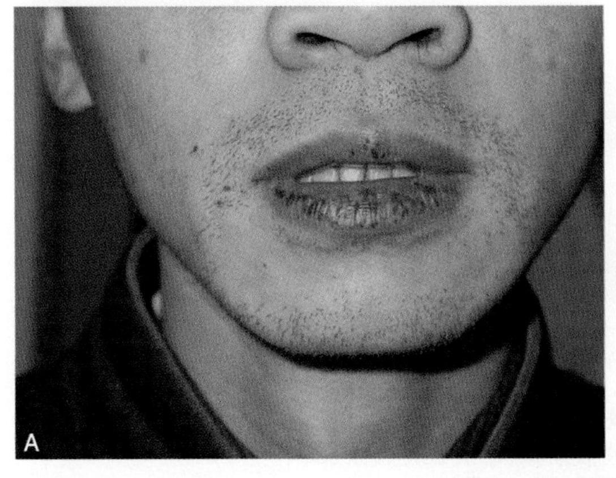

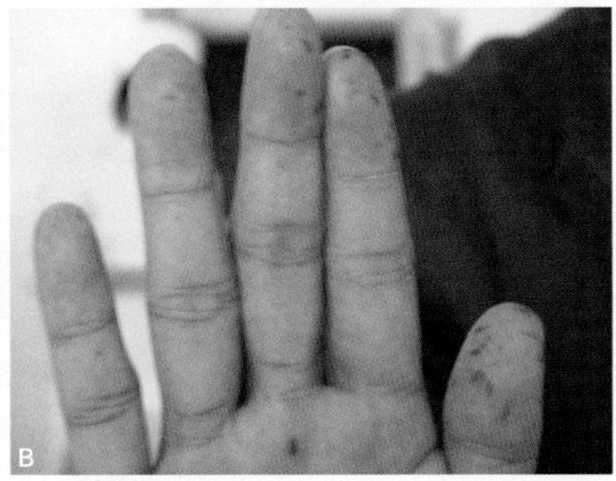

图 3-6-7　皮肤黏膜色素沉积
A. 口、唇、黏膜黑斑；B. 手指皮肤黑斑。

病例 2 患者女性，21 岁，因"间断腹痛"就诊。经口小肠镜检查提示空肠多发息肉，部分致套叠发生（图 3-6-8，图 3-6-9）。

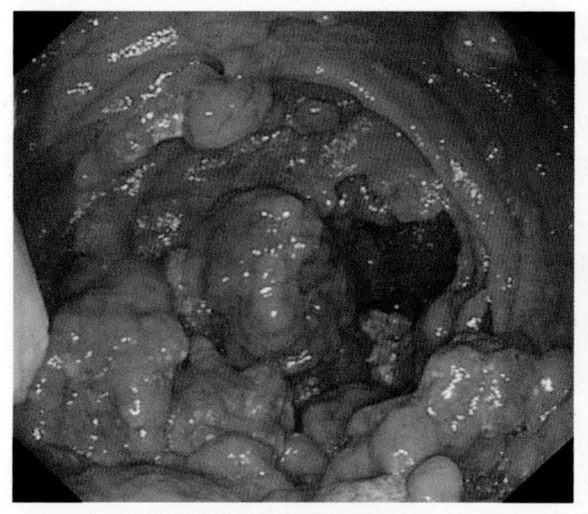

图 3-6-8 空肠多发息肉

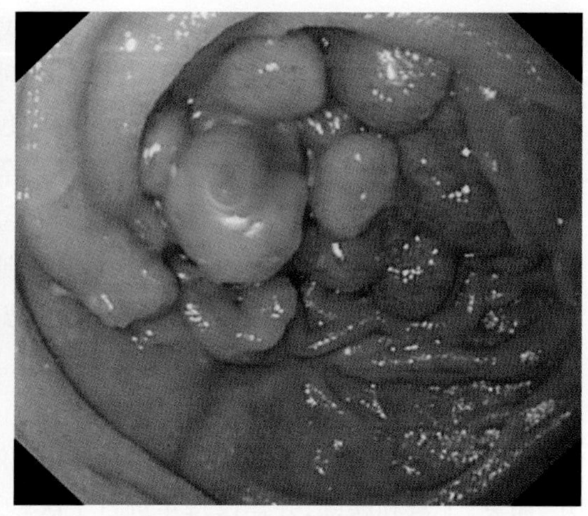

图 3-6-9 息肉导致肠套叠

病例 3 患者女性，12 岁，有 PJS 家族史，自幼有口、唇、黏膜及手指、脚趾皮肤黑斑（图 3-6-10），小肠镜检查提示空肠多发息肉（图 3-6-11），病理提示 PJS 错构瘤型息肉（图 3-6-12）。

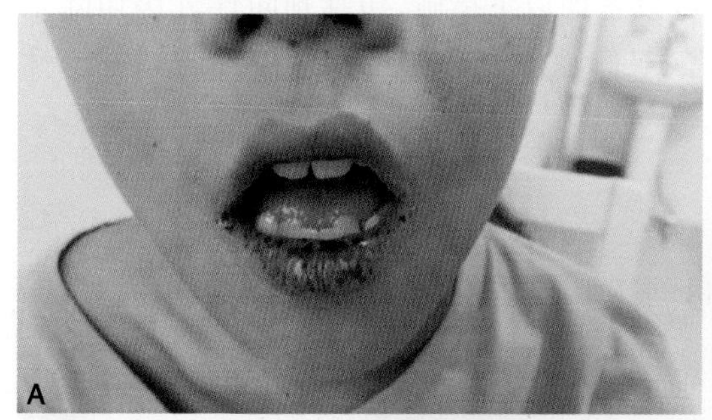

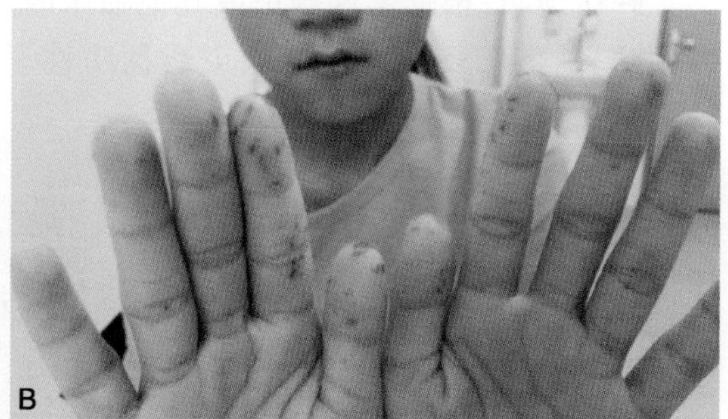

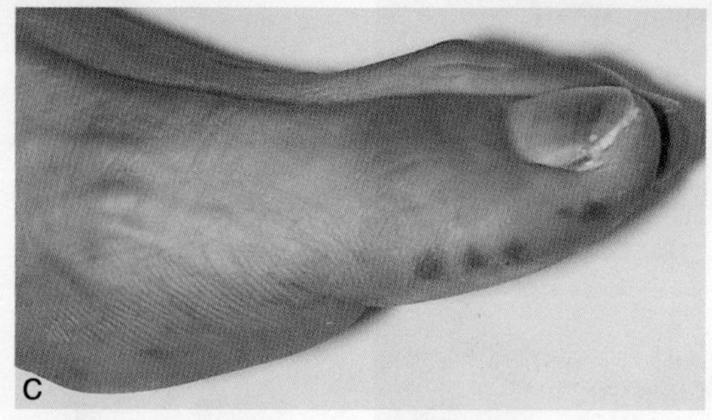

图 3-6-10 皮肤黏膜色素沉积

A. 口、唇、黏膜黑斑；B. 手指皮肤黑斑；C. 脚趾皮肤黑斑。

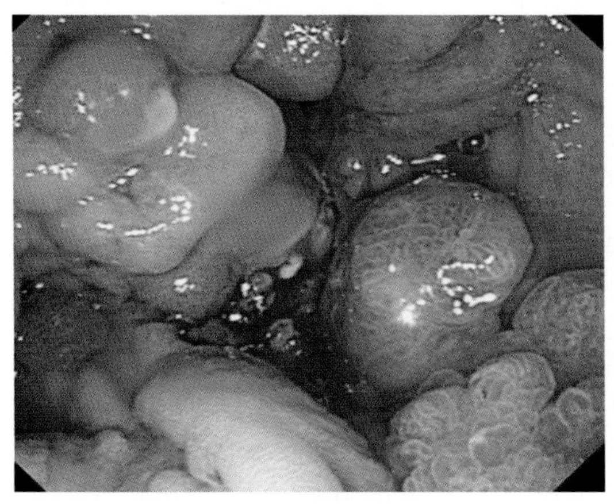

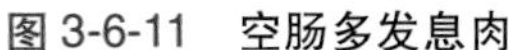
图 3-6-11 空肠多发息肉

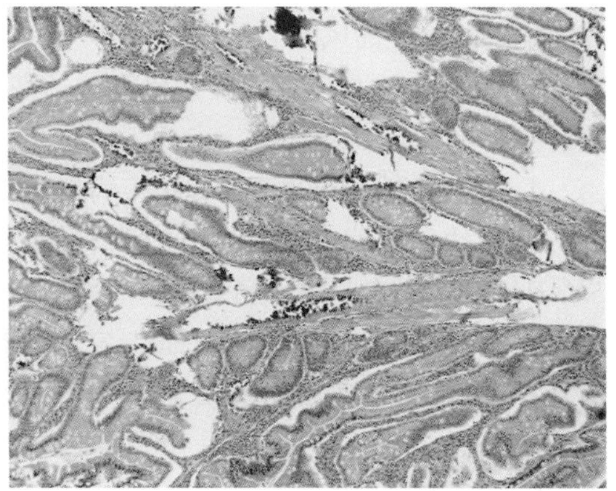

图 3-6-12 病理提示 PJS 错构瘤型息肉

（孙 涛）

参考文献

[1] BEGGS A D, LATCHFORD A R, VASEN H F, et al. Peutz-Jeghers syndrome: a systematic review and recommendations for management[J]. Gut, 2010, 59(7): 975-986.

[2] MCGARRITY T J, AMOS C I, BAKER M J. Peutz-Jeghers Syndrome[M]. Seattle (WA): University of Washington, 1993.

第3节 多发性错构瘤综合征

一、概述

多发性错构瘤综合征(multiple hamartoma syndrome; Cowden syndrome, CS)是 PTEN 错构瘤肿瘤综合征(PHTS)的一种，临床表现为多发性错构瘤综合征，并且有很高风险罹患甲状腺、乳腺和子宫内膜的良、恶性肿瘤。患病个体通常在20多岁出现大头畸形、毛根鞘瘤和乳头瘤样丘疹。该病罹患乳腺癌的终生风险为85%，平均诊断年龄在38~46岁；甲状腺癌(通常为滤泡性，很少有乳头状，未见髓状甲状腺癌)的终生风险约为35%；子宫内膜癌的风险可能接近28%。

二、诊治要点

1. **病因** CS 以常染色体显性方式遗传，约80% CS 患者可检测到 *PTEN* 基因致病性突变。

2. **症状** 到20多岁时，超过90%的 CS 患者有这种疾病的临床表现。到30多岁，99%受影响的个体表现有皮肤黏膜红斑(主要是毛根鞘瘤和乳头瘤样丘疹)以及肢端和足底角化病。此外，CS 患者通常有头大畸形和头膨出。除错构瘤息肉外，幼年息肉、神经节神经瘤、腺瘤和炎性息肉都可以见于 CS。CS 息肉和相关的恶性肿瘤风险通常位于结肠(13%的结肠直肠癌风险)，而在胃中则较少，在罕见病例中也可发现于小肠。CS 患者罹患乳腺癌、甲状腺癌和子宫内膜癌的风险很高。与其他遗传性癌症综合征一样,多灶性和双侧(在配对器官中,如乳房)癌症的风险增加。

3. **诊断** CS先证者的确诊依靠分子基因学检测发现胚系的杂合*PTEN*基因致病性变异。

4. **鉴别诊断** CS主要与以下疾病相鉴别。

(1)幼年性息肉病综合征(JPS):常染色体显性遗传病,致病基因为*BMPR1A*、*SMAD4*。JPS患者易患胃肠道错构瘤性息肉。大多数患者在20岁时就有息肉,部分患者一生中可能只有4~5个息肉(同一家族的其他人可能有>100个)。消化道息肉如不及时治疗,可能会导致出血和贫血。大多数幼年性息肉是良性的,但息肉可能发生恶性转化。

(2)黑斑息肉综合征(PJS):常染色体显性遗传病,致病基因为*STK11*。以胃肠道息肉、皮肤黏膜色素沉着和肿瘤易感性为特征。特征性口周区域的色素沉着可用于诊断,尤其是当它跨越朱红色边界时。手指上的色素沉着斑也很常见。

(3)Birt-Hogg-Dubé综合征(BHDS):常染色体显性遗传病,致病基因为*FLCN*。特征为皮肤表现,可类似CS。可有肺囊肿/气胸病史、各类肾肿瘤病史。肺囊肿多为双侧多灶性,大多数患者无症状,但有自发性气胸的高风险。

(4)痣样基底细胞癌综合征(naevoid basal cell carcinoma syndrome;又称戈林综合征,Gorlin syndrome):常染色体显性遗传病,致病基因为*PTCH1*和*SUFU*。以多发性颌部角化囊肿和/或基底细胞癌为特征。患者也可能发展其他肿瘤,包括纤维瘤、错构瘤性胃息肉和成髓细胞瘤。CS与痣样基底细胞癌综合征的皮肤病学表现及发病特点有较大差异。

5. **治疗** 局部药物(如氟尿嘧啶)、刮除术、冷冻手术或激光消融可减轻CS的黏膜表现,但目前很少使用;只有在怀疑有恶性肿瘤或明显症状(如疼痛、畸形、瘢痕增多)时,才应切除皮肤病变。

6. **监测** 应在早期发现肿瘤。

(1)儿童自确诊后每年行甲状腺超声检查和皮肤体检。

(2)成年人需每年甲状腺超声和皮肤病学评估。

(3)女性从30岁开始每个月进行乳房自我检查,每年1次乳房X线检查和经阴道超声或子宫内膜活检。

(4)35岁开始行结肠镜检查,根据息肉多少,决定结肠镜检查频率。也有专家建议,CS患者自15岁起开始行胃肠镜检查。

(5)40岁开始每2年行肾脏影像学检查(优先选择CT或MRI)。

(6)对有特定肿瘤家族史的人,应在家庭中最小诊断年龄的5~10年之前开始筛查。

三、经典病例及内镜下表现

病例1 患者男性,53岁,因“既往10年间手部皮肤过度角化”就诊(图3-6-13~图3-6-16)。

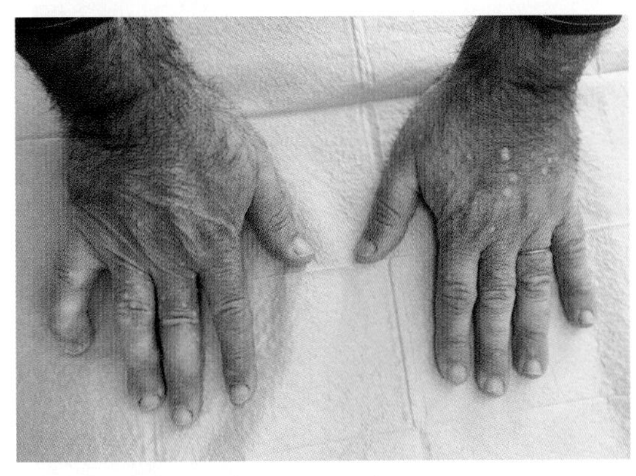

图 3-6-13　手背部过度角化病变

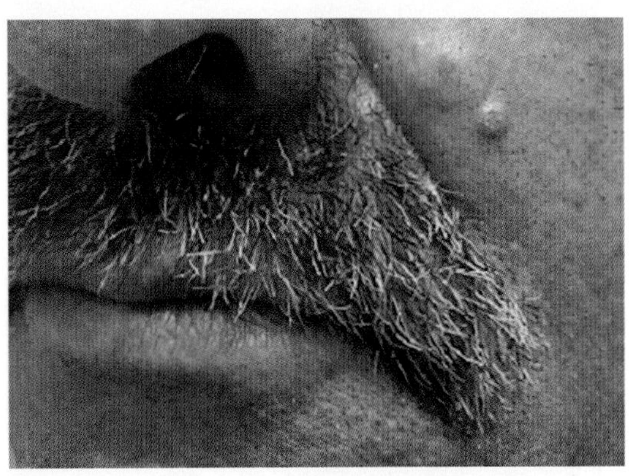

图 3-6-14　面部毛根鞘瘤

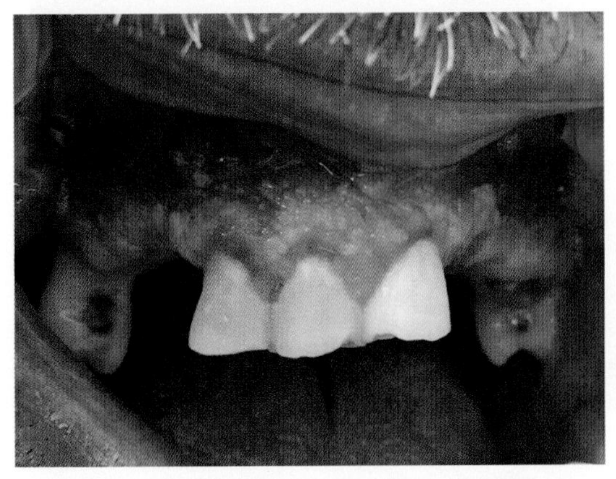

图 3-6-15　口腔黏膜乳头状瘤如鹅卵石样改变

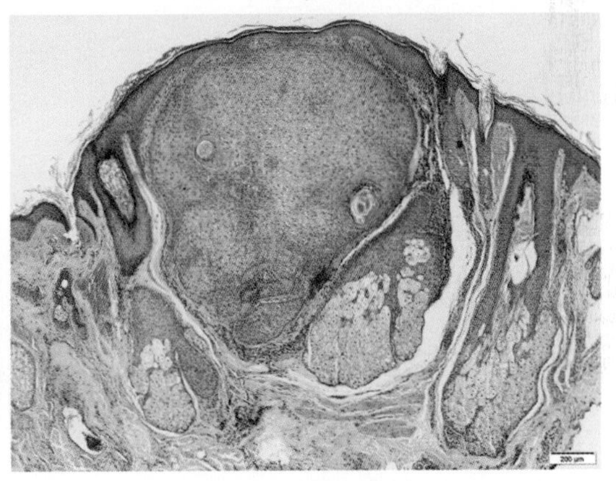

图 3-6-16　病理活检

真皮层上部实性小叶，与表皮相连，由小透明细胞组成。此外，可见少数鳞状上皮漩涡。

病例 2　患者女性，65 岁，消化道多发息肉病史 25 年（图 3-6-17，图 3-6-18）。

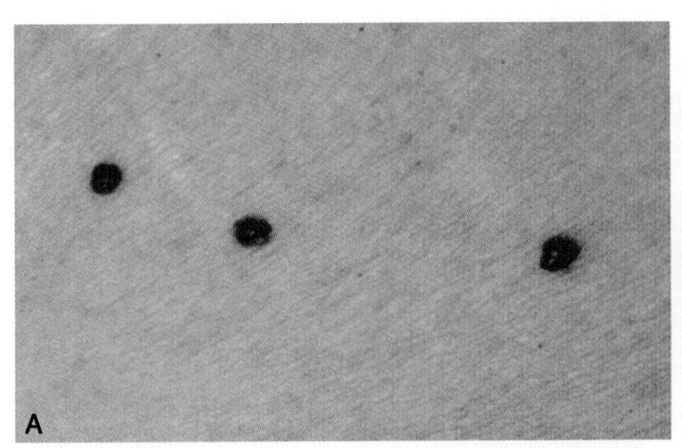

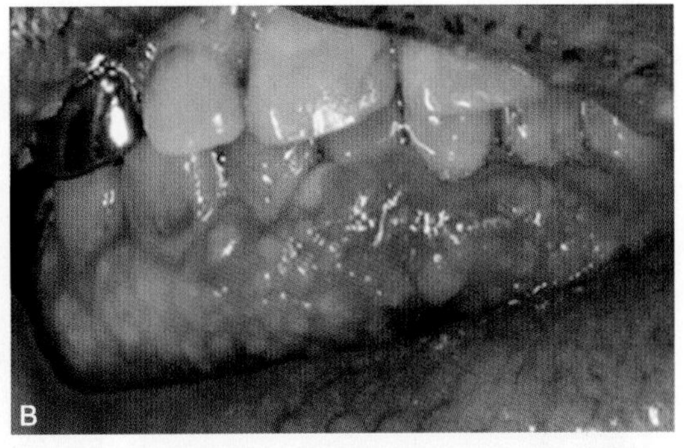

图 3-6-17　Cowden 病躯体及牙龈表现

A. 躯干可见数个小血管瘤；B. 齿龈见密集的乳头状瘤。

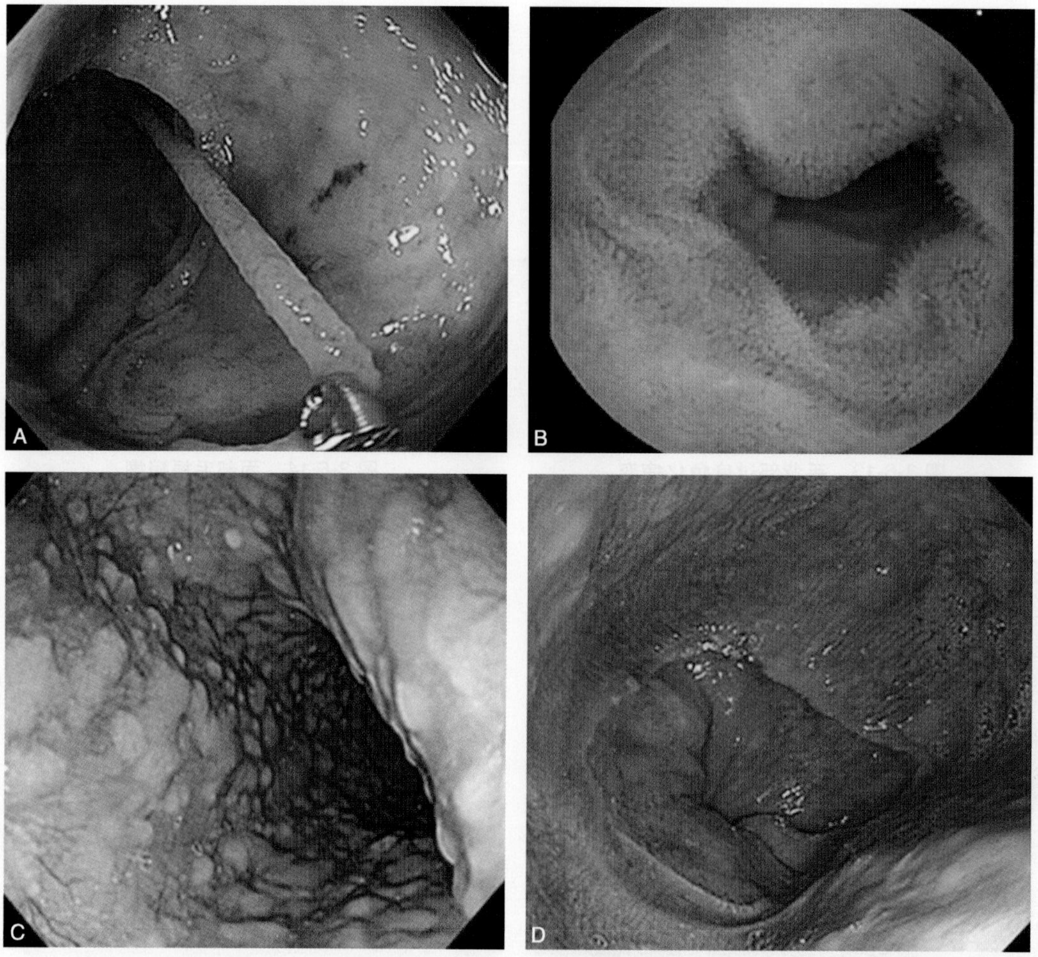

图 3-6-18 Cowden 病肠道病变

A. 回肠见类似结肠黏膜-黏膜下伸长息肉样典型息肉；B. 胶囊内镜可见空肠多发深蓝色黏膜下病变（静脉畸形）；C. 食管可见糖原棘皮症；D. 食管静脉畸形。

病例 3 患者男性，19 岁，因“恶心、呕吐”就诊，诊断为小肠梗阻。切除距十二指肠悬韧带 25cm 空肠一段，肠管内布满息肉。病理提示为错构瘤（图 3-6-19）。

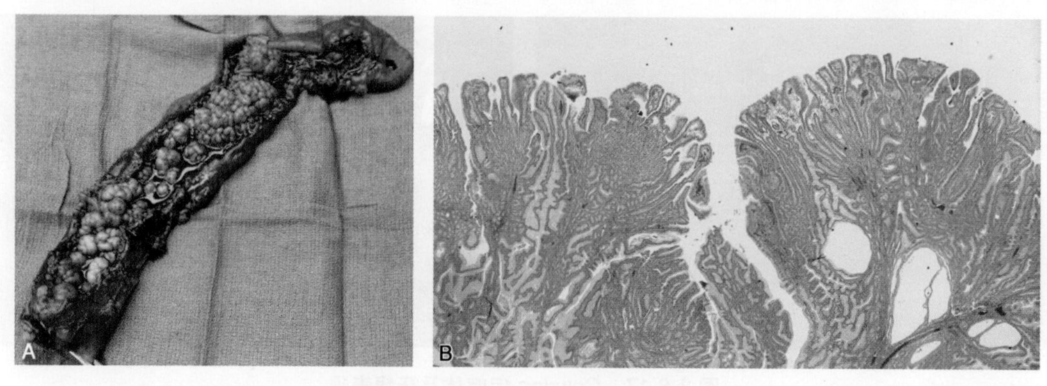

图 3-6-19 Cowden 病肠道息肉

A. 空肠息肉；B. 病理提示为错构瘤。

（孙 涛）

参考文献

[1] LOPES S, VIDE J, MOREIRA E, et al. Cowden syndrome: clinical case and a brief review[J]. Dermatol Online J, 2017, 23(8): 13030/qt0023k3x0.

[2] HARADA A, UMENO J, ESAKI M. Gastrointestinal: Multiple venous malformations and polyps of the small intestine in Cowden syndrome[J]. J Gastroenterol Hepatol, 2018, 33(11): 1819.

[3] STIER M, STOLL J, KUPFER S S. A Diagnosis of Small Bowel Polyposis[J]. Gastroenterology, 2017, 152(4): e9-e10.

第4节　幼年性息肉病综合征

一、概述

幼年性息肉病综合征(juvenile polyposis syndrome, JPS)是罕见的常染色体显性遗传病，患者消化道特别是小肠和结直肠易发错构瘤性息肉。“幼年”指息肉的类型，而非患者患息肉的年龄。JPS患者的消化系统肿瘤风险也增加，主要是结直肠癌，上消化道肿瘤和胰腺癌也有报道。

二、诊治要点

1. **病因**　50%~60%的JPS患者具有*SMAD4*或*BMPR1A*基因的胚系突变，这两种基因均与BMP/TGF-β信号通路相关。

2. **症状**　多数JPS患者20余岁已有消化道息肉，但息肉数量差异较大，有的患者终生可能仅有4~5枚息肉，而同家系其他患者则可能患有上百枚息肉。JPS息肉如果不进行治疗，可能导致消化道出血和贫血。多数JPS息肉为良性，但具有恶变的可能。

3. **病理**　肉眼或镜下观察JPS息肉，多为伴有表面黏膜糜烂的球形、分叶状的带蒂息肉。显微镜下观察幼年性息肉，其特征为固有层水肿、炎性细胞浸润，腺体囊性扩张，立方-柱状上皮的反应性改变。

4. **诊断**　JPS诊断标准：符合以下任意一条即可诊断JPS。

(1) 结直肠幼年性息肉>5枚。

(2) 全消化道多发幼年性息肉。

(3) 具有JPS家族史，并且患有任意数目幼年性息肉。

如果临床表现不足以确诊，发现*SMAD4*或*BMPR1A*基因杂合致病性突变也能明确诊断。

5. **鉴别诊断**　主要需要与黑斑息肉综合征、遗传性混合息肉病综合征、PTEN错构瘤肿瘤综合征等相鉴别，详见本章第2节。

6. **治疗与预后**　定期内镜检查并切除息肉，减少癌症、出血和梗阻的风险。如果局部存在大量息肉，必要时可以外科切除。本病应加强肿瘤筛查。

三、经典病例及内镜下表现

病例1　患儿男性，8个月，出现黑便伴有缺铁性贫血，血红蛋白为29g/L。CT检查提示全消化道多发息肉。小肠镜检查发现多发小肠套叠(图 3-6-20A),小肠可见多发息肉,以空肠最为显著(图 3-6-20B)。

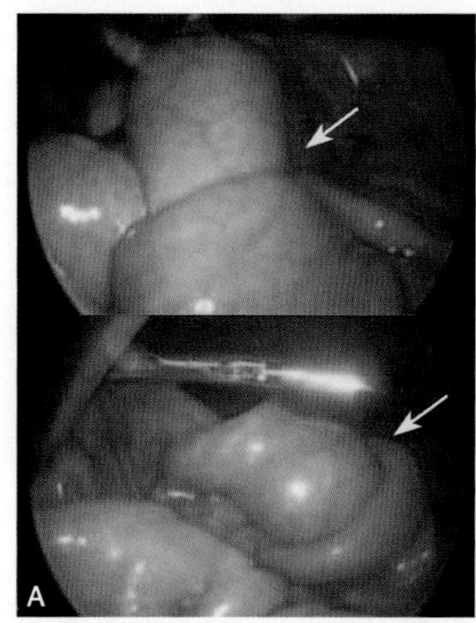

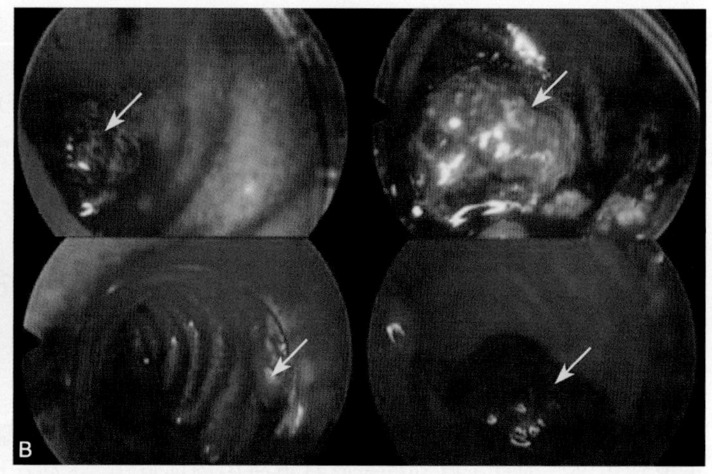

图 3-6-20 小肠多发幼年性息肉

病例 2 患儿男性,12 岁,因“间断腹痛 10 个月,发现小肠息肉 1 个月”就诊。否认家族遗传病史,父母体健,无兄弟姐妹。辅助检查提示重度贫血(血红蛋白 68g/L,小细胞低色素性贫血)。于某儿童医院行腹部超声,提示为小肠息肉继发小肠套叠(左上腹小肠可探及一个“同心圆征”,横断面为 4. 0cm×3. 2cm,头端肠腔见中等回声团,呈多结节状,大小为 4. 9cm×3. 0cm×1. 4cm,考虑为 Peutz-Jeghers 综合征)。小肠镜检查发现,进镜至空肠距幽门约 70cm 处,见一处成簇生长的息肉,分叶状,大小约 4cm×6cm,息肉导致局部肠套叠(图 3-6-21)。息肉基底部观察困难,小肠内 U 形翻转内镜,分次圈套切除部分息肉,暴露息肉基底部,于基底部注射肾上腺素生理盐水后黏膜抬举良好,继续分次圈套切除,共分 10 次圈套切除干净息肉(图 3-6-22)。基因检测发现患者 *SMAD4* 基因存在致病性突变,结合临床表现,符合 JPS 的诊断。

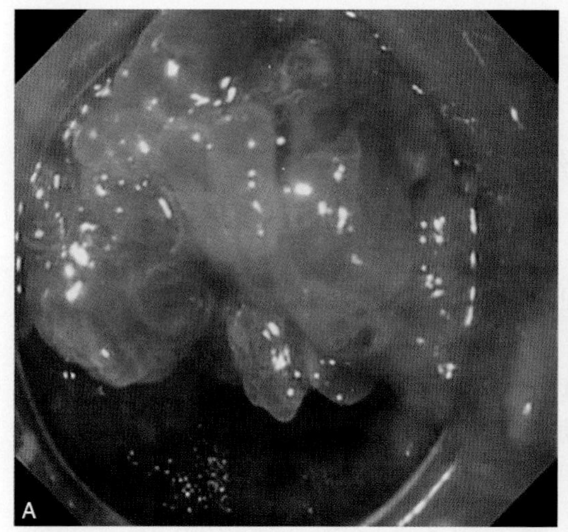

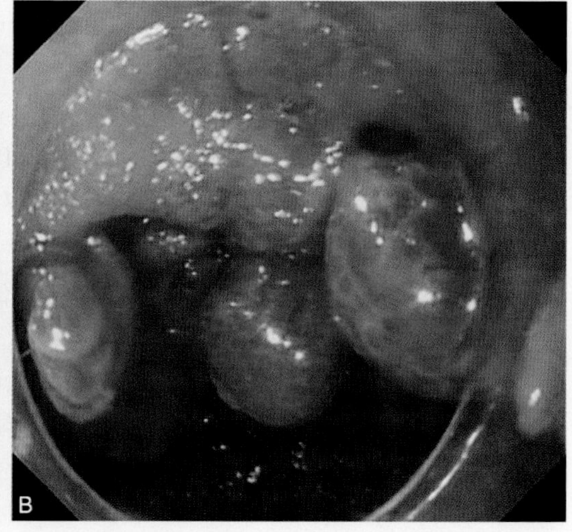

图 3-6-21 空肠处成簇生长的息肉

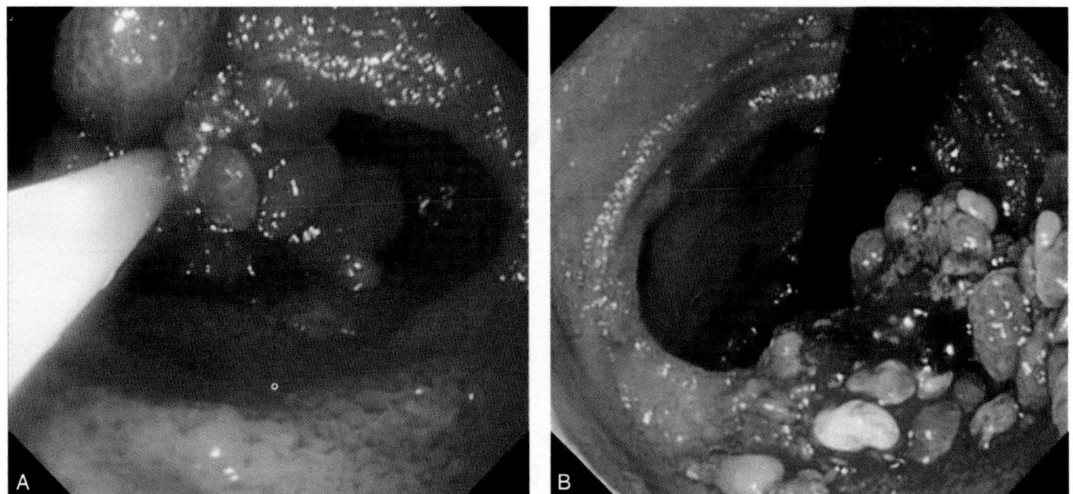

图 3-6-22　U 形翻转内镜，分次圈套切除

（孙　涛）

参考文献

HSIAO Y H, WEI C H, CHANG S W, et al. Juvenile polyposis syndrome: An unusual case report of anemia and gastrointestinal bleeding in young infant[J]. Medicine, 2016, 95(37): e4550.

第7章 小肠粘连

一、概述

肠粘连是指肠管与肠管、肠管与腹膜、肠管与腹腔脏器之间发生的异常黏附。80%为腹盆腔手术后继发形成，其他为腹腔感染、出血、创伤、异物、肿瘤等造成，极少数患者为先天原因。肠粘连最常发生的部位是小肠，小肠粘连患者临床表现为慢性腹痛，严重者可致肠梗阻、肠缺血、肠坏死，也可引起不孕症。轻度肠粘连患者在小肠镜下可无异常表现，有时可见肠腔角度锐利、狭窄，可伴有周围黏膜充血、水肿等表现。

二、诊治要点

1. **病因** 当肠道浆膜面受损时，在组织修复的同时炎性因子释放，触发了肠粘连；另外，纤维蛋白沉积与降解之间的平衡被局部的损伤及炎症打破，含纤维蛋白原及纤维蛋白的渗出液沉淀并凝固成网状纤维物，与周围脏器或腹膜粘连。粘连使相关肠管牵拉、扭曲甚至成角，引发一系列相应的临床症状。此外，一些肠外疾病，如腹腔肿瘤等也可粘连、牵拉小肠，造成小肠粘连。

2. **症状** 患者会有腹、盆腔或手术切口附近的慢性阵发性绞痛，以及恶心、呕吐、腹胀，可随排气、排便而减轻，严重时出现肠梗阻、肠缺血、肠坏死的症状。部分患者症状可在术后数年甚至十几年产生。若患者小肠粘连是由肿瘤、感染等其他因素引发时，可伴有原发病的相应临床表现。

3. **辅助检查** 手术相关的小肠粘连，其实验室检查缺乏特异性。消化道造影有时可见肠管牵拉、成角。CT有时为阴性，有时可有助于辨别梗阻肠段，梗阻近端可有肠腔扩张的征象。胶囊内镜有嵌顿风险，临床并不推荐用于怀疑小肠粘连的检查。小肠镜亦仅用于小肠粘连诊断不明确，怀疑或需排除其他疾病时。小肠镜下有时可无任何阳性发现，部分患者见肠腔角度锐利，使得内镜难以通过，有时可见上方肠腔扩张，液体及宿食潴留（详见本章经典病例部分）。对于小肠粘连严重者，小肠镜下可见肠管过度牵拉、绞窄缺血造成的肠壁充血、水肿、糜烂。肿瘤、感染等其他因素引发的小肠粘连，一般可查见原发病相关的实验室指标或影像学异常。

4. **组织活检** 小肠粘连一般无需行内镜下活检，除非有排除其他疾病的需要。

5. **诊断** 结合患者腹、盆部手术史，慢性阵发性腹部绞痛和/或肠梗阻症状，影像学发现或不发现肠管牵拉征象，在借助小肠镜等检查手段排除其他疾病的基础上，可疑诊为手术相关的小肠粘连。既往认为，腹腔镜/开腹手术是诊断的“金标准”。诊断肿瘤、感染等原因导致的小肠粘连，需有原发病的证据。

6. **鉴别诊断**(表 3-7-1)

表 3-7-1 小肠粘连与其他相关疾病的鉴别诊断要点

疾病	小肠粘连	肠易激综合征	克罗恩病	小肠癌	急性阑尾炎
好发人群	有腹、盆部手术史人群	任何人群	青年	老年人多见	任何人群
症状	腹痛、肠梗阻	腹痛、腹泻或便秘	腹痛、腹泻、发热、消瘦及肠外表现	腹痛、消化道出血、肠梗阻	转移性右下腹痛、发热
影像学检查	消化道造影有时可见肠管牵拉、成角	无明显异常	CT/MRI 可见肠壁增厚、不均匀强化、肠系膜血管梳状征等,有时见瘘管	影像学可发现占位	超声下阑尾水肿、渗出、脓肿,CT 可发现阑尾增粗、壁厚、结石、脓肿或肿块
小肠镜	无阳性发现或肠腔角度锐利,固、液体潴留。严重者绞窄缺血、充血、水肿、糜烂	无明显异常	节段性分布的阿弗他溃疡、纵行溃疡;铺路石样改变、狭窄、瘘管等	不规则黏膜隆起,可伴溃烂;溃疡型;病变多累及环周,可致管腔狭窄	阑尾开口处红肿、糜烂,有时可见脓性分泌物

7. **治疗** 对于外科手术相关的小肠粘连,轻症者可选择对症支持治疗,严重的粘连性肠梗阻患者,特别是当小肠缺血、肠坏死发生时,需经外科手术治疗。值得注意的是,部分肠粘连松解术效果欠佳,甚至可导致新的粘连发生。如果小肠粘连是由肿瘤、感染、异物等原因引起,需治疗原发病。

三、经典病例及内镜下表现

病例 1 患者女性,60 岁,小肠间质瘤外科切除术后 3 年,因“右下腹痛、恶心、呕吐 10 天”就诊。腹部 CT 示部分肠管积液,并见多发小气液平。小肠镜检查:经肛侧进镜至距回盲部 60cm 回肠,见吻合口及吻合钉(图 3-7-1A),吻合口未见狭窄,继续循腔进镜 20cm,肠腔角度锐利,反复充气难以打开(图 3-7-1B),反复尝试进镜可通过,进镜至空肠中段,所见小肠黏膜未见明显异常(图 3-7-1C)。

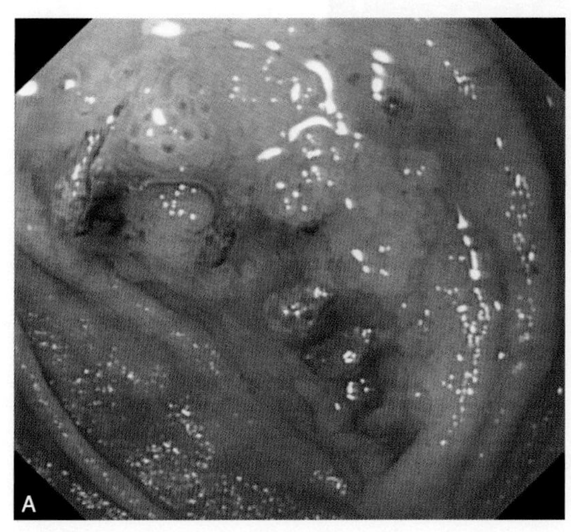

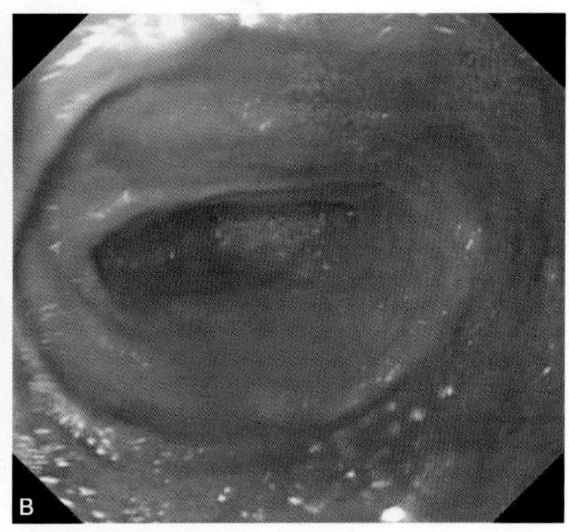

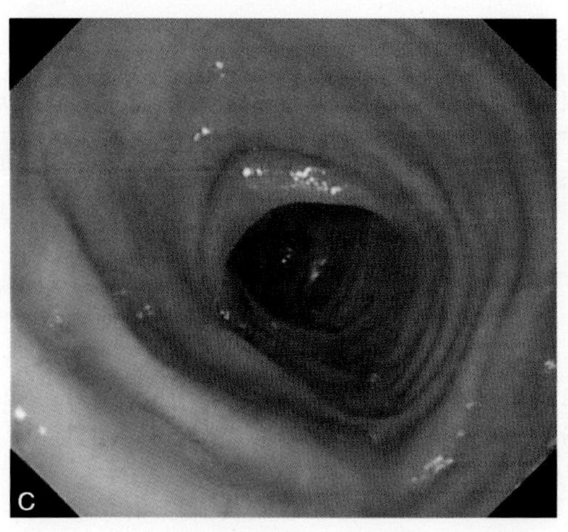

图 3-7-1 外科手术相关的小肠粘连性肠梗阻

病例 2 患者女性，31 岁，既往 3 年前行剖宫产术，因"腹痛、腹胀 1 年余，加重 5 天"就诊。小肠镜检查：经口侧进镜，回肠见多处肠腔角度锐利（图 3-7-2A），上方肠腔扩张、潴留液体（图 3-7-2B、C），反复尝试可通过狭窄处，全小肠检查未见明显病变。

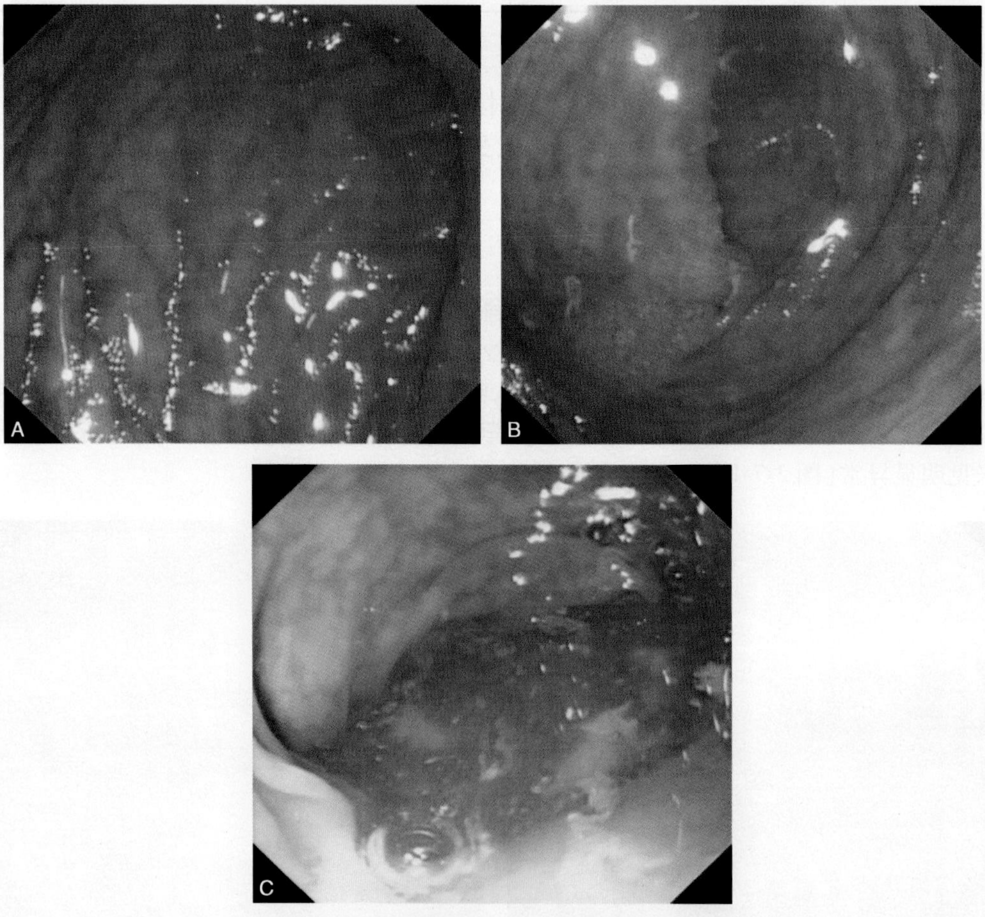

图 3-7-2 外科手术相关的小肠粘连性肠梗阻

（马 田 陈飞雪）

参考文献

[1] ELLIS H. The clinical significance of adhesions: focus on intestinal obstruction[J]. Eur J Surg Suppl, 1997, 577(577): 5-9.

[2] ALPAY Z, SAED G M, DIAMOND M P. Postoperative adhesions: from formation to prevention[J]. Semin Reprod Med, 2008, 26(4): 313-321.

第8章 如何提高小肠出血的诊治价值

小肠出血发病隐匿,但临床并不罕见,占消化道出血的5%~10%。常见小肠出血的病因包括小肠血管性疾病、小肠炎症性疾病、小肠肿瘤、小肠憩室及小肠医源性损伤等。其他少见的原因包括息肉综合征、小肠寄生虫、过敏性紫癜、淀粉样变性、小肠胃黏膜异位、小肠子宫黏膜异位、蓝色橡皮疱痣综合征(blue rubber bleb nevus syndrome,BRBNS)、弹性假黄瘤、遗传性出血性毛细血管扩张症及其他罕见疾病。小肠出血的临床表现各异,大致上分为显性和隐性小肠出血。

由于既往传统检查手段的限制,深部小肠属于消化道"盲区",小肠出血诊断一直属于棘手的临床难题。因此,迫切需要寻找更有效的诊断技术,以提高小肠出血的诊断效率。21世纪初,胶囊内镜及气囊辅助式小肠镜的问世,彻底扫除了小肠盲区,使得小肠出血的诊治效率显著提高。然而,到目前为止,小肠出血仍然是一个临床难题,对于部分病灶隐匿的小肠出血,临床诊断依然困难重重。如何合理应用现有的各种检查方法,有效提高诊治效率,仍然是一个迫切需要探讨的临床问题。

一、小肠出血诊治方法概况

由于小肠特殊的解剖位置及特点,传统胃镜及结肠镜无法进行深部小肠直视检查,为了能够及时确诊小肠出血,多种检查方法和手段先后应用于小肠出血的诊治。

1. **小肠气钡双重造影** 小肠气钡双重造影是既往诊断小肠出血原因的主要技术之一,作为一种无创性检查,患者接受度好,操作相对简单。但该方法对小肠疾病检出的特异度及敏感度均较低,对于小肠血管性病变、小肠壁外病变以及小肠黏膜微小病变一般无法显影,但对于小肠占位性病变(包括肠道寄生虫、肠道肿物等)、小肠憩室以及肠道狭窄性病变具有一定诊断价值,所以仍有一定的临床应用价值。我们曾经有一例胶囊内镜及经肛小肠镜均漏诊的Meckel憩室患者,最终通过小肠气钡双重造影得到确诊。

2. **传统推进式小肠镜** 推进式小肠镜是较为传统的小肠疾病内镜检查手段,其主要局限性在于插入深度较浅(一般最深能到达幽门以远100cm左右),仅适用于怀疑近端空肠疾病的检查和治疗,目前已基本被气囊辅助式小肠镜替代。

3. **核素扫描** 应用^{99m}Tc标记的红细胞对消化道出血患者进行核素扫描时,要求一定的出血速率(出血速率≥0.1~0.5ml/min),可判断有无活动性出血及大致的出血部位,但总体上诊断价值不高。^{99m}Tc-pertechnitate标记壁细胞是检查伴有胃黏膜异位的Meckel憩室的一种方法。其主要应用于无痛性小肠出血的儿童、高度怀疑Meckel憩室的患者。

4. **选择性肠系膜血管造影检查(DSA)** 对小肠出血有一定的定位及定性诊断价值,且在检查的同时可进行介入治疗,是小肠急性活动性出血的一种常用检查及治疗方法。但是此方法阳性率较低,仅对于出血量达到0.5ml/min以上的患者才有阳性发现,当出血量小于0.5ml/min时一般无阳性发现。

5. CTE/CTA/MRE 随着影像技术的进步,多排螺旋 CT 小肠成像(CTE)、CT 血管成像(CTA)以及磁共振小肠成像(MRE)可以为小肠疾病患者提供更多的信息,对炎症性病变、肿瘤性病变、血管性病变及憩室都有一定的诊断价值,为临床医师决定是否行胶囊内镜或小肠镜检查提供帮助。目前的文献报道总体上支持 CTE/CTA/MRE 可作为小肠出血的一线检查方法。

6. **胶囊内镜** 胶囊内镜的临床应用,基本扫除了小肠最后的盲区,是小肠疾病诊断史上具有里程碑意义的巨大进步,是诊断小肠出血有效的检查方法。此外,该检查过程中无痛苦、操作简便,患者接受度较高。胶囊内镜能提供较清晰的小肠黏膜表面影像,接近于直视下观察小肠黏膜,对小肠出血性病变的诊断有较高敏感性,是目前针对小肠出血临床应用最广泛的诊断方法之一。胶囊内镜检查最大的缺点是检查过程无法控制,无法行内镜下活检及治疗。另外,对于合并肠腔狭窄者,存在胶囊滞留的风险。因此,对怀疑合并小肠狭窄的小肠出血者应慎用。此时,影像检查可作为胶囊内镜检查的有效补充。

7. **气囊辅助式小肠镜** 气囊辅助式小肠镜真正首次实现了全小肠的直视下检查,同时具有对小肠出血性疾病进行病理活检及内镜止血治疗的功能,是诊断小肠出血性疾病的“金标准”。但是,作为一项介入性操作,该项检查耗时、费力、有一定操作难度。

8. **开腹探查及术中内镜** 开腹探查及术中内镜是诊断小肠出血性疾病另一种有效方法,也是最后一道防线。主要针对小肠急性出血患者,为抢救生命不得已而采取的诊治方法。对于急性小肠出血的患者,若当地医院不具备急诊小肠镜条件或患者病情不宜行小肠镜检查时,开腹探查及术中内镜是一种备选的诊治方案。但如果病情允许,建议优先选择其他无创或微创检查以明确诊断。

二、如何提高小肠出血诊治效率的关键问题探讨

由于胶囊内镜及气囊辅助式小肠镜的临床应用,越来越多的小肠出血被明确诊断,为了方便临床表述及交流,原来的一些与小肠出血相关的概念也发生了改变,如不明原因消化道出血的概念由原来的“常规消化内镜检查(包括检查食管至十二指肠降段的上消化道内镜与肛门直肠至回盲瓣的结肠镜检查)和常规 X 线钡剂检查不能明确病因的持续或反复发作的消化道出血”,进一步限定为“常规消化内镜(包括胃镜和结肠镜)、胶囊内镜、小肠镜和影像学检查后仍未明确病因的持续或反复发作的消化道出血(含消化道所有部位)”。同时,以十二指肠悬韧带为标志划分的上、下消化道,被重新划分为上消化道、中消化道、下消化道,三者分别以十二指肠乳头、回盲瓣为划分标志,从十二指肠乳头至回盲瓣的小肠肠段为中消化道,所对应的十二指肠乳头近口侧段消化道为上消化道,回盲瓣的近肛侧段消化道为下消化道。根据这种划分,又相应提出了上消化道出血、中消化道出血(又称小肠出血)及下消化道出血的概念,并引入潜在小肠出血(suspected small bowel bleeding,SSBB),即“经胃镜、结肠镜检查后结果为阴性的消化道出血”这一概念以替代传统“不明原因消化道出血”的概念。

针对小肠出血患者不同疾病状态,选择恰当时机进行有针对性的检查,才有可能提高小肠出血的诊断效率。因此,世界各国、各地区均有相关的临床指南指导小肠出血的诊治。本文选择了近年来有代表性的 4 个指南供大家探讨与学习,分别是 2018 年由《中华消化杂志》编辑委员会发表的《小肠出血诊治专家共识意见(2018 年,南京)》(图 3-8-1),2017 年由美国胃肠内镜学会(American Society for Gastrointestinal Endoscopy,ASGE)发表的指南(图 3-8-2),2017 年由日本胃肠内镜学会(Japan Gastroenterological Endoscopy Society,JGES)发表的指南(图 3-8-3),以及 2015 年由美国胃肠病学院(American College of Gastroenterology,ACG)发表的指南(图 3-8-4)。

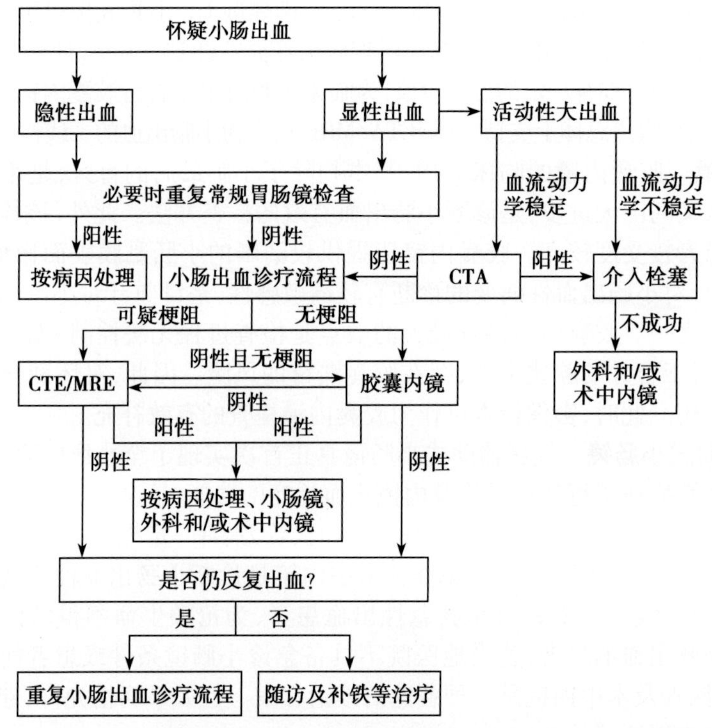

图 3-8-1 中国小肠出血诊治推荐流程

CTE:计算机断层扫描小肠造影;MRE:磁共振成像小肠造影;CTA:计算机断层扫描血管造影。

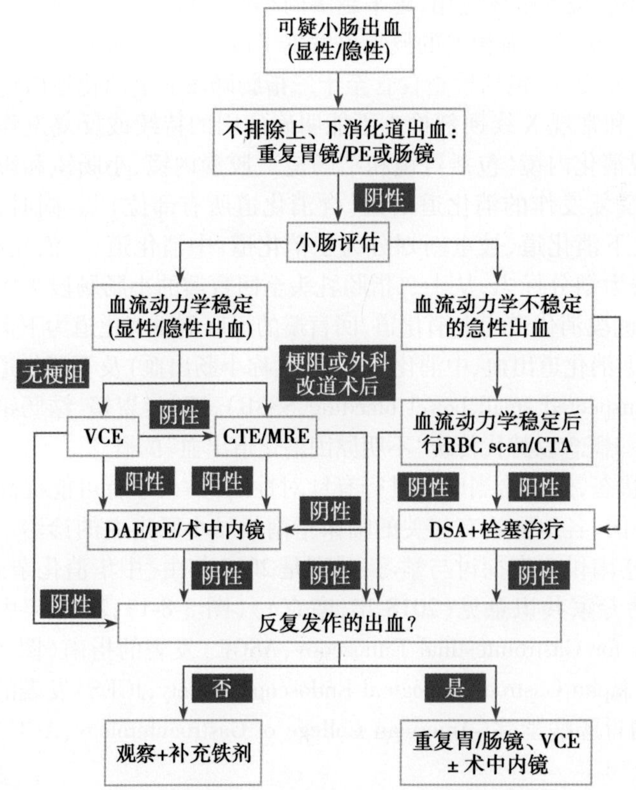

图 3-8-2 美国 ASGE 小肠出血诊治推荐流程

VCE:胶囊内镜;CTE:计算机断层扫描小肠造影;MRE:磁共振成像小肠造影;RBC scan:红细胞核素扫描;CTA:计算机断层扫描血管造影;DAE:双气囊小肠镜;PE:推进式小肠镜;DSA:数字减影血管造影。

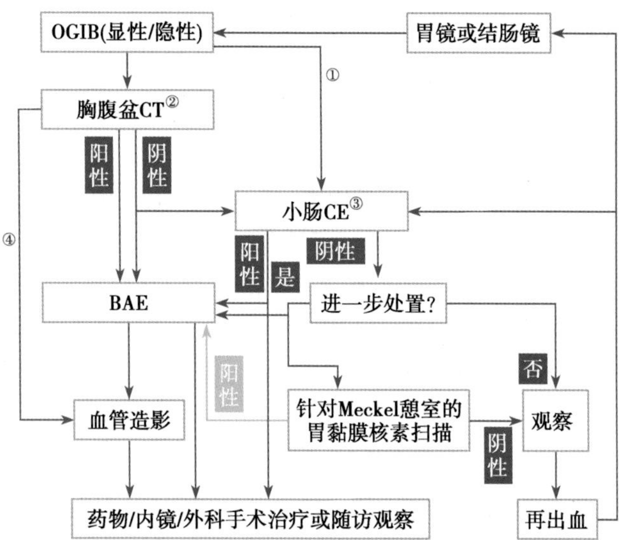

图 3-8-3　日本 JGES 小肠出血诊治推荐流程

①无 CT 检查条件医疗机构可首选 CE，但一旦有条件，均需进行 CT 检查。②鉴于某些病变只在动态 CT 检查能被发现，建议优先选择动态 CT 检查。③对于怀疑克罗恩病，有腹痛、腹胀等症状，腹部放疗史，既往腹部手术史，长期服用 NSAIDs 的患者，CE 检查前需行探路胶囊检查。特别注意，对于梗阻者（包括可疑梗阻者）不应进行探路胶囊及 CE 检查。④适用于紧急情况下小肠镜检查不可行或无法进行小肠镜检查的医疗单位。

OGIB：不明原因消化道出血；CT：计算机断层扫描；CE：胶囊内镜；BAE：气囊辅助小肠镜检查。

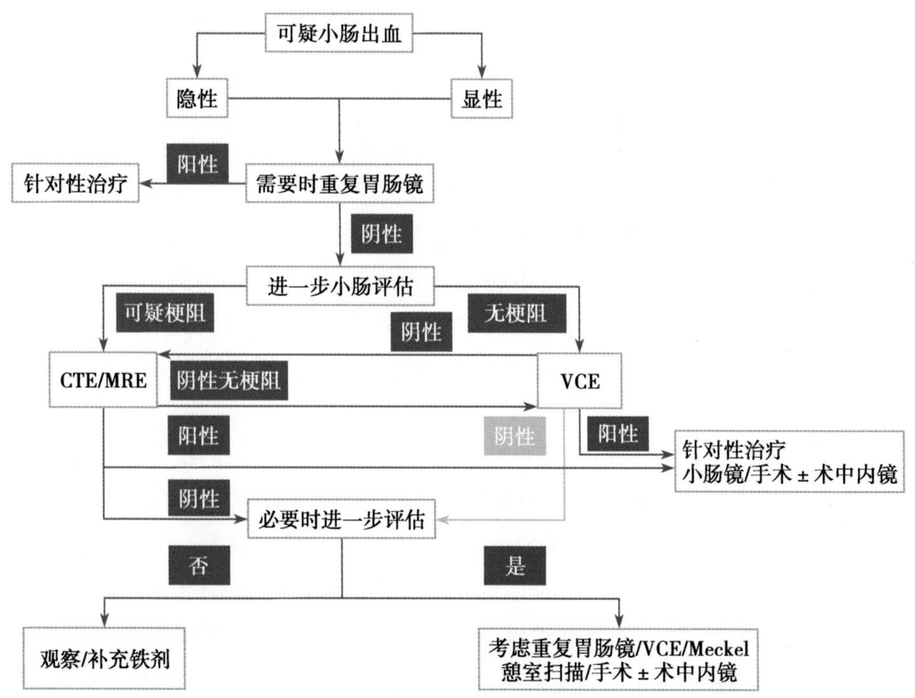

图 3-8-4　ACG 小肠出血诊治推荐流程

CTE：计算机断层扫描小肠造影；MRE：磁共振成像小肠造影；VCE：胶囊内镜。

仔细对比分析以上 4 个指南里推荐的诊治流程,我们梳理出了几个关键性问题,结合我国小肠出血诊治现状及我们近 10 余年的诊治经验,逐一进行探讨。

1. 关于重复胃肠镜检查的问题 由于大部分消化道出血发生在上消化道及下消化道,中消化道出血(小肠出血)占比较少。对消化道出血患者,经首次胃镜、结肠镜检查未发现出血灶,必要时应根据实际情况重复胃肠镜检查,进一步排除上消化道及下消化道出血的可能。对于这个问题,上述 4 个指南一致进行了推荐。我们的数据也提示,在 130 例经气囊辅助内镜确诊的不明原因消化道出血患者中,有 9 例(6.9%)属于胃镜或结肠镜漏诊。漏诊的常见疾病有各种血管畸形(如 Dieulafoy 病变、胃及结直肠毛细血管畸形、动静脉瘘、西瓜胃等)、隐蔽部位的消化性溃疡、胆道出血、内痔出血、结肠多发憩室出血等,甚至有漏诊的进展期消化道恶性肿瘤。

2. 关于小肠活动性大出血伴生命体征不稳定患者的处置措施 由于小肠活动性大出血患者往往伴有失血性休克,病情凶险;加之出血部位不明确,出血原因不确定,外科医师对于是否开腹探查往往顾虑重重。如若处置不当或不及时,就可能造成不可挽回的严重后果。上述 4 个指南中有 2 个指南涉及这种情况,均推荐进行 DSA 检查,如果有活动性出血,可以进行栓塞止血治疗,栓塞治疗失败者可进行外科探查,必要时行术中内镜检查及治疗。对于持续活动性出血者,急诊 DSA 检查能够及时诊断,并可能进行有效的栓塞止血治疗。但对于间歇性出血者,往往会得到阴性结果。对于 DSA 栓塞治疗,也要根据各个医疗单位具体情况慎重实施,因为 DSA 栓塞术一旦堵塞了较大供血动脉,可能导致广泛小肠缺血性坏死。

对于这种伴有生命体征不稳定的活动性出血患者,开腹探查结合术中内镜往往能给患者带来较大的生存机会。众所周知,小肠常见出血原因包括小肠血管性病变、小肠肿瘤、小肠憩室、小肠溃疡等小肠疾病。外科探查除了微小的血管性病变可能遇到困难之外,其他较大的血管畸形、血管瘤及其余小肠病变都能够明确诊断并给予及时治疗,即使对于外科探查难以发现的微小血管性病变,也可以结合术中内镜探查提高诊断率。基于上述理由,我们推荐对于可疑小肠活动性出血伴生命体征不平稳的患者,在没有条件进行无创或微创检查的医疗单位,必要时可进行开腹探查及术中内镜检查。

3. 关于潜在小肠出血的首选检查 前已述及,针对潜在小肠出血者,可供选择的诊断方法有多种,对于生命体征平稳的潜在小肠出血者,究竟有没有首选的一线诊断方法呢? 4 个指南的诊治流程给出了两种选择方式:其中有 3 个指南推荐根据临床评估是否有小肠梗阻,选择接受 CTE/MRE 或 VCE;只有日本的指南推荐首先进行自胸腔至盆腔的 CT 平扫加增强。

上述两种选择方式究竟哪种更合理? 若两者必须选其一,我们推荐选择第二种方案。理由如下:根据有无小肠梗阻的临床表现来判断是否存在小肠狭窄,仍值得商榷。我们积累的临床病例提示,经小肠镜取出滞留胶囊的患者,小肠均已严重狭窄,但吞服胶囊时临床上并无梗阻症状。如果在行胶囊内镜检查之前常规行腹部及盆腔的 CT 扫描,就可能发现小肠肿瘤、小肠炎症性狭窄、小肠巨大憩室等可能引起胶囊滞留的病变,降低胶囊滞留的风险。

根据我们多年的临床经验及相关文献,强烈推荐对潜在小肠出血的患者首先进行 CTE 及 CTA 检查。联合 CTE 及 CTA,不仅可以更灵敏地显示小肠肿瘤、小肠炎症性狭窄及小肠憩室,而且更容易发现小肠血管畸形。对于微小血管伴活动性出血的患者,CTE 往往是阴性结果,但 CTA 可以比 DSA(0.5~1.0ml/min)更灵敏地监测到小肠内出血(0.3ml/min),有利于判断大致的出血部位,为后续临床诊治提供更多客观的依据。因此,推荐 CTE/CTA 作为潜在小肠出血首选的检查方法。

4. **关于胶囊内镜或气囊辅助式小肠镜的选择**　对于潜在小肠出血,究竟是优先选择胶囊内镜还是气囊辅助式小肠镜?这是一个较难回答的问题。我们推荐根据具体情况酌情选择胶囊内镜或小肠镜,主要考虑的因素有病史特点、CTE/CTA 等影像学检查结果以及本单位开展胶囊内镜及小肠镜的实际能力。

针对以下情况建议优先选择胶囊内镜:①CTE/CTA 检查结果呈阴性,且年龄较大或有心、肺功能不全等其他基础疾病,经临床评估行小肠镜检查风险较高者;②CTE/CTA 检查结果呈阴性,合并有心血管疾病,长期口服非甾体抗炎药者;③有急、慢性肾功能不全病史,正在接受血液透析治疗者。

针对以下情况建议优先选择气囊辅助式小肠镜:①CTE/CTA 检查结果呈阴性,但临床仍有间断小肠出血,需要进一步明确诊断且可能需要镜下止血治疗者;②CTE/CTA 检查有阳性发现,需要进一步明确诊断,且无小肠镜检查禁忌证者;③急性活动性小肠出血,需要急诊小肠镜检查及镜下止血治疗者,在小肠镜诊治技术成熟且经验丰富的医疗单位也可优先选择。

胶囊内镜和气囊辅助式小肠镜在临床中能否发挥互补作用呢?胶囊内镜结果呈阳性的患者,接受小肠镜检查的阳性率较高;反之,小肠镜检查的阳性率明显降低。胶囊内镜检查发现可疑出血灶但未能确诊的患者,原则上均需要接受小肠镜检查以明确诊断,并有可能进行镜下止血治疗。另外,胶囊内镜检查结果能为小肠镜进镜途径的选择提供帮助。接受小肠镜检查的患者,如果经一侧进镜未发现能明确解释小肠出血的病灶,原则上应该在术中标记后,经对侧进镜检查,并争取对接,以实现全小肠检查。由于国内不同医院开展气囊辅助式小肠镜的水平参差不齐,小肠镜对接率并不高,对于未完成小肠对接检查的患者,也可进行胶囊内镜检查。所以,胶囊内镜和气囊辅助式小肠镜在临床应用中可以起到互相补充的作用。

5. **关于随访中再发出血的处理**　即使我们高质量地完成了小肠出血诊断流程的各项检查,甚至进行了开腹探查及术中内镜检查,仍然有少部分患者不能明确出血原因,属于真正的不明原因消化道出血。上述 4 个指南中,有 3 个在流程中涉及随访问题:对于完成胶囊内镜检查和/或完成小肠镜对接检查,仍未发现出血灶的不明原因消化道出血患者,如果小肠出血已经停止,均建议进行临床随访。

对于随访中再次出血的处置,上述 3 个指南均建议重复小肠出血诊治流程。关于这一问题,我们持有不同的见解和建议:我们强烈推荐对于随访中的患者,首先应该建立密切联系方式(我们单位的做法是建立一个不明原因消化道出血随访微信群),一旦发生再次出血,应该在活动性出血期第一时间返回随访单位或附近有能力实施急诊小肠镜的单位,尽早接受急诊小肠镜检查。理由如下:由于患者前期已经接受了 CTE/CTA 检查、胶囊内镜和/或小肠镜对接检查,部分患者甚至已经接受了开腹探查及术中内镜检查仍未明确诊断。上述各项检查基本排除了小肠肿瘤、小肠炎症性疾病、小肠憩室以及体积较大的小肠血管畸形或血管瘤等常见小肠出血性疾病,利用排除法原理,剩余最可能漏诊的出血原因应该是微小血管性病变，一旦无活动性出血，这类病灶极难被发现。我们前期收集的临床数据也初步验证了这个推断：我们回顾性分析了 223 例接受 DBE 检查的潜在小肠出血的患者，根据接受 DBE 检查时机不同，分为急诊 DBE 组和非急诊 DBE 组。结果提示，急诊 DBE 组小肠出血确诊率(89.33%)高于非急诊 DBE 组(73.64%)；对比两组确诊病变的构成比发现，急诊 DBE 组小肠血管性病变发生率(37.33%)明显高于非急诊 DBE 组(19.60%)，但两组间小肠憩室、小肠肿瘤、小肠炎症性病变、NSAIDs 药物损伤及其他病变均无差别。这组数据有力地证明了活动性出血期接受急诊小肠镜检查可大大提高血管性病变的诊断率。所以，我们不建议对随访中再次出血的患者重复进行不必要的检查，既浪费医疗资源，又无法提高诊断效率，还错失发现微小血管性出血的最佳机会。

三、小肠出血的治疗现状及进展

对于已经明确诊断的小肠出血性疾病，可以根据不同疾病，选择不同的治疗方式。对于有手术根治机会的小肠恶性肿瘤，首先应外科手术治疗。对于已经失去手术根治机会，但仍有较严重活动性出血者，可选择姑息性病灶切除术。对于小肠良性肿瘤，如小肠息肉、脂肪瘤等，有小肠镜治疗经验的医疗单位可尝试内镜下治疗，对于伴有活动性出血者，也可选择外科手术治疗。对于小肠血管性疾病，如孤立的血管瘤、Dieulafoy 病变或其他血管畸形，可酌情选择内镜下治疗，如硬化剂注射治疗、氩离子凝固术(APC)，也可以内镜下标记后行外科手术治疗。对于小肠多个部位血管畸形出血，也可以选择行内镜下治疗，但复发率较高，这种多发小肠毛细血管畸形出血，有文献报道口服沙利度胺治疗有一定效果，但还需要进一步临床验证，我们的部分患者口服该药治疗后仍有反复出血。对于 Meckel 憩室的治疗，应进行临床综合评估后，再慎重决定是否外科治疗，因为有较多的 Meckel 憩室可能一直都属于“沉默”状态，经我们诊治的少部分小肠出血患者，因发现 Meckel 憩室行外科治疗，但术后仍有活动性出血，最终确诊是小肠血管畸形引起的出血；对于其他小肠孤立憩室或多发憩室患者，可视具体情况选择外科治疗或内科保守治疗，少部分患者也可尝试内镜下治疗；对于隐源性多灶性溃疡性狭窄性小肠炎(cryptogenic multifocal ulcerous stenosing enteritis, CMUSE)、小肠溃疡、小肠克罗恩病等引起的小肠出血，可先行内科保守治疗，如果出血较严重，也可选择外科手术治疗。对于非甾体抗炎药及肾衰竭透析患者小肠黏膜糜烂性出血、骨髓移植术后移植物抗宿主病累及小肠的消化道出血，原则上只能行内科保守治疗。

我们单位近年来开展了较多小肠出血内镜下治疗，对内镜下小肠出血性疾病的治疗进行了初步探索。现将我们积累的经验总结如下：总体上，对于小肠孤立性血管性病变引起的出血，内镜下治疗效果确切，复发率很低。对于无搏动性血管畸形出血，直接行 APC 治疗即可；但对于有明显搏动性出血的动脉血管畸形，我们推荐先以钛夹夹闭血管断端止血，再于畸形血管附近黏膜下注射硬化剂，达到彻底机化、毁损畸形动脉血管，预防再次出血的目的。我们曾有一例患者，仅用钛夹夹闭畸形动脉血管，但术后 4 天钛夹脱落后再次发生了大出血。但所有联合应用钛夹及聚桂醇局部黏膜下注射的病例，无一例发生再次出血。对于无活动性出血的搏动性微小动脉畸形，只在畸形血管附近黏膜下注射聚桂醇即可。我们尝试对 10 余例蓝色橡皮疱痣综合征患者的小肠多发血管瘤进行了聚桂醇硬化剂注射治疗(突出黏膜表面较高较大的血管瘤)和/或 APC 治疗(微小扁平血管瘤)，取得了较好的临床效果。

四、小肠出血诊治目前仍存在的问题及未来可能的发展方向

CTE/CTA、胶囊内镜及气囊辅助式小肠镜的临床应用,极大促进了小肠出血的诊治效率。但至今为止,小肠出血,尤其小肠微小血管畸形引起的出血,诊断上依然困难重重,若小肠多发血管畸形伴出血,临床治疗效果差,很容易复发,严重威胁患者的生命健康。目前的胶囊内镜及气囊辅助式小肠镜都存在局限性,即胶囊内镜对于十二指肠及十二指肠悬韧带附近的上段空肠病变、Meckel 憩室甚至巨大肿物都容易漏诊。胶囊内镜检查收集的图片高达数万帧,导致医师阅片成本很高,而且有小肠狭窄的患者可能发生滞留,这在一定程度上限制了其应用。气囊辅助式小肠镜缺乏规范化培训,临床推广非常困难,国内尽管很多医院都购买了小肠镜,但真正能顺利开展的医疗单位并不多。

如何克服胶囊内镜目前固有的缺陷,是未来研究的一个重点和热点。例如,采用广角双向摄像头或球状摄像头,让胶囊内镜实现 360°无死角拍摄,同时提高胶囊内镜每秒拍摄的高清图像帧数,可以有效减少漏诊率;实现胶囊内镜人工智能读片技术,可以降低人工成本,提高诊断效率;实现胶囊内镜在小肠内的智能操控,对发现的可疑病灶能够冲洗、病理组织活检甚至镜下治疗,让胶囊内镜发展成胶囊智能机器人,是未来发展的方向。一旦实现,甚至可以替代气囊辅助式小肠镜的部分功能。

气囊辅助式小肠镜是目前针对小肠出血最有效的诊治工具,尤其在小肠血管性出血诊治方面具有明显优势,但由于各个医疗单位医师掌握小肠镜技术的熟练程度不同,完成全小肠检查依然是一个巨大挑战。加强气囊辅助式小肠镜诊治技术的规范化培训,选择适宜的时机和进镜途径,实施高质量的内镜诊治操作,是提高小肠出血诊治效率的有效途径。未来研发出操作更加简便的小肠镜,甚至实现机器人智能操作,实现全小肠检查且易于内镜下治疗,或许是未来新的发展方向。

(宁守斌)

参考文献

[1] OKAZAKI H,FUJIWARA Y,SUGIMORI S,et al. Prevalence of mid-gastrointestinal bleeding in patients with acute overt gastrointestinal bleeding:multi-center experience with 1,044 consecutive patients[J]. J Gastroenterol,2009,44(6):550-555.

[2] ZHANG B L,CHEN C X,LI Y M. Capsule endoscopy examination identifies different leading causes of obscure gastrointestinal bleeding in patients of different ages[J]. Turk J Gastroenterol,2012,23(3):220-225.

[3] YUNG D E,RONDONOTTI E,GIANNAKOU A,et al. Capsule endoscopy in young patients with iron deficiency anaemia and negative bidirectional gastrointestinal endoscopy[J]. United European Gastroenterol J,2017,5(7):974-981.

[4] NAKASE H,MATSUURA M,MIKAMI S,et al. Diagnosis and treatment of obscure GI bleeding with double balloon endoscopy[J]. Gastrointest Endosc,2007,66(3 Suppl):S78-S81.

[5] GURUDU S R,BRUINING D H,ACOSTA R D,et al. The role of endoscopy in the management of suspected small-bowel bleeding[J]. Gastrointest Endosc,2017,85(1):22-31.

[6] VAN DE BRUAENE C,HINDRYCKX P,VAN DE BRUAENE L,et al. Bleeding Lesion of the Small Bowel:an Extensive Update Leaving No Stone Unturned[J]. Curr Gastroenterol Rep,2018,20(2):5.

[7] NING S,ZHANG Y,ZU Z,et al. Enteroscopic sclerotherapy in blue rubber bleb nevus syndrome[J]. Pak J

Med Sci,2015,31(1):226-228.

[8] ITSKOVIZ D,BEN A B,BANAI H,et al. Video capsule endoscopy is safe and effective in suspected small bowel bleeding among left ventricular assist device recipients[J]. Int J Artif Organs,2018,41(12):833-837.

[9] BRITO H P,RIBEIRO I B,DE MOURA D,et al. Video capsule endoscopy vs double-balloon enteroscopy in the diagnosis of small bowel bleeding: A systematic review and meta-analysis[J]. World J Gastrointest Endosc,2018,10(12):400-421.

[10] HERMANS C,STRONKHORST A,TJHIE-WENSING A,et al. Double-Balloon Endoscopy in Overt and Occult Small Bowel Bleeding: Results, Complications, and Correlation with Prior Videocapsule Endoscopy in a Tertiary Referral Center[J]. Clin Endosc,2017,50(1):69-75.

[11] HOWARTH D M,TANG K,LEES W. The clinical utility of nuclear medicine imaging for the detection of occult gastrointestinal haemorrhage[J]. Nucl Med Commun,2002,23(6):591-594.

[12] VALI R,DANEMAN A,MCQUATTIE S,et al. The value of repeat scintigraphy in patients with a high clinical suspicion for Meckel diverticulum after a negative or equivocal first Meckel scan[J]. Pediatr Radiol, 2015,45(10):1506-1514.

[13] ZUCKERMAN G R,PRAKASH C,ASKIN M P,et al. AGA technical review on the evaluation and management of occult and obscure gastrointestinal bleeding[J]. Gastroenterology,2000,118(1):201-221.

[14] WANG Z,CHEN J Q,LIU J L,et al. CT enterography in obscure gastrointestinal bleeding: a systematic review and meta-analysis[J]. J Med Imaging Radiat Oncol,2013,57(3):263-273.

[15] PASHA S F,LEIGHTON J A. Evidence-Based Guide on Capsule Endoscopy for Small Bowel Bleeding[J]. Gastroenterol Hepatol (N Y),2017,13(2):88-93.

[16] KUO J R,PASHA S F,LEIGHTON J A. The Clinician's Guide to Suspected Small Bowel Bleeding[J]. Am J Gastroenterol,2019,114(4):591-598.

[17] 中华消化杂志编辑委员会. 小肠出血诊治专家共识意见(2018 年,南京)[J]. 中华消化杂志,2018,38(9):577-582.

[18] ELL C,MAY A. Mid-gastrointestinal bleeding: capsule endoscopy and push-and-pull enteroscopy give rise to a new medical term[J]. Endoscopy,2006,38(1):73-75.

[19] 张发明,季国忠,范志宁. 上、中、下消化道:挑战传统概念[J]. 医学争鸣,2013,4(3):5-7.

[20] GERSON L B,FIDLER J L,CAVE D R,et al. ACG Clinical Guideline: Diagnosis and Management of Small Bowel Bleeding[J]. Am J Gastroenterol,2015,110(9):1265-1287,1288.

[21] YAMAMOTO H,OGATA H,MATSUMOTO T,et al. Clinical Practice Guideline for Enteroscopy[J]. Dig Endosc,2017,29(5):519-546.

[22] 李闪闪,毛高平,宁守斌,等. 不明原因消化道出血的临床特点对气囊辅助小肠镜进镜路径选择的指导意义[J]. 空军医学杂志,2016,32(3):178-181.

[23] TEE H P,KAFFES A J. Non-small-bowel lesions encountered during double-balloon enteroscopy performed for obscure gastrointestinal bleeding[J]. World J Gastroenterol,2010,16(15):1885-1889.

[24] JEON S R,JIN-OH K,GUN K H,et al. Is there a difference between capsule endoscopy and computed tomography as a first-line study in obscure gastrointestinal bleeding? [J]. Turk J Gastroenterol,2014,25(3):257-263.

[25] CHALAZAN B,GOSTOUT C J,SONG L M,et al. Use of Capsule Small Bowel Transit Time to Determine the Optimal Enteroscopy Approach[J]. Gastroenterology Res,2012,5(2):39-44.

[26] 张燕双,银新,李白容,等. 急诊双气囊小肠镜在小肠出血中的诊断价值研究[J]. 现代消化及介入诊疗,2019,24(9):1049-1052.

[27] BENSON A B, VENOOK A P, AL-HAWARY M M, et al. Small Bowel Adenocarcinoma, Version 1. 2020, NCCN Clinical Practice Guidelines in Oncology[J]. J Natl Compr Canc Netw, 2019, 17(9): 1109-1133.

[28] 中华医学会消化内镜学分会小肠镜和胶囊内镜学组. 中国小肠镜临床应用指南[J]. 中华消化内镜杂志, 2018, 35(10): 693-702.

[29] GE Z Z, CHEN H M, GAO Y J, et al. Efficacy of thalidomide for refractory gastrointestinal bleeding from vascular malformation[J]. Gastroenterology, 2011, 141(5): 1629-1637.

[30] LEQUET J, MENAHEM B, ALVES A, et al. Meckel's diverticulum in the adult[J]. J Visc Surg, 2017, 154(4): 253-259.

第9章　特殊病例

病例1：难觅其踪的"小肠肿瘤"

患者女性，67岁，因"间断左中上腹部疼痛1个月余"就诊。

患者近1个月反复腹痛，位于左中上腹部，呈隐痛，时有绞痛发作，伴呕吐，发作时可见腹部"鼓包"，近2周上述症状加重，胃肠镜未见明显异常，腹部增强CT示"左中腹局部空肠管壁增厚"，外院拟诊为小肠肿瘤？家族史、既往史及个人史无特殊。

体格检查：神志清，精神可，甲状腺不肿大，浅表淋巴结未及。心、肺无异常。腹软，无压痛及反跳痛，左中上腹部稍充实，肠鸣音正常，腹水征(-)。无关节肿痛及皮肤病变。

辅助检查见表3-9-1。

表3-9-1　相关化验结果

项目	结果
血常规	白细胞4.82×10^9/L，血红蛋白119g/L，血小板184×10^9/L
生化	总蛋白64.6g/L，白蛋白36.2g/L，余(-)；肾功能正常
炎症指标	C反应蛋白0.90mg/L，红细胞沉降率10mm/h
粪便及尿检	常规+隐血、虫卵、抗酸菌、细菌、霉菌(-)，尿常规(-)
结核	T-SPOT、胸部CT(-)
其他	肿瘤指标、抗核抗体系列、ANCA全套、TORCH系列，免疫感染十项，免疫球蛋白系列均未见异常

【诊疗经过】经口小肠镜检查：经口进镜至十二指肠，继续进镜约370cm，所见小肠腔内未见明显溃疡及新生物；空肠中上段可见一个隆起，注气后可稍平坦，内镜可通过，外压？(图3-9-1)

小肠CT：左中上腹肠系膜密度增高，可见片状磨玻璃密度改变，内可见大小不等结节，增强后强化明显，最大直径约6cm；小肠轮廓完整连续，未见肠腔内占位(图3-9-2)。

结合CT及经口小肠镜检查，考虑为"肠系膜肿物"，开腹手术探查可见：空肠系膜起始部触及直径约8cm、质硬的肿物与数枚小肿物，肿物侵及空肠边缘血管，与部分空肠难以分离，行"腹腔肿物切除+小肠部分切除术"。术后病理发现，肠系膜处见最大为8.0cm×4.0cm×3.5cm的灰红色结节，镜检示淋巴组织呈增生性改变，淋巴滤泡形成，部分区域玻璃样变性、钙化，呈"洋葱皮样"改变(图3-9-3)。结合免疫表型，考虑为Castleman病。免疫组化结果提示IgG4(-)，CD20(+)，PAX-5(+)，CD3(+)，CD5(少许+)，CD10(-)，BCL-2(生发中心-)，CD34(-)，CD21(+)，CD56(-)，Ki-67指数(约2%+)。

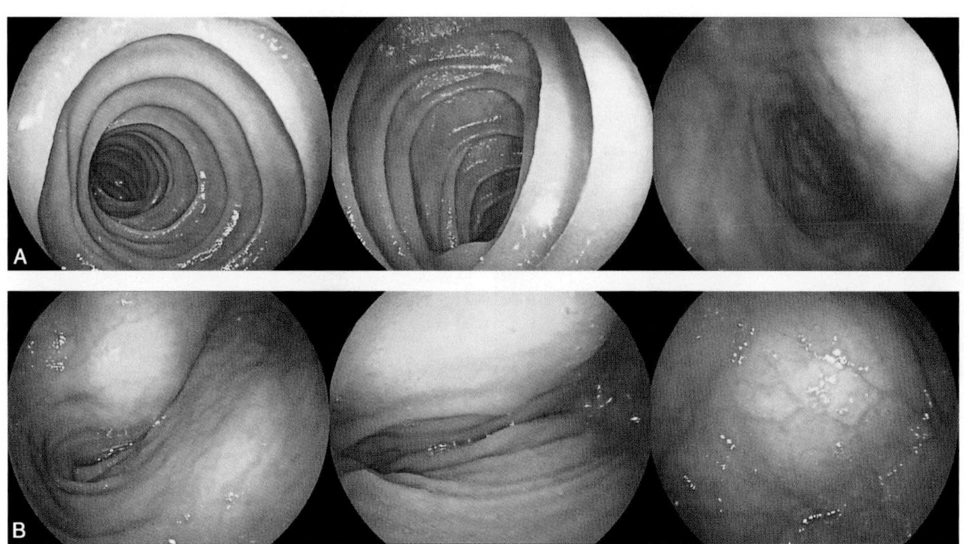

图 3-9-1　经口小肠镜

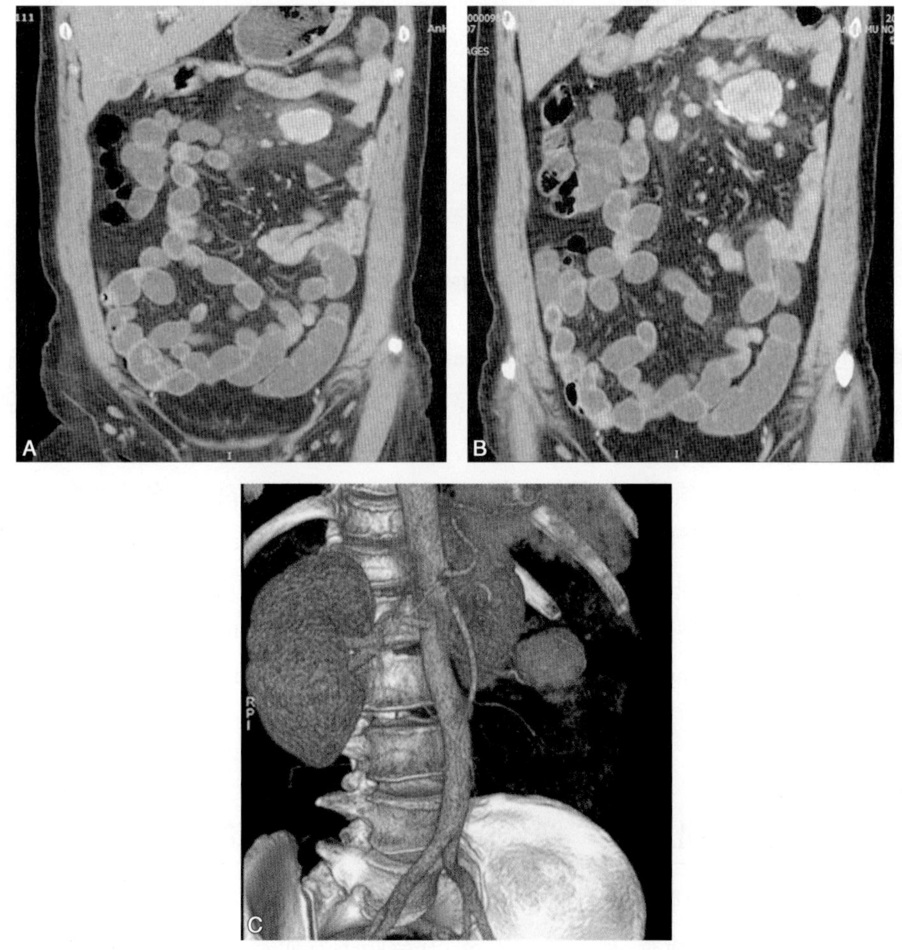

图 3-9-2　小肠 CT 检查

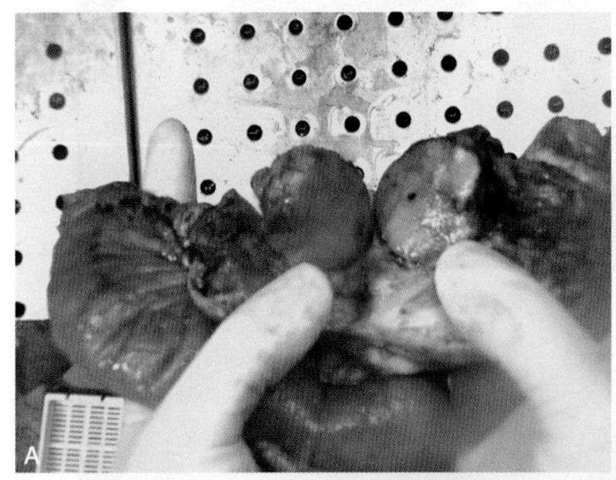

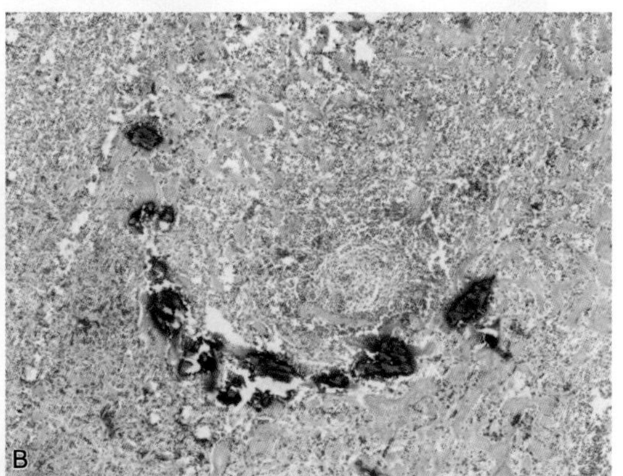

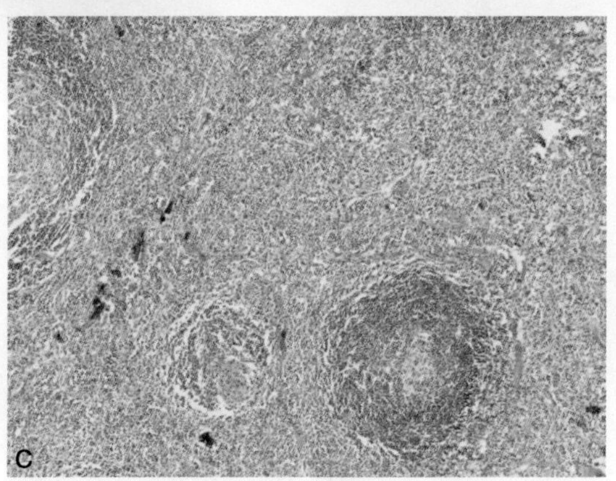

图 3-9-3 手术切除标本及术后病理

【编者述评】Castleman 病为 1954 年由 Castleman 等正式报道的一种局限于纵隔的肿瘤样肿块，根据临床表现，分为局限型和弥漫型两类。局限型表现为单区域的淋巴结肿大，可有局部压迫症状，病变位于各个部位的比例从大到小依此为胸部（24%）、颈部（20%）、腹部（18%）和腹膜后（14%），预后一般较好，肿物切除后患者可长期存活。弥漫型为全身多发淋巴结肿大，表现为发热、盗汗、乏力、体重下降、贫血、肝功能不全、肾功能不全和容量负荷过多（全身水肿、胸腔积液、腹水等），预后一般较差，手术、放疗、化疗仅获部分缓解。弥漫型中有一部分表现为特殊亚型——TAFRO 综合征，即血小板减少（thrombocytopenia）、重度水肿（anasarca）、骨髓纤维化（myelofibrosis）、肾功能不全（renal dysfunction）及肝脾肿大（organomegaly）。

（胡 静）

病例 2：疑难消化道出血——“两公分的距离，两次开腹的代价”

患者男性，43 岁，公司职员，因“间断暗红色血便 1 个月，伴失血性休克”就诊。

于当地医院行胃肠镜检查，提示慢性胃炎、升结肠多发憩室。胶囊内镜及小肠 CT 三维重建结果为阴性。实验室检查提示血红蛋白 60g/L，余无特殊。

【诊治经过】2017 年 11 月 23 日第一次行经口小肠镜检查：经口进镜约至回肠上段距

幽门约 360cm 处，可见黏膜下小动脉搏动，黏膜表面光滑，未见活动性出血（视频 3-9-1，10 点钟方向）；再次观察找不到明确动脉搏动点，可疑动脉搏动处周围局部注射聚桂醇治疗，以钛夹进行标记（视频 3-9-2）。

视频 3-9-1　第一次经口小肠镜可见黏膜下小动脉搏动

视频 3-9-2　第一次经口小肠镜于可疑搏动处注射聚桂醇治疗

2017 年 11 月 27 日第一次行经肛小肠镜检查：经肛进镜至回肠距回盲瓣约 80cm 处，见双腔样结构，其中一腔为憩室开口，未见活动性出血；继续进镜至 300cm 处，可见钛夹标记（图 3-9-4）。

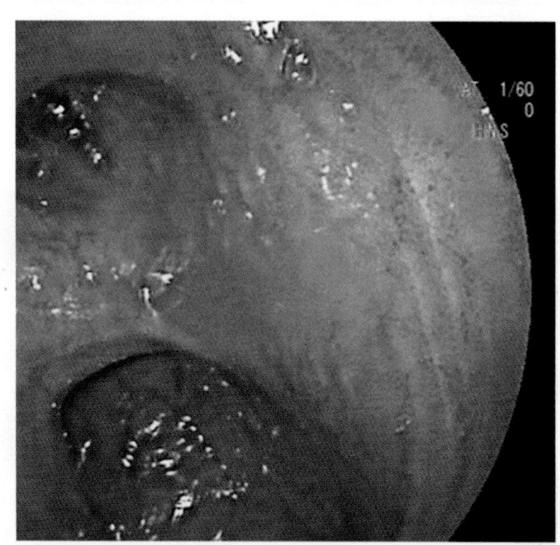

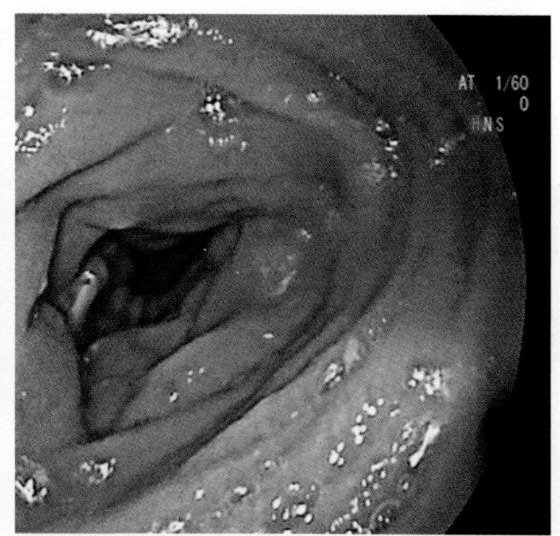

图 3-9-4　第一次经肛小肠镜见回肠憩室

该患者考虑为 Meckel 憩室出血，在腹腔镜下行 Meckel 憩室切除术。术后 3 个月患者再发消化道出血，于 2018 年 2 月 7 日、2018 年 2 月 13 日分别复查经口及经肛小肠镜，未见出血病灶，住院期间未再出血。

2018 年 7 月再发出血，当地医院考虑为结肠憩室出血可能，行腹腔镜右半结肠切除术。

2018 年 12 月再次出现解大量暗红色血便，并伴失血性休克，于当地医院行 DSA 检查，提示空肠上段出血，并行动脉栓塞治疗，但患者仍有消化道出血，急救车从外地送至我院。于我院行 DSA 检查，提示约 3、4 组小肠处有血管畸形并活动性出血（图 3-9-5）。急诊第三次行经口小肠镜检查：空肠上段见多发糜烂及溃疡、少量渗血——考虑为栓塞后缺血性改变；进镜至距幽门约 360cm 处，见原标记钛夹，其旁可见红色血栓头并搏动性出血（图 3-9-6，视频 3-9-3），镜下用金属夹夹闭血管后出血停止，局部聚桂醇注射治疗（视频 3-9-4）。

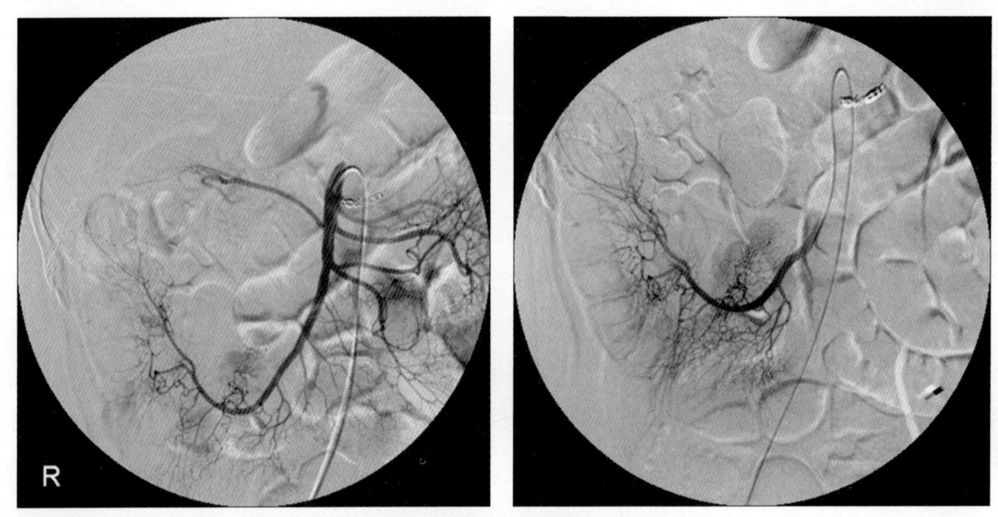

图 3-9-5 DSA 检查提示约 3、4 组小肠处有血管畸形并活动性出血

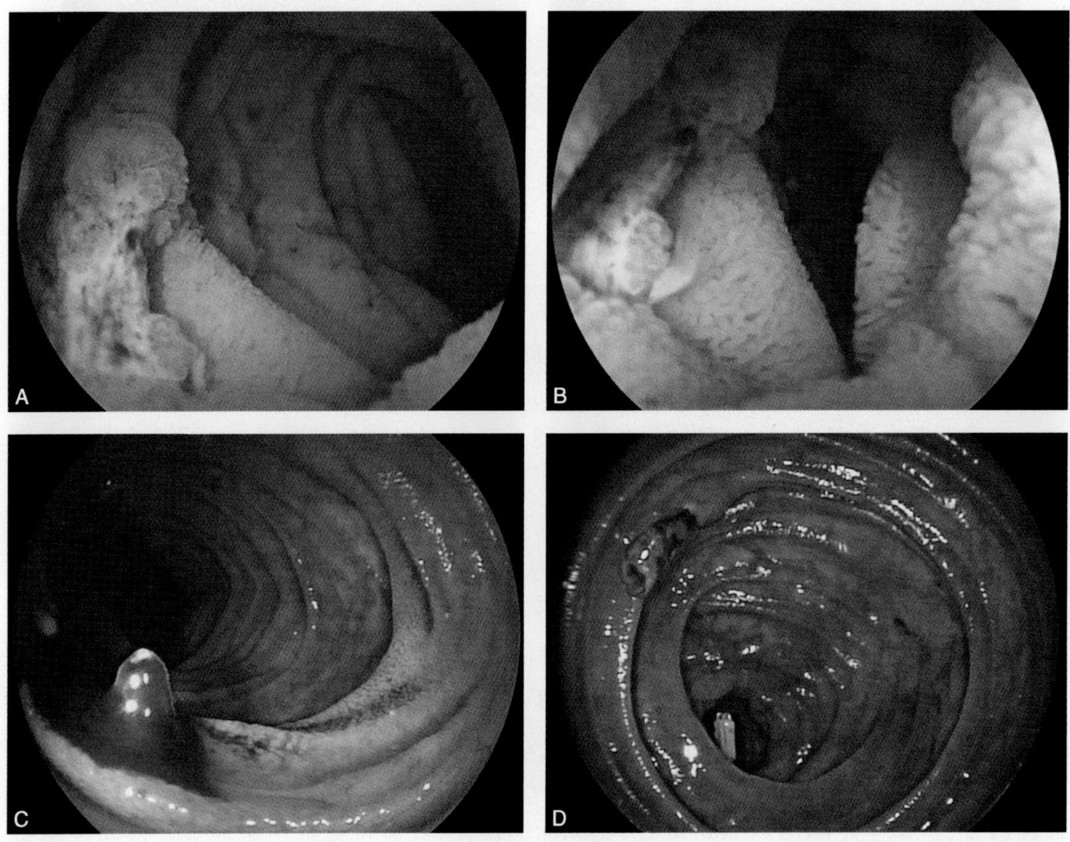

图 3-9-6 第三次经口小肠镜检查提示空肠多发糜烂及搏动性出血

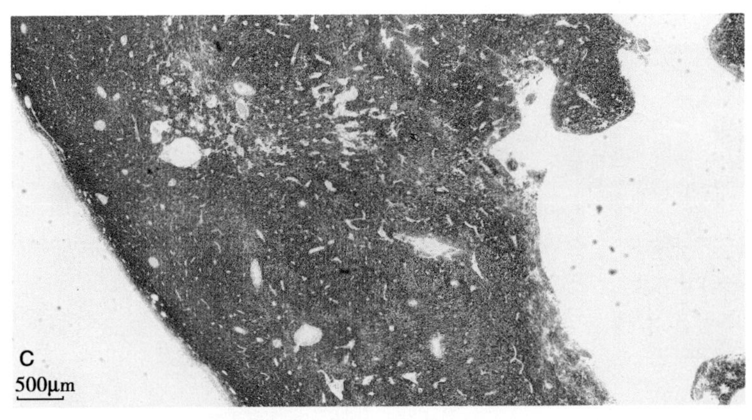

图 3-9-16 回肠肿物伴憩室病理
A. HE;B. Dog-1;C. CD117。

【编者述评】 这例小肠出血患者最终经过外科手术明确两处小肠病变,其一是空肠憩室合并异位胰腺,其二为回肠间质瘤合并憩室,似乎很难区分两者究竟谁是“真凶”:空肠憩室广口、有分隔、有糜烂,更像是出血的病因;回肠间质瘤合并憩室处未见近期出血相关的糜烂、溃疡等改变,虽然患者主要为暗红色血便,但每次血色素下降幅度较大,且同时伴有上腹部隐痛(憩室炎?),可能是空肠急性大量出血后的表现。另外,虽然间质瘤病理提示为高危型,但此与是否导致出血并无直接相关性。

(李白容 张燕双)

病例7:小肠-腹主动脉瘘

患者男性,56 岁,因“间断暗红色血便 1 个月余”就诊。

患者近 1 个月反复暗红色血便 4 次,每次量为 50~100ml,伴腹胀,无发热、腹痛、呕血,查血红蛋白最低为 70g/L,胃镜及结肠镜均未见异常,给予对症治疗后便血停止。

患者目前精神可,睡眠可,饮食尚可,小便正常,体重较前无增减。

既往史:糖尿病病史 10 年,口服诺和龙 2mg、1 次/d 治疗,血糖控制不详;5 个月前在当地医院诊断为腹主动脉瘤,行腹主动脉支架置入术。

体格检查:体温 36.1℃,脉搏 82 次/min,呼吸 18 次/min,血压 110/65mmHg。腹软,无压痛及反跳痛,全腹未触及包块,肝、脾肋下未触及,移动性浊音(-)。

【诊疗经过】 患者拒绝 CTE 及胶囊内镜检查,行经口小肠镜检查:经口进镜至距幽门 380cm 处,以 1 枚钛夹标记;退镜至十二指肠水平部,可见局部肠壁瘘口形成,透过瘘口可见腹主动脉支架,瘘口局部可见活动性渗血,其余所见小肠黏膜光滑(图 3-9-17)。明确诊断为小肠-腹主动脉瘘伴活动性出血,转往中国人民解放军总医院第六医学中心行急诊外科手术治疗。

【编者述评】 腹主动脉-小肠瘘十分凶险,尤其是行小肠镜检查的风险极高,本例患者在小肠镜进镜时“漏诊”了,所幸十二指肠的位置是十分固定的,小肠镜的反复进镜-回拉并未导致十二指肠处的瘘口“撕破”而出现不能控制的大出血。该例提醒我们,小肠镜进镜时的观察十分重要,不可单纯追求进镜深度,而忘记小肠镜检查的目的是寻找出血病灶。

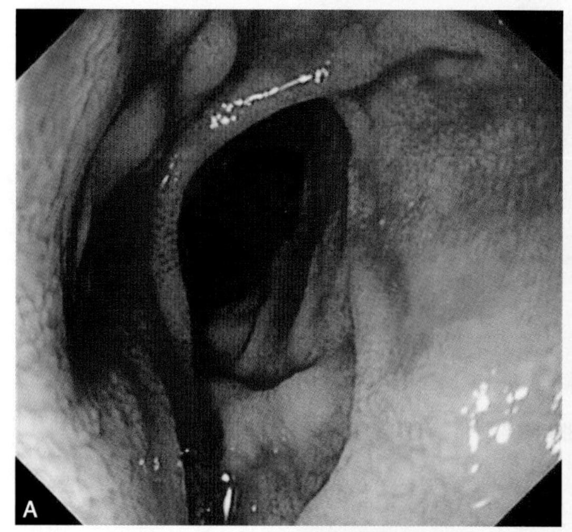

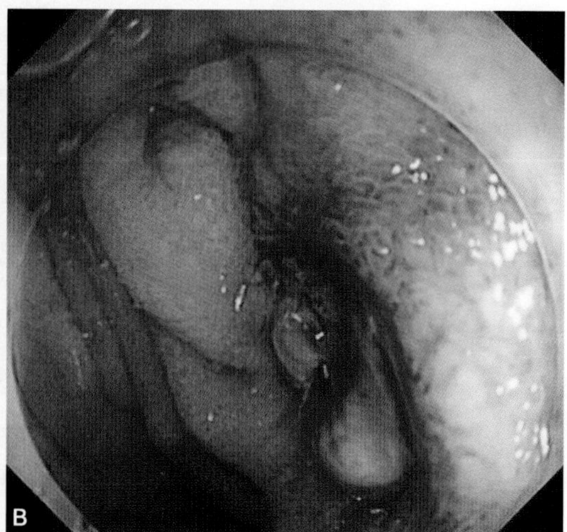

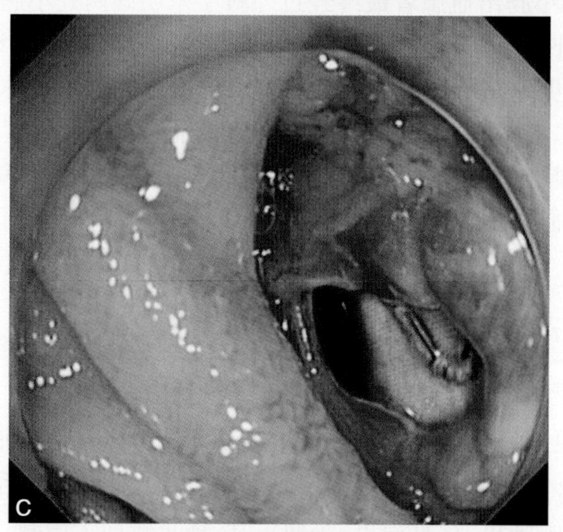

图 3-9-17　经口小肠镜见小肠-腹主动脉瘘伴活动性出血

（李白容　张燕双）

病例 8：上皮样血管内皮瘤

患者男性，65 岁，因“间断便血 3 个月，加重 1 天”就诊。

外院胶囊内镜检查：胃多发黏膜病变（血管畸形？血管瘤？）；小肠空肠多发黏膜病变（血管畸形？血管瘤？）并少许活动性出血。

【诊疗经过】 实验室检查提示血红蛋白 46g/L，糖类抗原 CA125 49.20U/ml↑。经口小肠检查：经口进镜至胃窦前壁，见大小约 2.5cm×2.5cm 的片状黏膜隆起糜烂，表面颗粒状，可见较多血管分布（图 3-9-18，图 3-9-19）；所见小肠见散在分布、大小为 4～30mm、形态不一的病变，部分病变呈片状毛细血管扩张样改变，部分病变可见黏膜隆起及溃疡形成，部分病变明显隆起伴表面血痂形成，类似血管瘤样改变，可见多灶病变伴少量渗血，镜下予以 APC 及黏膜下注射硬化剂治疗（图 3-9-20，图 3-9-21）；距幽门约 30cm 空肠处，见一个大小约 2cm

×3cm 的肿物,其上覆盖巨大凝血块(图 3-9-22),镜下予以圈套切除+内镜下荷包缝合(图 3-9-23),内镜下圈套切除的组织经病理证实为上皮样血管内皮瘤(图 3-9-24)。术后患者消化道出血症状好转。

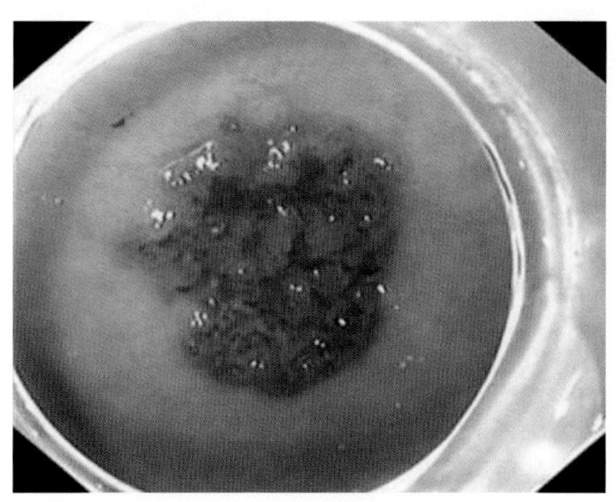

图 3-9-18　胃窦前壁黏膜隆起

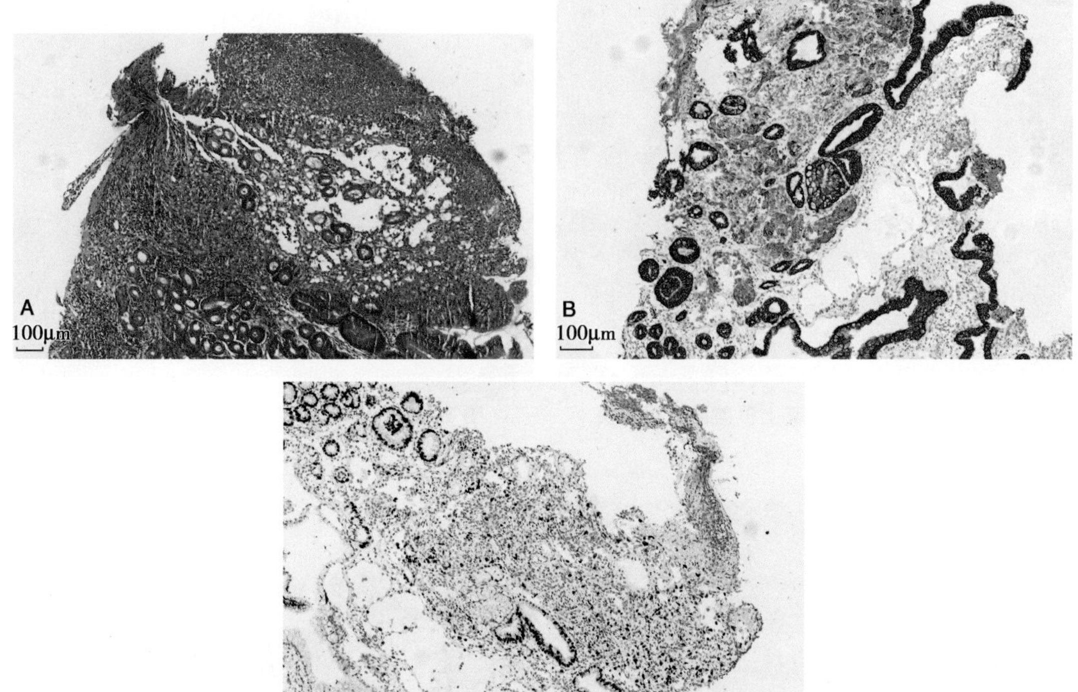

图 3-9-19　胃窦前壁黏膜隆起组织病理

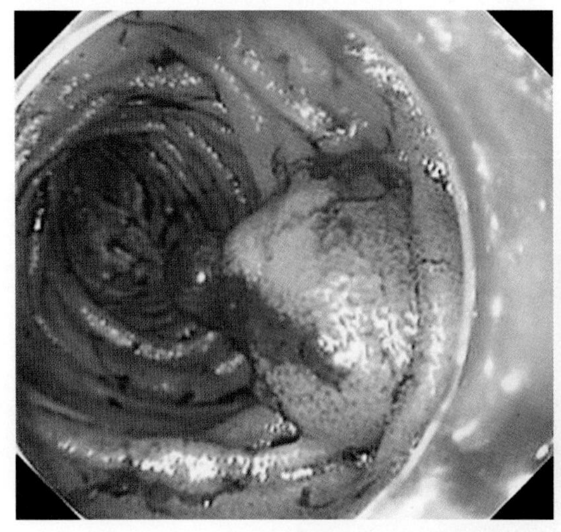

图 3-9-20 小肠黏膜隆起伴活动性出血

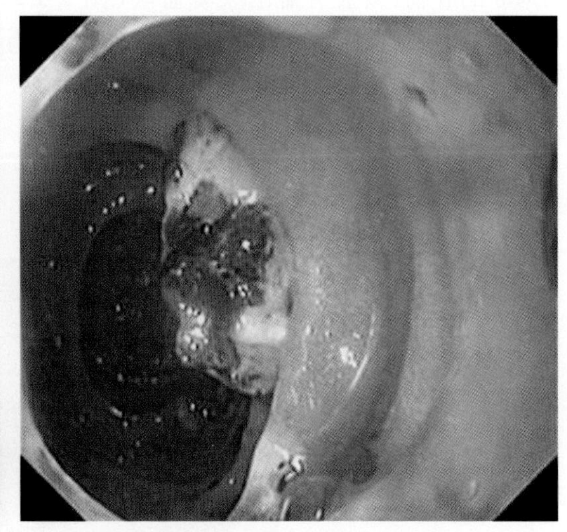

图 3-9-21 小肠黏膜隆起 APC 治疗后

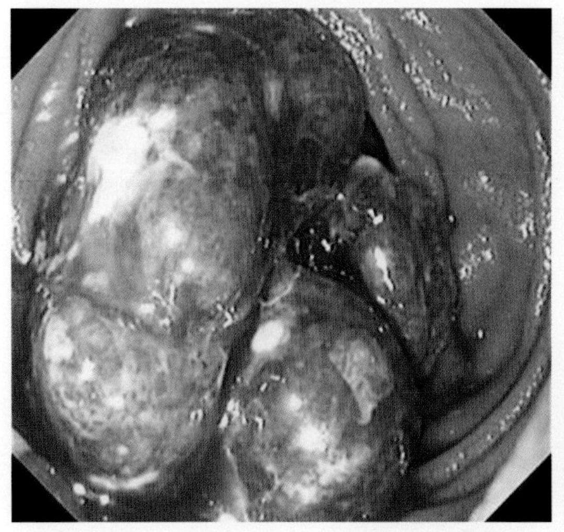

图 3-9-22 小肠肿物，其上覆盖巨大凝血块

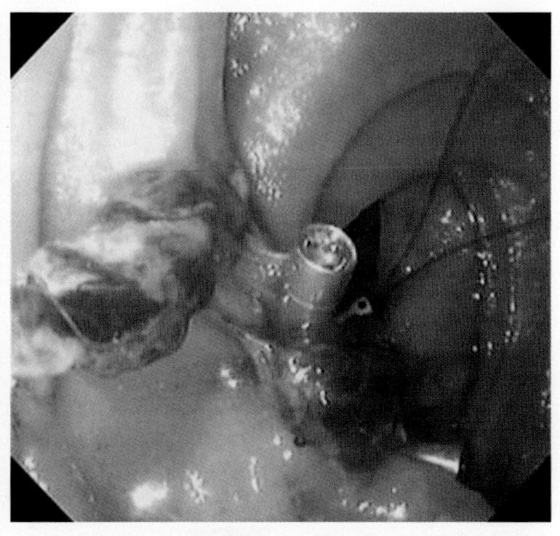

图 3-9-23 圈套切除+内镜下荷包缝合后

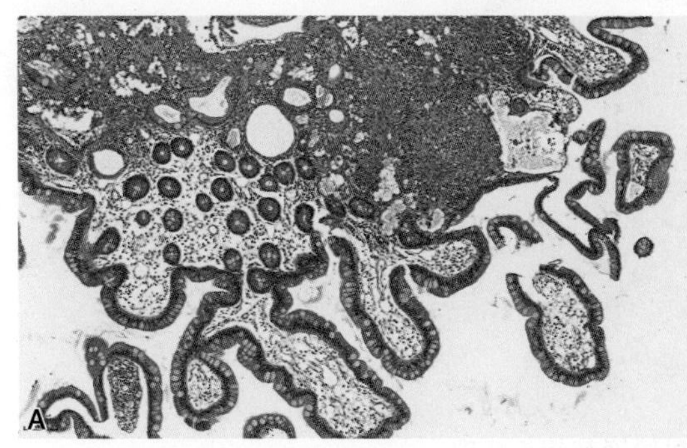

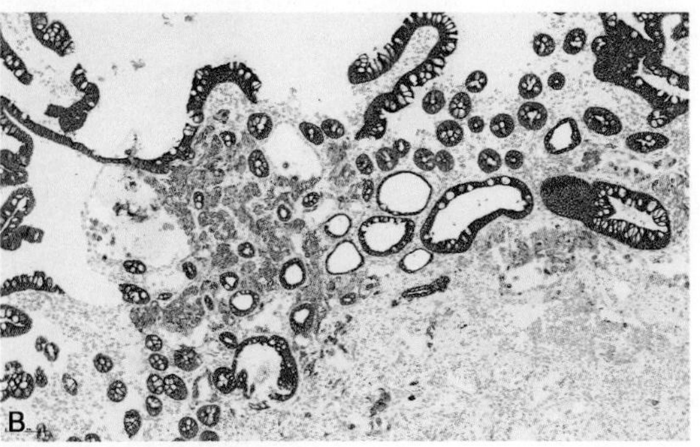

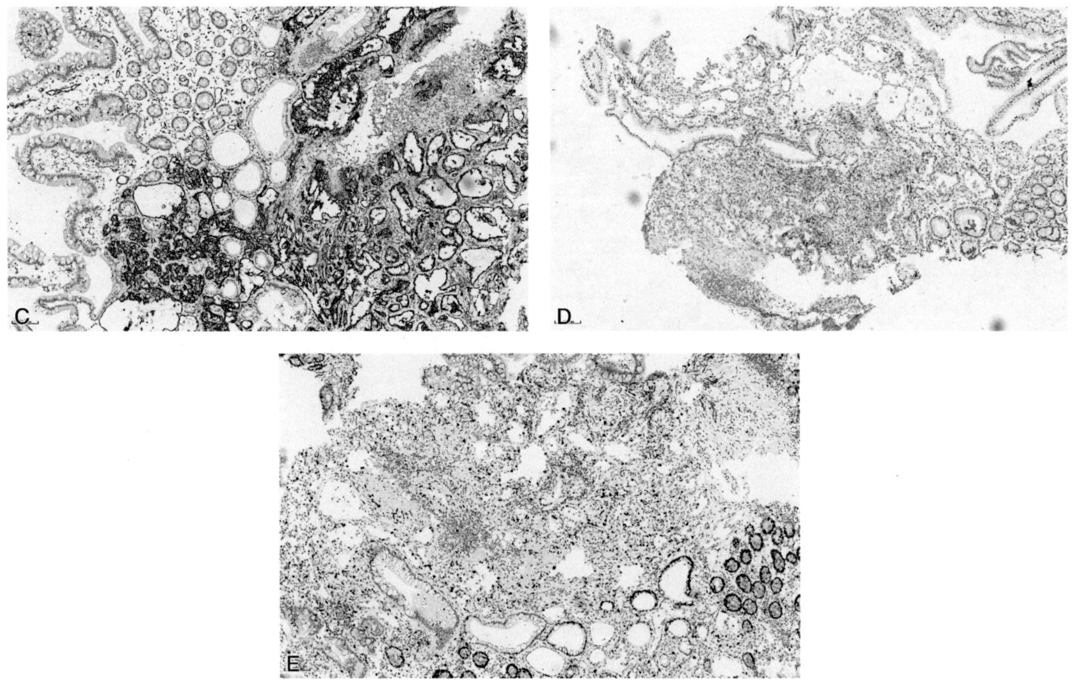

图 3-9-24　小肠黏膜隆起组织病理

【编者述评】上皮样血管内皮瘤（epithelioid hemangioendothelioma，EHE）是一种罕见的累及软组织和内脏器官的肿瘤，软组织与骨肿瘤病理学和遗传学分类（2006 年版）将其归为恶性血管肿瘤。EHE 可以发生于任何器官，血管内最为多见，肝和肺中较为常见，可单发、多发。EHE 多见于女性，发病年龄常为 60 余岁。消化系统 EHE 的临床表现无明显特征，可表现为腹部包块、消化道梗阻或消化道出血。EHE 通常恶性程度较低，其生物学行为介于血管瘤与血管肉瘤之间，具有复发和转移的倾向。

EHE 诊断依靠病理和免疫组化：EHE 的病理学特征为内皮细胞样瘤细胞，具有大量嗜酸性细胞质，类似于组织细胞包含条索状或团块状上皮样内皮细胞，其形态可类似于血管瘤或癌，需要免疫组化进行鉴别；血管内皮标志 CD31、CD34 中至少有一种呈强阳性表达，部分病例可表达上皮膜抗原（EMA）、Ki-67 指数、BNH9 及 CAM5.2，而 S-100、CD117、Desmin、SMA 等呈阴性。

对于单发局限性或病灶较少而适宜手术的病例，首选手术切除，放射治疗中低敏感、效果不佳。其他还可考虑生物治疗（如 IFN-α2、IL-2）及介入栓塞、皮肤局部药物治疗。该病局部复发率为 10%～20%，远处转移率为 20%～30%，5 年生存率约为 43%，其预后差异大，与肿瘤大小、部位、能否切除、局部浸润、远处转移、分化程度等相关。

（孙　涛　张小朋）

第四篇

内镜治疗篇

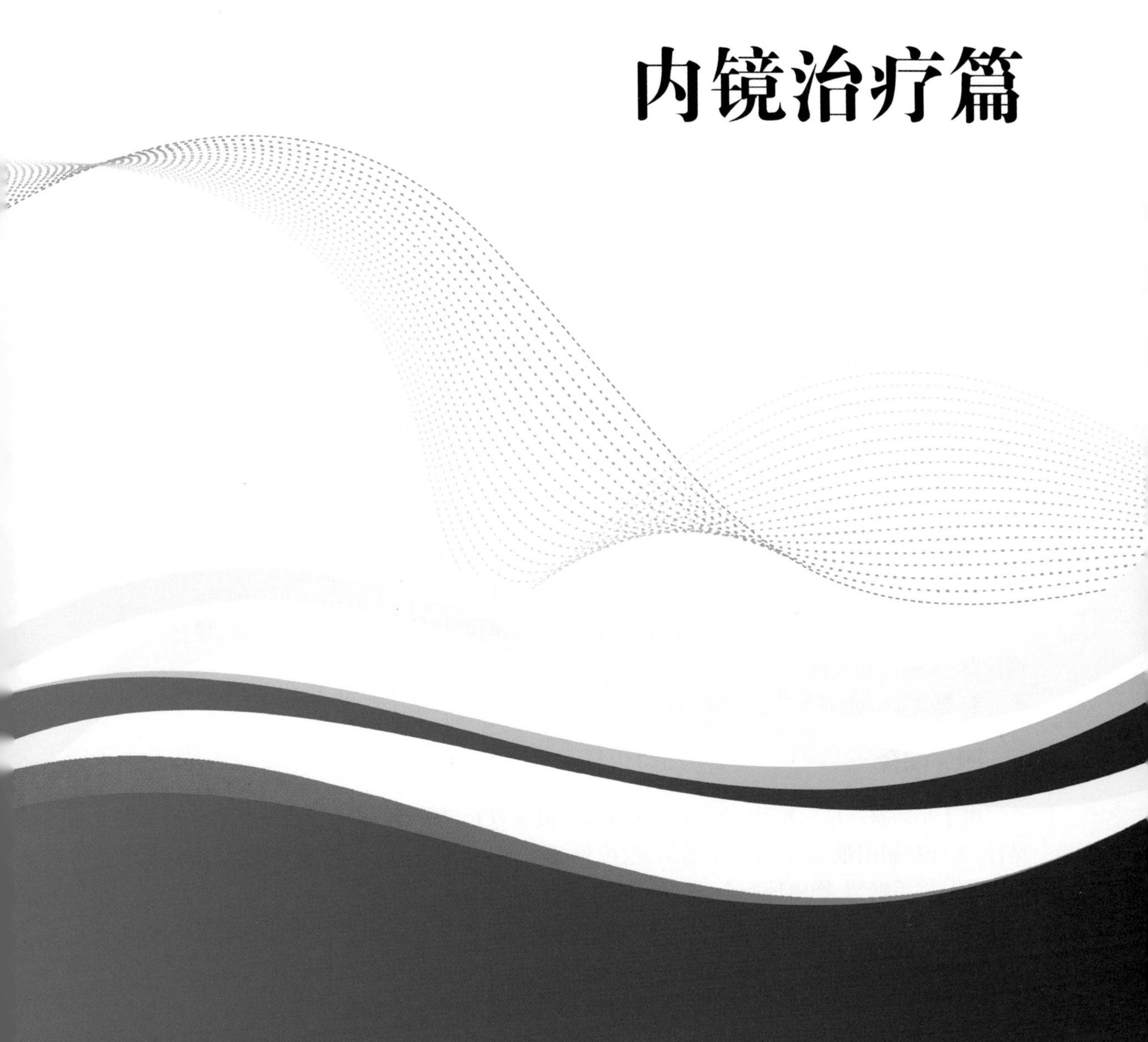

第 1 章　小肠内镜治疗概述

一、概述

小肠迂曲冗长、肠腔狭小，小肠镜操作技术水平要求高；小肠肠壁菲薄、血供丰富，镜下治疗容易合并出血、穿孔，操作风险大；同时缺乏配件、可供参考病例及技术规范，因此开展小肠镜下治疗的要求及操作难度比较高。目前小肠镜下可完成的治疗操作包括小肠息肉切除术、小肠出血内镜下治疗术、小肠异物取出术、小肠狭窄扩张切开及支架置入术、小肠 ESD、因手术后消化道解剖结构改变使得常规内镜无法完成的 ERCP 及困难部位结肠病变的镜下治疗。

二、器械

国内临床应用最广泛的小肠镜是双气囊小肠镜（double-balloon enteroscopy，DBE）和单气囊小肠镜（single-balloon enteroscopy，SBE）。DBE 的镜身长度为 152～200cm，治疗镜操作孔径为 2.8～3.2mm；SBE 的镜身长度为 200cm，治疗镜操作孔径为 2.8mm。镜下治疗附件包括活检钳、异物钳、注射针、圈套器、电切开刀、氩气、钛夹、导丝、扩张球囊、小肠支架等，相关治疗配件要求工作长度≥230cm。

三、技术要求

1. 娴熟的小肠镜检查操作技术，完成病例数≥100 例。

2. 丰富的胃肠镜下治疗经验，包括黏膜下注射、圈套切除、EMR、ESD、止血、缝合、硬化剂注射、支架置入等技术。

3. 默契的小肠镜操作医护配合。

四、配合

由于小肠解剖结构特殊，小肠镜硬度较软、镜身较长，插入深部小肠后随肠管走行容易结袢，头端控制困难，因此视野不易固定，配件插入容易受阻，镜下治疗操作尤其困难，需要操作者与助手默契、娴熟地配合。

小肠镜治疗操作通常需要 1 名医师和 2 名助手配合共同完成。医师负责操纵内镜方向，控制内镜插镜和滑镜，遵循“循腔进镜”的原则，尽可能使内镜保持拉直状态，保证病变视野清晰，准确、熟练地完成治疗操作；1 名助手负责扶持小肠镜外套管，掌握好推进或外拉套管的力度，协助医师保持操作视野清晰，当内镜向深部插入困难时，协助患者变换体位，按压患者腹部，配合医师反复回拉镜身，减少肠袢形成，固定镜身，从而充分暴露视野，同时观察患者反应及腹部体征；另外 1 名助手负责协助医师完成各种治疗操作，要求熟练掌握各种配件的特点及操作，与医师默契配合，抓住时机，准确完成镜下治疗。

（李　静）

第 2 章　小肠内镜治疗的护理配合

小肠镜下治疗对助手要求较高，通常要熟练配合小肠镜检查操作 100 例以上，且有丰富的胃肠镜下息肉切除、ESD、POME、胃造瘘术、胃肠道支架置入术、内镜下异物取出术、食管-胃底静脉曲张治疗配合经验。医师与助手的默契配合是小肠镜治疗成功的关键之一，因小肠镜治疗的难度大、风险高，助手应避免仅仅被动地执行术者指令，而应主动预防风险、及时发现问题、化解问题。

治疗前要求助手对患者的病情详细了解后，与术者沟通手术方式、预判术中可能出现的情况，根据上述进行治疗前的物品、器械准备和拟定术中突发情况的紧急预案；术中除常规配合内镜医师操作外，需密切关注患者的一般情况及术区情况，通过语言及控制手中器械及时终止术者的误操作等，观察术者未发觉的异常情况并及时告知术者；手术结束前，与术者核对一次性使用器械数量、引流管位置、标本处理等细节。

第 1 节　出血病变治疗的护理配合

一、器械及用物准备

内镜主机、单气囊小肠镜或双气囊小肠镜、透明帽、注射针、氩气刀工作站、负极板、氩气电极、止血夹、尼龙圈。注意所有使用器械的有效工作长度需超过 200cm，我们常用有效长度为 230cm 的配件。

二、药品准备

硬化剂、局部止血药（如凝血酶）、解痉药（山莨菪碱注射液、阿托品注射液、东莨菪碱注射液）。备好抢救药品及物品，防止静脉瘤破裂而造成大出血。

三、小肠毛细血管出血治疗配合

氩气刀凝固是最常用的治疗方法，氩气刀工作站参数调整：功率 30~60W，氩气流量 1.5~1.8L/min。氩气软性电极距离出血部位 2~3mm 处进行凝固，直至局部黏膜发白、炭化（图 4-2-1）。氩气软性电极须伸出镜子前端 15mm 左右，至少看到第一个刻度标记，以防探头过热而烧坏内镜，操作前可在镜身前端安装平口透明帽以保护镜子前端。待内镜医师将病变凝至炭化、干酪样后，需及时断离氩气连接线，避免误伤黏膜组织或内镜。

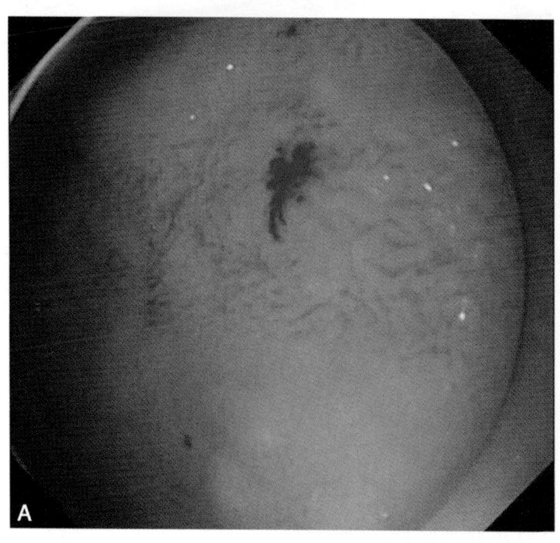

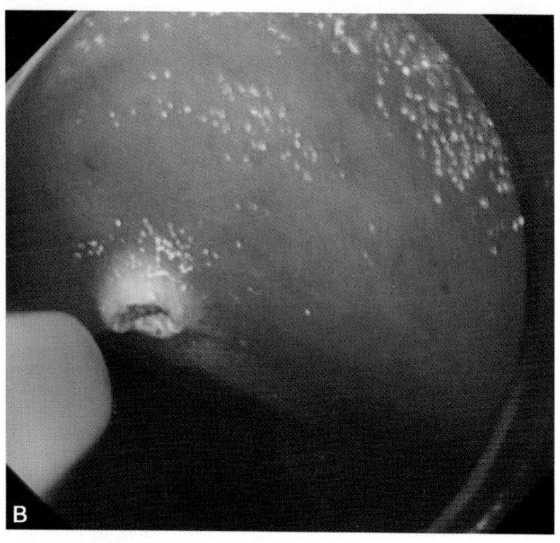

图 4-2-1　小血管出血 APC 治疗

A. 毛细血管出血点；B. 氩离子凝固治疗后。

四、小肠蓝色橡皮疱痣综合征及血管瘤治疗配合

常规选择硬化剂注射进行治疗。根据瘤体的大小估计需注入硬化剂的用量，将注射针刺入瘤体后缓慢推注药物，直至瘤体膨胀、黏膜隆起变白（图 4-2-2）。助手需高度集中注意力观察病变部位，仔细倾听医师指令进行注射，注射结束后及时回针并报出注射量。动作要一准、二稳、三快，随时与医师的操作保持一致，防止因动作不协调将病变部位划破，导致大出血。病变较小的瘤体可直接用氩气刀凝固治疗（视频 4-2-1），具体配合方法同前述。

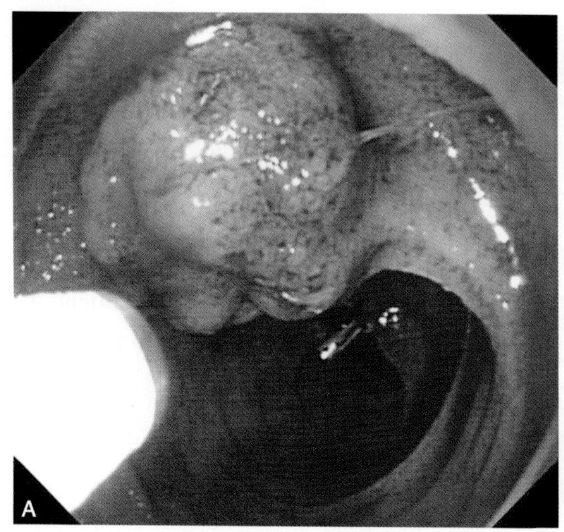

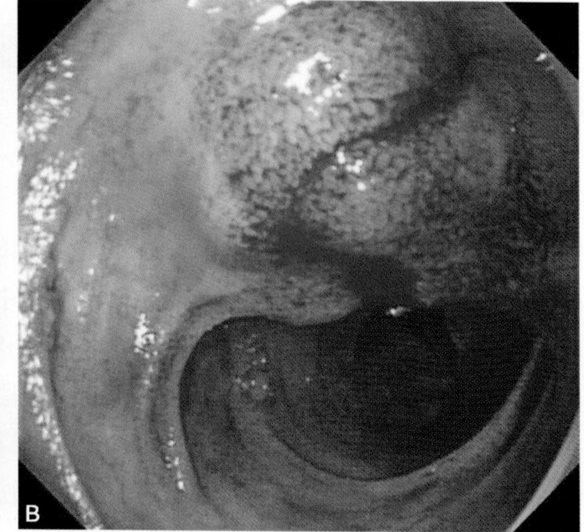

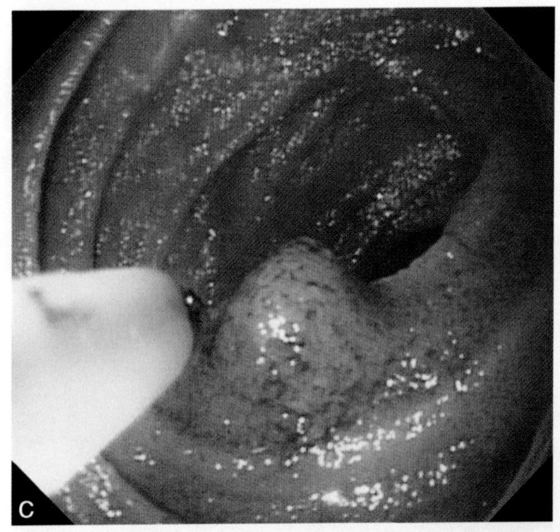

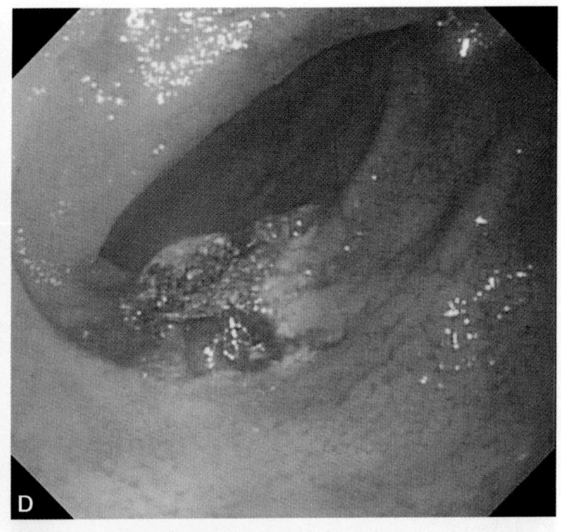

图 4-2-2 蓝色橡皮疱痣综合征小肠血管瘤硬化治疗

A. 病变部注射硬化剂前；B. 病变部注射硬化剂后；C. 病变部注射氩离子凝固前；D. 病变部注射氩离子凝固后。

视频 4-2-1 APC 治疗蓝色橡皮疱痣综合征

第 2 节 小肠异物取出术的护理配合

根据异物吞入时间、性质、大小、形状、可能到达的部位、有无嵌顿及其与周围脏器的关系，选择取出异物的最佳方案。

一、器械及用物准备

内镜主机、小肠镜、透明帽，根据异物嵌顿的情况、大概位置选择单气囊小肠镜或双气囊小肠镜。根据异物的性质和形态准备不同附件，使用器械有效工作长度均需超过 200cm，我们常用有效长度为 230cm 的配件。对于非锐利异物，如胶囊、胃石、较大结石、形状复杂的异物、扁状异物，可使用各式异物钳、圈套器、网篮、异物套。对于锐利异物，如义齿、枣核、药物铝制外包装等，可选用各式异物钳、异物套、圈套器、网篮、异物套。对于肠道寄生虫，常选用圈套器。为保护消化道黏膜，建议在内镜前端加装平口透明帽。

二、药品准备

抢救药品、止血药（如凝血酶）、解痉药（山莨菪碱注射液、阿托品注射液、东莨菪碱注射液）。

三、操作配合技巧

1. 夹取非锐利异物时，可使用圈套器套取异物 1/3 处或 1/2 处取出（图 4-2-3）。

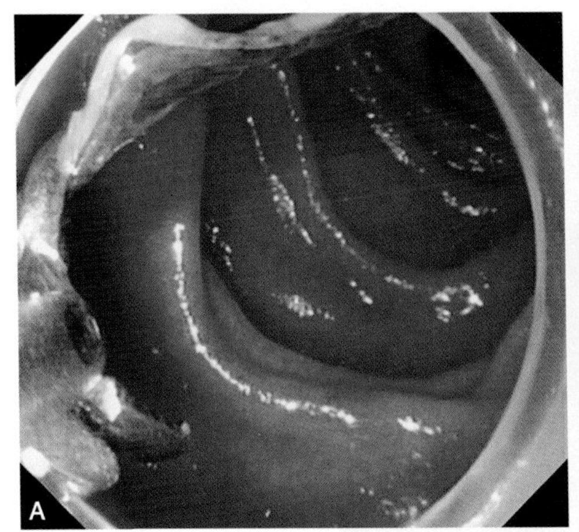

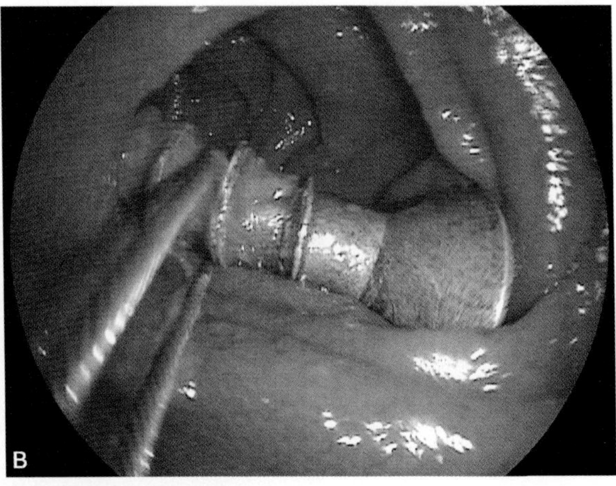

图 4-2-3　小肠镜取异物
A. 假牙；B. 钉子。

2. 夹取锐利异物时，尽可能夹取非锐利的一面，使异物与镜身平行退出。

3. 多个小于 1.1cm 的异物可从外套管内反复取出，避免反复进入小肠而耗费时间和损伤小肠黏膜（视频 4-2-2）。

视频 4-2-2　利用外套管多次取出异物

4. 如异物无法从外套管内带出或异物大于 1.1cm，可将平口透明帽加在小肠镜前端，夹取异物非锐利的一面，尽量拉入透明帽内，与内镜一起缓慢退出；也可将尖锐异物放入异物套内带出。

四、注意事项

1. 当异物拖至弯度较大的肠黏膜、幽门、贲门时，如有阻力，避免暴力退镜，一定缓慢退镜；避免异物划伤黏膜，退至口咽部时应使患者头向后仰，以利于异物顺利通过。

视频 4-2-3　小肠镜取假牙

2. 对于尖锐异物，应避免强行牵拉而造成人为损伤或穿孔，可将嵌顿的一端解除后再取出（视频 4-2-3）。

3. 钳出异物时力求抓牢，力度适宜。

第 3 节　小肠良性狭窄切开术的护理配合

一、器械及用物准备

内镜主机、小肠镜、透明帽、Hook 刀、IT2 刀、斑马导丝、氩气刀工作站、负极板、氩气管、止血钳、止血夹、尼龙圈。

关于切开刀的选择：可根据狭窄的情况选用器械，如狭窄后方肠腔可见，选择 Hook 刀；如若无法通过狭窄处窥视后方肠腔，则选用 IT2 刀，因 IT2 刀的陶瓷刀头可更好地保护到无法观察的肠壁。

二、药品准备

抢救药品、止血药(如凝血酶)、解痉药(山莨菪碱注射液、阿托品注射液、东莨菪碱注射液)。

三、操作配合技巧

对于小肠腔重度狭窄而无法窥见狭窄后方肠腔者(图 4-2-4),切开前先将斑马导丝越过狭窄处,在导丝的引导下进行切开更为安全。

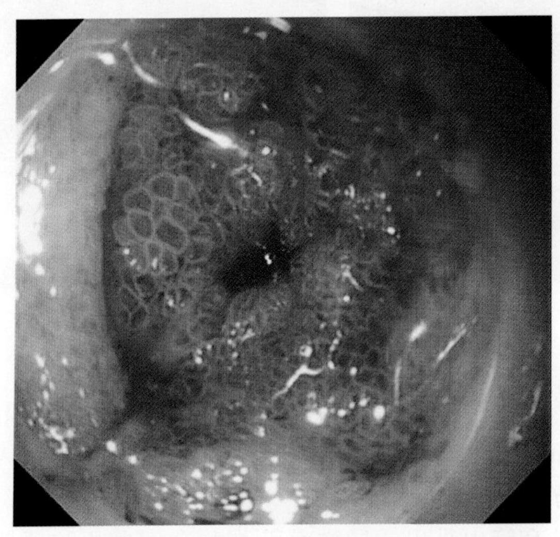

图 4-2-4 小肠狭窄

使用 Hook 刀时,通过伸缩手柄调整刀头,将钩子一面调至腔内一侧,避免刀头钩子意外损伤肠壁(图 4-2-5)。当肠道蠕动频繁时,及时收回刀头,避免伤及黏膜。治疗时,随时与医师的操作保持一致,防止切开过深。

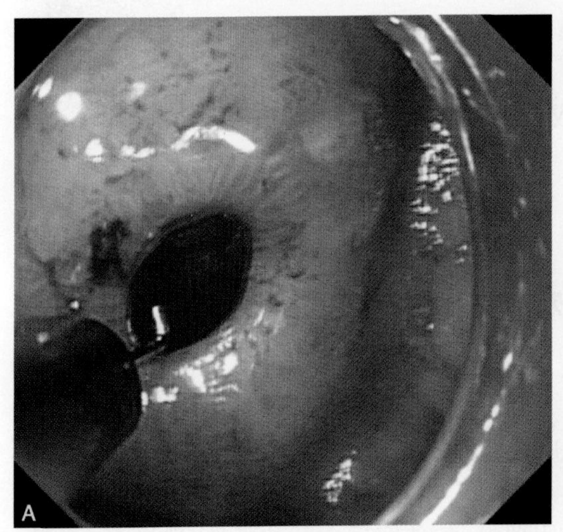

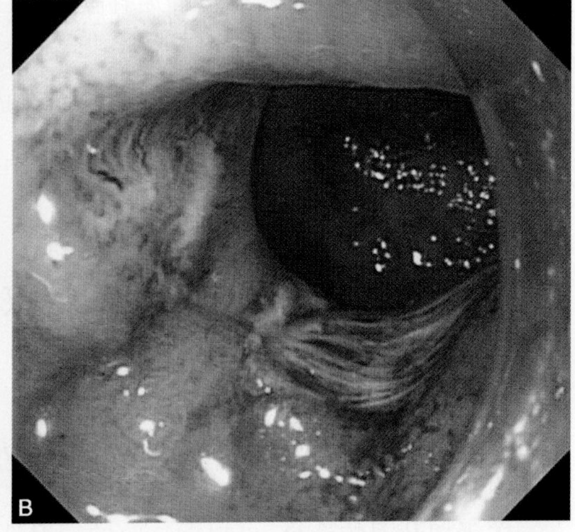

图 4-2-5 Hook 刀狭窄切开
A. Hook 刀钩子朝向腔内;B. 狭窄切开后。

使用 IT2 刀伸入狭窄腔内切开黏膜时，需与医师一起观察切开情况，避免切开过深，观察到过深时需及时收回刀身（图 4-2-6）。

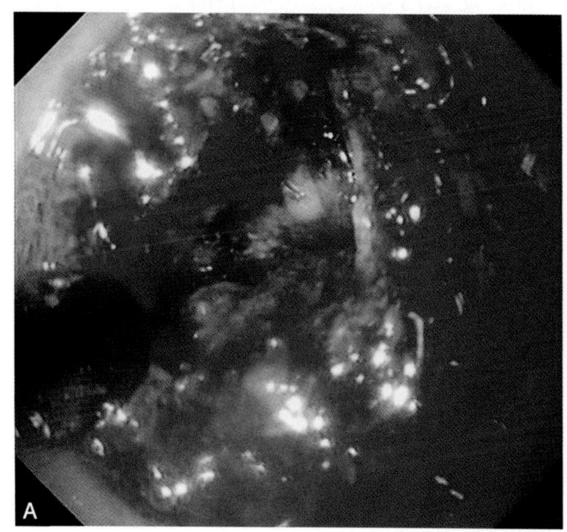

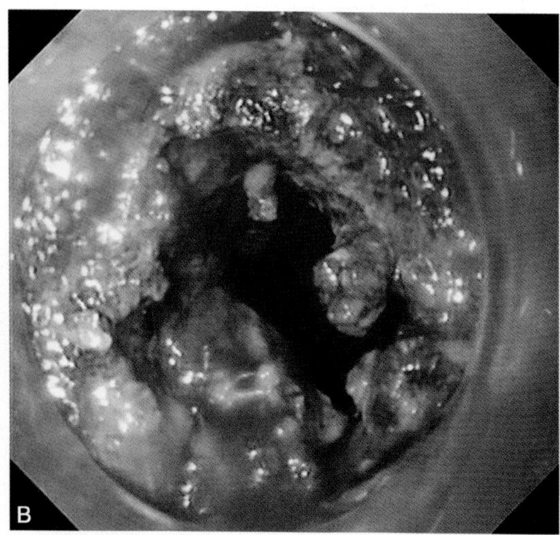

图 4-2-6　IT2 刀狭窄切开
A. IT2 刀的使用；B. 狭窄切开后。

第 4 节　小肠巨大息肉切除术的护理配合

一、器械及用物准备

内镜主机、小肠镜、透明帽、注射针、带绝缘头圈套器、金属夹、氩气刀工作站、氩气喷管、止血钳、尼龙圈。注意使用器械的有效工作长度为 230cm。

二、药品准备

抢救药品、硬化剂、止血药（如凝血酶）、解痉药（山莨菪碱注射液、阿托品注射液、东莨菪碱注射液）。

三、操作配合技巧

1. **推送器械技巧**　因小肠冗长、迂曲，治疗时器械出钳道时常常受阻，暴力推送器械将损坏活检孔道。器械到达治疗目标位置时需尽量将套管及内镜拉直，套管充气固定，经钳道送入治疗器械。遇到器械不能顺利通过钳道进入肠腔时，需放松所有操作旋钮，回拉内镜取直镜身；如若器械仍不能进入肠腔，可将外套管球囊放气后与内镜一起稍后退，待器械通过钳道进入肠腔后，再进镜至目标部位进行治疗。

2. **息肉切除**　小肠黏膜菲薄，建议尽量注射水垫（1∶100 000 肾上腺素盐水或根据息肉基底部大小的情况可注射 8ml 配好的肾上腺素盐水加 2ml 玻璃酸钠注射液的混合液）后切除息肉（图 4-2-7）。长蒂息肉切除时靠近息肉颈部圈套，电凝与电切交替应用有利于避免出血及穿孔。巨大息肉可造成肠套叠，在圈套时避免误套正常黏膜，医师套好息肉后反复抽拉圈套器，护士感觉手中圈套器随着医师抽拉时无牵拉阻力；如有牵拉阻力，则是套上了正常黏膜，需打开圈套器松解黏膜后再行通电切除（视频 4-2-4）。巨大息肉烧除前期，助手可能很长时间无收紧感觉且镜下也看不到烧除迹象（圈套处无白烟），这时可小幅度张合几下圈套器，避免幅度过大而伤及周边黏膜（视频 4-2-5）。

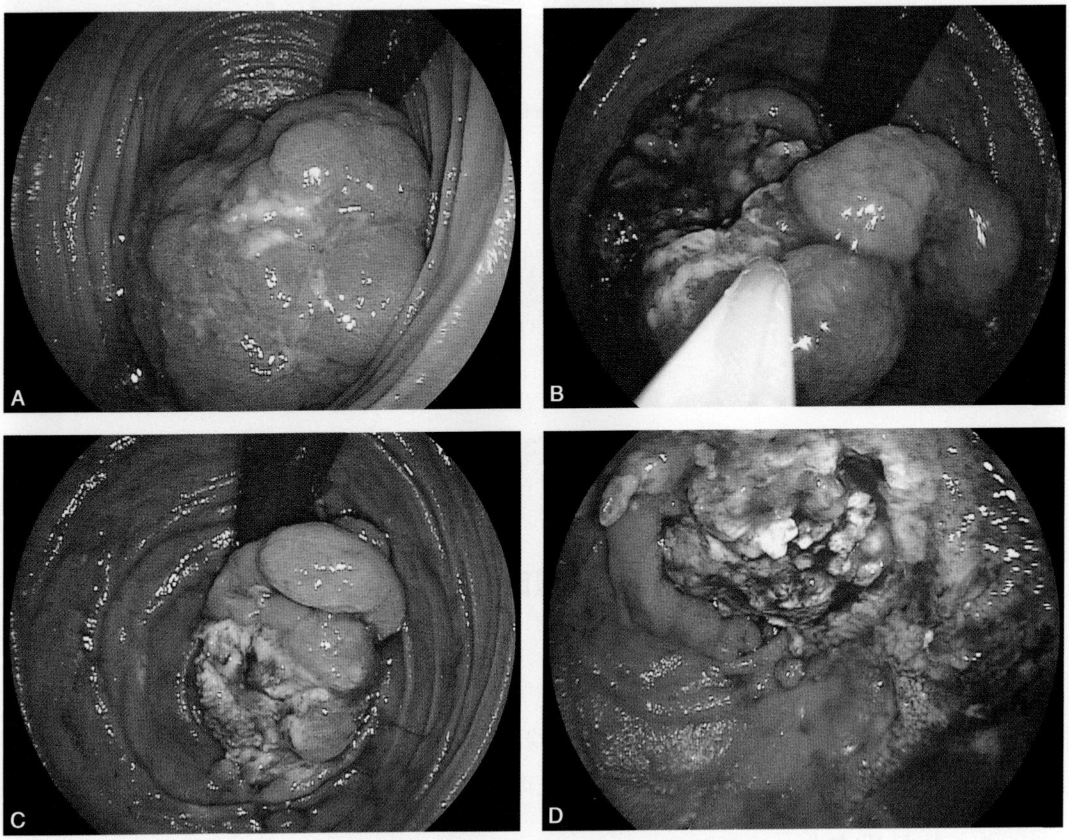

A　B　C　D

图 4-2-7　小肠镜反转切除巨大息肉

A. 小肠镜反转；B、C. 分块切除；D. 切除后。

视频 4-2-4　巨大息肉小肠镜反转下圈套器圈套

视频 4-2-5　巨大息肉小肠镜反转切除

四、创面处理

息肉烧除后，当创面较大时，尽可能使用金属夹将创面夹闭。助手根据创面的位置，通过旋转止血夹使其调整到最佳角度，形成最大接触面，及时把握最佳的有效时机夹合，待确认无误后夹闭（图 4-2-8）。

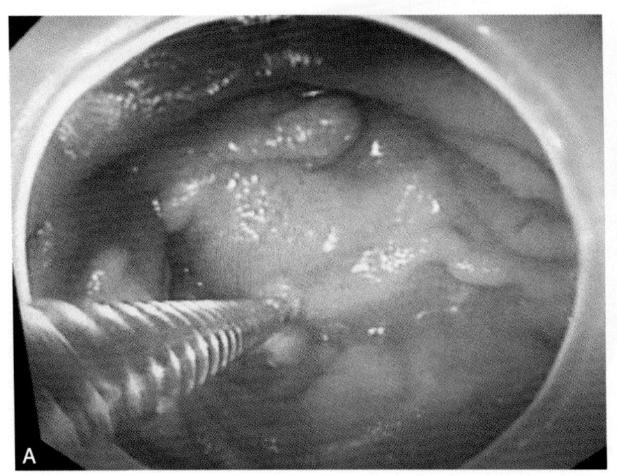

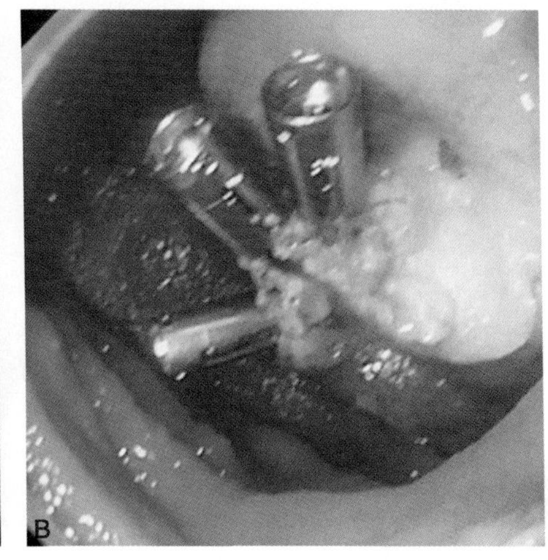

图 4-2-8　息肉切除后创面夹闭
A. 息肉切除；B. 创面夹闭。

第 5 节　小肠金属支架放置术的护理配合

一、器械及用物准备

结肠镜、单气囊或双气囊小肠镜、透明帽、斑马导丝、取石球囊、金属支架、异物钳。

二、药品准备

抢救药品、止血药（如凝血酶）、解痉药（山莨菪碱注射液、阿托品注射液、东莨菪碱注射液）。

三、操作配合技巧

1. **狭窄段测量长度的技巧（取石球囊回拉法）**　协助医师行小肠镜到达小肠狭窄部位，可经钳道孔插入带有斑马导丝的取石球囊越过狭窄部，尽量将导丝插深，将取石球囊越过狭窄处充气并保留充气状态。向外拉取石球囊的同时轻轻推入导丝，避免导丝脱出狭窄部。当球囊拉出受阻时，在钳道孔处球囊上做一个标记，将取石囊放气后继续拉出，当内镜下狭窄近镜端看到气囊时停止，再次在钳道孔处的球囊上做一个标记，保留导丝退出取石球囊，测量取石球囊上标记的长度，选择合适的金属支架（图 4-2-9）。

2. **转换为结肠镜（导丝转换的技巧）**　保留导丝退出小肠镜，安装结肠镜后插入取石球囊，到镜头端将通过导丝用取石球囊导出活检孔道，保留导丝撤出球囊（图 4-2-10）。

3. **放置支架的技巧**　与医师核实需放入支架的类型、规格，将支架腔内部注入少许盐水以润滑支架管腔，在导丝的引导下放入金属支架到狭窄部，在 X 线或内镜下缓慢置入金属支架。释放支架时必须缓慢，密切关注支架上的标注点，支架放置成功而拔出支架导丝后，再轻柔地撤出斑马导丝与支架推送器（图 4-2-11）。必要时，用异物钳进一步调整支架位置。

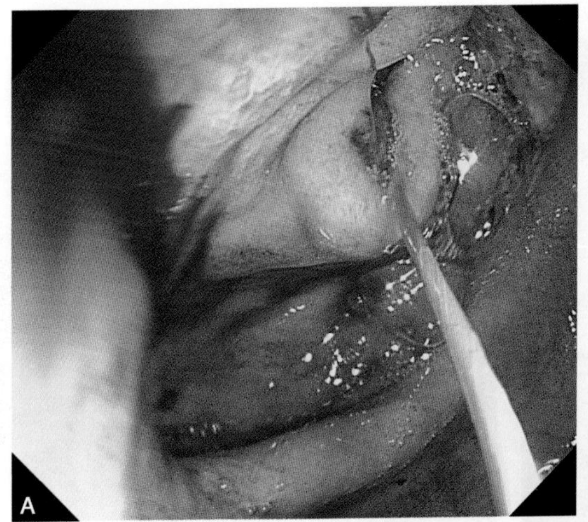

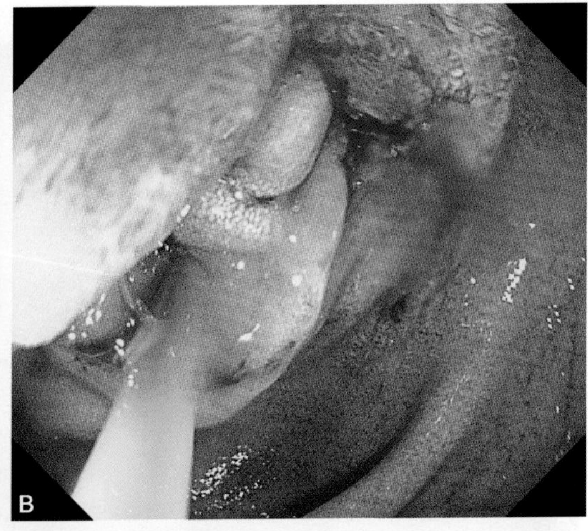

图 4-2-9 取石球囊回拉法测量狭窄长度
A. 导丝通过狭窄；B. 经导丝引导置入球囊。

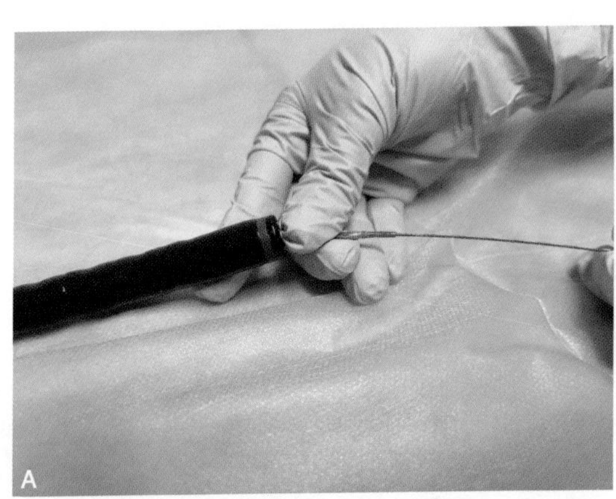

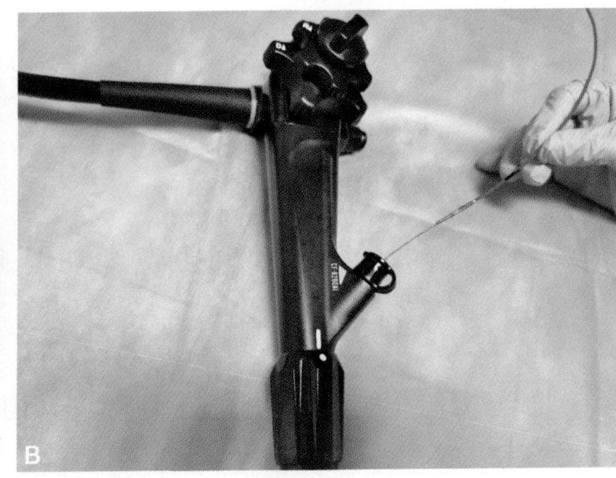

图 4-2-10 导丝转换的技巧
A. 更换内镜后应用球囊转换导丝；B. 转换导丝。

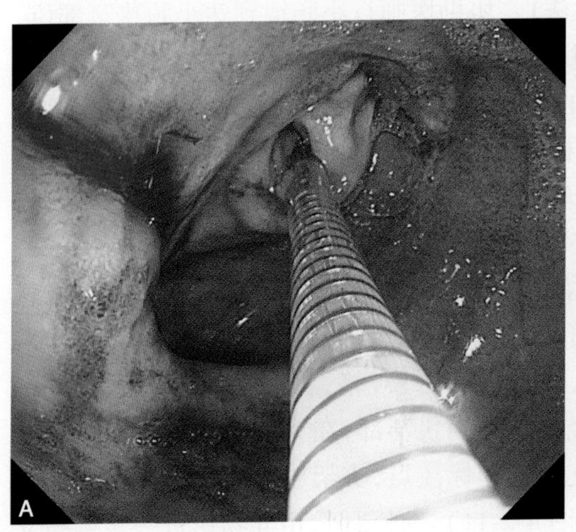

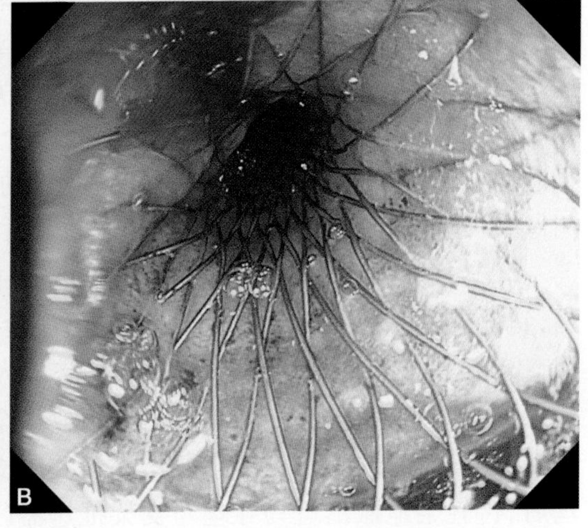

图 4-2-11 支架置入
A. 支架置入中；B. 支架置入后。

第 6 节　小肠镜下黏膜剥离术的护理配合

一、器械及用物准备

内镜主机、小肠镜、透明帽、Dual 刀、IT 刀、热活钳、注射针、带有绝缘头的圈套器、尼龙结扎环及置入装置、氩气喷管、负极板、透明帽、氩气刀工作站。

二、药品准备

抢救药品、止血药(如凝血酶)、解痉药(山莨菪碱注射液、阿托品注射液、东莨菪碱注射液)、亚甲蓝注射液、肾上腺素注射液、0.9%生理盐水 100ml、玻璃酸钠注射液。

三、操作配合技巧

1. **黏膜下注射**　100ml 0.9%生理盐水加入 1 支肾上腺素注射液,配成 1∶100 000 肾上腺素盐水,抽取 8ml 肾上腺素盐水加入 1 支(2ml)玻璃酸钠注射液,连接内镜注射针排尽空气,交于术者送入内镜到达病变部位,密切观察镜下视野,仔细倾听医师指令进行注射,注射结束后及时回针并报出注射量(图 4-2-12A～C)。动作要一准、二稳、三快,随时与医师的操作保持一致,以避免错过最佳注射时机,防止因动作不协调而将病变部位划破。

2. **黏膜切开及黏膜下剥离**　根据病变部位的情况选用切开刀,护士与医师保持高度默契,在剥离过程中密切观察镜下,每一次剥离动作结束及时收回刀头或断开电烧器接头以避免伤及黏膜,若见小血管,可收回刀头,直接电凝止血(图 4-2-12D～G)。

3. **标本处理**　将标本用 0.9%生理盐水清洗干净后,放置在有刻度的标本板上,将标本边缘黏膜尽量抻平、铺展,用不锈钢昆虫针头固定,并标注口侧、肛侧。将固定好的标本采集图片(图 4-2-12H)。将固定好的标本泡入甲醛溶液(福尔马林)中送检。

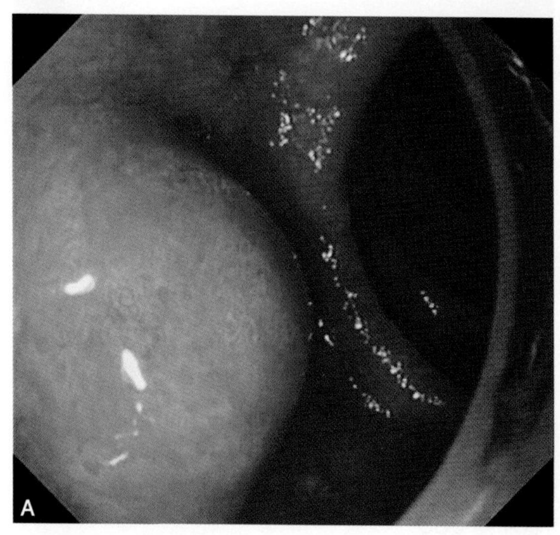

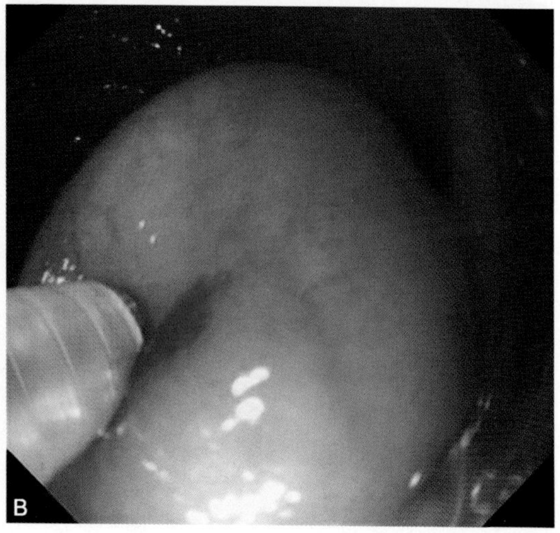

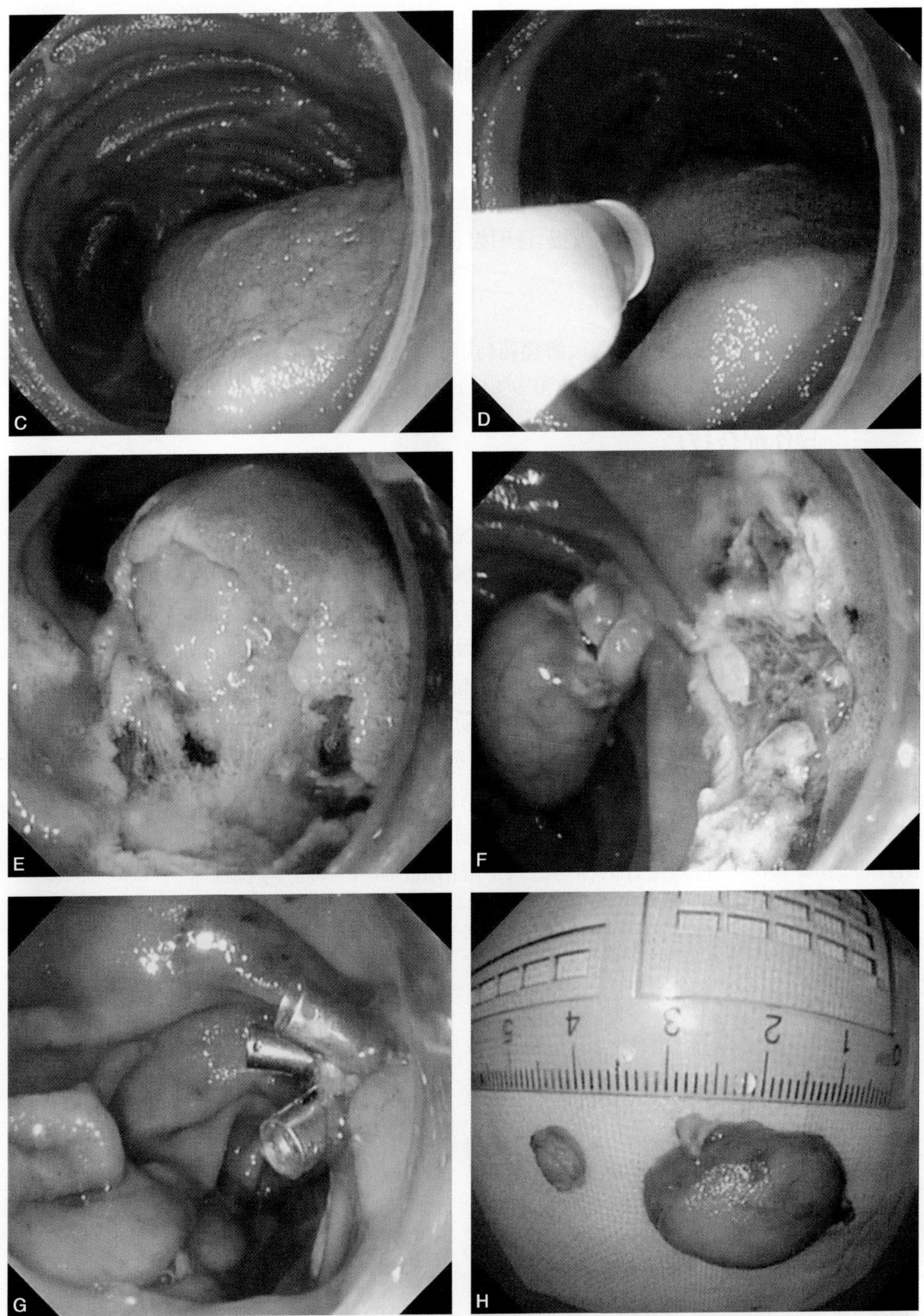

图 4-2-12　小肠脂肪瘤 ESD

A. 小肠脂肪瘤；B. 黏膜下注射；C. 注射后；D. 切开刀的使用；E. 剥离中；F. 剥离后；G. 创面夹闭；H. 标本测量。

第 7 节　小肠镜下小肠造瘘术的护理配合

一、器械及用物准备

内镜主机、单气囊小肠镜、经皮胃造瘘装置、异物钳。

二、药品准备

抢救药品、止血药(如凝血酶)、解痉药(山莨菪碱注射液、阿托品注射液、东莨菪碱注射液)。

三、操作配合技巧

小肠镜到达小肠穿刺部位,常规消毒皮肤,铺无菌治疗巾,局部逐层麻醉浸润至小肠镜下见针头,切开皮肤,插入穿刺针,送入改装后的牵引线(因胃造瘘器中的牵引线过短,需将两条牵引线合并成一条)。保留小肠镜外套管,随小肠镜拉出牵引线,将牵引线与造口器捆绑,抽拉切口处的牵引线将造口器经小肠镜外套管拉入至小肠切口处。镜下观察造口器内端固定妥当,避免压迫过紧。清理消毒创面,锁紧造口管,无菌纱布覆盖创口,固定造口管末端(图 4-2-13,视频 4-2-6)。

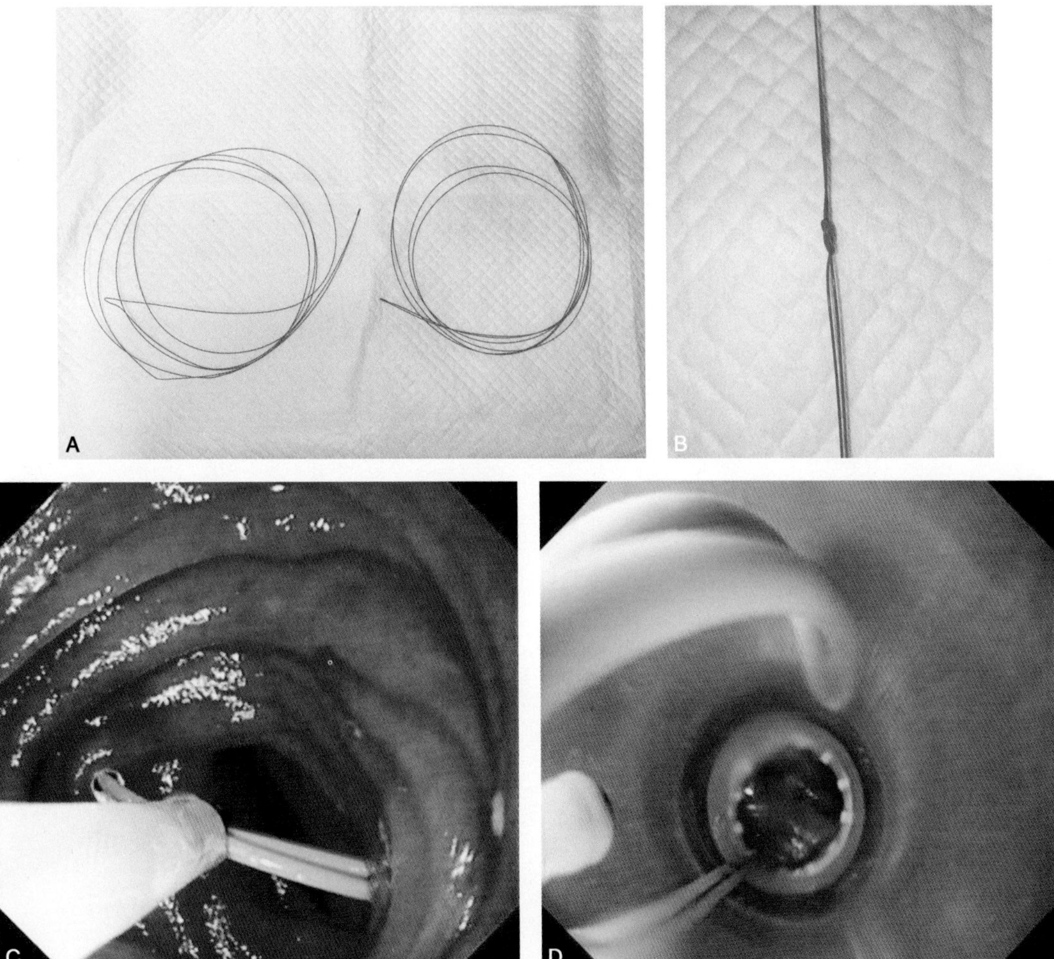

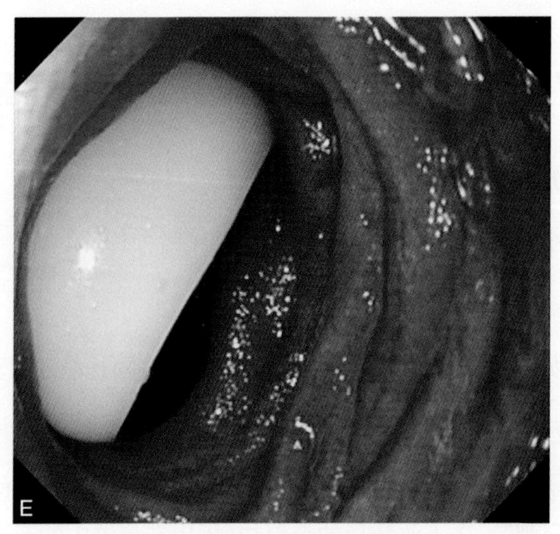

图 4-2-13　小肠造瘘术

A. 使用两条牵引线；B. 将两条牵引线合并；C. 套取牵引线；D. 将牵引线通过小肠外套管拉出；E. 小肠造瘘后。

视频 4-2-6　小肠造瘘术

（张　静）

第 3 章　小肠息肉切除术

一、概述

小肠息肉包括腺瘤性息肉、错构瘤性息肉、幼年性息肉、炎性增生息肉及纤维瘤样息肉等，患者多为遗传性息肉病、小肠多发息肉，单发小肠息肉较为少见，多于体检或小肠出血及梗阻时被诊断。小肠镜下切除息肉能有效预防及治疗息肉相关并发症（如出血、套叠、梗阻及恶变等），从而避免创伤较大的外科手术。小肠镜下息肉切除术不仅创伤小、术后恢复快，且其可重复性强，是一种安全、有效的小肠息肉治疗方式。

因小肠位置较深、操作空间狭小、小肠壁菲薄及内镜器械限制等，小肠息肉切除相较于消化道其他部位的内镜操作更复杂、风险更高，需要在外科团队保驾的前提下，由有经验的内镜医师进行操作。

二、内镜治疗

1. **术前评估**　全面评估，综合患者的经济条件及病情特点，评估内镜下切除息肉的成功率及风险，权衡内镜下治疗与外科手术治疗的优劣。

（1）麻醉耐受：预计需要进行小肠镜下息肉切除的患者通常在麻醉镇静的条件下进行，操作时间较长，术前需充分评估患者的麻醉风险，选择监护及抢救条件充分的手术室进行操作。

（2）凝血功能、贫血程度，以及其他增加术中和术后并发症风险的因素。

（3）影响进镜及治疗成功的因素：详细询问腹腔手术病史，充分考虑腹腔粘连对进镜及镜下治疗器械操作的影响。术前通过小肠 CTE、胶囊内镜等充分评估息肉数目、大小、分布及有无并发症（如套叠、癌变等），优先治疗“罪犯息肉”。

2. **术前准备**　配血及备血、外科沟通保驾、充分的医患沟通、较好的肠道准备。

3. **器械**　常用的器械包括注射针、圈套器、金属夹、氩气喷管及活检钳，使用有效工作长度为 230cm 的器械。

4. **要点及技巧**　推荐切除小肠内直径大于 10mm 的息肉。到达治疗目标位置时需尽量将套管及内镜拉直，套管充气固定，经钳道送入治疗器械。小肠镜治疗经常遇到器械不能顺利通过钳道进入肠腔的情况，此时需要放松所有操作旋钮，回拉内镜取直镜身，如若器械仍不能进入肠腔，可将外套管球囊放气后与内镜一起稍后退，待器械通过钳道进入肠腔后，再进镜至目标部位进行治疗。

（1）一般息肉的处理：长蒂息肉切除相对安全，可直接圈套切除，切除时靠近息肉颈部圈套、电切与电凝交替应用，有利于避免出血及穿孔。对于短蒂或无蒂息肉，需要先行黏膜下注射后进行圈套切除。为防止术中出血，可适当延长电凝时间、缩短电切时间。少儿息肉较成人息肉切割速度快，在切除过程中避免将圈套器收得过紧，防止因切割过快而引起术中出血。

（2）巨大及广基息肉：对于巨大的小肠息肉切除，首先要充分暴露息肉，准确估计息肉大小，尤其要观察清楚息肉根部情况（是有蒂还是广基），该息肉邻近处有无其他息肉（常有多个长蒂息肉交织在一起的情况），息肉有无镜下可辨别的恶变等情况，对于怀疑已恶变的息肉，避免内镜下切除。对于正镜观察息肉根部困难的情况，可先将镜身越过病灶后U形反转镜身，观察息肉根部及进行治疗。切除前一定在息肉根基部注射肾上腺素生理盐水，形成充分的水垫，这样可有效预防术中及术后穿孔。对于息肉基底部直径超过20mm的息肉，至少注射肾上腺素生理盐水6~10ml，使基底部黏膜充分抬举，再根据息肉大小判断是一次性整块切除还是分次圈套切除。对于直径超过50mm的超大广基息肉，可采取分时段、分次切除的策略，即首次内镜下先切除息肉体积的1/2~2/3，间隔一段时间（建议1~3个月）后再次内镜下切除干净。

（3）识别癌变息肉：对于广基息肉、巨大息肉，需警惕癌变；另外，对于息肉表面糜烂、出血及黏膜下注射后抬举不佳的息肉，需警惕恶变。此类息肉切除的术中及术后并发穿孔、出血的风险明显增加，内镜下切除通常不能根治，根据实际情况，可选择行诊断性小肠息肉切除治疗或简单多块活检（息肉根部活检的阳性率更高）。

5. **并发症的预防与处理**　因小肠位置较深、操作空间狭小、小肠壁菲薄及内镜器械限制等，小肠息肉切除相较于消化道其他部位的内镜操作更复杂、风险更高，需要在外科团队保驾的前提下，由有经验的小肠镜医师实施。术前需全面评估，包括麻醉耐受、凝血功能、目标病变特点，综合患者的经济条件及病情特点，评估内镜下切除息肉的成功率及风险，权衡内镜下治疗与外科手术治疗的优劣。术前需完善配血及备血、外科沟通保驾、充分的医患沟通、较好的肠道准备。术中及术后通过充分的黏膜下注射而形成水垫、分次切除巨大息肉、合理控制电切与电凝时间、缝合创面及合理的术后药物治疗等，预防并发症的发生。

并发症的处理：①术中出血：APC及金属夹止血较常用，当创面持续少量渗血时，可于创面喷洒局部止血药。②术中穿孔：首选内镜下钛夹或尼龙绳缝合，术后胃肠减压并禁食3~5天；无法缝合时，可转外科进行穿孔修补。③术后出血：对于广基息肉、创面缝合欠佳或有其他出血高风险的情况，小肠息肉切除术后应严格禁食、预防性使用静脉止血药物；术后密切监测生命体征、肠鸣音、大便情况及血红蛋白水平，及时发现术后出血并给予止血、扩容及输血等治疗，当循环稳定的中、大量活动性出血时，可考虑行急诊小肠镜下止血，无急诊小肠镜下止血条件者需积极于介入科行血管栓塞或外科手术止血。④术后创面局部感染：小肠息肉切除术后创面的局部感染在导致穿孔前往往难以诊断，术后监测体温及炎性指标有助于诊断；对于较大的广基息肉切除后患者，通常给予预防性抗生素治疗3天，经验表明这能显著减少术后创面穿孔的发生率。⑤术后穿孔：一旦出现可疑穿孔，需积极进行影像学检查以进一步证实，高度可疑或确诊的穿孔需急诊外科手术，腹膜炎及腹腔感染病情延误可导致致命性后果，需尽早积极处理。

三、经典病例及内镜下表现

病例1　单气囊小肠镜检查：（头端戴透明帽）经口进镜，距幽门约70cm处见一个成簇生长的息肉，分叶状，大小约4cm×6cm，息肉导致局部肠套叠，息肉基底部观察困难。小肠内U形翻转内镜，分次圈套切除大部分息肉，暴露息肉基底部，于基底部注射肾上腺素生理盐水后黏膜抬举良好，继续分次圈套切除，共分 10 次圈套切除干净息肉，因息肉基底部较大，行乐奥圈联合钛夹缝合创面（图 4-3-1）。

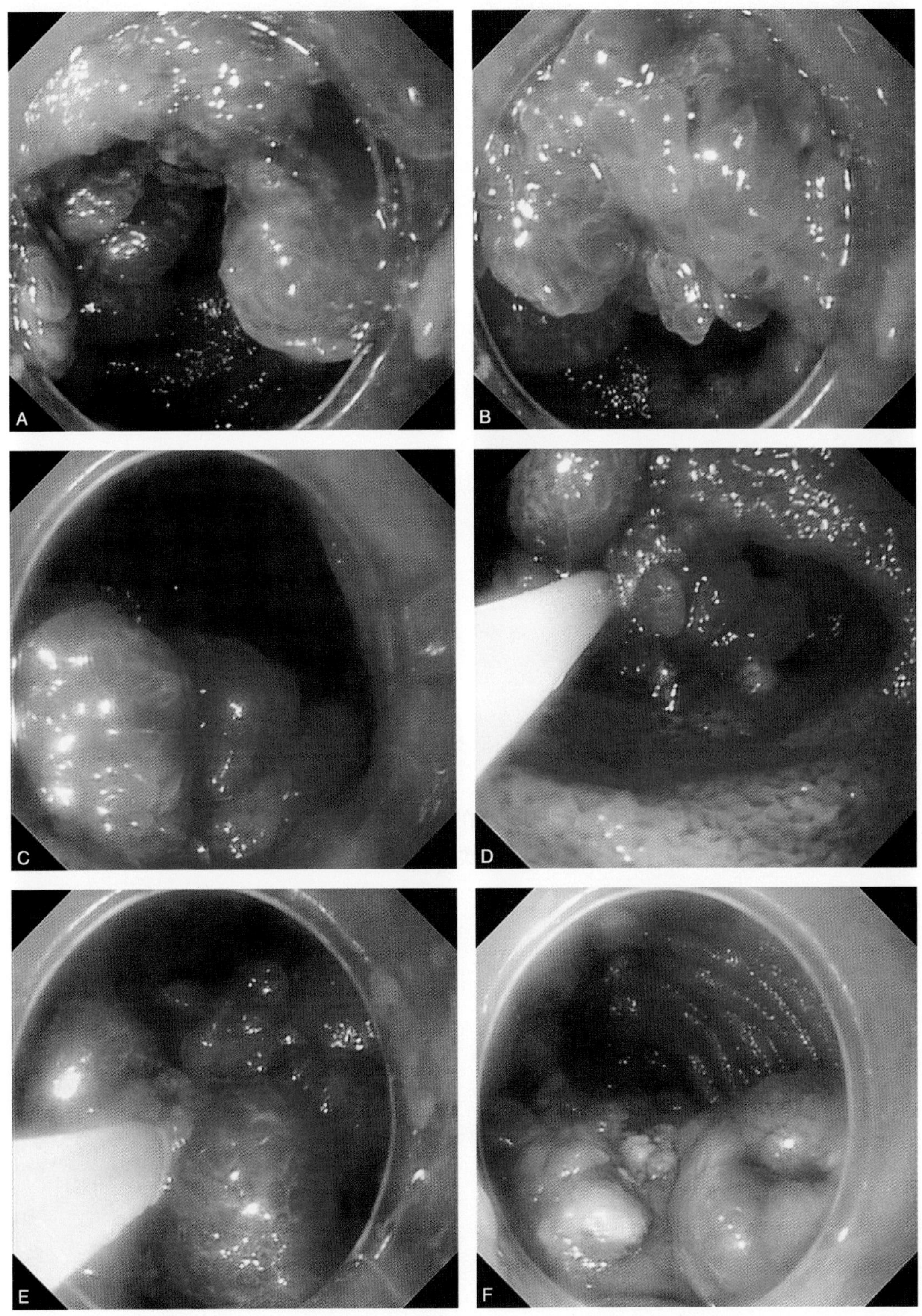

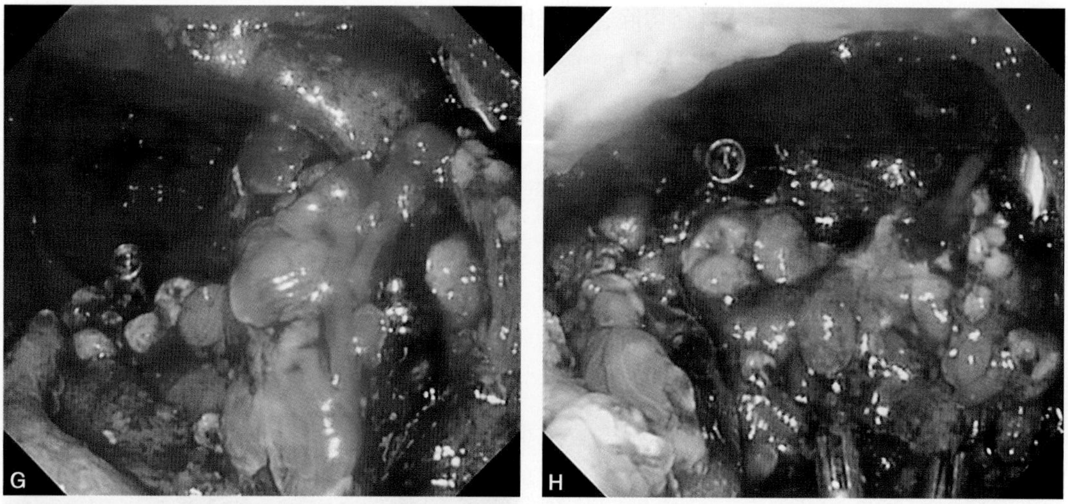

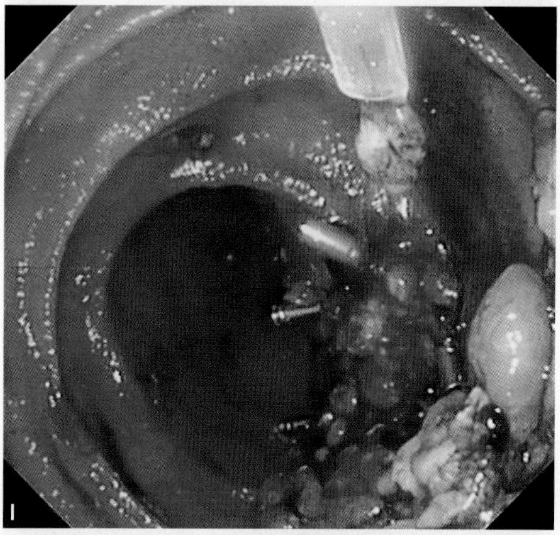

图 4-3-1　小肠镜治疗空肠巨大幼年息肉

A～C. 空肠巨大息肉：成簇生长的息肉，表面分叶状，大小约 4cm×6cm，基底部观察困难；D～F. U 形反转后分块切除息肉；G～I. 创面尼龙圈缝合。

病例 2　单气囊小肠镜检查：经肛进镜，在回肠末段见一个大小约 7cm×7cm 的广基息肉，堵塞肠腔，基底部注射肾上腺素盐水后分次圈套摘除(图 4-3-2)。

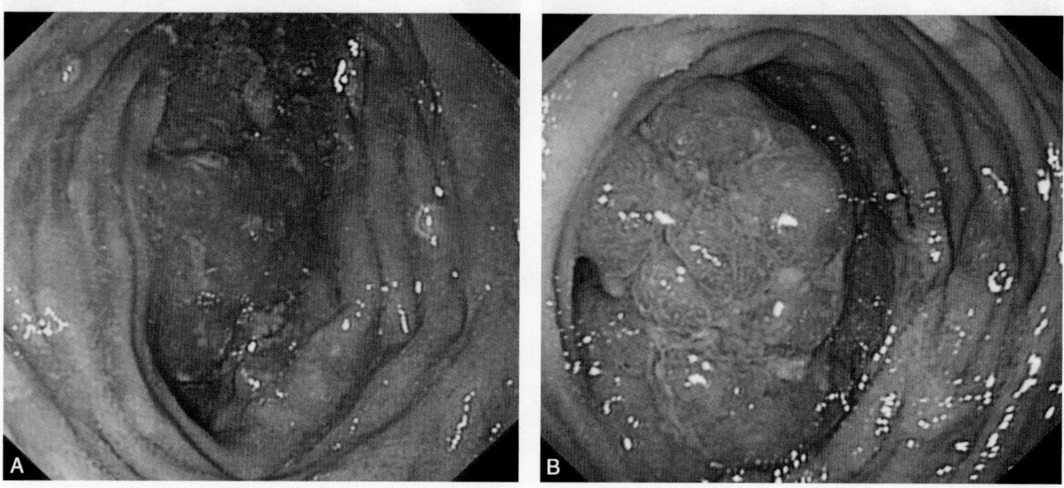

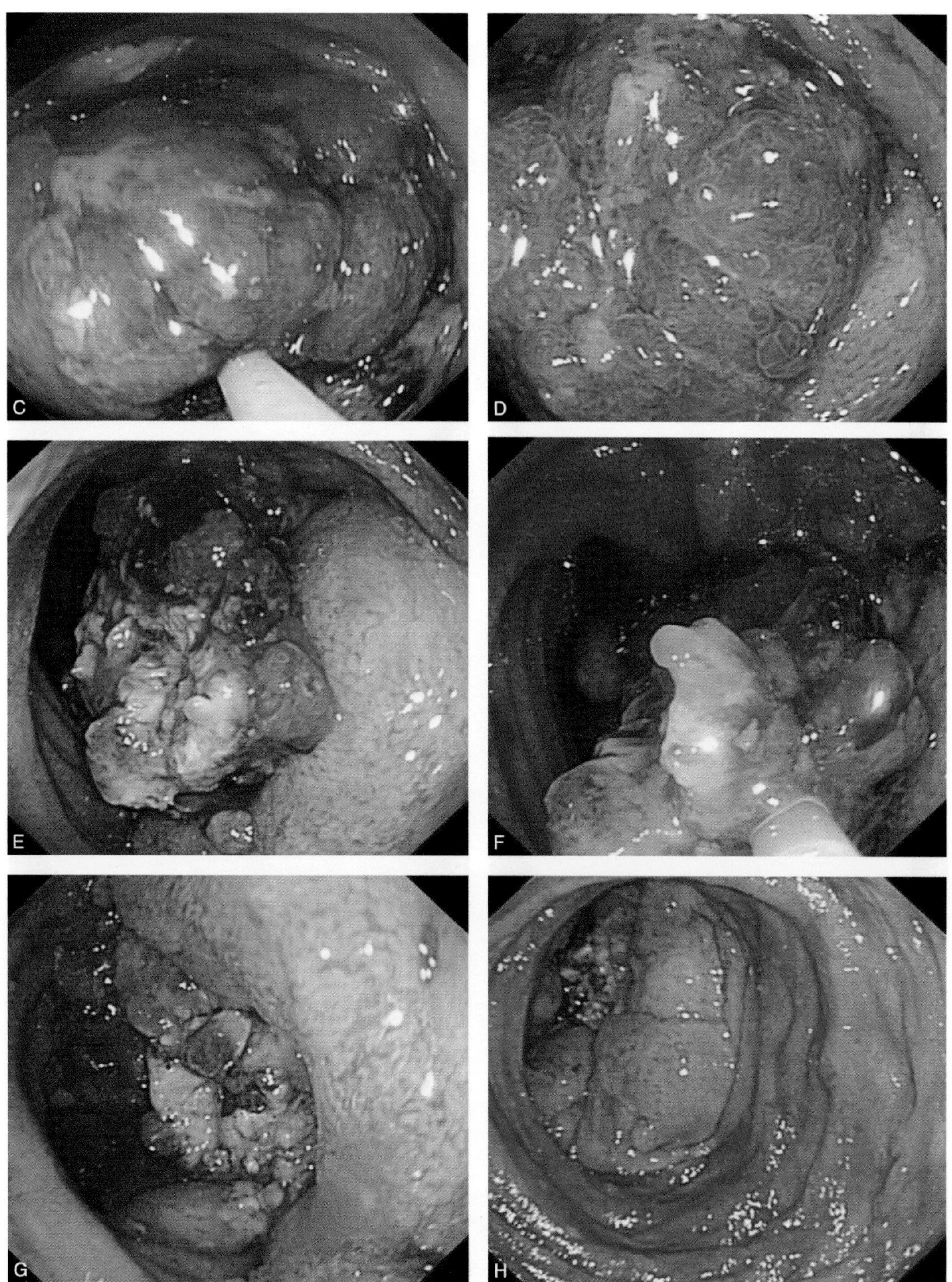

图 4-3-2　小肠镜治疗回肠下段巨大 Peutz-Jeghers 息肉
A、B. 回肠末端巨大广基息肉；C、D. 息肉基底部黏膜下注射；E、F. 分块切除息肉；G、H. 切除后创面：黏膜下充分注射形成的水垫。

病例 3　单气囊小肠镜检查：经口进镜，在空肠上段见一个大小约 6cm×7cm 的粗蒂息肉，予黏膜下注射后圈套器分次切除，创面有坚硬感、无法封闭且有渗血，局部喷洒流体膜后无活动性出血（图 4-3-3）。

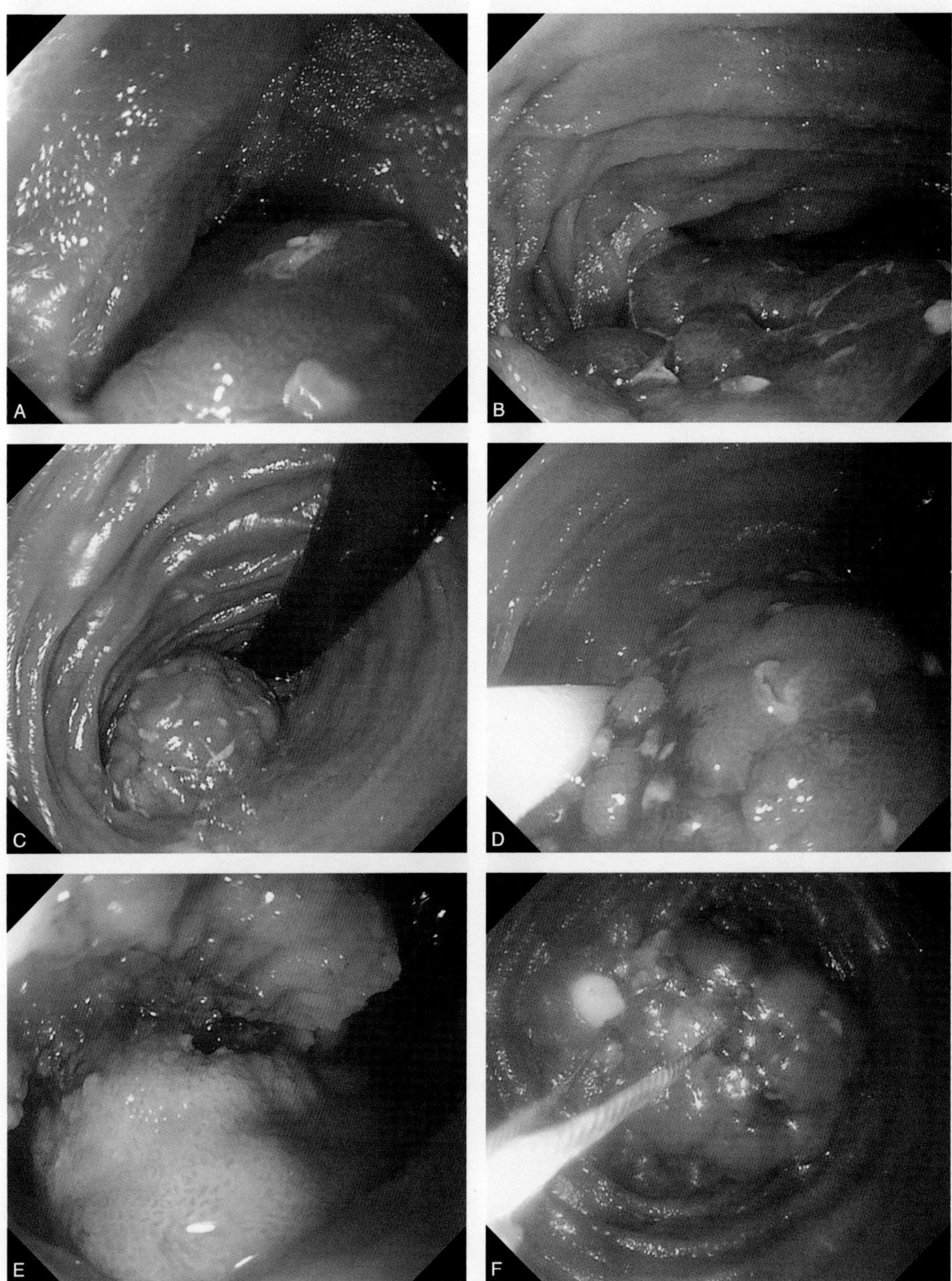

图 4-3-3　小肠镜治疗空肠粗蒂 Peutz-Jeghers 息肉

A、B. 空肠粗蒂息肉，基底部无法暴露；C. U 形反转内镜显示息肉全貌；D、E. 分块切除息肉；F. 取出一块较大的息肉组织。

（金晓维）

参考文献

[1] 张卓超,宁守斌,毛高平,等. 少儿 Peutz-Jeghers 综合征患者小肠息肉内镜治疗价值研究[J]. 中华消化内镜杂志,2016,33(8):527-530.

[2] 中华医学会消化内镜学分会小肠镜和胶囊内镜学组. 中国小肠镜临床应用指南[J]. 中华消化内镜杂志,2018,35(10):693-702.

[3] GAO H,VAN LIER M G,POLEY J W,et al. Endoscopic therapy of small-bowel polyps by double-balloon enteroscopy in patients with Peutz-Jeghers syndrome[J]. Gastrointest Endosc,2010,71(4):768-773.

[4] SUZUKI S,HIRASAKI S,IKEDA F,et al. Three cases of Solitary Peutz-Jeghers-type hamartomatous polyp in the duodenum[J]. World J Gastroenterol,2008,14(6):944-947.

第 4 章　小肠金属支架置入术

一、概述

目前,经内镜金属支架置入术已广泛应用于食管、贲门、胃出口、十二指肠及结直肠恶性梗阻的临床治疗中,其有效性已得到广泛验证。小肠是消化道的重要组成部分,由十二指肠、空肠及回肠 3 个部分组成,全长为 5~7m。十二指肠上接幽门,下至十二指肠悬韧带,全长为 20~25cm,其相关诊疗一般可由普通胃镜(镜身长度约 900mm)或具有更长镜身的普通结肠镜(镜身长度约 1 330mm)完成。空肠及回肠位于人体深处,游离于腹腔内并被肠系膜束缚形成多发复合肠袢。由于空回肠特殊的生理构造,其一直以来被视为消化道内镜诊疗的难点。近年,由于气囊辅助内镜(balloon-assisted enteroscopy,BAE;包括 DBE 和 SBE)相关器械的发展,空回肠相关疾病的内镜下治疗已在国内多家医院得到开展。然而,临床上常用的 BAE 产品其工作孔道直径均不超过 3. 2mm,而多数市售金属支架(主要是自膨式肠道金属支架)产品所需要最小工作孔径为 3. 7mm,由此限制了经内镜空回肠恶性梗阻金属支架置入术的开展。

目前针对空回肠狭窄(主要是恶性肿瘤所致)行金属支架置入术仍多利用结肠镜完成,有条件的单位可利用加长型结肠镜(有效镜身长度为 1 680mm,工作孔径为 3. 7mm),但由于结肠镜镜身长度及镜身硬度等的限制,目前临床上仍仅能完成空肠上段或回肠下段恶性梗阻的金属支架置入术。

二、内镜治疗

1. **治疗前评估**　小肠金属支架置入术适用于小肠恶性肿瘤或其他恶性肿瘤腹腔转移所导致的小肠(本节特指空回肠)狭窄,其为肿瘤姑息性治疗。在支架放置前,应通过影像学检查(如腹部立位 X 线片、腹部 CT、小肠碘水造影等)详细评估狭窄段的位置、长度及与周围结构的关系。若考虑多处狭窄,则多不建议行小肠金属支架置入术;若影像学检查考虑小肠深部(空肠中下段或回肠中上段)狭窄,因内镜镜身长度或工作孔径的限制,也不建议尝试进行小肠金属支架置入术。

2. **内镜治疗方法及技巧**　所有的小肠金属支架置入术均建议在内镜和 X 线双重监视下完成。

(1) 进镜途径的选择:空肠上段者恶性梗阻的金属支架置入术选择经口进镜,回肠下段恶性梗阻的金属支架置入术选择经肛进镜。

(2) 操作技巧:单纯靠影像学检查很难准确判断小肠恶性梗阻的位置及长度,可首先利用气囊辅助内镜的单气囊小肠镜到达狭窄处,将软质导丝通过狭窄段,沿导丝置入造影导管，注入造影剂后在 X 线下确定病变的位置和长度。若估算结肠镜可到达或邻近狭窄段，则退出小肠镜并更换结肠镜，选择长度合适的金属支架，X 线透视下经结肠镜工作孔道送入金属支架。

3. **术后管理**　小肠金属支架置入术相关的不良反应和并发症非常轻微。部分患者尤其是空肠上段恶性狭窄的患者由于结肠镜镜身硬度较高，通过十二指肠悬韧带处时由于过度牵拉肠管可导致一过性腹痛。自膨式金属支架释放后直径扩张至 20mm 左右，可压迫肠壁，引起狭窄段肠壁黏膜坏死和少量出血，但多不会引起严重后果。术后应密切观察患者的一般情况及腹部体征，及时复查腹部立位 X 线片或腹部 CT 以明确梗阻缓解情况。

4. **治疗效果**　经内镜小肠金属支架置入术是针对小肠恶性狭窄的一种姑息性治疗手段，其安全、有效，并具有恢复快、住院时间短、相关并发症少等优点，但由于相关器械的限制，加之技术难度高，在国内多数医院尚未推广应用。期待随着时代的进步，尤其是器械的发展如大工作孔径的气囊辅助式小肠镜（工作孔径为 3. 7mm）或更适宜的金属支架（适用于 3. 2mm 工作孔径的自膨式金属支架推送系统），临床医师在面对小肠包括小肠深部恶性狭窄时有更多的选择，才能造福更多相关患者。

三、经典病例及内镜下表现

病例 1　患者男性，62 岁，因“间断呕吐 1 个月余”就诊。入院后行腹部 CT，提示肝脏多发转移瘤，胃镜及结肠镜检查未见肿瘤性病灶，行经口单气囊小肠镜提示空肠上段（距幽门 50~60cm 处）恶性肿瘤伴梗阻，取材活检后送病理，确诊为小肠腺癌。患者入院后行腹部立位 X 线片未见明确的气液平，腹部 CT 未见明确的腹腔转移，提示小肠腺癌病变即为梗阻段，经与患者及家属沟通，行经内镜小肠金属支架置入术。

经内镜小肠金属支架置入术：气管插管麻醉下行经口单气囊小肠镜，于空肠上段（距幽门 50~60cm 处）见小肠恶性梗阻，将斑马导丝通过狭窄段，沿导丝置入造影导管，注入造影剂后在 X 线下确定病变长度约 6cm，估算结肠镜可到达狭窄段或近狭窄段，留置导丝后退出单气囊小肠镜，导丝引导下再次进治疗结肠镜（镜身长度为 1 330mm，工作孔径为 3. 7mm），反复尝试仍难以进镜至狭窄段（距狭窄段约 10cm），遂在 X 线监视下，经结肠镜工作孔道顺导丝送入金属支架（直径为 20mm，长度为 100mm），确认支架远端开放良好后完全释放（图 4-4-1）。

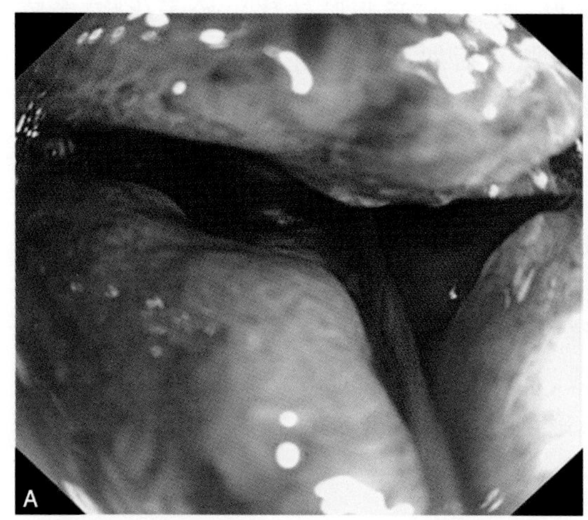

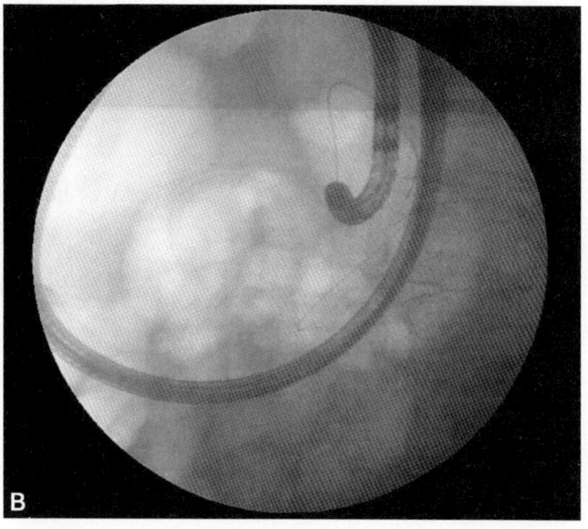

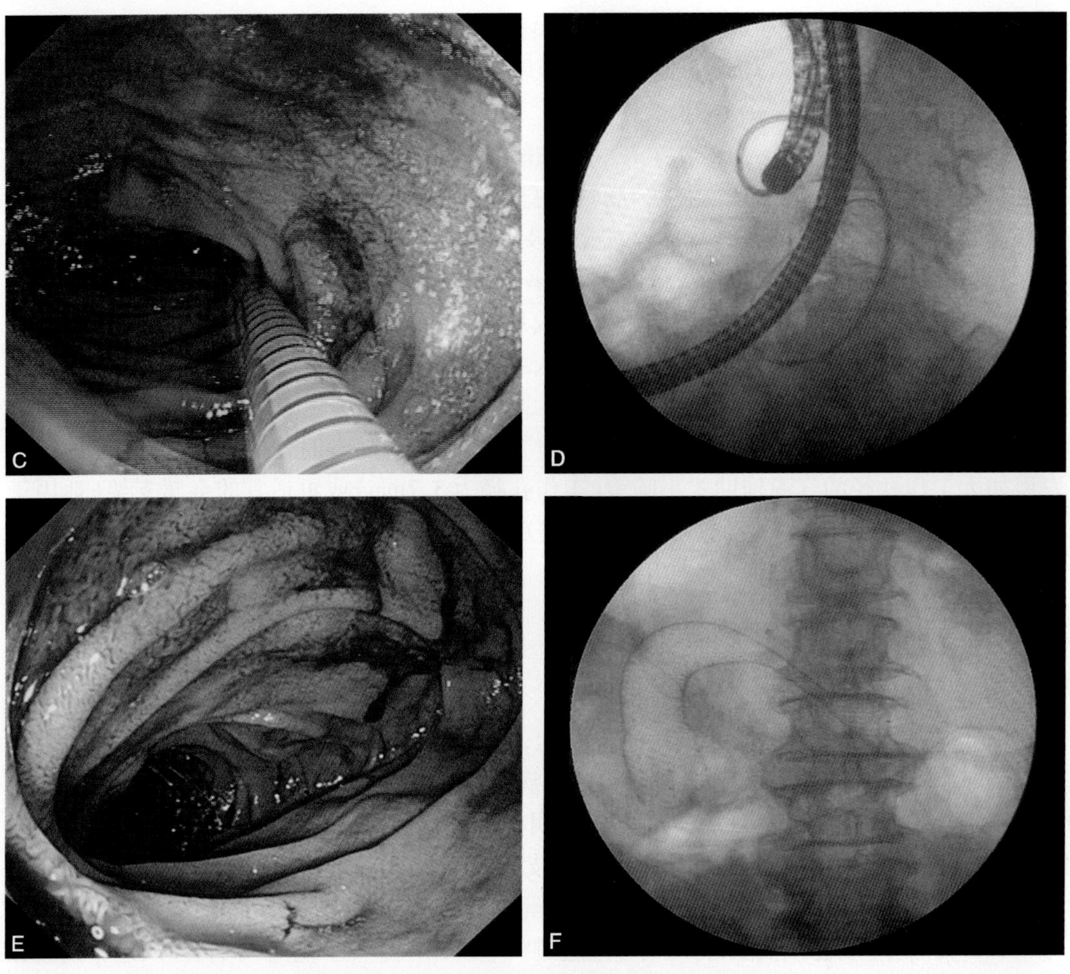

图 4-4-1　空肠上段恶性梗阻的小肠支架治疗

A. BAE 下导丝通过狭窄段；B. X 线透视确认导丝通过狭窄段；C. 经结肠镜工作孔道送入金属支架；D. X 线透视下释放金属支架；E. 释放后的金属支架；F. 金属支架置入成功后的 X 线影像。

病例 2　患者女性，42 岁，因"肝胆管细胞癌综合治疗半年，间断呕吐 2 个月余"就诊。患者半年前于外院诊断为肝胆管细胞癌Ⅳ期（肝、腹壁、广泛腹腔转移），给予化疗、免疫治疗等综合治疗，2 个月前无明显诱因出现呕吐，进食后加重，非喷射状，呕吐物为胃内容物，入院前外院行腹部 CT 示空肠上段梗阻。经与患者及家属沟通，行经内镜小肠金属支架置入术。

经内镜小肠金属支架置入术：气管插管麻醉下行经口单气囊小肠镜，于空肠上段（距幽门 60~70cm 处）见黏膜充血、水肿，致管腔狭窄，镜身不能通过，将斑马导丝通过狭窄段，沿导丝置入造影导管，于狭窄段远端造影，未见明确的肠管扩张，确定狭窄段长度约 5cm，留置导丝后退出单气囊小肠镜，导丝引导下再次进长型结肠镜（镜身长度为 1 680mm，工作孔径为 3. 7mm），进镜至狭窄段，X 线监视下经结肠镜工作孔道顺导丝送入金属支架（直径为 20mm，长度为 100mm），确认支架远端开放良好后完全释放（图 4-4-2）。

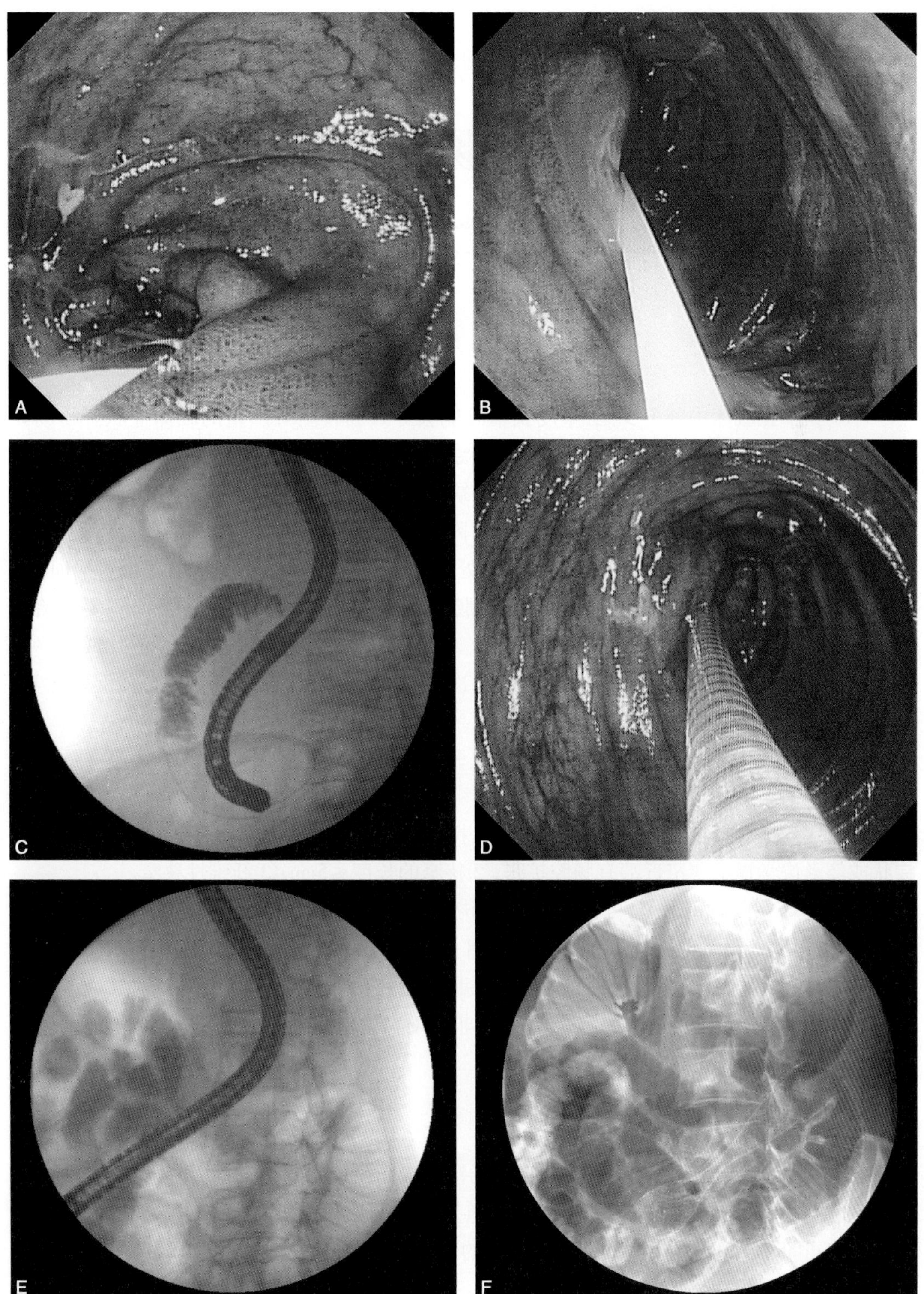

图 4-4-2　腹腔转移癌致空肠上段梗阻的小肠支架治疗

A. BAE 下导丝通过狭窄段；B. 沿导丝置入造影导管；C. 造影导管于狭窄段远端造影；D. 经结肠镜工作孔道送入金属支架；E. X 线透视下释放金属支架；F. 金属支架置入成功后的 X 线影像。

（张亚飞）

第 5 章　小肠狭窄扩张术

一、概述

小肠狭窄在临床中并不少见，重度狭窄可能会导致肠梗阻等严重的临床症状。小肠狭窄的病因很多，主要包括炎症性疾病、肿瘤性疾病、异物及其他少见原因。其中，炎症性疾病包括克罗恩病、肠结核、NSAIDs 相关小肠炎、缺血性肠病等，肿瘤性疾病包括腺癌、淋巴瘤等。异物嵌顿也可以造成小肠狭窄。其他病因还包括小肠粘连、外科术后吻合口狭窄等。过去严重的小肠狭窄仅能采取外科手术进行处理，但是手术创伤大并且存在短肠综合征、术后再狭窄等问题。小肠镜的问世使得部分小肠狭窄可以内镜下进行治疗，目前主要的治疗技术包括小肠镜下球囊扩张术及狭窄切开术。尽管部分患者需要多次内镜下治疗或最终难免手术治疗，但推迟外科手术时间、减少手术次数、改善生活质量对于患者仍有重要意义。本章将介绍小肠镜下球囊扩张术。

二、适应证与禁忌证

目前认为适合行小肠镜下狭窄扩张术的患者必须同时满足以下条件：①患者有肠梗阻症状或经影像学提示狭窄近端有肠腔扩张；②狭窄的长度≤5cm；③纤维性狭窄。

当患者存在以下情形之一时，小肠镜下狭窄扩张术被视为禁忌：①狭窄与瘘管、脓肿、深溃疡、重度炎症、严重的小肠粘连/扭曲相关；②肿瘤、异物、肠壁外原因导致的狭窄；③患者存在行小肠镜检查的相关禁忌：如严重的心肺功能不全、凝血异常等；④≥3 处狭窄。对于多发的小肠狭窄，小肠镜下治疗并非绝对禁忌，但是狭窄越多，失败和并发症的风险越高。

三、操作器械与设备

球囊扩张器：使用简便、安全，一般当小肠镜的工作钳道≥2.8mm 时，小肠镜下球囊扩张术需要通过内镜活检孔道进行，即经活检孔道插入控制性径向球囊扩张器（controlled radial expansion dilator，CRE）进行扩张治疗。CRE 的一端为球囊，另一端为注射器接头，带有阀门装置，用来连接注射器和带有阀门的加压器。

其他：小肠镜、外套管、主机、内镜工作站、注水设备、注气设备、CO_2 气泵、气囊控制装置、X 线设备、图像采集及编辑系统等。

四、内镜操作

1. **操作前准备**　患者需提前完善相关的辅助检查，排除禁忌证，并进行麻醉评估。术前向患者告知病情、操作目的、可能的结果及相关风险，并使其签署知情同意书。操作医师充分了解患者的病情，根据患者的临床表现、影像学等辅助检查判断最可能的狭窄部位，并提前选择靠近或更容易达到狭窄部位的一侧经口或经肛进镜。一般遵循近端至中部小肠选择经口进镜，而远端小肠选择经肛进镜。

选择经口进镜者需在术前 1~2 天进食流质，治疗前需禁食至少 10 小时，肠梗阻严重者可延长禁食时间，并根据情况行胃肠减压。选择经肛进镜者需要提前口服导泻剂进行肠道准备，延长肠道准备时间并观察患者肠道梗阻有无加重，注意这部分肠梗阻患者缓泻的安全性和耐受性，不能耐受缓解剂的患者可试用清洁灌肠。

操作前患者摆好体位，一般取左侧卧位。建立静脉通路。一般给予气管插管全身麻醉，行心电、血氧饱和度监护监测患者的生命体征。

2. **操作方法**　可采用单人或双人操作。术中采用 CO_2 注气，选择经口/经肛进镜。首先通过常规操作将小肠镜插入至狭窄部位，到达狭窄部位后判断狭窄的情况，必要时可通过小肠镜的工作钳道注射对比剂，对狭窄段进行造影观察，以确定狭窄的直径、长度、形状及周围黏膜的情况。

确定该狭窄可行小肠镜下球囊扩张术后，将小肠镜头端置于狭窄处近端，通过小肠镜的工作钳道插入 CRE，使 CRE 在内镜直视下小心通过狭窄部位（应用 X 线透视可保证更好的安全性），随后将球囊正确定位，然后向球囊中注水、气或造影剂使球囊膨胀，逐级扩张球囊，注意实时监测球囊压力，使之不超过其标定的最大压力。根据狭窄的位置和程度，操作医师控制球囊扩张的直径，安全的扩张直径可为 8~16mm，维持 1~2 分钟，可视情况重复；亦可将球囊每次扩张的维持时间缩短至<5 秒，增加重复次数。通常针孔样狭窄的目标扩张直径为 10~12mm，其他狭窄可视情况扩张至 12~16mm。技术成功的标志是小肠镜可通过狭窄部位，进入远端肠腔，造影可见狭窄的“凹腰征”消失。扩张成功后，抽尽球囊中的气体、液体或造影剂，退出 CRE，根据具体情况完成操作后选择退镜或继续检查、治疗。

实施小肠狭窄扩张术时，需密切监测术中有无出血、穿孔等情况，全程监测患者生命体征，并且做好应对措施：当发现轻度渗血时，可喷洒去甲肾上腺素；当发现明显渗血或裸露的血管残端时，可使用热活检钳及 APC 处理，也可应用钛夹夹闭；此外，钛夹还可以用来夹闭穿孔部位。对于大出血等严重的并发症也应该有所准备，比如紧急输血、行急诊外科手术。

五、术后管理

患者术后一般需禁食 24 小时，根据情况给予抑酸、补液及止血等药物治疗，注意患者梗阻症状的缓解情况。术后需密切观察患者有无消化道出血、伴有压痛和反跳痛的剧烈腹痛及发热等情况。

六、有效性和安全性

小肠镜下球囊扩张术有较好的短期有效性，技术成功率为 72%~100%，临床成功率为 78%~87%；在长期有效性方面，术后 2~3 年再扩张率为 40%~50%，约 25%的患者 2~3 年后需行外科手术。小肠镜下球囊扩张术是一项安全性较好的内镜下治疗技术，术后并发症的总体发生率约为 2.6%。

七、经典病例及内镜下表现

病例 1　患者女性，28 岁，因“腹痛伴恶心、呕吐 10 余天”就诊。小肠镜下见回肠中段肠腔环形狭窄，周围黏膜充血、水肿，无明显溃疡（图 4-5-1A），活检后实施小肠镜下球囊扩张术（图 4-5-1B），将 CRE 经单气囊小肠镜活检孔道插入镜头前端，在 X 线透视下通过狭窄部位，向球囊内注水至球囊增大至 14mm，重复多次，将狭窄部直径扩张至 12mm，术后狭窄处有轻度渗血。术后患者肠梗阻症状明显好转。病理明确为小肠结核，患者接受规范抗结核治疗，1 年后复查小肠镜回肠未见明显异常（图 4-5-1C）。

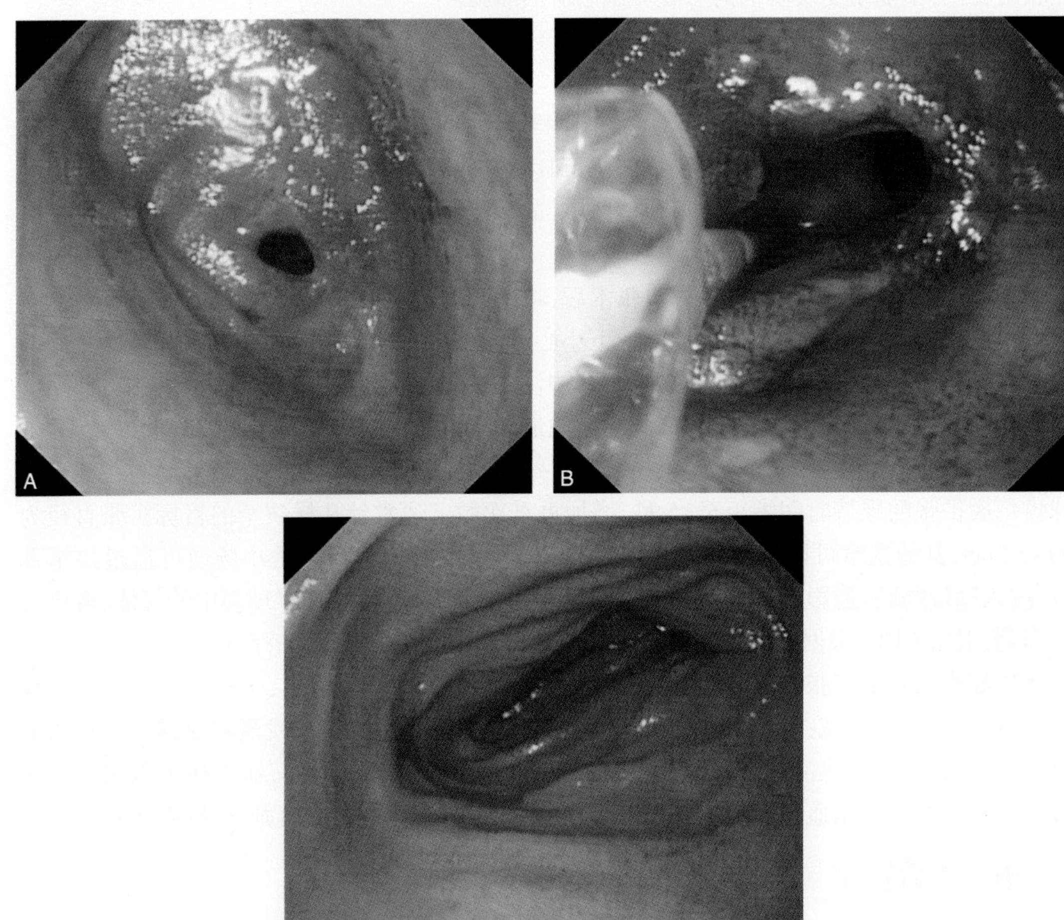

图 4-5-1　肠结核回肠狭窄扩张

病例2 患者女性,57岁,克罗恩病。经肛小肠镜越过回盲瓣约150cm处见环形狭窄,呈偏心性(图4-5-2A),实施小肠镜下球囊扩张术将狭窄部位扩张至14mm(图4-5-2B、C),内镜可顺利通过,完成后续检查,术后狭窄部位无明显出血,患者肠梗阻症状缓解。

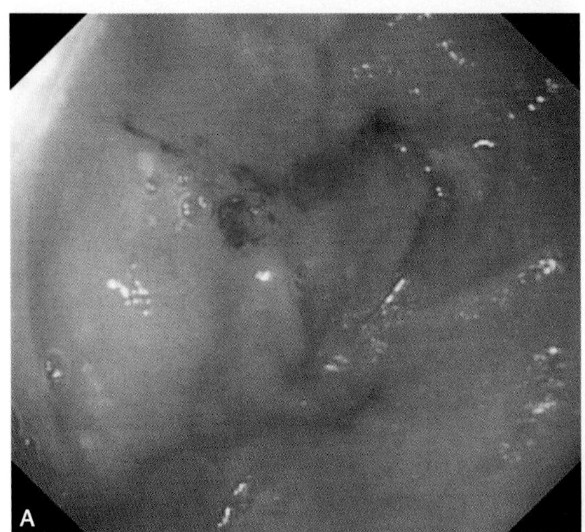

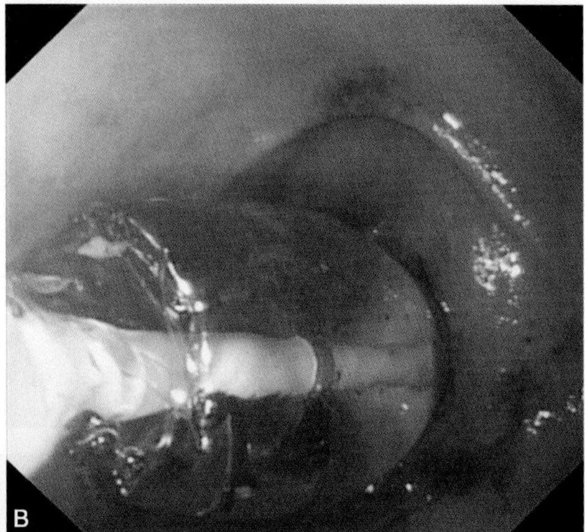

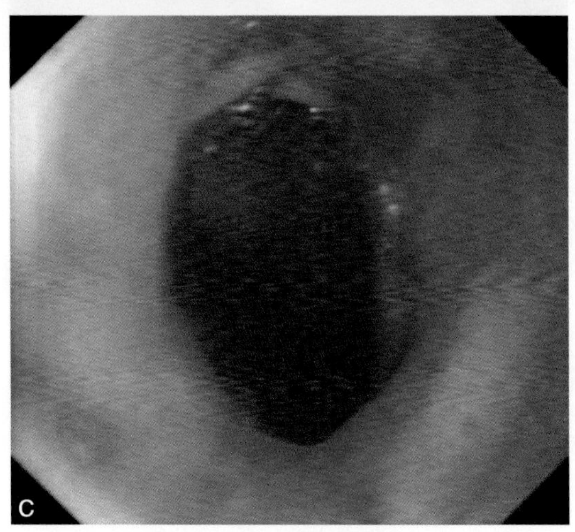

图4-5-2 克罗恩病回肠狭窄扩张

病例3　患者为克罗恩病术后吻合口狭窄(图4-5-3A)。应用双气囊小肠镜行内镜下扩张治疗(图4-5-3B),扩张后吻合口直径明显增大(图4-5-3C)。

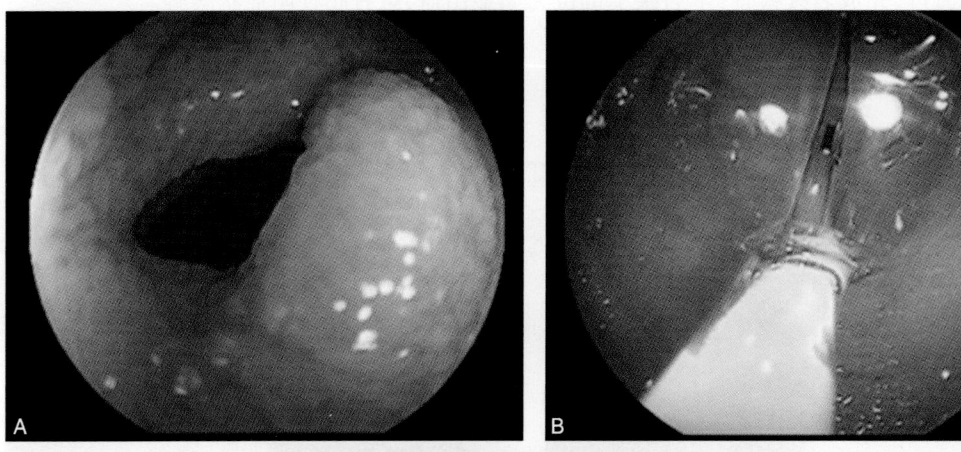

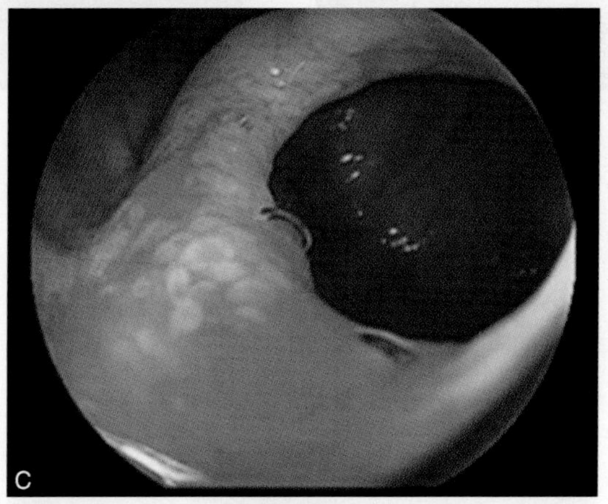

图4-5-3　克罗恩病术后吻合口狭窄扩张

(左秀丽　马　田　寇冠军)

参考文献

[1] BAARS J E, THEYVENTHIRAN R, AEPLI P, et al. Double-balloon enteroscopy-assisted dilatation avoids surgery for small bowel strictures: A systematic review[J]. World J Gastroenterol, 2017, 23(45): 8073-8081.

[2] LAN N, STOCCHI L, ASHBURN J H, et al. Outcomes of Endoscopic Balloon Dilation vs Surgical Resection for Primary Ileocolic Strictures in Patients With Crohn's Disease[J]. Clin Gastroenterol Hepatol, 2018, 16(8): 1260-1267.

[3] KANAMORI A, SUGAYA T, TOMINAGA K, et al. Endoscopic balloon dilation for stenotic lesions in Crohn's disease[J]. Turk J Gastroenterol, 2017, 28(2): 117-124.

[4] LOPES S, RODRIGUES-PINTO E, ANDRADE P, et al. Endoscopic balloon dilation of Crohn's disease strictures-safety, efficacy and clinical impact[J]. World J Gastroenterol, 2017, 23(41): 7397-7406.

[5] HIRAI F. Current status of endoscopic balloon dilation for Crohn's disease[J]. Intest Res, 2017, 15(2): 166-173.

第 6 章　小肠狭窄切开术

一、概述

小肠良性狭窄性疾病众多，包括克罗恩病、隐源性多灶性溃疡性狭窄性小肠炎（cryptogenic multifocal ulcerous stenosing enteritis，CMUSE）、非甾体抗炎药所致药物性小肠狭窄、手术吻合口瘢痕狭窄及缺血性小肠狭窄等；按照病变部位，分为经胃镜、结肠镜可到达狭窄，以及经小肠镜途径可到达狭窄。经胃镜、结肠镜可及病变往往位于十二指肠远端及空肠起始部或回肠末段，控镜相对稳定，内镜设备及附件丰富，操作较小肠镜简单。经小肠镜途径治疗受内镜可到达性、控镜稳定性及附件条件限制（如缺乏附送水孔道、止血附件）影响较大，操作难度大，手术风险高，应充分与患者做好术前沟通工作。鉴于小肠狭窄内镜治疗的高难度及高风险性，一般不推荐对无症状小肠狭窄患者行内镜下治疗。

二、疾病特点

不同类型小肠良性狭窄具有不同疾病特点，克罗恩病是最常见小肠良性狭窄性疾病，多数患者遵循“炎症-狭窄-瘘”的疾病进程，既往的研究数据主要集中在克罗恩病狭窄治疗上，克罗恩病小肠狭窄多数集中在回肠中下段，但上消化道累及、空肠狭窄也并非罕见，具有狭窄形态多样、狭窄多发的特点，Shen 等将狭窄形态分为膜性狭窄、柱状狭窄、溃疡性狭窄、成角狭窄。对于膜性狭窄、长度小于 4cm 的柱状狭窄内镜下治疗效果较好，溃疡性狭窄并非内镜治疗的绝对禁忌证，对于成角狭窄内镜下治疗的穿孔风险高，需要特别谨慎，必要时可考虑切开和扩张联合治疗。其他疾病小肠狭窄可参照克罗恩病狭窄分型进行分类，CMUSE 多表现为多发（1~6 处，有时可为数十处）膜性狭窄，伴或不伴狭窄顶端浅溃疡，两个相邻狭窄一般距离较近，多为 3~5cm；非甾体抗炎药所致小肠狭窄与 CMUSE 有类似之处，有时鉴别诊断需要依赖病史。手术吻合口狭窄见于克罗恩病复发或其他原因小肠手术吻合口炎症、瘢痕挛缩、成角等。

三、内镜治疗

内镜下切开治疗的原理是使用电刀将病变黏膜层、黏膜下层纤维沿肠腔纵轴切断，达到扩张肠管的目的，一般不损害固有肌层。该方法切开深度可控，效果好，附件进出方便，安全性高，有报道穿孔发生率较扩张球囊低。我们在实践中发现，与小肠镜操作及球囊扩张所致穿孔不同，切开所致穿孔往往较小，多数患者仅有局限性腹膜炎症状及体征，经保守治疗后多数能够好转。与球囊扩张相比，内镜下切开的出血发生率更高，因此在切开后应处理好血管残端。

1. **治疗前评估** 包括对患者全身状况、病变性质、狭窄部位、狭窄数量、狭窄段长度的评估，小肠狭窄内镜下切开治疗应选择患者病情相对稳定的时候进行，避免对全身状况差、明显活动性溃疡狭窄、伴有瘘及脓肿的患者进行内镜下切开治疗。小肠 CT 三维重建(CTE)和小肠磁共振三维重建(MRE)有助于对狭窄特征及长度进行评估。

2. **内镜治疗方法及技巧**

(1) 器械准备：对于胃镜、结肠镜可及病变，首选带附送水功能的治疗胃镜、治疗肠镜进行操作；对于小肠深部病变，建议选择 3.2mm 活检孔道治疗小肠镜，以方便附件进出，根据情况选择针状刀、Dual 刀、IT 刀等，IT 刀为侧向切开刀，头端有绝缘陶瓷头，穿孔风险相对小，适用于深部小肠控镜稳定性差的病变。小肠镜专用钛夹能够顺利通过小肠镜钳道，可反复开闭，对定位病变、并发症处理有帮助，建议选择具有电切和电凝功能的 ESD 专用高频电治疗设备。

(2) 进镜途径的选择：应根据疾病特征及术前影像学检查决定进镜途径，克罗恩病好发于回肠中下段及末端回肠，首选经肛途径进镜，但空肠累及的克罗恩病伴狭窄并非少见，甚至有部分患者仅表现为空肠受累。CMUSE、药物性小肠狭窄首选经口进镜，除了病变位置的考量外，经口进镜的操作相对容易，插入更深，能处理的狭窄也更多。

(3) 操作技巧：对于胃镜、结肠镜可及病变，首选胃肠镜操作，其镜身短，同时具有附送水及大孔径活检孔道，易于操作和保持视野。对于深部小肠病变，进镜时应尽量轻柔，到达病变处时尽量取直镜身再治疗，应尽量避免带袢操作，带袢操作控镜不稳，容易滑脱、穿孔，而一旦穿孔，视野保持不稳定将给及时处置带来困难。关于切开深度，建议采用多点放射状切开，以切开黏膜下层暴露固有肌层为宜。切开后内镜可自由通过，表示技术成功。狭窄切开后可在小肠镜所及最远端行钛夹或墨汁标记定位，以方便术后 CT 评估或经另一侧进镜对接。

3. **并发症处理** 内镜下切开治疗的并发症主要是肠道穿孔，对于内镜下可见的即时穿孔，应及时使用钛夹夹闭创面；对于可疑微小穿孔，夹闭困难时不宜长时间操作而导致更严重的穿孔。对于术后迟发性穿孔，不推荐再次内镜下修补，应完善 CT 检查，根据患者腹痛症状、体征及 CT 腹腔渗出情况综合评估后，决定采用保守治疗还是外科手术。对于症状轻，仅有局部腹膜炎体征、CT 渗出不显著的患者，可在密切监护下行胃肠减压，加强抗感染、补液支持治疗，建议使用生长抑素以减少肠液分泌，多数患者经保守治疗可完全恢复到正常；对于症状重、腹膜炎体征明显、CT 腹腔渗出多的患者，不应继续保守治疗，以免延误手术治疗时机，应尽快选择外科手术治疗。出血是内镜下治疗肠腔狭窄的另一种主要并发症，其发生率为 0~1.41%。内镜下切开所致小肠出血往往呈自限性，密切监测下经禁食、补液保守治疗多数能自行止血。

4. **治疗效果** 小肠良性狭窄内镜下切开治疗经验大部分来源于克罗恩病小肠狭窄的治疗，随后的研究数据证实其他小肠良性狭窄内镜下治疗效果，无论是技术成功率还是临床成功率均与克罗恩病相似。该方法是一种微创、有效的治疗方式，能够避免或延缓患者外科手术。对于部分患者可能需要反复多次治疗，并最终需要外科切除病变肠段，但内镜下治疗能够显著延缓外科手术时间，提高患者生活质量。切开治疗后，应针对疾病本身或病因进行治疗，有助于减少再狭窄，巩固治疗效果。

四、经典病例及内镜下表现

病例 1　患者女性，68 岁，因"恶心、呕吐半年伴消瘦"就诊。既往因脑梗死长期服用阿司匹林。双气囊小肠镜检查见小肠多发环形狭窄及一条钩虫，以 IT 刀将狭窄放射状切开，共行 5 处狭窄切开治疗（图 4-6-1）。患者术后 24 小时恢复进食，无延迟出血和穿孔发生。术后予驱虫治疗，至今已随访 7 年，患者体重恢复，没有复发。

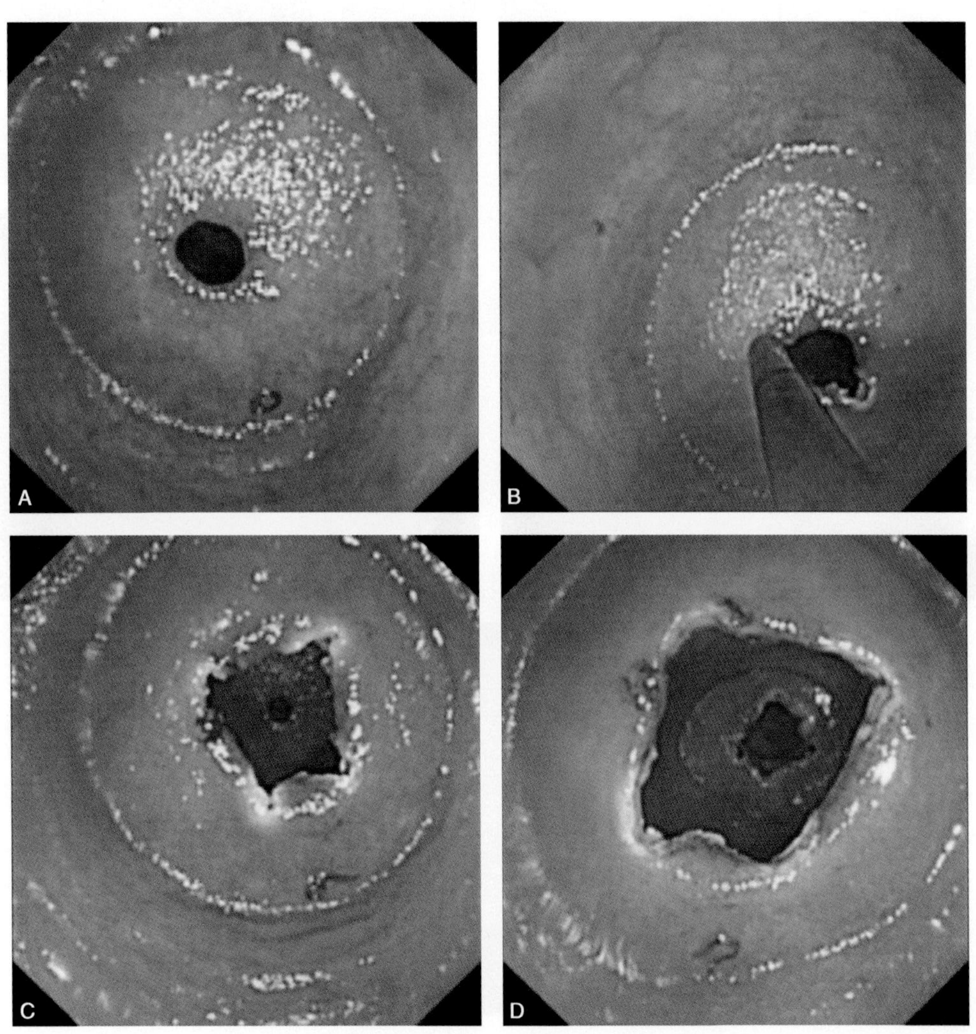

图 4-6-1　小肠 NSAIDs 相关溃疡狭窄内镜下切开治疗

病例 2 患者男性,22 岁,因“腹痛、腹胀”于当地医院行胶囊内镜检查,胶囊滞留,来我院行小肠镜取胶囊。小肠镜检查发现小肠多发狭窄,取出胶囊滞留,临床结合病理考虑为克罗恩病,行小肠镜狭窄切开及扩张联合治疗(图 4-6-2)。术后予泼尼松、硫唑嘌呤治疗,随访 7 个月,患者肠梗阻症状无复发。

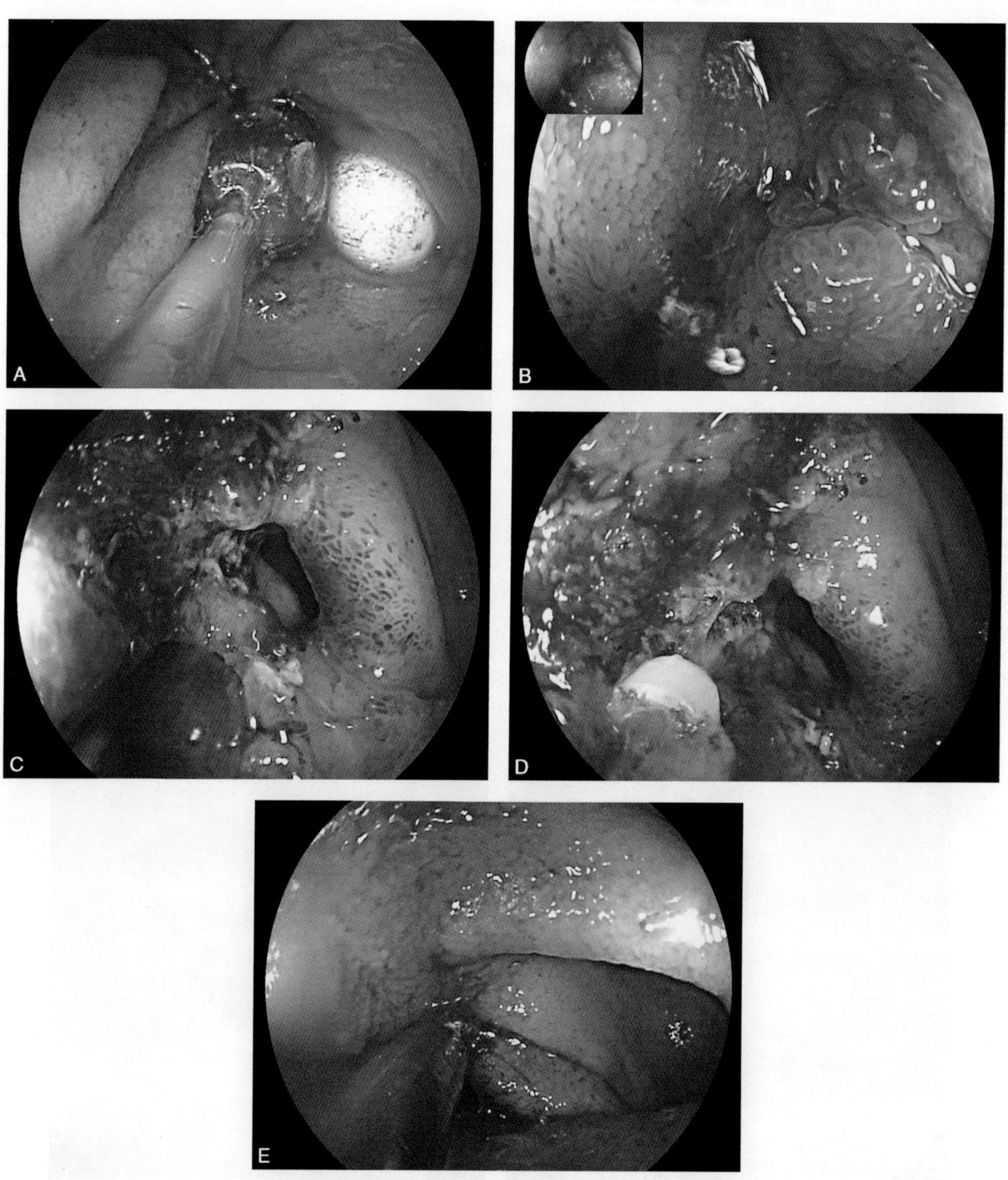

图 4-6-2 克罗恩病小肠狭窄切开及扩张联合治疗

A. 小肠镜发现滞留胶囊,行球囊扩张;B. 继续插入小肠镜,发现另一处狭窄,球囊无法插入;C~E. 对小肠多次狭窄行切开治疗。

病例3 患者男性,68岁,因"腹痛、腹胀3个月"就诊。有克罗恩病史10余年,期间不规则治疗,入院时只能服肠内营养液,无法正常进食。小肠镜检查发现小肠多处狭窄,最严重的一处狭窄导丝及扩张球囊无法插入,先予IT刀切开,然后再插入黄斑马导丝,再行球囊扩张(图4-6-3)。目前随访3个月,患者腹胀、腹痛症状缓解,可以服半流质饮食。

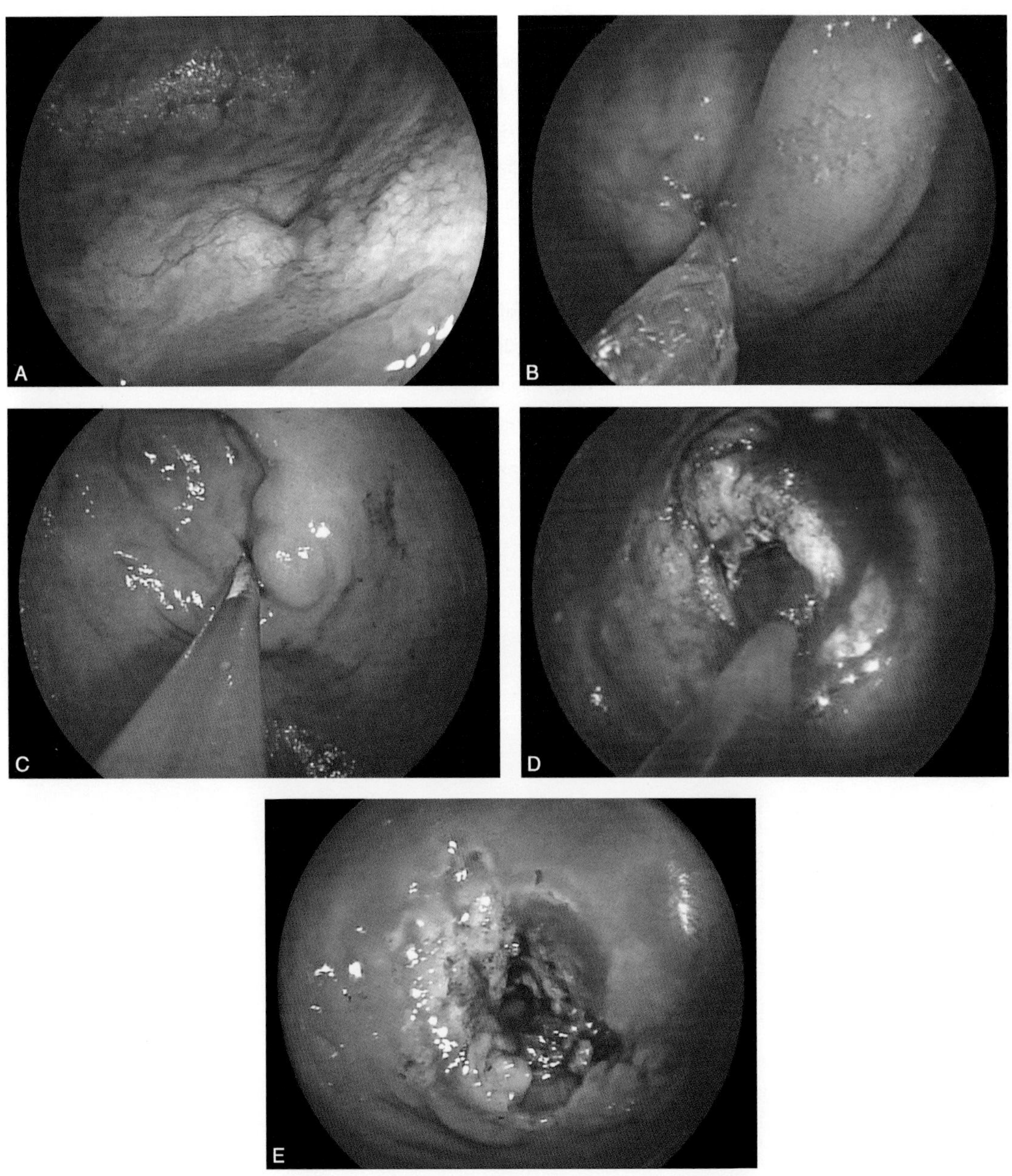

图4-6-3 克罗恩病小肠重度狭窄切开联合扩张治疗

A. 小肠最严重的狭窄处;B. 球囊及导丝无法插入;C. 行IT刀切开狭窄处;D. 再次插入球囊扩张;E. 看见切开处瘢痕明显,为长段成角狭窄,能看到远端肠腔。

(张以洋 窦晓坛)

参考文献

[1] CHEN M, SHEN B. Endoscopic therapy in Crohn's disease: principle, preparation, and technique[J]. Inflamm Bowel Dis, 2015, 21(9): 2222-2240.

[2] CHUNG S H, PARK S U, CHEON J H, et al. Clinical Characteristics and Treatment Outcomes of Cryptogenic Multifocal Ulcerous Stenosing Enteritis in Korea[J]. Dig Dis Sci, 2015, 60(9): 2740-2745.

[3] LAN N, SHEN B. Endoscopic stricturotomy versus balloon dilation in the treatment of anastomotic strictures in Crohn's disease[J]. Inflamm Bowel Dis, 2018, 24(4): 897-907.

[4] SAGAWA T, KAKIZAKI S, IIZUKA H, et al. Analysis of colonoscopic perforations at a local clinic and a tertiary hospital[J]. World J Gastroenterol, 2012, 18(35): 4898-4904.

[5] FOSTER E N, QUIROS J A, PRINDIVILLE T P. Long-term follow-up of the endoscopic treatment of strictures in pediatric and adult patients with inflammatory bowel disease[J]. J Clin Gastroenterol, 2008, 42(8): 880-885.

[6] FERLITSCH A, REINISCH W, PÜSPÖK A, et al. Safety and efficacy of endoscopic balloon dilation for treatment of Crohn's disease strictures[J]. Endoscopy, 2006, 38(5): 483-487.

[7] CHEN M, SHEN B. Comparable short-and long-term outcomes of colonoscopic balloon dilation of Crohn's disease and benign non-Crohn's disease strictures[J]. Inflamm Bowel Dis, 2014, 20(10): 1739-1746.

第7章 小肠出血性疾病的治疗

一、概述

小肠解剖上包括十二指肠、空肠和回肠。因十二指肠出血通常可通过上消化道内镜诊断，故狭义的小肠出血是指十二指肠悬韧带以下的空肠和回肠出血。小肠出血可以分为:①显性小肠出血,表现为呕血、黑便或血便等肉眼可见的出血;②隐性小肠出血,表现为反复发作的缺铁性贫血和粪便隐血试验阳性。小肠出血占消化道出血的5%~10%,其常见病因见表4-7-1。

表4-7-1 小肠出血的常见病因

年龄/岁	常见病因
≤40	克罗恩病、肿瘤、Meckel 憩室、Dieulafoy 溃疡、血管扩张性病变、息肉综合征
>40	血管扩张性病变、Dieulafoy 溃疡、肿瘤、非甾体抗炎药相关性溃疡、克罗恩病、小肠憩室、缺血性肠病、寄生虫病

气囊辅助式小肠镜(BAE)是目前小肠疾病的主要检查手段,目前应用最广泛的是双气囊小肠镜(DBE)及单气囊小肠镜(SBE)。小肠镜不仅是诊断小肠出血的重要方法,还可以获得活检组织样本进行病理学分析,更可在内镜直视下进行微创治疗。可对病变部位进行墨汁染色标记,指导后续手术。

二、BAE对小肠出血的诊疗

小肠镜下可以实施的止血方法包括:止血药物喷洒、黏膜下肾上腺生理盐水注射、出血病灶(息肉)切除术、APC烧灼术、金属夹止血术、尼龙圈缝扎止血及硬化剂注射等。

1. **小肠血管畸形** 小肠血管病变的内镜下表现如图4-7-1。

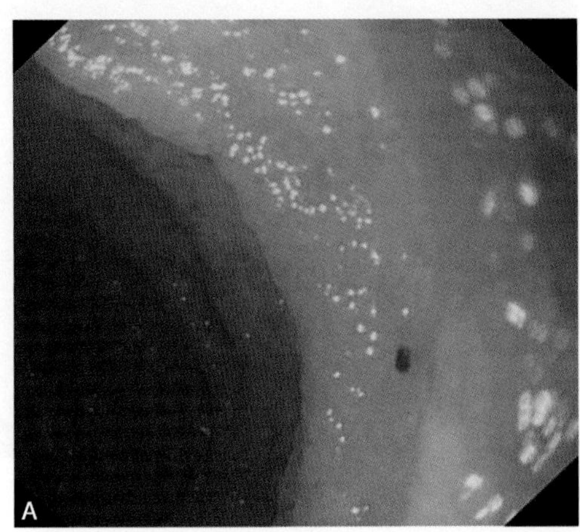

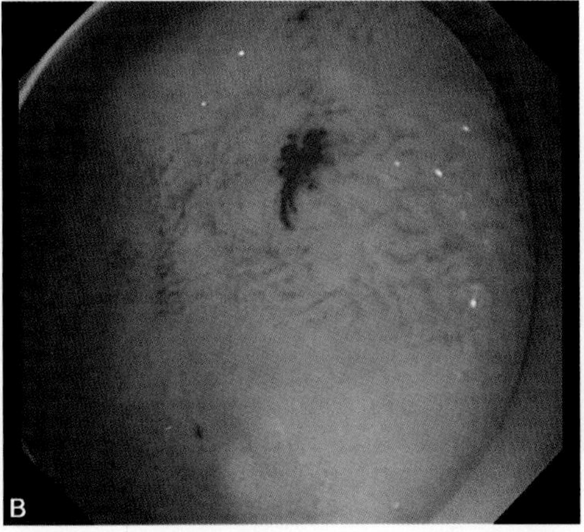

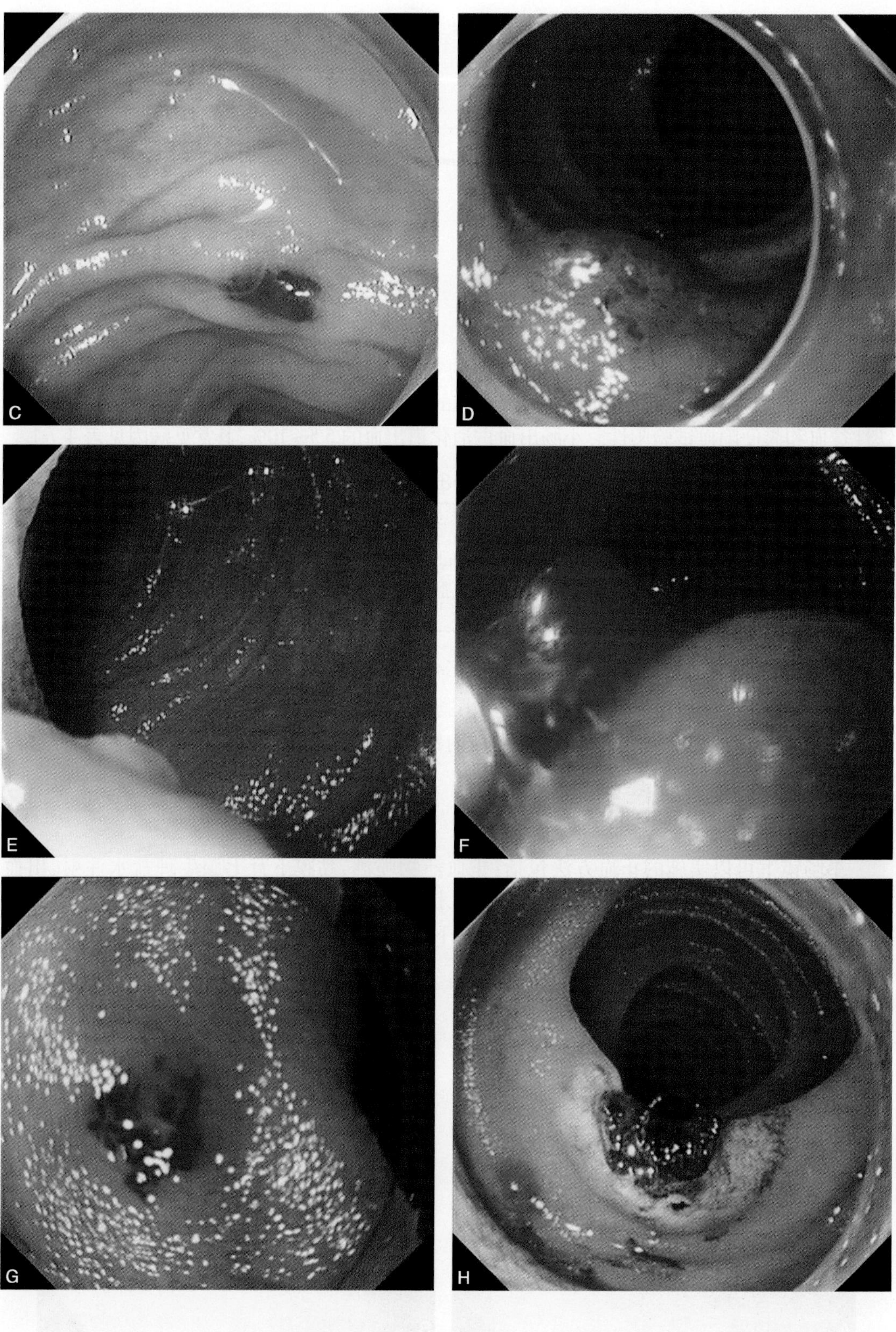
C
D
E
F
G
H

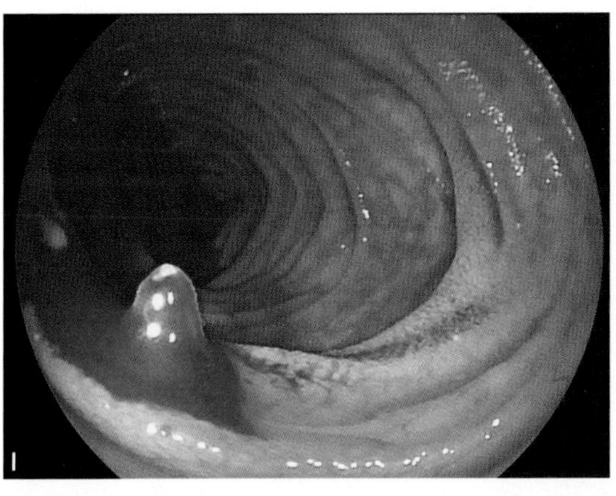

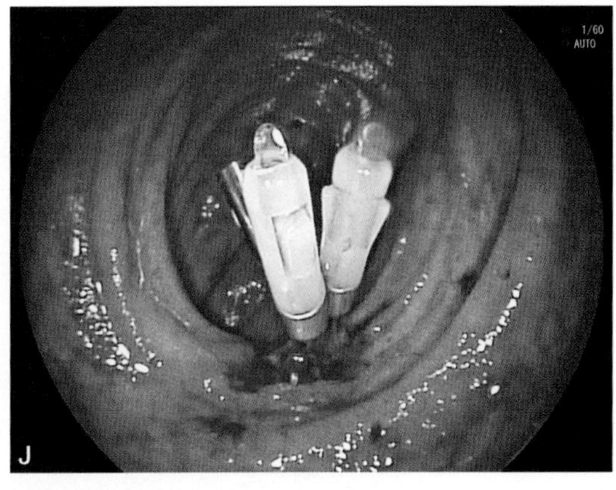

图 4-7-1　小肠血管病变的内镜下表现及处理方法

A. 点状红斑，无渗血；B. 点状红斑，伴渗血；C. 片状红斑，无渗血；D. 黏膜隆起病变，可见搏动；E. 搏动性红色突起，有血栓形成；F. 搏动性出血；G、H. 非搏动性小肠出血，可采用非接触性烧灼法，如 APC；I、J. 对于搏动性小肠出血，最好采用物理方法止血，如止血夹。

2. **蓝色橡皮疱痣综合征（Bean 综合征）**　临床特点：皮肤、消化道黏膜海绵状血管瘤；反复消化道出血、缺铁性贫血；小肠为最常累及部位；传统多采用外科手术切除受累肠管（图 4-7-2）。

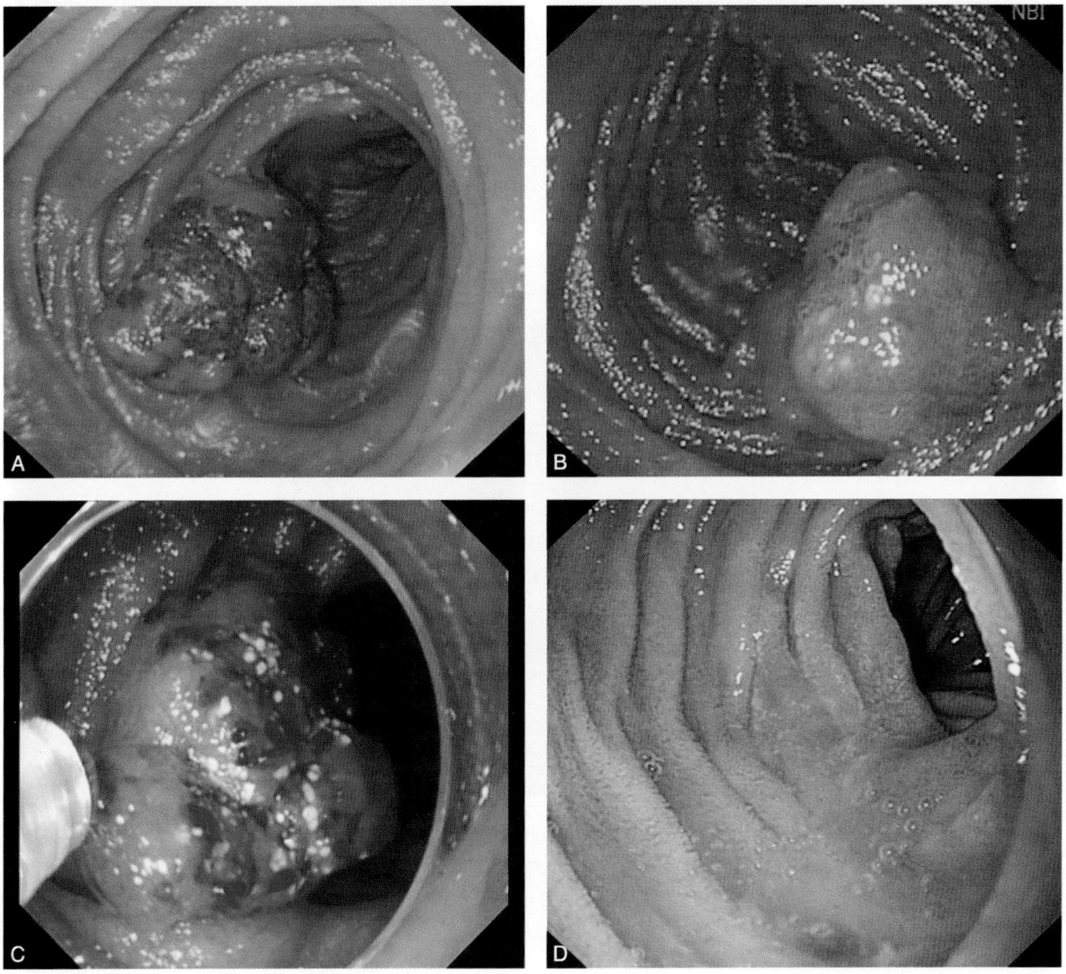

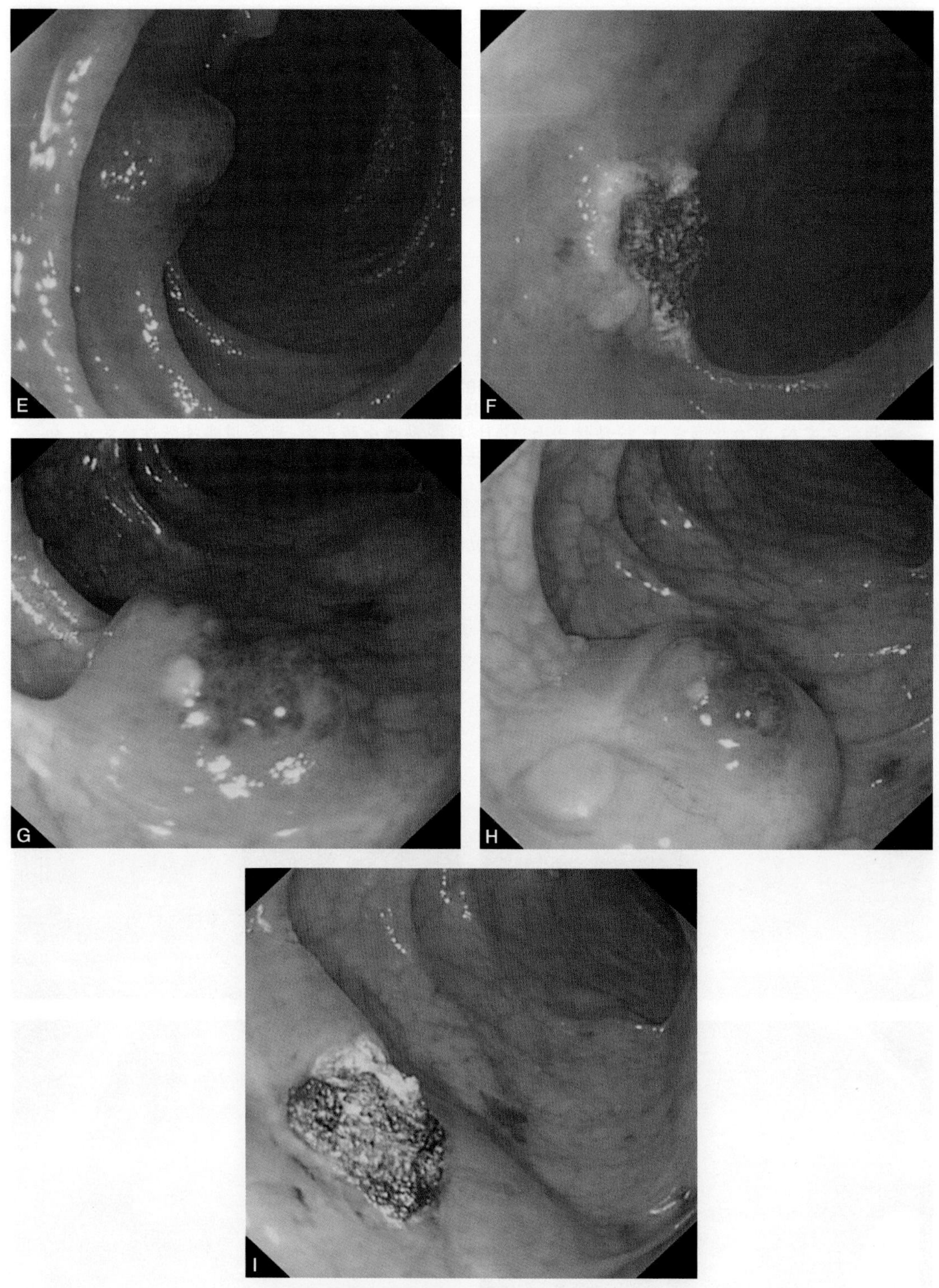

图 4-7-2　蓝色橡皮疱痣综合征小肠血管瘤镜下治疗

A、B. 小肠内血管瘤；C. BAE 聚桂醇注射治疗；D. 经反复硬化剂注射治疗后，部分血管瘤彻底消失；E、F. 对于较小的血管瘤或硬化剂注射后残留的较小血管瘤，直接行 APC 凝固治疗；G～I. 对于一些稍大的血管瘤，可先用硬化剂注射，随后 APC 凝固使其彻底炭化。

3. **小肠 Dieulafoy 血管出血**(图 4-7-3,图 4-7-4)

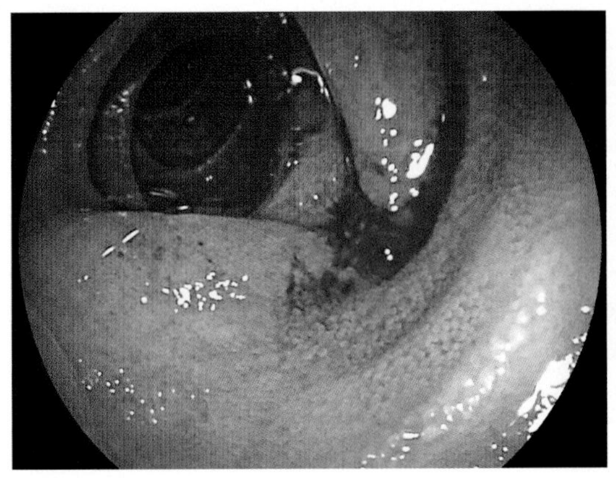

图 4-7-3　Dieulafoy 血管出血

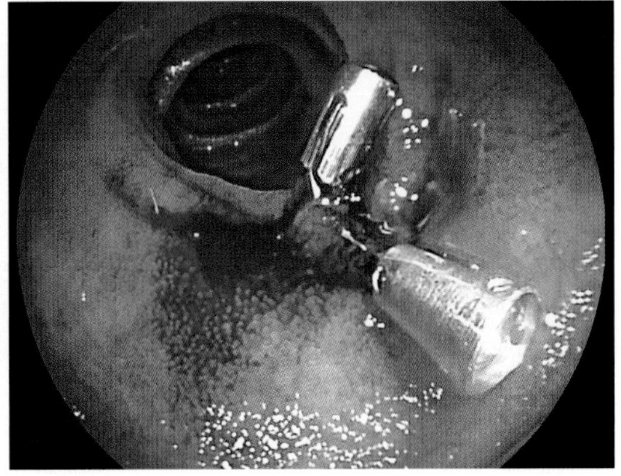

图 4-7-4　钛夹夹闭治疗 Dieulafoy 血管出血

4. **Meckel 憩室和小肠肿瘤所致的出血**　多需外科治疗。

5. **小肠孤立静脉曲张出血**(图 4-7-5)

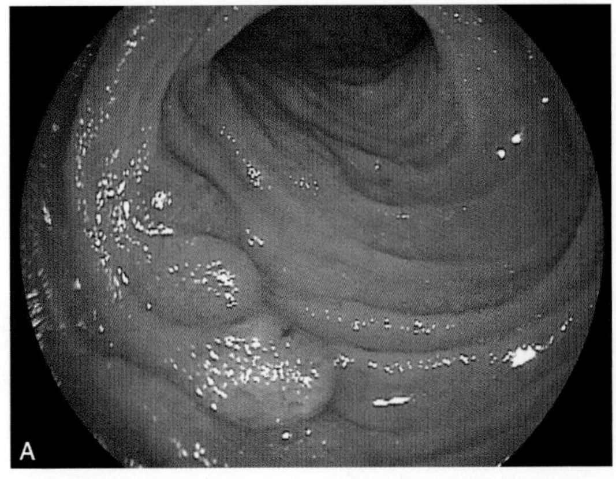

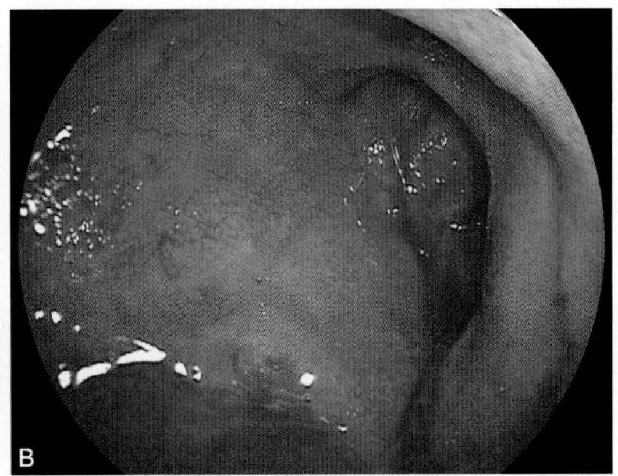

图 4-7-5　小肠静脉曲张出血

A. 迂曲蛇形曲张静脉,长约 12cm,局部血栓头形成;B. 分 5 点给予聚桂醇注射治疗。

三、BAE 治疗小肠出血的长期疗效

美国一项研究对 274 例 BAE 治疗的小肠出血患者进行电话随访,在治疗后 12 个月时,43%患者无再出血或需要输血、补铁治疗,22%有肉眼出血,35%需要输血、补铁治疗,其中小肠血管病变患者再发出血比例较高。

日本一项研究也表明,血管病变导致的小肠出血 BAE 治疗后再出血比例较高,40%患者 1 年内出现再出血,60%长期随访发生再出血或需要输血、补铁治疗。再出血的预测因素包括:BAE 治疗前需大量输血($P=0.012$),多发血管病变($P=0.01$)。

四、BAE 诊疗小肠出血的不足之处

BAE 是一种侵入性检查,费时、费力、操作技术要求高,且有一定的并发症发生率,如急

性胰腺炎、肠穿孔等。如各种检查不能明确出血病变部位或病变弥漫，则不适用内镜治疗。内镜下治疗措施应根据当地医疗条件、患者病因和治疗应答情况综合决定。

（朱 鸣 夏志波）

参考文献

[1] 中华消化杂志编辑委员会. 小肠出血诊治专家共识意见（2018 年，南京）[J]. 中华消化杂志，2018，38（9）：577-582.

[2] GERSON L B, BATENIC M A, NEWSOM S L, et al. Long-Term Outcomes After Double-Balloon Enteroscopy for Obscure Gastrointestinal Bleeding[J]. Clin Gastroenterol Hepatol, 2009, 7(6): 664-669.

[3] SHINOZAKI S, YAMAMOTO H, YANO T, et al. Long-term outcome of patients with obscure gastrointestinal bleeding investigated by double-balloon endoscopy[J]. Clin Gastroenterol Hepatol, 2010, 8(2): 151-158.

第 8 章 气囊辅助式小肠镜辅助下内镜逆行胰胆管造影

一、概述

内镜逆行胰胆管造影（endoscopic retrograde cholangiopancreatography，ERCP）是诊断和治疗胆胰疾病的重要技术。临床上部分消化道重建手术（如胰腺 Whipple 术、Billroth Ⅱ式术、空肠 Roux-en-Y 吻合术、Braun 吻合术）术后的患者因胆道结石、肿瘤复发和胆肠吻合口狭窄等，继发胆管炎、黄疸、梗阻等需行 ERCP 治疗时，因为正常消化道解剖结构发生变化，使得内镜到达十二指肠乳头部、胆肠吻合口及胰肠吻合口的路径不一、长度改变及正确进镜路径辨识困难，亦有肠袢固定成角及术后粘连、狭窄等情况，导致几乎无法利用常规十二指肠镜到达目标部位（如十二指肠乳头、胆肠吻合口、胰肠吻合口）。BAE 可用于辅助 ERCP 进镜，能够成功解决这一难题。相关研究表明，SBE 与 DBE 辅助 ERCP 操作的成功率基本相同，本章以 SBE 为例，介绍 BAE 辅助下 ERCP。

二、操作器械及设备

1. **气囊辅助式小肠镜（balloon-assisted enteroscopy，BAE）** 辅助 ERCP 操作采用 SBE 或 DBE 皆可，本章以 SBE 为例，有效工作长度为 2 000mm，直径为 9.2mm，工作钳道为 2.8mm。

2. **SBE 外套管（常用设备参数）** 总长度为 1 400mm，有效工作长度为 1 320mm，外径为 13.2mm，内径为 11mm。

需要特别说明的是，鉴于目前通用的 ERCP 配件不适用于 BAE，且 BAE 用于 ERCP 后续诊治时可操作性较差，因此一般不直接用 BAE 进行 ERCP 操作，而是到达目标部位后将其撤出，换用胃镜。但是，外套管的长度远大于胃镜长度，将胃镜直接插入外套管进行 ERCP 操作是不可行的（图 4-8-1A）。解决的办法是：到达目标部位撤出 BAE 后，在外套管上开一个“窗”（图 4-8-1B），胃镜由此“窗”插入外套管，完成后续 ERCP 操作（图 4-8-1C）。操作开始前就要比照外套管和胃镜，在外套管上标记一个开“窗”位置（图 4-8-1D），由该位置插入后胃镜后，其操作部可自由操作的同时，镜头端约 10cm 的插入部的弯曲部分刚好可伸出外套管。

3. **电子胃镜** 有效工作长度为 1 050mm，直径为 9.9mm，工作钳道为 3.2mm。

4. **其他** 主机、内镜工作站、注水设备、注气设备、CO_2 气泵、图像采集及编辑系统、X 线设备及 ERCP 相关操作器械等。

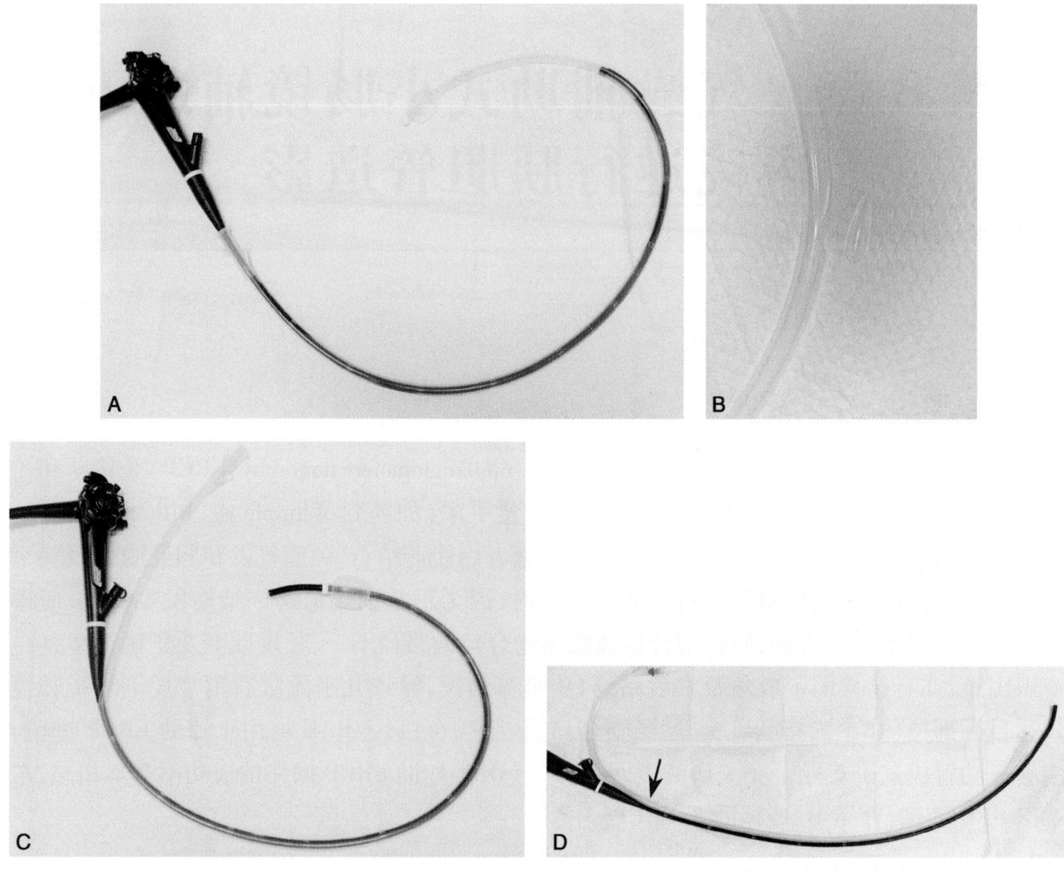

图 4-8-1　SBE 外套管开“窗”

三、内镜操作

1. **操作前准备**　操作前必须明确患者的消化道重建方式、吻合口类型及输入袢的长度，这是至关重要的，也是操作成功的关键。术前需向患者及家属常规履行告知义务并使其签署相关知情同意书，完善各项辅助检查，排除本操作及麻醉的相关禁忌证。术前禁食 8 小时，术前可应用抗生素及吲哚美辛等药物以减少术后并发症的发生。

患者一般取侧卧位，建立静脉通路，在静脉麻醉或气管插管下接受全身麻醉，行心电监护、血氧饱和度监测并吸氧。另外，还需准备 X 线设备及造影剂。

2. **操作方法**　SBE 辅助 ERCP 可采用单人或双人操作法，选择经口进镜。操作过程中使用 CO_2 注气。

首先采用常规 SBE 检查的方式进镜，术中可在 X 线透视下引导内镜方向，必要时辅以腹部加压，直至将小肠镜前端推送至肠肠吻合口。

以 Roux-en-Y 吻合术为例，内镜到达 Y 形的肠肠吻合口之后的操作有 2 个关键点。第一，如何正确选择输入袢进镜。操作者可以根据以下几个特征来判断输入袢：①输入袢一般较输出袢含有更多的墨绿色胆汁及泡沫；②根据 X 线透视下内镜插镜后的走向判断输入袢，输入袢的走向一般为横向偏右侧腹部;③根据手术后的解剖特征判断,一般来讲,输入袢较输出袢更难进镜。当难以判断输入袢时,可在黏膜喷洒结晶紫,也可使用钛夹标记,当误入输出袢时再退回吻合口重新选择另一侧进镜。第二,确认输入袢后小肠镜如何顺利通过 Y 形的肠肠吻合口进入输入袢。操作者可以将小肠镜外套管的球囊充气后固定吻合口近端的肠腔,通过同时回拉小肠镜及外套管,带动内镜所在的肠腔回缩,以增加该肠腔与输入袢之间的角度(也就是 Y 字顶端的 V 形分叉之间的角度),此时充气的球囊顺势起到支撑作用,小肠镜可相对轻松地进入输入袢。

内镜进入输入袢后循腔进镜到达目标部位(如十二指肠乳头、胆肠吻合口、胰肠吻合口),进镜时注意前部的盲端。然后,也将外套管推进至目标部位附近。整个操作过程中应注意取直镜身,外套管到达目标部位附近后应保证事先标记的开"窗"位置在体外。接下来将外套管气囊充气以固定位置(注意避免气囊挤压乳头),再把小肠镜缓慢从外套管中退出,将外套管留置。

撤出小肠镜后,用剪刀在外套管上开"窗"。若事先标记的开"窗"位置与患者口垫之间仍有一部分外套管,可以将"窗"开在更靠近患者口垫的位置,因为理论上"窗"到外套管气囊端的距离越短,胃镜操作部一侧的镜身留置在外套管之外的部分则越多,越便于 ERCP 操作。开"窗"时需注意避开外套管内的小注气管,一般选择其对侧。接下来将胃镜由此"窗"插入外套管,循外套管进镜至目标部位,最后使用通用的 ERCP 附件完成后续诊治。当具备配套 BAE 的 ERCP 相关附件时,也可直接通过小肠镜进行下一步诊治;此外,目前有短型 BAE,其有效工作长度为 152cm,工作钳道为 3. 2mm,可应用常规 ERCP 配件进行操作。

使用胃镜插镜至目标部位操作时,为维持镜身的稳定,方便 ERCP 后续操作,外套管气囊处于充气状态,但是注意气囊定时放气以防止气压伤的发生。

四、并发症及术后管理

BAE 辅助 ERCP 最常见的并发症是穿孔、出血、术后胰腺炎、胆管炎、发热、气压伤等。对于 BAE 辅助 ERCP 操作造成的相关并发症如出血、穿孔及气压伤等,一般出血可经内科保守治疗好转。穿孔是相对发生率较高的并发症,有文献报道约为 2. 3%,大出血及穿孔必要时需急诊内镜下治疗或外科干预。气压伤主要是由于输入袢一侧为盲端,一侧为充气的气囊,中间形成封闭的腔,内镜的注气无法排出而进入胆道内,胆道内气体过多则导致肝包膜产生细小破口,气体由此溢出,造成腹腔积气、腹膜后积气、皮下气肿,大部分气压伤经内科保守治疗可好转。术后胰腺炎、胆管炎及发热一般来源于 ERCP 操作,相关术后管理基本同常规 ERCP 操作,在此不做赘述。

五、经典病例及内镜下表现

病例 1　患者女性,56 岁,胃大部切除 Roux-en-Y 胃空肠吻合术后,因"胆总管结石"就诊。首先应用 SBE 辅助 ERCP 进镜,见吻合口呈双腔征(图 4-8-2A),到达十二指肠乳头后换用电子胃镜进行后续 ERCP+内镜下乳头括约肌切开术+经内镜鼻胆管引流术(图 4-8-2B、C)。

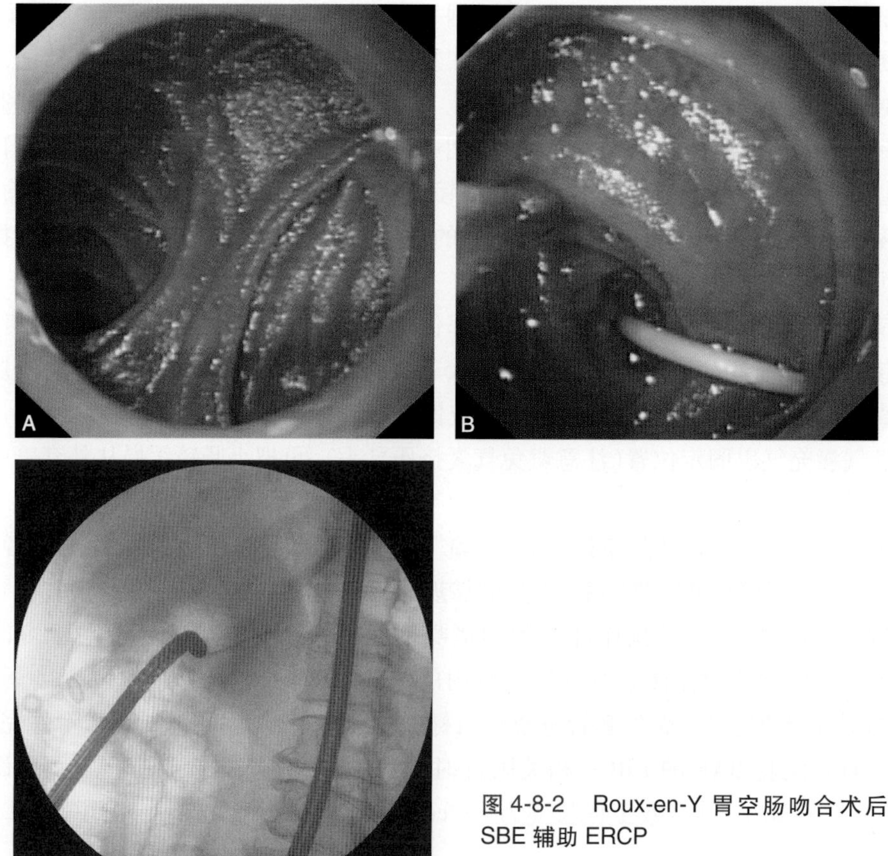

图 4-8-2 Roux-en-Y 胃空肠吻合术后 SBE 辅助 ERCP

病例 2 患者男性，15 岁，1 年前因胆总管囊肿行胆总管囊肿切除+Roux-en-Y 胆肠吻合术，本次因“发热、黄疸 10 天”就诊。疑诊为胆肠吻合口狭窄，行 SBE 辅助下 ERCP：小肠镜越过幽门约 100cm 处见吻合口呈双腔征（图 4-8-3A），向吻合口左侧肠腔进镜，肠腔内见较多黄绿色胆汁泡沫（图 4-8-3B），继续进镜约 40cm，见输入袢盲端（图 4-8-3C），退镜至距盲端 5cm 处见略狭窄的胆肠吻合口（图 4-8-3D），充盈气囊固定后退出小肠镜，插入胃镜（图 4-8-3E），成功插管进行后续 ERCP 操作。

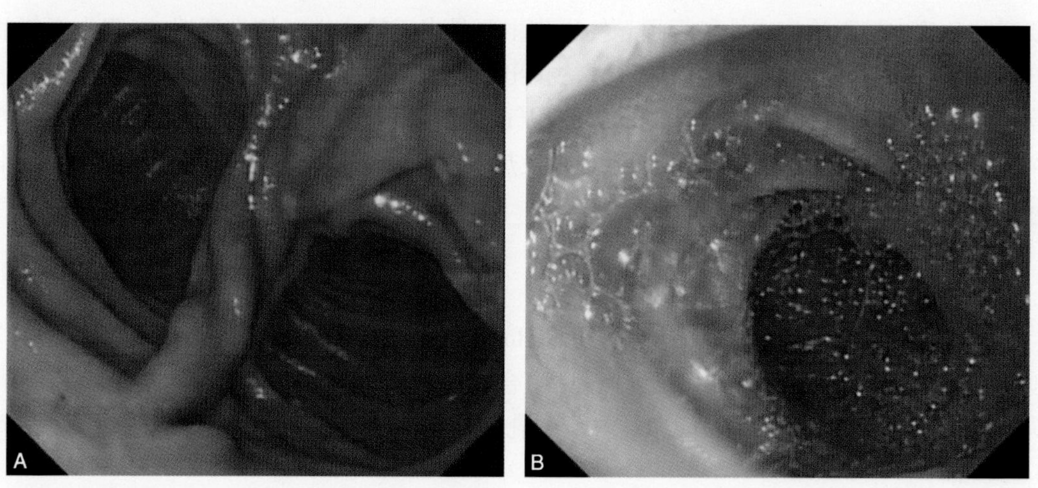

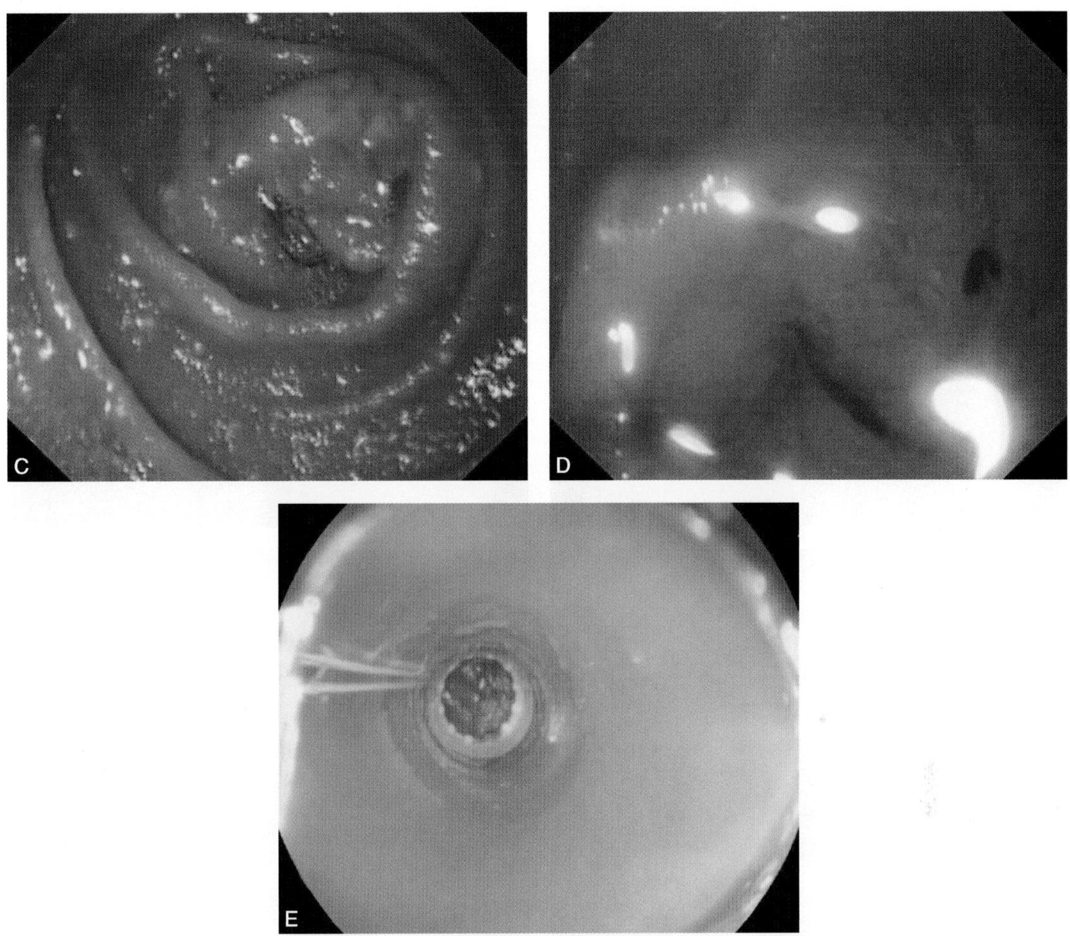

图 4-8-3　Roux-en-Y 胆肠吻合术后 SBE 辅助 ERCP

病例 3　患者男性，67 岁，4 年前因胃癌行全胃切除+淋巴结清扫术，术后行空肠 Roux-en-Y 吻合，本次因“胆总管结石”就诊。行 SBE 辅助下 ERCP 术：常规操作 SBE 经吻合口（图 4-8-4A）至输入袢见十二指肠乳头（图 4-8-4B），更换胃镜后，切开刀在导丝引导下深插入胆管，缓慢注入造影剂 10ml，透视见肝外胆管显影，胆总管扩张直径约 1.2cm，中段见一个约 1.0cm×1.0cm 的结石负影（图 4-8-4C），造影剂流出不通畅，行乳头球囊扩张（图 4-8-4D）后，取石网篮取出结石（图 4-8-4E）。置鼻胆管引流于胆总管（图 4-8-4F）后退镜。成功进行 ERCP+逆行胆管造影+内镜下乳头柱状气囊扩张术+网篮取石+经内镜鼻胆管引流术。

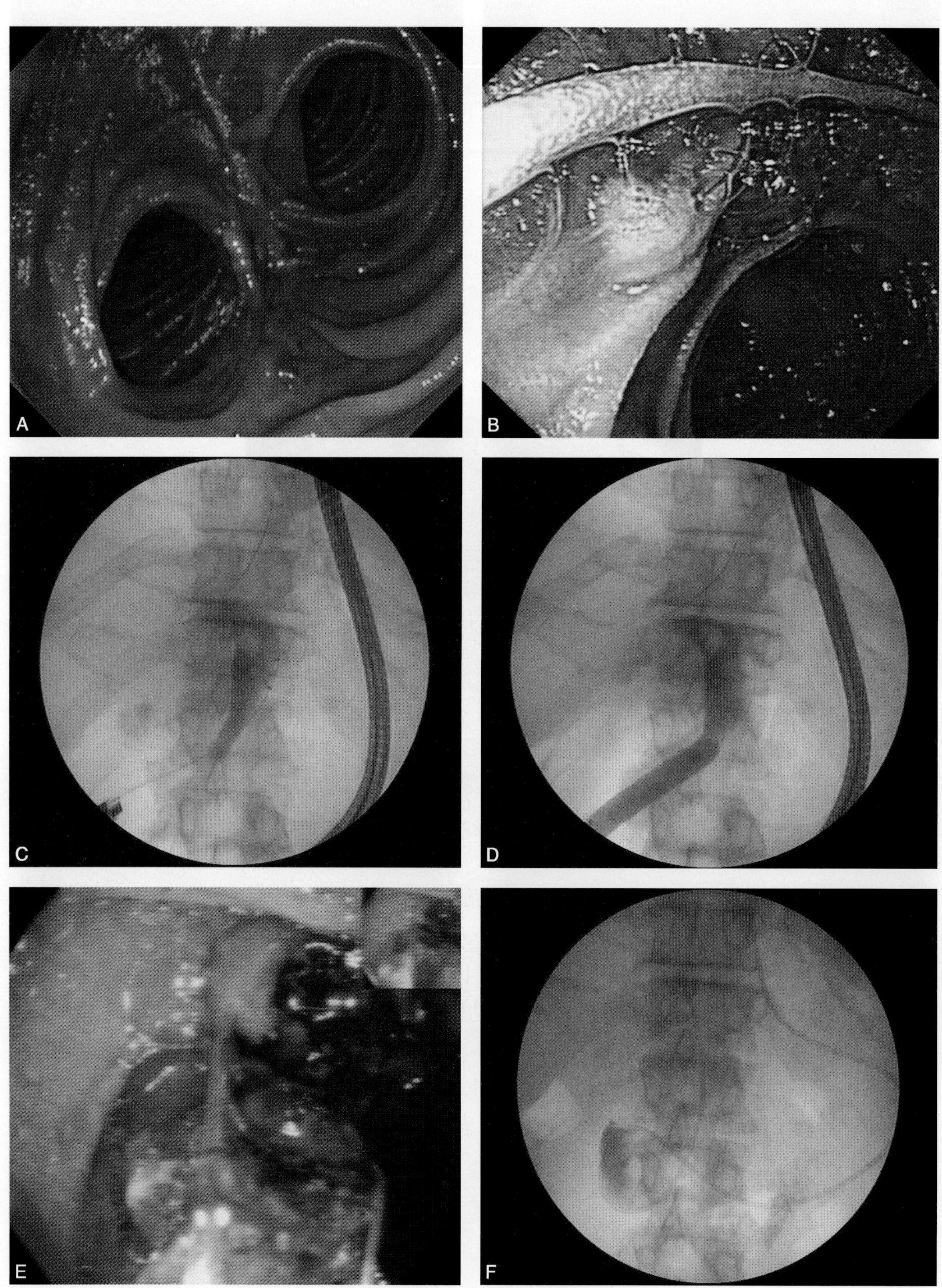

图 4-8-4　空肠 Roux-en-Y 吻合术后 SBE 辅助 ERCP

病例 4　患者男性，44 岁，1 年前因慢性胰腺炎合并胰头囊性病变行胰十二指肠切除、胰肠吻合、胆肠吻合术，本次因“梗阻性黄疸、胆总管末端结石”就诊。行 SBE 辅助下 ERCP 取石术：小肠镜在外套管辅助下到达胰肠吻合口，吻合口充血、水肿，见支架 1 枚，胰管支架周壁黄色沉积物覆盖（图 4-8-5A），拔除胰管支架。缓慢后退小肠镜，见胆肠吻合口，呈开放状态，有碎石溢出（图 4-8-5B）。外套管气囊充气固定后，退出小肠镜，更换胃镜沿外套管重新进镜，切开刀及导丝插管至胆管，造影肝内外胆管显影、扩张，胆总管充满结石影（图 4-8-5C），以 12mm 扩张球囊扩张胆肠吻合口（图 4-8-5D）后，应用球囊、网篮及碎石网篮反复取出以上结石（图 4-8-5E），再次造影未见明显结石影（图 4-8-5F）。

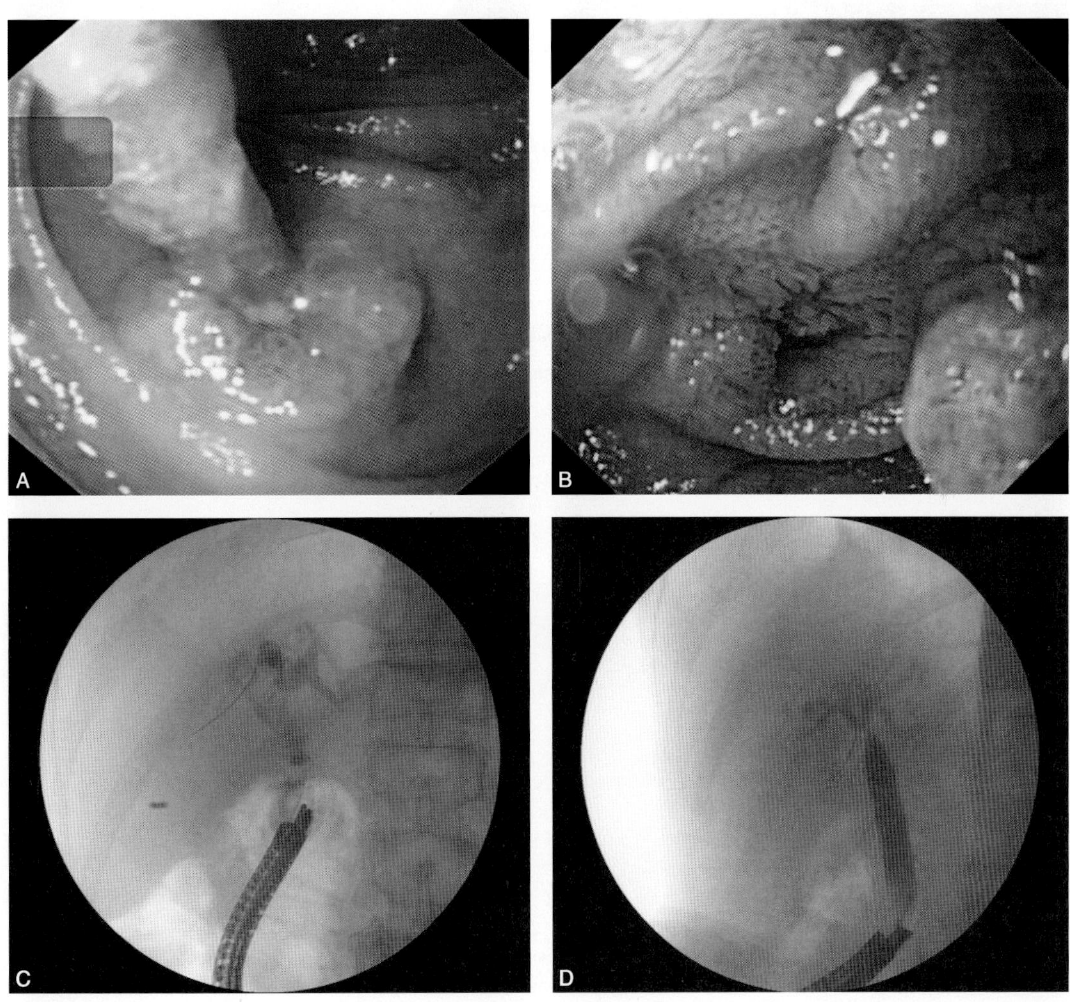

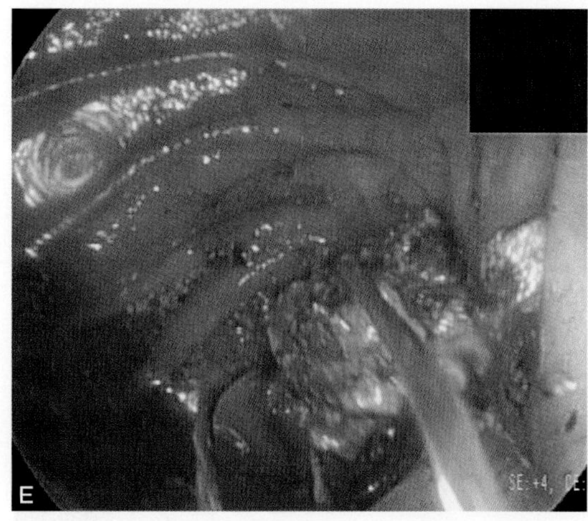

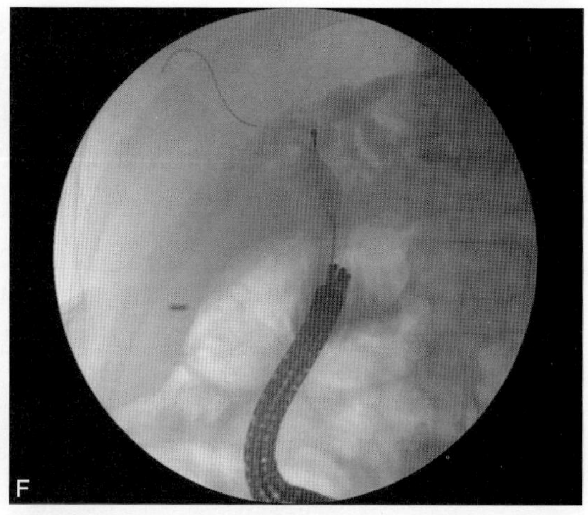

图 4-8-5 胰十二指肠切除、胰肠吻合、胆肠吻合术后 SBE 辅助 ERCP

（左秀丽 马 田 刘 超）

参考文献

DE KONING M, MOREELS T G. Comparison of double-balloon and single-balloon enteroscope for therapeutic endoscopic retrograde cholangiography after Roux-en-Y small bowel surgery [J]. BMC Gastroenterol, 2016, 16(1):98.

第 9 章　小肠异物的内镜治疗

一、概述

小肠异物最常见者为胶囊内镜(CE),另外也可见于假牙使用者、囚犯、精神心理异常者、酒精中毒者,以及普通人有意或误将硬币、电池、螺钉和其他异物吞下后排至小肠。大多数异物可自然排出,少数可嵌顿于肠壁或因病理性狭窄滞留小肠内。胶囊内镜滞留是指吞服胶囊内镜 2 周后,胶囊未排出体外。其他异物进入消化道后出现异物相关症状或 3 天内未排出时,需考虑内镜或外科手术取出异物,对于尖锐、具有腐蚀毒性作用、长度大于 6cm、直径大于 2.5cm 的异物应尽早取出。据报道,小肠内尖锐异物致穿孔发生率为 35%,尤以回盲瓣处多见。

二、内镜下治疗

1. **治疗前评估**　包括对异物性质及相关并发症评估、异物定位、原发病评估、排除内镜治疗禁忌证。腹部 X 线片及 CT 常用于判断异物是否存在,诊断异物性质、形状、大小及位置,并可评估是否有消化道穿孔等并发症发生。异物取出方式取决于异物类型、原发病及是否已经出现并发症等。对于尚无消化道穿孔、无需外科手术治疗原发病(如肿瘤切除、解除梗阻等)的小肠异物,可考虑行小肠镜下异物取出术。

2. **内镜治疗方法及技巧**

(1) 进镜途径的选择:胶囊内镜滞留者往往存在严重小肠狭窄,胶囊滞留于狭窄口侧,优先选择经口途径进镜;胶囊滞留于远端小肠或经口途径未能到达胶囊滞留处时,也可采用经肛进镜,对狭窄处进行扩张后越过狭窄取出胶囊内镜。其他异物滞留小肠时,进镜途径取决于异物的位置,通常第 1~4 组小肠(十二指肠、空肠及回肠上段)选择经口进镜,而第 5、6 组小肠(回肠中段及下段)选择经肛进镜。考虑到异物位置可随肠蠕动发生变化,尽可能在临近小肠镜术前再次行腹部 X 线检查定位异物。

(2) 操作技巧:内镜到达异物处后,滞留的胶囊内镜通过圈套器通常容易取出。其他尖锐异物可嵌顿于肠壁内。发现目标异物后,应仔细观察局部肠壁损伤情况,评估是否适合内镜下取出;判断异物刺入肠壁方向,在肠道无大幅蠕动时,利用器械钳夹异物,将其尖端轴向方向调整至与肠腔轴向方向平行后取出;观察并处理局部出血,局部损伤较深而有迟发穿孔可能时,需镜下金属夹封闭;异物通过消化道狭小部位如食管时,可将异物收入外套管内,以避免划伤管壁。若评估后发现异物嵌顿较深、存在镜下不能治疗的肠壁穿孔或因操作空间限制无法内镜下治疗者,需进一步腹腔镜或外科手术治疗,退镜前应在异物附近进行标记(推荐黏膜下注射墨汁或纳米碳)。

3. **术后管理**　存在消化道管壁损伤的患者,需根据病情给予禁食、止血、抗感染等治疗，促进肠壁修复，预防感染、出血、穿孔、肠瘘等并发症的发生。胶囊内镜取出后，通常需要对原发病进行后续治疗。

4. **治疗效果**　小肠镜下异物取出是一种微创、有效的治疗方式，十二指肠、空肠异物取出成功率非常高。即使异物取出失败，镜下观察及活检有助于明确诊断；此外，小肠镜下异物定位标记能有效减小下一步外科开腹或腹腔镜手术的创伤，并缩短手术时间。

三、经典病例及内镜下表现

病例 1　患者女性，52 岁，因"小肠胆道支架滞留 8 个月"就诊。患者 10 个月前因梗阻性黄疸、胆管结石，于外院行 ERCP 取石及胆道支架引流术，术后 2 个月复查 ERCP 发现胆道通畅，未见胆道支架。患者无腹痛等不适主诉，腹部 X 线片可见胆道支架位于上腹部，医师建议等待支架自行排出，观察 8 个月均未见支架排出。患者目前仍无腹痛及其他不适，但心理负担较大，腹部 X 线检查示支架仍位于上腹部，未见消化道穿孔征象。

小肠镜下支架取出术：经口进镜，于空肠距幽门约 50cm 处见黑色金属胆道支架头端，支架远端插入小肠壁内，使用异物钳自肠壁拔出支架远端，局部肠壁可见溃疡形成，2 枚金属夹封闭创面（图 4-9-1）。小肠镜术后再次行腹部立位 X 线检查，未见穿孔征象，患者无腹痛、发热等不适，禁食 2 天，逐渐过渡至半流食后出院。

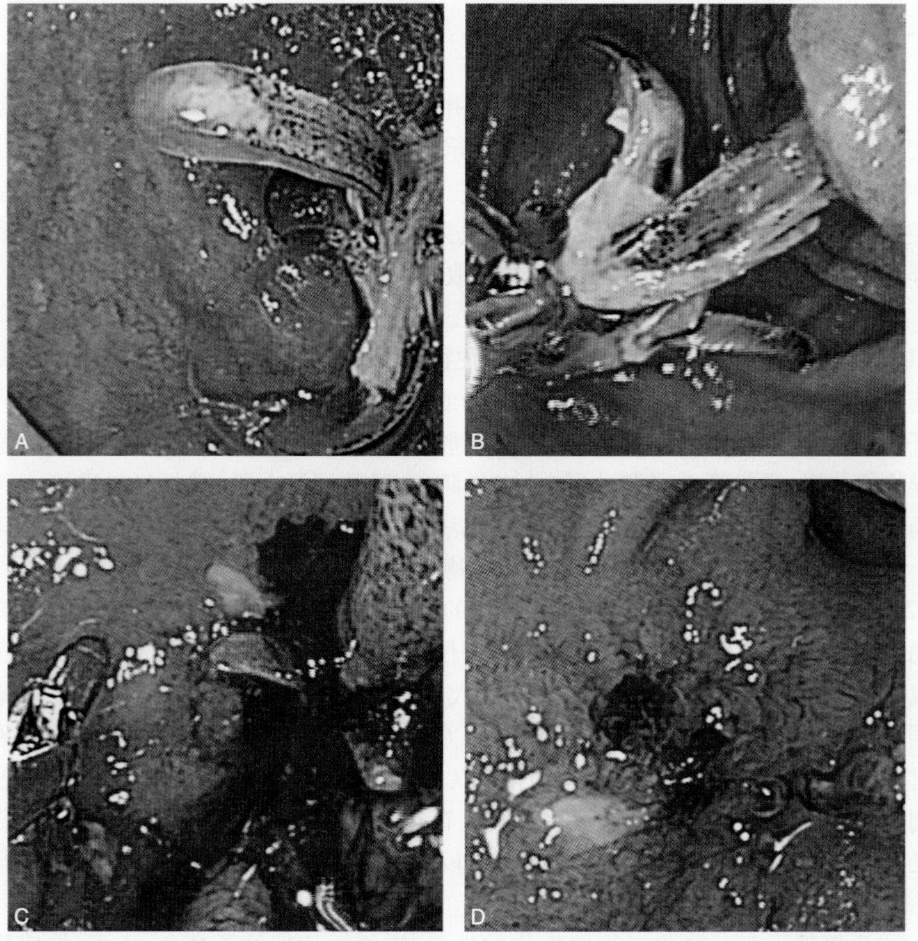

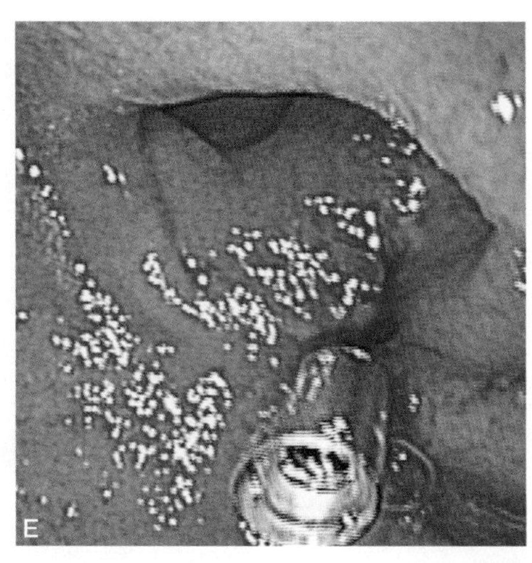
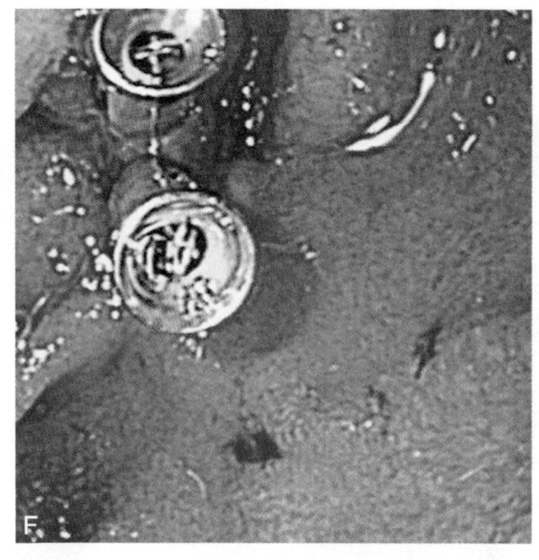

图 4-9-1　**小肠胆道支架取出术**

A、B. 于空肠距幽门约 50cm 处见黑色金属支架头端；C. 支架远端插入小肠壁内；D. 支架自肠壁拔出后，见局部有溃疡形成；E、F. 2 枚钛夹封闭创面。

病例 2　患者女性，48 岁，因“不慎咽下假牙 1 周”就诊。患者无腹痛、发热等不适，连续 2 天行腹部立位 X 线片，可见盆腔异物位置无明显变化，无消化道穿孔表现。患者拒绝外科手术取出假牙，为行小肠镜下假牙取出来诊。

小肠镜下回肠假牙取出术：经肛进镜，于回肠远端见假牙横跨肠腔，一侧尖端扎入肠壁。异物钳轻柔拉动假牙，判断两侧尖端与肠壁关系、嵌入深度、创面情况；异物钳顺尖钩弯曲方向自肠壁内拔出刺入肠壁的尖钩；缓慢退镜取出假牙（图 4-9-2，视频 4-9-1）。术后禁食 1 天，由清流食、流食过渡至半流食，无腹痛、发热，3 天后出院。

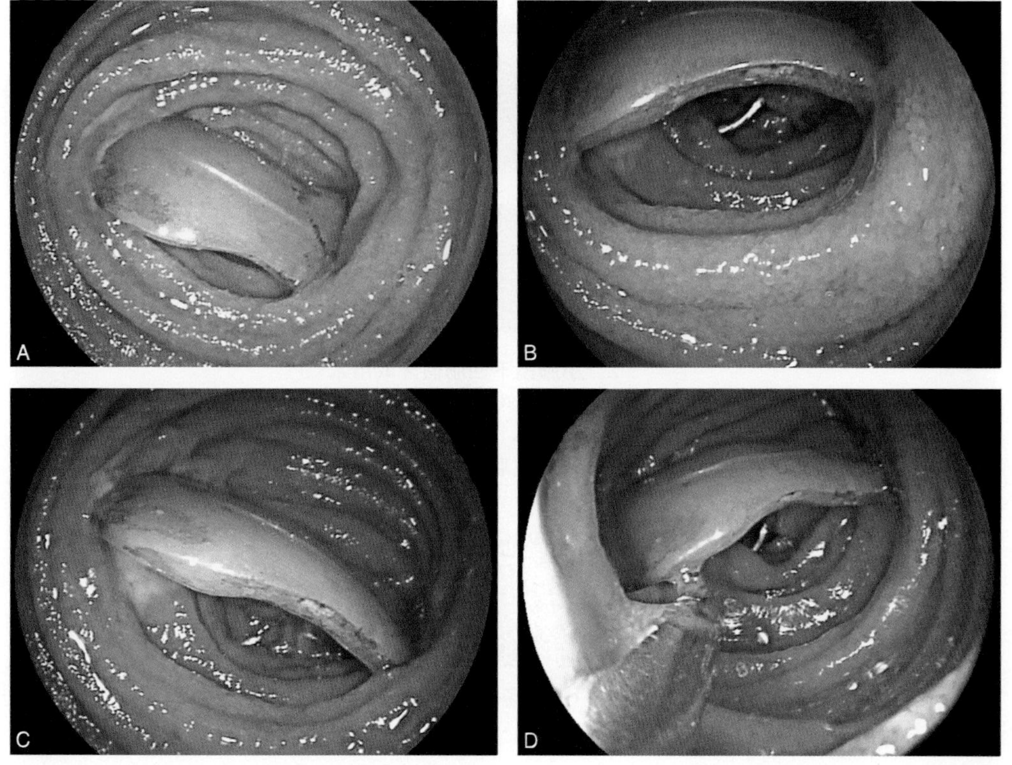

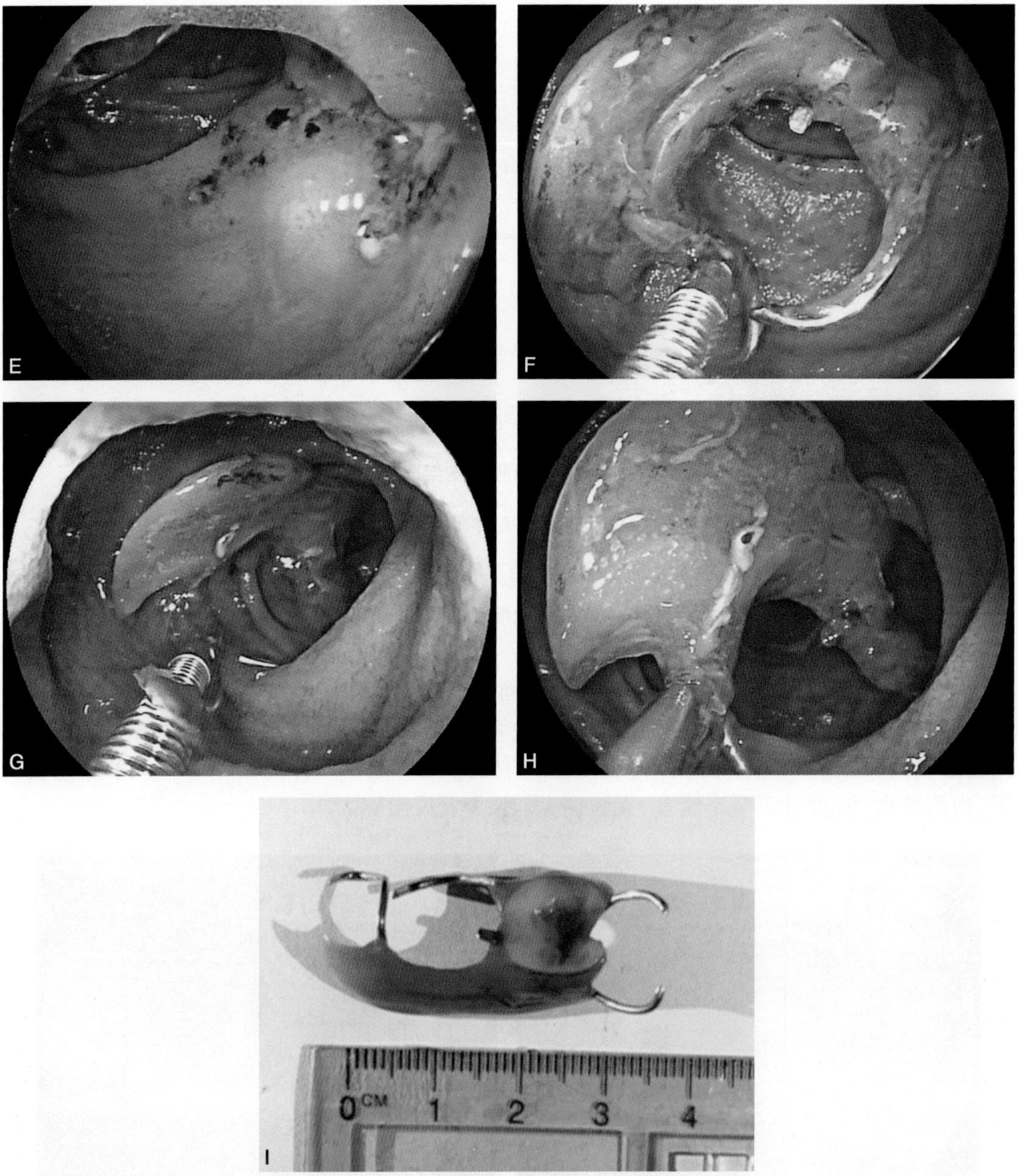

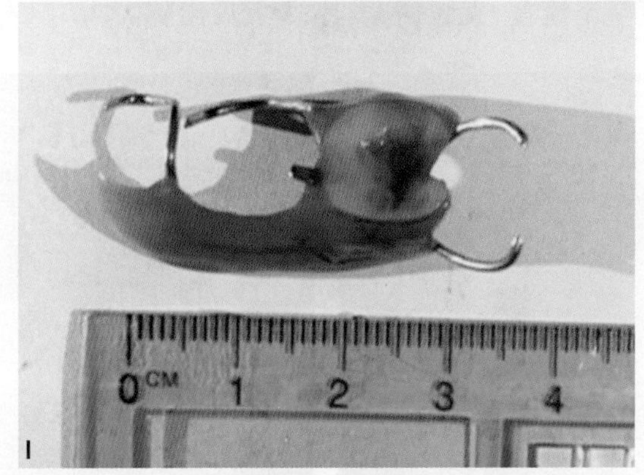

图 4-9-2　小肠镜下回肠假牙取出术

A. 回肠见假牙横行嵌顿于肠壁；B. 未扎入肠壁的假牙金属尖钩；C. 近观一侧假牙扎入肠壁处溃疡形成；D. 异物钳轻柔拉动假牙，判断两侧与肠壁关系、嵌入深度、创面情况；E. 异物钳顺尖钩弯曲方向自肠壁内取出嵌顿假牙金属尖钩；F～H. 缓慢退镜取出假牙；I. 取出后的假牙。

视频 4-9-1　回肠假牙经内镜取出

病例 3　患者女性，45 岁，因“间断腹痛 15 年，胶囊内镜滞留 1 年余”就诊。患者为明确腹痛原因，于 1 年前行胶囊内镜检查，胶囊内镜在回肠中段停止工作，吞服后未发现胶囊内镜排出。胶囊内镜图片提示，空肠下段黏膜可见片状出血、水肿、糜烂、浅溃疡形成，肠腔似有轻度狭窄。近期腹部立位 X 线片见中腹部胶囊影，未见小肠梗阻征象。为取出胶囊内镜，于门诊行经口小肠镜。

小肠镜下胶囊内镜取出术：经口进镜，于小肠距幽门约 300cm 处可见环形狭窄，表面糜烂，可见白苔，肠腔孔径约 2mm，近端肠腔扩张，可见胶囊内镜滞留，于狭窄糜烂处活检后，以圈套器于胶囊中部收紧，退镜并经口取出胶囊内镜（图 4-9-3）。

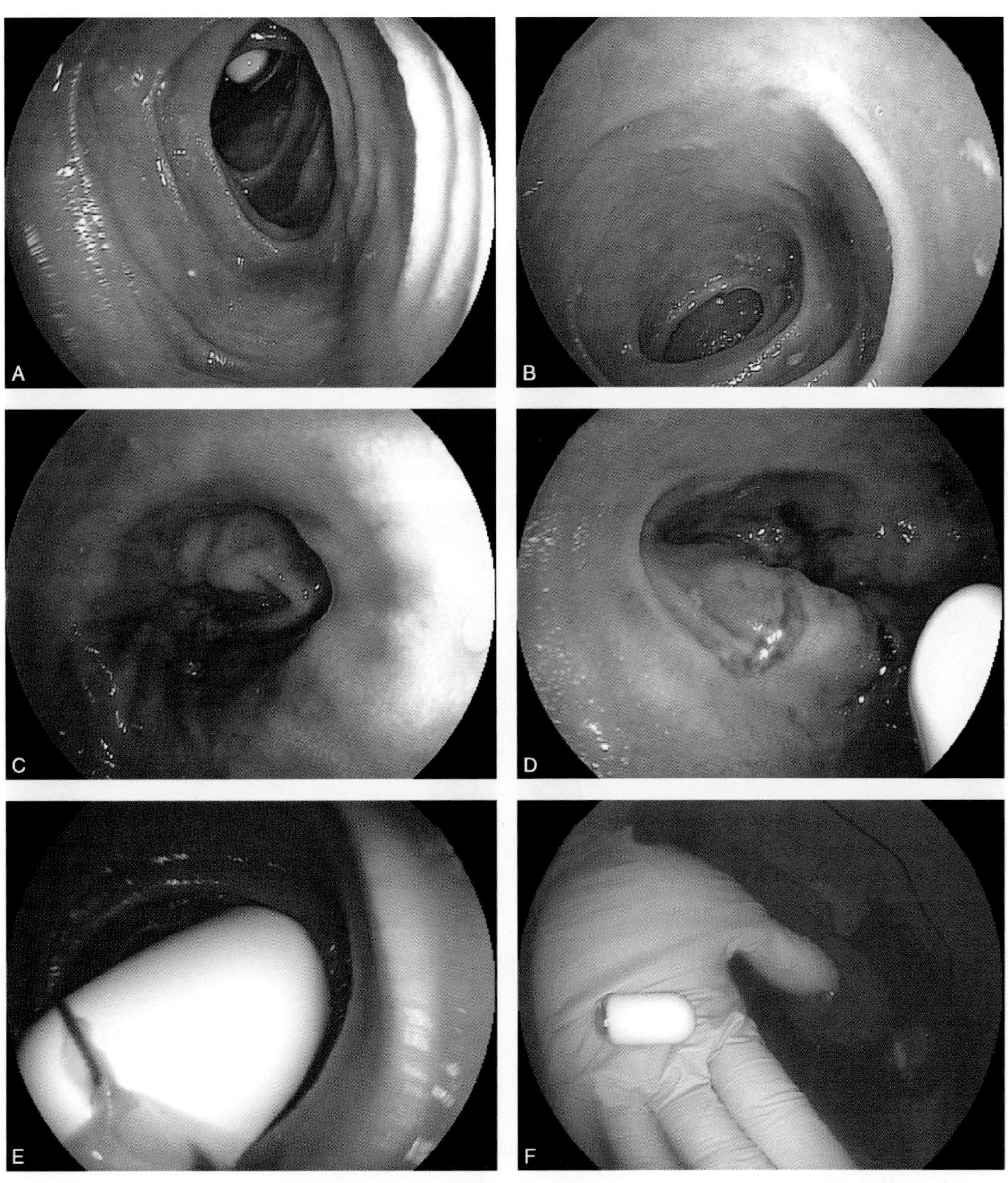

图 4-9-3　小肠镜下胶囊内镜取出术

A～C. 空肠环形狭窄，表面糜烂，可见白苔，肠腔孔径约 2mm，近端肠腔扩张；D. 胶囊内镜滞留；E. 圈套器取出胶囊；F. 体外观察胶囊内镜。

病例 4　患者男性，19 岁，自闭症，因"吞食尖头螺丝钉 3 小时"就诊。螺丝钉为工艺课上所用尖头螺丝钉，患者无不适主诉，询问病史及查体均不配合。腹部 X 线片可见中腹部长径为 1.5cm 螺丝钉样高密度物（图 4-9-4A）；腹部 CT 见螺丝钉位于空肠近端，无小肠穿孔表现（图 4-9-4B）。

小肠镜下螺丝钉取出术：在空肠近端发现螺丝钉，未扎入肠壁，尖端朝向口侧（图 4-9-4C）。首先尝试利用圈套器套住螺钉尖端回拽，未能成功，后成功套住螺丝钉尾部，退出内镜同时小心牵引带出螺钉（图 4-9-4D）。

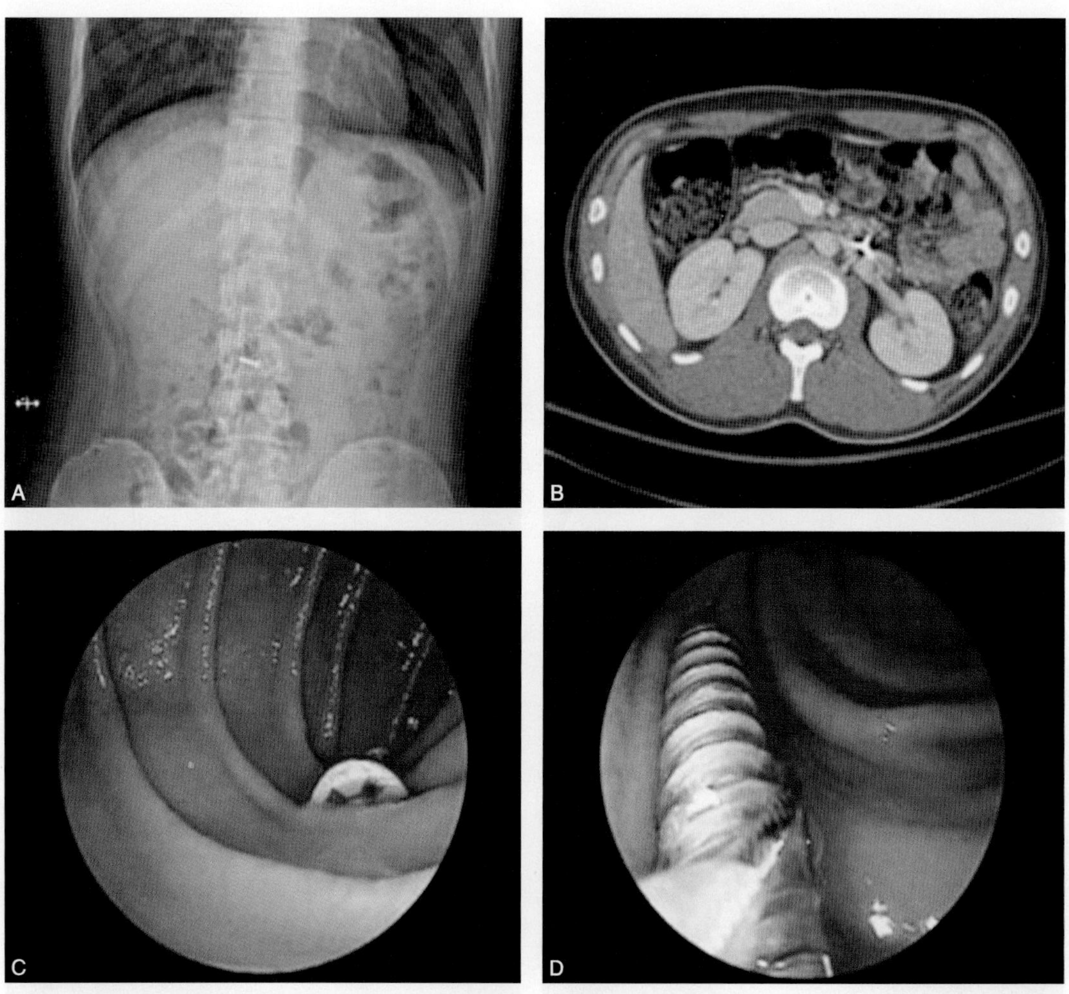

图 4-9-4　小肠镜下空肠螺丝钉取出术

（李白容）

参考文献

[1] GREEN S M, SCHMIDT S P, ROTHROCK S G. Delayed appendicitis from an ingested foreign body[J]. Am J Emerg Med, 1994, 12(1): 53-56.

[2] VAN WEYENBERG S J, VAN TURENHOUT S T, BOUMA G, et al. Double-balloon endoscopy as the primary method for small-bowel video capsule endoscope retrieval[J]. Gastrointest Endosc, 2010, 71(3): 535-541.

[3] AL-TOMA A,HADITHI M,HEINE D,et al. Retrieval of a video capsule endoscope by using a double-balloon endoscope[J]. Gastrointest Endosc,2005,62(4):613.

[4] ANDERSON K L,DEAN A J. Foreign Bodies in the Gastrointestinal Tract and Anorectal Emergencies[J]. Emerg Med Clin North Am,2011,29(2):369-400.

[5] LEE B I,CHOI H,CHOI K Y,et al. Retrieval of a retained capsule endoscope by double-balloon enteroscopy [J]. Gastrointest Endosc,2005,62(3):463-465.

[6] MAY A,NACHBAR L,ELL C. Extraction of entrapped capsules from the small bowel by means of push-and-pull enteroscopy with the double-balloon technique[J]. Endoscopy,2005,37(6):591-593.

[7] RAMCHANDANI M,REDDY D N,GUPTA R,et al. Diagnostic yield and therapeutic impact of single-balloon enteroscopy:Series of 106 cases[J]. J Gastroenterol Hepatol,2009,24(10):1631-1638.

[8] LEE A A,RAO S,NGUYEN L A,et al. Validation of Diagnostic and Performance Characteristics of the Wireless Motility Capsule in Patients With Suspected Gastroparesis[J]. Clin Gastroenterol Hepatol,2019,17(9):1770-1779. e2.

[9] LI F,GURUDU S R,DE PETRIS G,et al. Retention of the capsule endoscope:a single-center experience of 1000 capsule endoscopy procedures[J]. Gastrointest Endosc,2008,68(1):174-180.

[10] WANG Y,LIAO Z,WANG P,et al. Treatment strategy for video capsule retention by double-balloon enteroscopy[J]. Gut,2016,66(4):754-755.

第 10 章　小肠镜下黏膜剥离术

一、概述

针对小肠内扁平黏膜病变、脂肪瘤及其他黏膜下病变，需行内镜下黏膜剥离术（endoscopic submucosal dissection，ESD）治疗，以保证病变的完整切除。另外，结肠困难部位（如结肠肝曲、升结肠、盲肠、回盲瓣）的病变难以在结肠镜下提供稳定的 ESD 操作空间及良好操作视野，常导致常规结肠镜下 ESD 难以实施。因此，在有经验的内镜中心，对上述小肠病变及结肠困难部位病变可选择进行气囊辅助式小肠镜下 ESD，利用常规 ESD 器械进行该操作，但在操作方法及技巧方面与常规胃肠镜下 ESD 有一定的差别，尤其对内镜医师小肠镜控镜能力有更高要求。气囊外套管通过短缩、取直肠管及固定肠腔来帮助内镜更自由地到达病变处，提供稳定的视野及 ESD 操作平台。

二、气囊外套管及小肠镜特点

小肠镜专用的外套管内径较小，结肠镜无法通过外套管，胃镜虽然能通过外套管，但因外套管长度较长而无法与胃镜配套使用。因此，我们通常选择外套管联合小肠镜进行小肠及结肠特殊部位 ESD 操作。目前文献报道，一些内镜医师通过截短小肠镜外套管联合胃镜进行 ESD，国外已有专门用于结肠的气囊辅助式结肠镜，但该产品在国内尚未通过注册。本章节仅对气囊辅助式小肠镜下 ESD 进行论述。

小肠镜镜身较长、镜身柔软、控镜难度相对增加，且无附送水孔道，这些特性均不利于进行 ESD 操作；但通过外套管及气囊取直、缩短并固定肠管，可以使内镜更容易接近困难部位的病变，可以有更多的角度接近病变的不同部位，甚至可以很方便地进行倒镜操作，这是气囊辅助式小肠镜进行困难部位 ESD 治疗最大的优势。普通小肠镜的操作钳道为 2.8mm，较结肠镜操作钳道直径小，但仍能满足常规 ESD 治疗器械需要，目前已有治疗小肠镜，其操作钳道直径为 3.2mm；因小肠镜无附送水装置，操作时只能临时增加转换头，以实现附送水的功能。

三、器械要求

小肠镜下 ESD 与结肠 ESD 使用器械相似，根据习惯可使用附送水接头及外套管固定器。气囊外套管在 ESD 术中无需移动，需要助手把持固定；因此，日本学者设计了专用的气囊外套管固定器（图 4-10-1），使得助手专心于配合 ESD 手术。

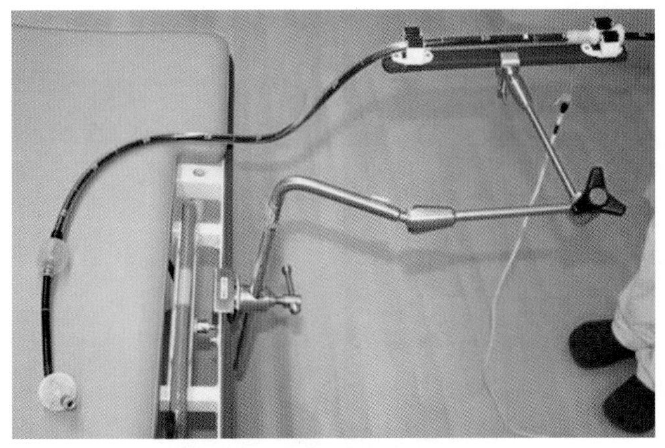

图 4-10-1　气囊外套管固定器

四、操作技巧

遵循小肠镜进镜技巧，内镜头端到达病变部位后，沿镜身送入外套管头端气囊使其接近病变处(距离病变 10~15cm)，气囊充气后回拉外套管，充分取直肠管并固定，此时前后穿插内镜时内镜头端可以自由接近病灶。用外套管固定器固定外套管(也可由一名助手用双手分别固定外套管两端)后进行 ESD 操作。按照常规 ESD 操作程序进行病变标记、黏膜下注射、黏膜切开、黏膜下剥离病变直至完整切除病变。无论在小肠内还是结肠内操作，都要进行充分的黏膜下注射(推荐应用玻璃酸钠注射液进行黏膜下注射)，具备了良好的黏膜抬举再进行剥离，要求保持清晰的剥离视野，剥离速度不宜太快，由于内镜无附送水的功能，尽量避免术中较大血管出血。

五、经典病例及内镜下表现

病例 1　患者女性，55 岁，因“体检发现升结肠有 1.5cm×1.0cm 的扁平侧向发育性息肉”就诊。用结肠镜行 ESD 操作时内镜很难接近病灶，无法完成操作，遂更换气囊辅助式小肠镜行 ESD：病变周边 APC 标记后，黏膜下注射玻璃酸钠注射液，周边切开并游离病变，完整切除，创面金属夹封闭；ESD 过程中病变肛侧部分在正镜下剥离，口侧部分倒镜操作剥离(图 4-10-2)。术后病理诊断为高级别腺瘤性息肉。

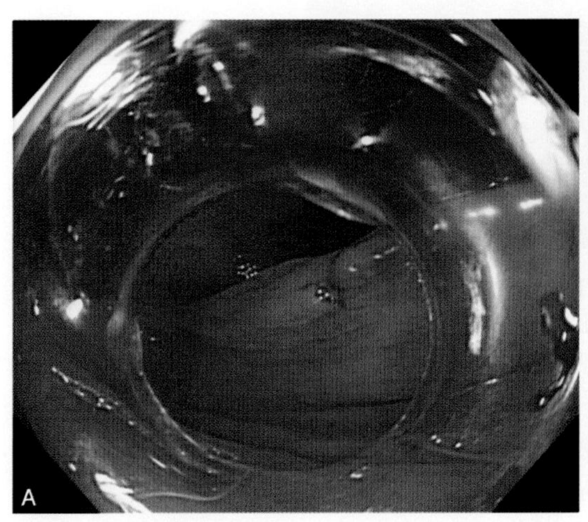

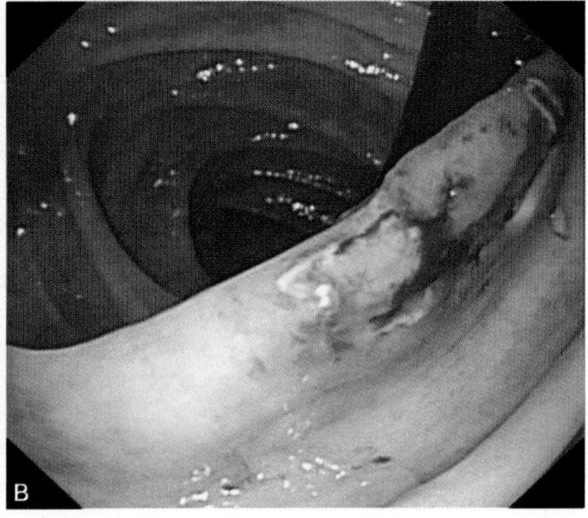

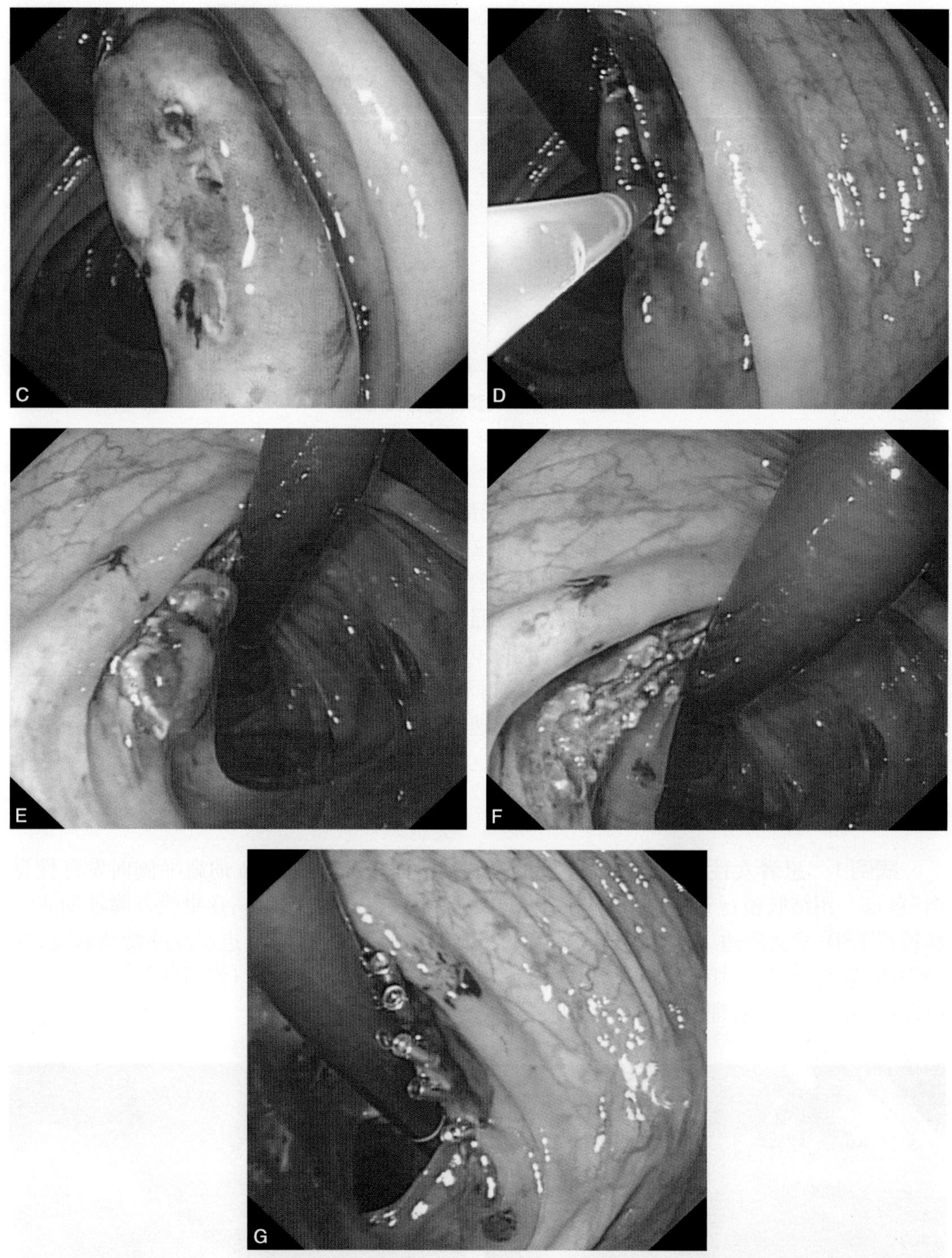

图 4-10-2　升结肠 LST 小肠镜下 ESD 治疗

A. 升结肠侧向发育性息肉，结肠镜难以接近病灶；B、C. 小肠镜下反转观察病变并标记；D. 黏膜下注射病变抬举良好；E. 黏膜下剥离病变；F. 剥离后创面；G. 剥离创面金属夹封闭。

病例 2　患者男性，62 岁，小肠脂肪瘤切除术后 5 年，因"反复腹部胀痛"就诊。行经口小肠镜检查，于空肠距幽门 140cm 处见 3. 0cm×3. 0cm 的淡黄色肿物，表面黏膜光滑，占据

1/3 肠腔。ESE：黏膜下注射玻璃酸钠+美兰+肾上腺素溶液，肿物口侧切开黏膜后黄白色肿物显露，黏膜下游离肿物后取出，用金属夹缝合创面（图 4-10-3）。术后病理诊断为脂肪瘤。

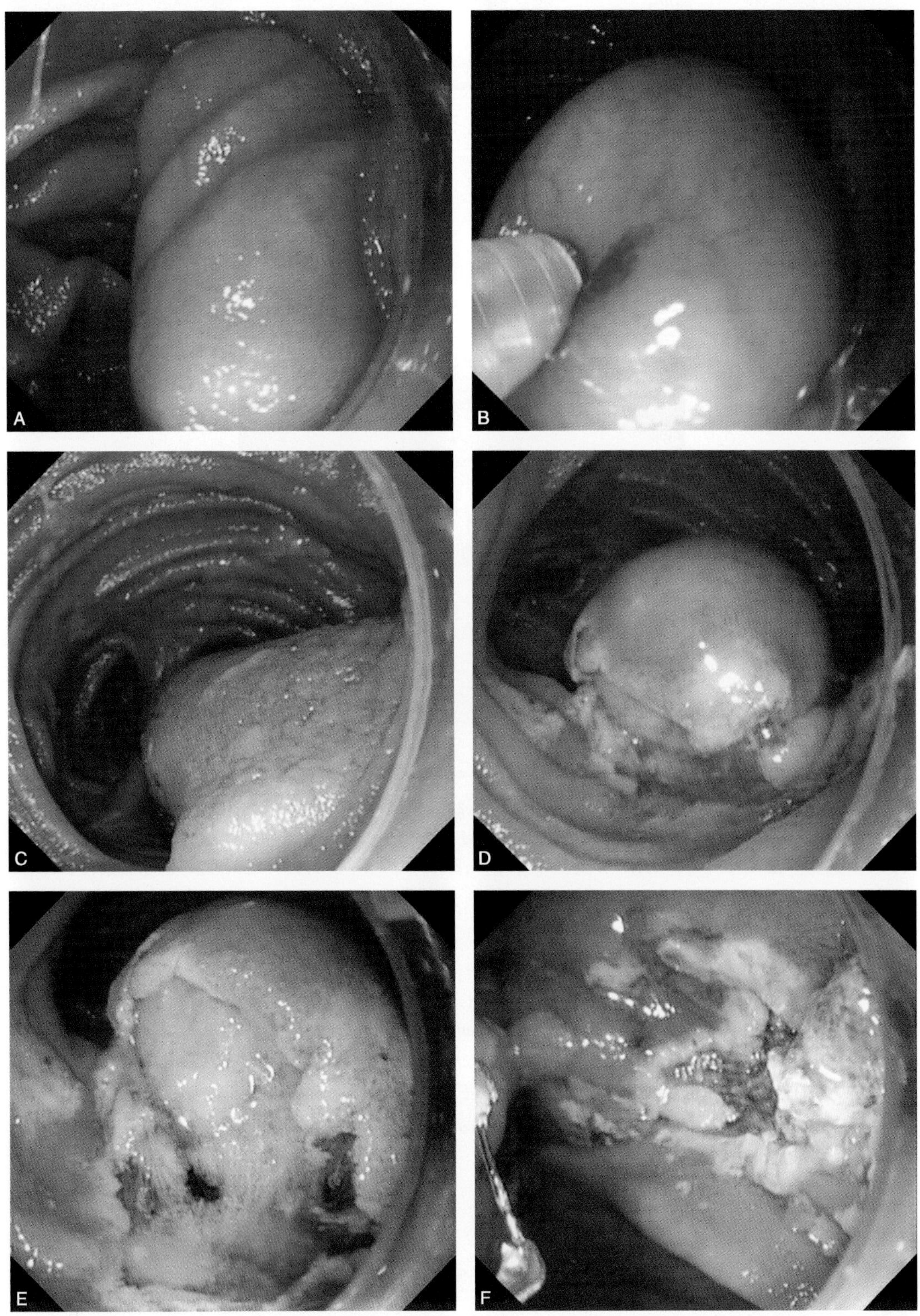

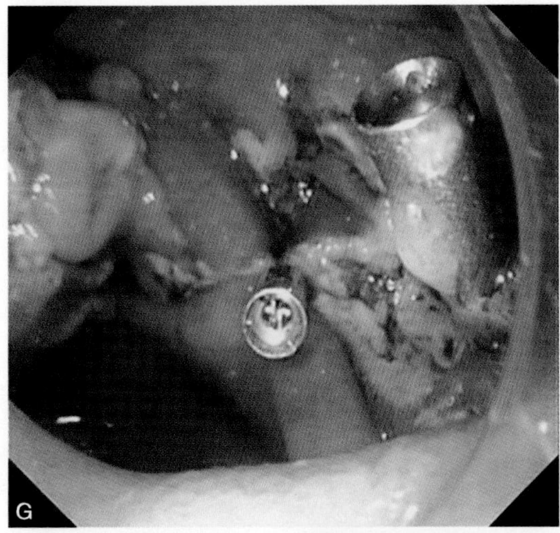

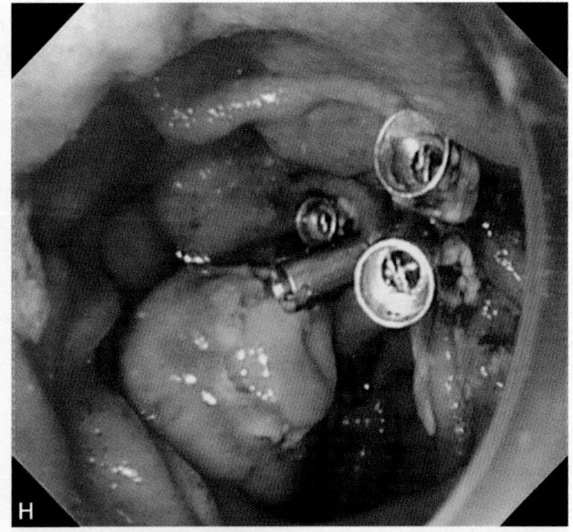

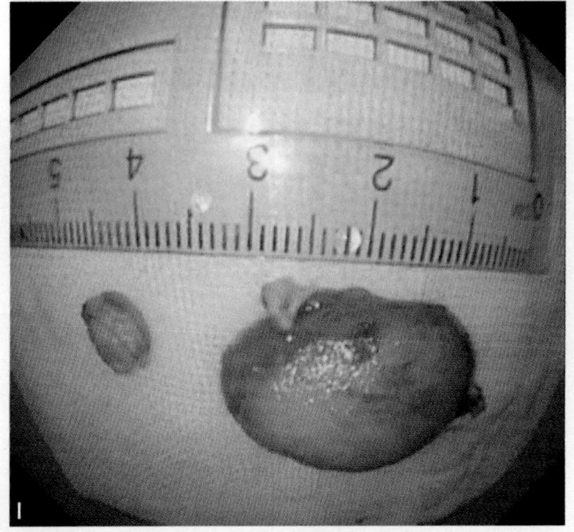

图 4-10-3　小肠脂肪瘤 ESD

A. 空肠肿物，表面黏膜光滑、发黄；B. 活检钳触碰柔软，考虑为脂肪瘤；C. 黏膜下注射抬举良好；D. 环周切开隆起处周边黏膜；E. 黏膜下游离肿物；F. 创面；G、H. 金属夹封闭创面；I. 体外观察肿物。

（李白容）

参考文献

[1] HOTTA K, KATSUKI S, OHATA K, et al. Efficacy and safety of endoscopic interventions using the short double-balloon endoscope in patients after incomplete colonoscopy[J]. Dig Endosc, 2015, 27(1): 95-98.

[2] DZELETOVIC I, HARRISON M E, PASHA S F, et al. Comparison of single-versus double-balloon assisted-colonoscopy for colon examination after previous incomplete standard colonoscopy[J]. Dig Dis Sci, 2012, 57(10): 2680-2686.

69